Bücher aus verwandten Sachgebieten

Pflegeklassifikationen

Oud (Hrsg.)
ACENDIO
Dritte europäische Konferenz der Organisation für gemeinsame europäische Pflegediagnosen, -interventionen und -ergebnisse in Berlin 2001
2001. ISBN 3-456-83552-3

Oud (Hrsg.)
ACENDIO 2002
Sonderkonferenz der Organisation für gemeinsame europäische Pflegediagnosen, -interventionen und -ergebnisse in Wien
2002. ISBN 3-456-83825-5

van der Bruggen
Pflegeklassifikationen
2002. ISBN 3-456-83295-8

Bulecheck/McCloskey
Pflegeinterventionsklassifikation (NIC)
2003. ISBN 3-456-83298-2

Johnson/Maas
Pflegeergebnisklassifikation (NOC)
2003. ISBN 3-456-83057-2

Nordamerikanische Pflegediagnosenvereinigung (NANDA)
NANDA-Pflegediagnosen
Klassifikation und Definitionen 2001–2002
2002. ISBN 3-456-83322-9

Pflegegrundlagen

Georg/Frowein (Hrsg.)
PflegeLexikon (Buch und CD-ROM)
2. Auflage
2001. ISBN 3-456-83559-0

Pflegephänomene/-interventionen

Abraham/Bottrell/Fulmer/Mezey (Hrsg.)
Pflegestandards für die Versorgung alter Menschen
2001. ISBN 3-456-83424-1

Aguilera
Krisenintervention
2000. ISBN 3-456-83255-9

Borker
Nahrungsverweigerung in der Pflege
Eine deskriptiv-analytische Studie
2002. ISBN 3-456-83624-4

Carr/Mann
Schmerz und Schmerzmanagement
2002. ISBN 3-456-83680-5

Chellel
Reanimation
2002. ISBN 3-456-83681-3

Duxbury
Umgang mit «schwierigen» Klienten – leicht gemacht
2002. ISBN 3-456-83595-7

Eich
Enterale Ernährung
1998. ISBN 3-456-83282-6

Gehring/Kean/Hackmann/Büscher (Hrsg.)
Familienbezogene Pflege
2001. ISBN 3-456-83590-6

Käppeli/Mäder/Zeller-Forster (Hrsg.)
Pflegekonzepte 1
1998. ISBN 3-456-82963-9

Käppeli (Hrsg.)
Pflegekonzepte 2
1999. ISBN 3-456-83050-5

Käppeli (Hrsg.)
Pflegekonzepte 3
2000. ISBN 3-456-83352-0

Kasper/Kraut
Atmung und Atemtherapie
2000. ISBN 3-456-83426-8

Kitwood
Demenz
Der person-zentrierte Ansatz im Umgang mit verwirrten Menschen
2000. ISBN 3-456-83435-7

Miller
Chronisches Kranksein bewältigen
2003. ISBN 3-456-83522-1

Morgan/Closs
Schlaf – Schlafstörungen – Schlafförderung
2000. ISBN 3-456-83405-5

Morof Lubkin
Chronisch Kranksein
Implikationen und Interventionen für Pflege- und Gesundheitsberufe
2002. ISBN 3-456-83349-0

Phillips
Dekubitus und Dekubitusprophylaxe
2001. ISBN 3-456-83324-5

Robinson
Praxishandbuch Therapeutischer Humor
Grundlagen und Anwendungen für Gesundheits- und Pflegeberufe
2. Auflage
2002. ISBN 3-456-83665-1

Sachweh
«Noch ein Löffelchen?»
Effektive Kommunikation in der Altenpflege
2002. ISBN 3-456-83588-4

Salter
Körperbild und Körperbildstörungen
1998. ISBN 3-456-83274-5

Soyka
Rückengerechter Patiententransfer in der Kranken- und Altenpflege
2000. ISBN 3-456-83329-6

Sparshott
Früh- und Neugeborene pflegen
2000. ISBN 3-456-83372-5

Tideiksaar
Stürze und Sturzprävention
2000. ISBN 3-456-83269-9

van der Weide
Inkontinenz
Pflegediagnosen und Pflegeinterventionen
2001. ISBN 3-456-83351-2

International Council of Nurses (ICN)

ICNP®

Internationale Klassifikation für die Pflegepraxis

Teil I herausgegeben von Matthias Hinz, Frank Dörre, Peter König und Peter Tackenberg

Teil II aus dem Englischen von der deutschsprachigen ICNP-Nutzergruppe: Matthias Hinz, Frank Dörre, Peter König und Peter Tackenberg

Deutschsprachige Ausgabe in Zusammenarbeit mit

Deutscher Berufsverband für Krankenpflege (DBfK)

Schweizer Berufsverband für Krankenpflege (SBK)

Österreichischer Gesundheits- und Krankenpflegeverband (ÖGKV)

Verlag Hans Huber
Bern · Göttingen · Toronto · Seattle

ICN. International Council of Nurses, 3. Place Jean Marteau, CH-1201 Geneva (Switzerland).
Tel.: 0041 (22) 908 0100; Fax: 0041 (22) 908 0101; E-Mail: icn@uni2a.unige.ch; WEB: www.icn.ch

Herausgeber von Teil I und Übersetzer von Teil II

Dipl.-Ing. Matthias Hinz. Fachinformatiker in der Medizin, Wissenschaftlicher Mitarbeiter, Institut für Medizinische Informatik und Biometrie, Medizinische Fakultät der TU Dresden, Fetscherstr. 74, 01307 Dresden. E-Mail: hinz@imib.med.tu-dresden.de

Dr. rer. nat. Frank Dörre. Koordinator, Tumorzentrum Dresden am Universitätsklinikum Carl Gustav Carus Dresden, Fetscherstr. 74, 01307 Dresden. E-Mail: doerre@imib.med.tu-dresden.de

Peter König. Krankenpfleger, Pflegedienstleiter, Dipl. Pflegewirt (FH), Klinik für Tumorbiologie, Breisacherstr. 117, 79106 Freiburg. E-Mail: kope@tumorbio.uni-freiburg.de

Peter Tackenberg. Krankenpfleger, MSc, BSc, Pflegewissenschaftler, Rauendahlstr. 151, 58452 Witten. E-Mail: Peter.Tackenberg@t-online.de

Lektorat: Jürgen Georg, Elke Steudter
Bearbeitung: Heiko Stehling
Herstellung: Daniel Berger
Satz: sos-buch, Mainz
Titelillustration: pinx. Winterwerb und Partner, Design-Büro, Wiesbaden
Druck und buchbinderische Verarbeitung: Druckhaus Beltz, Hemsbach

Printed in Germany

Bibliografische Information der Deutschen Bibliothek
Die Deutsche Bibliothek verzeichnet diese Publikation in der Deutschen Nationalbibliografie; detaillierte bibliografische Daten sind im Internet über http://dnb.ddb.de abrufbar.

Anregungen und Zuschriften an:
Verlag Hans Huber
Lektorat: Pflege
Länggass Strasse 76
CH-3000 Bern 9
Tel: 0041 (0)31 300 4500
Fax: 0041 (0)31 300 4593
E-Mail: georg@hanshuber.com

Teil II des vorliegenden Buches ist eine Übersetzung aus dem Englischen.
Der Originaltitel lautet «ICNP β-2» von ICN

1. Auflage 2003

ISBN 3-456-83669-4

Bearbeiter der ICNP-Übersetzung

Chris Abderhalden, WE'G Aarau; *Ronald Ax,* HAW Hamburg; *Ulrich Bamert,* LEP AG St. Gallen; *Dragan Bosancic,* SPZ Uniresearch, AG Nottwil; *Frank Dörre,* Tumorzentrum Dresden; *Angelika Edelmann-Noack,* TU Dresden; *Thomas Fink,* Sächsisches Krankenhaus Arnsdorf; *Barbara Gebert,* Universität Bremen; *Johannes Gregotsch,* Landeskrankenhaus Rankweil; *Gisela Groer-Rieder,* Zentralklinikum Augsburg; *Christian Heering,* Herznach; *Lieselotte Hertrich-Jácamo,* Bayrisches Rotes Kreuz München; *Gertrud Hinz,* Magdeburg; *Matthias Hinz,* TU Dresden (Leitung); *Adnan Hohlfeld,* Zentralklinikum Augsburg; *Uta Holzbecher,* Sächsisches Krankenhaus Arnsdorf; *Alexandra Just,* USZ ZEFP Zürich; *Peter König,* Klinik für Tumorbiologie Freiburg an der Universität Freiburg; *Angelika Krause,* Med. Hochschule Hannover; *Heiner Laux,* HINZ Organisation Berlin; *Dorothea-Ruth Leuchs,* Zentralklinikum Augsburg; *Cäcilia Petek,* ÖGKV Wien; *Lucien Portenier,* SBK Bern; *Marianna Rogers,* Universitätsklinikum Heidelberg; *Niels Rump,* Universitätsklinikum Tübingen; *Thomas Sautter,* Universitätsklinikum Tübingen; *Ulrich Scharnowski,* Essen; *Rita Schiffer,* FU Berlin; *Gabi Salrein-Hahn,* Klinik für Tumorbiologie Freiburg; *Sarafina Skelo,* Medizische Hochschule Hannover; *Barbara Steuer,* PoRaBo Consulting GmbH, Tagerwilen; *Peter Tackenberg,* Universität Witten/Herdecke; *Hanneke van Maanen,* Universität Bremen; *Rudolf Widmer,* Psychiatriezentrum Münsingen; *Margit Wolf,* Klinik für Tumorbiologie Freiburg; *Michael Wolff-Polaszyk,* Bochum; *Robert Wolfrum,* PIK München; *Hilde Zimmermann,* Medizinische Hochschule Hannover

Inhaltsverzeichnis

Die Internationale Klassifikation für die Pflegepraxis

Vorwort der Herausgeber

Matthias Hinz
Frank Dörre
Peter König
Peter Tackenberg

Mit der Publikation der «International Classification for Nursing Practice – Beta-Version» durch den Weltbund der Krankenschwestern und Krankenpfleger im Jahr 1999 ist den Pflegenden eine Terminologie an die Hand gegeben, die als Ausgangspunkt für eine weltweite Harmonisierung der Sprache in der Pflege anzusehen ist. Da diese Thematik noch ein relatives Neuland für die Pflege im deutschsprachigen Raum ist, wurde die Veröffentlichung der deutschen Übersetzung mit einleitenden und erklärenden Fachbeiträgen versehen. Die eigentliche Übersetzungsarbeit konnte nur erfolgreich zum Abschluss gebracht werden, da sie auf viele Schultern verteilt war und als zyklischer Prozess durchgeführt wurde. Den in der deutschsprachigen ICNP-Nutzergruppe zusammengeschlossenen Experten aus Deutschland, der Schweiz und Österreich sei an dieser Stelle für ihr Engagement ausdrücklich gedankt. Ohne die Vertreter aus der Pflegepraxis, der Pflegewissenschaft, des Pflegemanagements, der Pflegepädagogik und der Pflegeinformatik wäre diese Arbeit nicht möglich gewesen. Regionale Sprachunterschiede wurden nach bestem Wissen berücksichtigt, wenn auch der Zwang zu Kompromissen nicht verschwiegen werden soll. Möge dieses Werk der Verständigung in der Pflege dienen und dem gemeinsamen Ziel, das die Pflege eint: dem Wohl des Patienten.

Geleitwort des ICN

Judith Oulton
Chief Executive Officer

Für den Weltbund der Krankenschwestern und Krankenpfleger (International Council of Nurses – ICN) ist es eine Freude, mit diesem Buch die ICNP Beta 2 in Deutsch vorliegen zu haben. Diese Publikation ist das Resultat von harter Arbeit und Begeisterung verschiedener Partner, einschließlich vieler deutschsprachiger Experten, die an der Entwicklung, der Überprüfung in der Praxis und der Übersetzung der ICNP Anteil hatten.

Das Ziel der ICNP ist, eine gemeinsame Sprache zur Verfügung zu stellen, die Vergleiche von Pflegedaten zwischen Menschengruppen (Populationen), Umständen (Settings), geografischen Gebieten und der Zeit ermöglicht. Das bedeutet, sie muss die Heterogenität der Pflege vereinen, indem sie kulturelle Unterschiedlichkeit und Vielfalt sensibel reflektiert. Zudem muss sie Einschließlichkeit (inclusiveness) und Einheit stärken, da wir hiermit die Bedeutung und das Verständnis unserer Praxis miteinander teilen. Dies ist eine aufregende Zeit und die ICNP ist ein außergewöhnliches Instrument, das uns dabei behilflich ist, zu erklären, wie einzigartig wir sind und wie wir zugleich ein gemeinsames Verständnis der Pflegepraxis teilen.

Die Möglichkeit die Pflegepraxis, die Diagnosen unserer Klienten, unsere Pflegeinterventionen und die Pflegeergebnisse zu benennen, ist unschätzbar für die fortschreitende Weiterentwicklung der Pflege als Wissenschaft. Die ICNP stellt eine Klassifikation für jedes dieser Elemente der Pflege zur Verfügung.

Die Einbeziehung des ICN in die Entwicklung der ICNP begann im Jahr 1989, als wir beauftragt wurden, den Bedarf für eine internationale Pflegesprache zu formulieren. Dieser Bedarf befindet sich im Einklang mit dem Leitziel des ICN, *die Pflege weltweit zu vertreten, die Profession voranzubringen und die Gesundheitspolitik zu beeinflussen.* Der ICN hat seine langfristige Unterstützung der ICNP durch das Etablieren des ICNP-Programms klar gezeigt.

Der ICN ist überzeugt, dass die Pflegenden ihre eigene Zukunft strategisch beeinflussen müssen, um weiterhin einen positiven Einfluss auf die globale Gesundheit zu haben. Das beinhaltet die Förderung der Beiträge der Pflege auf dem Gebiet der Gesundheitsversorgung. Wer hat einen Nutzen von der Pflege? Wie sieht dieser Nutzen aus? Durch das Bereitstellen von Daten und Informationen, die die Pflegepraxis beschreiben, wird die ICNP ein wichtiges Instrument, um den Wert der Pflege zu beschreiben. Ebenso unterstützt sie unsere Fähigkeit, unsere Praxis mit jedem und allen an der Pflege Interessierten zu kommunizieren. Das schließt unsere Klienten, andere Gesundheitsberufe, Lehrer, Forscher, Mitarbeiter in der Verwaltung und Politiker mit ein.

Die Führungen der deutschsprachigen nationalen Pflegeorganisationen (Deutschland, Österreich und Schweiz) haben ein deutschsprachiges ICNP-Zentrum gegründet und werden dadurch die Zusammenarbeit zwischen den Pflegenden und anderen an der Weiterentwicklung der ICNP Interessierten fördern. Solch ein Modellzentrum wird die Arbeit des ICNP-Programmes unterstützen und es wird dazu beitragen, die fortgesetzte Bedeutung der ICNP als Schlüsselinstrument zur Abbildung der Pflegepraxis jetzt und in Zukunft sicherzustellen.

Der ICN ruft Pflegende und Forscher dazu auf, sich mit der ICNP zu beschäftigen – ihrer Überprüfung, Entwicklung, Implementierung und Evaluation. Die ICNP ist das, was die Pflegenden aus ihr machen.

Der ICN ist eine Föderation von nationalen Pflegeorganisationen, die Pflegende in mehr als 120 Ländern repräsentieren. Er wurde im Jahr 1899 gegründet und ist die erste und weitreichendste internationale Organisation für Mitarbeiter in Gesundheitsberufen. Gelenkt von Pflegenden für Pflegende, arbeitet der ICN für: die Sicherung der Pflegequalität für alle, eine weltweite vernünftige Gesundheitspolitik, die Weiterentwicklung pflegerischen Wissens, eine weltweit respektierte Profession Pflege und kompetente und zufriedene Pflegende.

Geleitwort der deutschsprachigen Berufsverbände

Die Pflegefachkräfte im deutschsprachigen Raum bauen ihre zentrale Rolle auf dem Gebiet der Gesundheitsförderung und Gesundheitsversorgung ständig weiter aus. Für die Weiterentwicklung der Pflege in Theorie und Praxis, die weitere Sicherung der Eigenständigkeit pflegerischer Berufe und das Vertreten der Interessen der Pflege in Gesellschaft und Politik ist ein gemeinsames Vorgehen eine wichtige Voraussetzung. Bereits heute leisten Pflegende vor Ort Enormes. Dennoch gibt es in der Pflegepraxis noch Differenzen zwischen Anspruch und Wirklichkeit professioneller Pflege. Für eine hohe Qualität in den vielfältigen Bereichen, wie zum Beispiel stationäre Pflege, ambulante Pflege, Altenpflege, Pflegemanagement, Bildung, Ethik und interkulturelle Pflege ist die ständige, rasche Überführung von neuen wissenschaftlichen Erkenntnissen ein wichtiges Gebot des gemeinsamen Handelns. Dazu bedarf es aber nicht nur einer effizienten Organisationsstruktur, sondern auch einer wohldefinierten und abgestimmten Pflegefachsprache.

Die vorliegende Klassifikation für die Pflegepraxis, Beta-2-Version, wurde durch die im ICN zusammengeschlossenen Pflegeverbände angeregt und maßgeblich mitgetragen. Verglichen mit anderen Begriffssystemen im Gesundheitswesen ist sie ein noch sehr junges Produkt, genau wie für manchen Leser diese Thematik noch relatives Neuland sein könnte. Alle sind aufgerufen, sich an der Erarbeitung der nächsten Versionen aktiv zu beteiligen. Die ICNP ist nicht als Dogma zu verstehen, sondern sie bildet einen gemeinsamen Begriffsrahmen, der für eine arbeitsteilige pflegerische Versorgung auf hohem Niveau unerlässlich ist. Lokale Begriffssysteme können weiter verwendet werden, wenn sie sich auf die ICNP als Verständigungsmittel abbilden lassen. Auch für die Unterstützung der Pflege durch moderne Informations- und Kommunikationstechnologien ist die Verwendung abgestimmter, das heißt standardisierter Begriffe eine wichtige Voraussetzung.

Gegenüber anderen Begriffssystemen aus der Pflege besitzt die ICNP einige Unterscheidungsmerkmale in berufspolitischer und inhaltlicher Sicht. Durch die Etablierung der Arbeit an der ICNP als offizielles «ICNP-Programm» des ICN erfolgte eine internationale Priorisierung dieses Systems. Die mittlerweile mehr als 20 Übersetzungen garantieren eine hohe internationale Vergleichbarkeit. Die vorliegende deutsche Übersetzung als Konsensübersetzung unter Mitwirkung von Experten aus Deutschland, Österreich und der Schweiz erfolgte in enger Zusammenarbeit mit Vertretern der Berufsverbände. Regionale Sprachunterschiede können durch die Festlegung von Synonym-Wörterbüchern berücksichtigt werden. Nationale Projekte und Arbeitsgruppen übernehmen die entsprechenden notwendigen Adaptionen. Die ICNP wurde nach modernen Entwurfsverfahren entwickelt und besitzt eine flexible multiaxiale Struktur.

Die ICNP leistet einen wichtigen Beitrag für die Professionalisierung der Pflege. Ihr Einfluss auf die Pflegepraxis, auf die Stellung der Pflege in der Gesellschaft hat erst begonnen. Der gemeinsame Anfang ist vielversprechend.

Deutscher Berufsverband für Pflegeberufe e.V. (DBfK);
www.dbfk.de

DBfK
Deutscher Berufsverband
für Pflegeberufe

Schweizer Berufsverband der Krankenschwestern und
Krankenpfleger (SBK); www.sbk-asi.ch

SBK
ASI

Österreichischer Gesundheits- und Krankenpflegeverband (ÖGKV)
www.oegkv.at

ÖSTERREICHISCHER
GESUNDHEITS- UND
KRANKENPFLEGE-
VERBAND

Geleitwort des Bundesministeriums für Gesundheit

Dr. Hiltrud Kastenholz
Referatsleiterin
im Bundesministerium
für Gesundheit

Die zunehmende Professionalisierung der Pflege führt zu neuen Herausforderungen auch im Bereich der Dokumentation. Dieser kommt nicht zuletzt deshalb eine besondere Bedeutung zu, da sie den Betreuungsaufwand für den einzelnen Patienten belegt und auch die Voraussetzung beispielsweise für ein erfolgreiches Qualitätsmanagement ist. Diese Erkenntnisse waren mit dafür verantwortlich, dass die drei im Internationalen Weltbund der Krankenschwestern und -pfleger vertretenen nationalen Berufsverbände der Schweiz (SBK), Österreichs (ÖGKV) und Deutschlands (DBfK) die Übersetzung engagiert und kompetent unterstützt haben. Das Ergebnis, die deutschsprachige Fassung des International Classification of Nursing Practice (ICNP) liegt nun vor. Dem Internationalen Weltbund der Krankenschwestern und -pfleger ist es gelungen, die verfügbaren Klassifikationssysteme der Pflege aus verschiedenen Ländern sinnvoll zusammenzuführen, um ein System mit großer Reichweite und internationaler Verfügbarkeit zu entwickeln.

Mit der ICNP wird die Leistungserfassung und das Qualitätsmanagement in der Pflege wesentlich erleichtert. Gleichzeitig ist die Klassifikation flexibel und vielseitig, um auch zukünftigen Anforderungen entsprechen zu können. So ist auch davon auszugehen, dass sie sich auch in der geplanten modernisierten Krankenpflegeausbildung niederschlagen wird. Ich bin der Überzeugung, dass es nicht zuletzt dadurch den Pflegeberufen gelingen wird, einen weiteren Schritt in Richtung Gleichberechtigung mit allen an der Versorgung der Patienten beteiligten Berufsgruppen zu beschreiten. Diese Dokumentation erleichtert gerade diesen notwendigen interprofessionellen Dialog.

Teil I
Leitfaden

1. ICNP-Architektur und Systematik

Gunnar Haase Nielsen

1.1 Hintergründe

Die Entwicklung einer Internationalen Klassifikation für die Pflegepraxis (ICNP) wird seit 1989 als ein Projekt des Weltbundes der Krankenschwestern und Krankenpfleger (ICN) in Angriff genommen. 1991 wurde ein Entwicklungsteam mit den Mitgliedern Fadwa Affara, Alice Boangurt, June Clark, Amy Coenen, Norma Lang, Randi A. Mortensen, Margret Murphy, Gunnar H. Nielsen und Madeline Wake etabliert. Dieses Team hat sich in den Jahren von 1991 bis 1999 elfmal in Genf getroffen, um an der Entwicklung der ICNP zu arbeiten.

1.1.1 Chronik

Eine kurze geschichtliche Bilanz mag den Hintergrund für die folgenden systematischen Erörterungen der Beta-Version der ICNP verdeutlichen.

1990–1994	Identifikation der Anwenderforderungen der pflegerischen Praxis [Clark/Lang, 1992: 109–121; Wake et al., 1993: 77–80]
1992–1994	Definition der Architektur [Nielsen, 1995; Nielsen/Mortensen, 1996: 175–182; Nielsen/Mortensen, 1997: 182–189; Nielsen/Mortensen, 1997: 27–31]
1995–1996	Konstruktion der Alpha-Version [Mortensen, 1996; The International Classification for Nursing Practice, 1996]
1996–1999	Validierung der Alpha-Version [Mortensen, 1997; Mortensen, 1999; Wake/Coenen, 1998: 111–118]

Die Validerung umfasste auch:

- Übersetzungen der Alpha-Version in 14 europäische Sprachen
- Elektronische Veröffentlichung einer experimentellen Beta-Version der ICNP

1996–1999	Evaluation der Alpha-Version
1996–1999	Konstruktion der Beta-Version
1999–2001	Validierung der Beta-Version (ungefähr 30 Projektberichte allein des Telenurse-ID-ENTITY-Projektes)
1999–2001	Evaluation der Beta-Version.

1.1.2 Theorien

Die ICNP ist unter Berücksichtigung der allgemeinen Theorie der Klassifikation und Definition entwickelt worden [Rescher, 1964]. Die allgemeine Theorie der Klassifikation ist jedoch um die Multiaxialität erweitert worden [Nielsen, 1997]. In der klassischen Theorie der Klassifikationen sind alle Klassifikationsgesichtspunkte in einer Hierarchie vereint. Bei der Entwicklung der ICNP wurden die verschiedenen Klassifikationsgesichtspunkte getrennt und in so genannte Achsen eingeteilt. Jeder Klassifikationsgesichtspunkt, bzw. jede Achse, erlaubt die Bildung einer eigenen Hierarchie. Daraus ergibt sich der polyhierarchische Aufbau der ICNP [Nielsen, 1999: 13–31]. Außer den allgemeinen Regeln der Klassifikation und Definition ist die ICNP besonders unter Gesichtspunkten der Sprache und der Begriffe sowie der künstlichen Intelligenz [Puppe, 1991] und Forschungsmethodologie [Brink/Wood, 1989: 238–285] entwickelt worden. Die ICNP ist letztendlich auch als Forschungsinstrument zur Datenerhebung und Datenanalyse gedacht.

In der vorliegenden Beta-Version der ICNP sind sowohl die Klassifikation der Pflegephänomene als auch die Klassifikation der Pflegehandlungen als Beispiele kombinatorischer Klassifikationssysteme konzipiert worden. Beide Klassifikationen umfassen je acht Achsen, die untereinander kombiniert werden können.

1.1.3 Methodologien

Die praktische Vorgehensweise bei der Entwicklung und Anwendung der ICNP lässt sich am besten an Hand der allgemeinen Methodenlehre der Wissenschaftstheorie darstellen. Hier wird zwischen dem Entdeckungszusammenhang, d. h. der Erfindung beziehungsweise der Identifikation von Hypothesen und dem Begründungszusammenhang, d. h. der Erprobung beziehungsweise der Validierung von Hypothesen, unterschieden [Hempel, 1977].

Die Entwicklung der ICNP kann als ein Entdeckungsprozess wie folgt beschrieben werden. Anhand des Leitfadens der allgemeinen Theorie der Klassifikation und Definition wurden bereits vorhandene Klassifikationssysteme in der Pflege analysiert, d. h. die verschiedenen Ausdrücke dieser Systeme wurden auseinander genommen beziehungsweise geteilt («dissekiert»). Hierdurch entstanden dann verschiedenartige Listen von Ausdrücken gemäß den verschiedenen entdeckten Klassifikationsgesichtspunkten, auch Achsen genannt. Es ergaben sich mehrere Klassifikationsinteressen, die sich in vorteilhafter Weise getrennt betrachten ließen. Dann wurden aus den getrennten Listen von Ausdrücken getrennte Hierarchien von Ausdrücken konstruiert (Poly-Hierarchie). Hierdurch ergab sich die Hypothese der ICNP als ein multiaxiales und kombinatorisches System mit bestimmten pflegerischen Inhalten.

Die Begründung bzw. die Erprobung dieser Hypothese der ICNP kann als Synthese umschrieben werden, d. h. die verschiedenen Ausdrücke werden wieder zusammengefügt bzw. wiedervereint («sutuiert»). Die Erprobung bzw. die Validierung der ICNP erfolgt nun dadurch, dass überprüft wird, ob die Kombinationen entweder bereits vorliegende komplexe Ausdrücke der Pflege wiederherstellen oder ganz neue, bisher nicht systematisch gebildete Ausdrücke der pflegerischen Praxis systematisch abbilden.

1.2 Die Klassifikation von Pflegephänomenen und Pflegehandlungen

Pragmatische und theoretische Überlegungen sind in die Entwicklungsmethodologie der ICNP eingebaut, weil bereits vorhandene Klassifikationssysteme in der Pflege analysiert wurden, indem die verschiedenen Ausdrücke dieser theoretisch oder pragmatisch entwickelten Systeme auseinander genommen bzw. geteilt wurden, um als einfache Ausdrücke bei der Konstruktion der ICNP verwertet zu werden.

1.2.1 Einfache Ausdrücke und Mitgliedschaft in einer Klasse

In einer multiaxialen Klassifikation ist jede Achse für sich genommen natürlich eine monoaxiale Klassifikation, d. h. jede Achse ist für sich genommen eine Mono-Hierarchie von einfachen Ausdrücken.

Klassifikation der Pflegephänomene

Bei der Entwicklung der ICNP wurde ein theorie-neutraler Kurs verfolgt. Dies entsprach dem Mandat des ICN an die ICNP-Entwicklungsgruppe: «Die ICNP darf klar definierten Begriffsmodellen nicht widersprechen und darf von einer bestimmen Theorie oder einem bestimmten Modell nicht abhängig sein». Bei den Pflegephänomenen lassen sich mindestens acht verschiedene Klassifikationsinteressen unterscheiden. Für die Beta-Version der ICNP ergeben sich die in (siehe **Tab. 1-1**) dargestellten Achsen bzw. Hierarchien.

Tabelle 1-1: Die acht Achsen der Klassifikation der Pflegephänomene

	Top-Term: Pflegephänomen
Einteilungsprinzipien, d. h. Achsen	**Einteilungen, d. h. Klassen**
Fokus	zum Beispiel: Mobilität, psychisches Wohlbefinden, Sehvermögen
Beurteilung	zum Beispiel: eingeschränkt, erhöht, verändert
Häufigkeit	zum Beispiel: kontinuierlich, intermittierend
Dauer	zum Beispiel: chronisch, akut
Topologie	zum Beispiel: rechts, links, oben, unten
Körperstelle	zum Beispiel: Bein, Arm, Ohr, Nase
Wahrscheinlichkeit	zum Beispiel: Risiko für/Chance für
Träger	zum Beispiel: Individuum, Familie, Gemeinschaft

Nur die Achse der Fokusbereiche, die Achse der klinischen Beurteilungen, die Achse der Wahrscheinlichkeit und die Achse der Träger der Phänomene sollen hier erläutert werden.

- Fokus *(engl. focus)*

Fokusbereiche der pflegerischen Praxis bilden bei Pflegephänomenen den ersten Klassifikationsgesichtspunkt. Fokusbereiche sind Bereiche, die traditionell die Aufmerksamkeit der pflegerischen Praxis auf sich lenken. Sowohl gesellschaftliche Aufträge als auch konzeptuelle Voraussetzungen einer professionellen pflegerischen Praxis umschreiben diese Fokusbereiche. Mit Hilfe eines Modells können die Fokusbereiche auf verschiedenen Ebenen beschrieben werden (siehe **Abb. 1**).

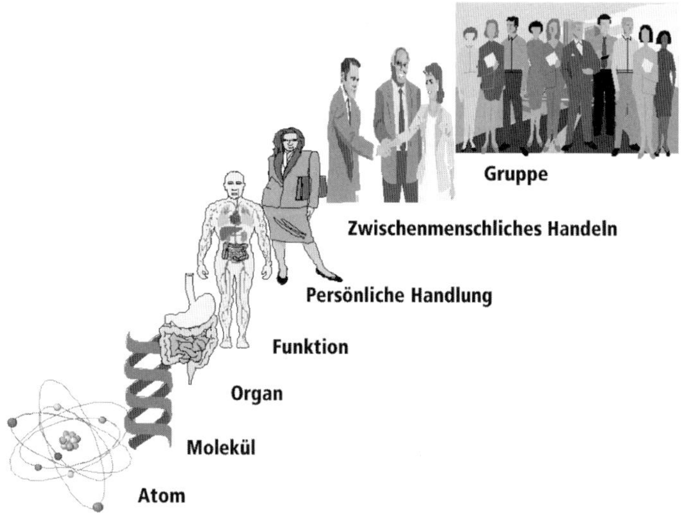

Abbildung 1-1: Schichtenmodell der klinischen Realität

Die Ebene der Organe und die Ebenen darunter werden traditionell dem Bereich der Krankheiten zugerechnet. In der ICNP umfassen Phänomene jenseits der Ebenen der Krankheiten, außer der Ebene der physiologischen Funktionen auch die Ebenen der Person mit sowohl ihren äußeren Handlungen als auch ihren inneren Gründen zum Handeln. Die Handlungen wiederum wurden eingeteilt in persönliche Handlungen und zwischenmenschliches Handeln. Das Schichtenmodell der klinischen Realität gipfelt schließlich in der Gruppenebene.

Durch die Einführung dieser verschiedenen Ebenen der Beschreibung des Menschen schien es möglich, gegensätzliche gedankliche Strömungen in der Pflege in der ICNP zu integrieren, zum Beispiel sowohl die mehr naturwissenschaftlich orientierten Strömungen auf der körperlich-physiologischen Ebene als auch mehr humanistisch orientierte Strömungen auf persönlich-psychologischer Ebene (kausales Erklären vs. Verstehen von Sinn) [Davidson, 1980].

Bei der Entwicklung der ICNP wurde hinsichtlich der Phänomene, die mit dem Bewusstsein des Menschen zusammenhängen, der Unterschied des Schichtenmodells zwischen der körperlich-physiologischen Funktionsebene der Empfindungen und der persönlich-psychologischen Ebene der Gründe des Handelns herangezogen. Außerdem wurde die parallele Unterscheidung der modernen Bewusstseinsphilosophie zwischen Bewusstseinszuständen ohne Inhalt, zum Beispiel Schmerzen einerseits und Bewusstseinszuständen mit Inhalten, zum Beispiel Meinungen, Wünsche, Gedanken und Absichten, beachtet [Hügli/Lübke, 1993: 270–315].

Bei der Entwicklung der ICNP erwies es sich weiter als notwendig, zwischen Handlungen einzelner Personen, zwischenmenschlichen Handlungen zweier oder mehrerer Personen und, schließlich, Handlungen einer Gruppe zu unterscheiden. Diese Unterschiede wurden unter anderem unter Einbeziehung der Differenzierung zwischen Entscheidungstheorie (ein handelnder Akteur), Spieltheorie (zwei oder mehrere Akteure) und Theorie der sozialen Entscheidungen (Gruppenpräferenzen) untermauert [Føllesdal et al., 1988: 293–342]. Die Ebene des Individuellen und Persönlich-Psychologischen wurde dadurch um eine gesellschaftsorientierte Gruppenperspektive ergänzt.

Der Unterschied zwischen einer individuellen Perspektive und einer Gruppenperspektive kann auch sprachlich begründet werden. Ausdrücke wie zum Beispiel «Familie» und «Gemeinschaft» können zweideutig angewandt werden. Sie meinen einmal die einzelnen Mitglieder der Familie beziehungsweise der Gemeinschaft (distribuierte individuelle Anwendung) und einmal die Familie beziehungsweise die Gemeinschaft als Kollektiv (nicht distribuierte kollektive Anwendung) [Bussmann, 1996: 136]. In der Fokus-Achse werden die Ausdrücke in ihrem kollektiven (nicht distribuierten) Sinn gebraucht.

- Beurteilung *(engl. judgement)*

Durch die Trennung in Fokusbereiche und Beurteilungen wird deutlich, dass die ICNP sowohl positive, neutrale als auch negativ gefärbte Beurteilungen gestattet und deshalb nicht als allein defizitorientiert bezeichnet werden kann.

- Wahrscheinlichkeit *(engl. likelihood)*

Wahrscheinlichkeit ist für die Zwecke der ICNP definiert worden als der Grad der Möglichkeit des Eintretens eines Phänomens. In der Pflege wird häufig zwischen potenziellen und aktuellen Pflegediagnosen unterschieden. Für die Zwecke der Entwicklung der ICNP mussten diese Begriffe interpretiert werden. Zur Erklärung des Unterschiedes zwischen möglichen (und aktuellen) Pflegediagnosen wurde die Wahrscheinlichkeitslogik zu Hilfe genommen [Rescher, 1964: 330–345].

- Träger *(engl. bearer)*

Träger ist für die Zwecke der ICNP definiert als die Entität, die das Phänomen haben kann. In der Achse Träger werden Ausdrücke wie «Familie» und «Gemeinschaft» in ihrem individuellen (distribuierten) Sinn gemeint.

Klassifikation der Pflegehandlungen

Auch bei den Pflegehandlungen lassen sich mindestens acht verschiedene Klassifikationsinteressen unterscheiden. Aus diesen Klassifikationsinteressen ergeben sich für die Beta-Version der ICNP die in **Tabelle 1-2** dargestellten Achsen bzw. Hierarchien.

Besonders die Beta-Version der Klassifikation der Pflegehandlungen wurde unter Berücksichtigung sowohl der logischen Satzanalyse [Nielsen, 1998: 24–29], der Sprachtheorie [Helbig, 1992] als auch der kognitiven Psychologie [Klix et al., 1979] ausgearbeitet. Nur die neue Achse der Pflegeempfänger soll erläutert werden.

Tabelle 1-2: Die acht Achsen der Klassifikation der Pflegehandlungen

	Top-Term: Pflegehandlung
Einteilungsprinzipien, d. h. Achsen	**Einteilungen, d. h. Klassen**
Handlungstyp	zum Beispiel: unterstützen, entfernen
Ziel	zum Beispiel: ATL, Katheter
Mittel	zum Beispiel: Zahnbürste, Rollstuhl
Zeit	zum Beispiel: vor, während, nach
Topologie	zum Beispiel: rechts, links, oben, unten
Ort	zum Beispiel: Bein, Arm, Ohr, Nase
Route	zum Beispiel: durch die Haut, durch den Magen
Pflegeempfänger	zum Beispiel: Individuum, Familie, Gemeinschaft

- Pflegeempfänger *(engl. beneficiary)*
Die Achse der Pflegeempfänger soll helfen, zwischen Pflegehandlungen in Bezug auf ein Individuum und Pflegehandlungen in Bezug auf eine Gruppe, zum Beispiel eine Familie, zu unterscheiden.

Aufgrund der eingebauten Möglichkeit, alle Pflegeinterventionen der ICNP auf ein Individuum (oder eine Gruppe, z. B. eine Familie) als Pflegeempfänger zu beziehen, wird das Problem der Pflegeinterventionen, die sich unmittelbar auf Geräte (z. B. «Reinigung von Kontaktlinsen») oder Körperteile (z. B. «Augenpflege») beziehen, vermieden, weil beide Pflegeinterventionen sich mittelbar auf den Patienten als nutznießendes Individuum beziehen, d. h. «Reinigung von Kontaktlinsen des Patienten» oder «Pflege der Augen des Patienten». In der Achse Pflegeempfänger der Klassifikation der Handlungen werden die Ausdrücke «Familie» und «Gemeinschaft» in ihrem individuellen (distribuierten) Sinn gebraucht [Bussmann, 1996: 136].

1.2.2 Definition von einfachen Ausdrücken

Im Prinzip impliziert das Design der ICNP, dass alle einfachen Ausdrücke in den einzelnen Achsen sowohl der Klassifikation der Phänomene als auch der Klassifikation der Handlungen gemäß dem klassischen Prinzip der Begriffsbestimmung über die nächste Gattung und die artbildenden Merkmale [Rescher, 1964: 38] definiert werden sollten. Die traditionelle Definitionslehre hat zahlreiche Regeln für den richtigen Aufbau von Definitionen über die nächste Gattung und die artbildenden Unterschiede festgelegt. Bei der Entwicklung der ICNP wurde konsequent auf diese Regeln Rücksicht genommen [Rescher, 1964: 41–47].

Die Wahl der Methode des Definierens durch die nächste Gattung und die artbildenden Unterschiede geschah in der bewussten Ablehnung eines häufig in der Pflege angewandten Verfahrens. Dieses abgelehnte Verfahren zeichnet sich aus durch das isolierte Bestimmen von Begriffen durch eine möglichst umfangreiche Aufzählung von Merkmalen ohne Rücksicht auf die Ganzheit des Begriffssystems, in dem der zu bestimmende Begriff vorkommt. Als Beispiele der Begriffsbestimmung über die nächste Gattung und die artbildenden Merkmale seien sowohl einfache Begriffe der Klassifikation der Pflegephänomene als auch einfache Begriffe der Klassifikation der Pflegehandlungen angeführt.

Definition von Pflegephänomenen

Die Fokus-Achse der Klassifikation der Pflegephänomene enthält die Begriffe «Selbstfürsorge», «Häusliche Fürsorge» und «Lebensstil-Aktivitäten». Das Definieren beginnt mit dem Verweis auf eine Gattung, in die die zu bestimmenden Begriffe als Arten eingehen. In unserem

Beispiel ist «Persönliche Handlung» gewählt worden als Gattung, in die «Selbstfürsorge», «Häusliche Fürsorge» und «Lebensstil-Aktivitäten» als Arten eingehen. In jede Gattung können viele Arten eingehen. Um die jeweiligen Arten auseinander halten zu können, muss man jene spezifischen Merkmale suchen, die eine Art von allen übrigen Arten unterscheidet, die in einer Gattung eingehen. Der Begriff «Selbstfürsorge» ist deshalb in der ICNP versuchsweise mit den folgenden artunterscheidenden Merkmalen definiert worden:

Selbstfürsorge ist eine Art von persönlicher Handlung mit den spezifischen Merkmalen: sich darum kümmern, was gebraucht wird, um sich selbst zu versorgen, Selbsterhaltung und das Handhaben von grundlegenden individuellen und intimen Notwendigkeiten und Aktivitäten im Leben.

Definition von Pflegehandlungen

Die Achse Handlungstyp der Klassifikation der Pflegehandlungen enthält die Begriffe «Spülen», «Ausspülen» und «Spülen mit Druck», die definiert werden sollen. Wieder beginnt das Definieren mit dem Verweis auf eine Gattung, in die die zu bestimmenden Begriffe als Arten eingehen. In unserem Beispiel wurde «Waschen» als Gattung gewählt, in die «Spülen», «Ausspülen» und «Spülen mit Druck» als Arten eingehen. Um den Inhalt der jeweiligen Art zu finden, muss man jenes spezifische Merkmal suchen, das diese Art von allen übrigen Arten unterscheidet, die in die genannte Gattung eingehen. «Spülen» ist deshalb in der ICNP versuchsweise wie folgt definiert worden:

Spülen ist eine Art von Waschen mit den spezifischen Merkmalen: leichtes Waschen mit sauberem Wasser oder anderen Flüssigkeiten, um unerwünschte Substanzen zu entfernen.

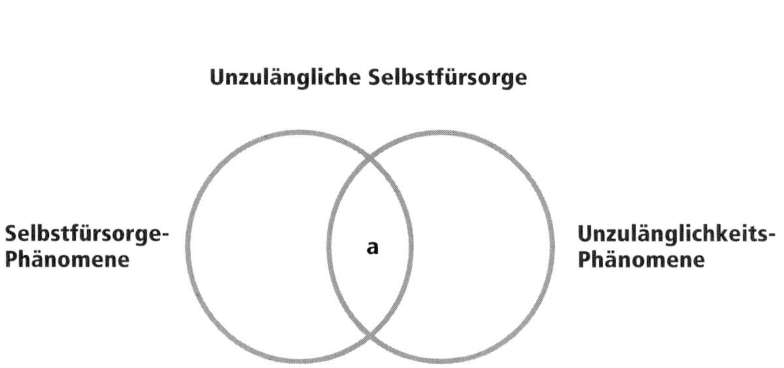

Abbildung 1-2: Mengentheoretische Sicht am Beispiel der Kombination von einfachen Ausdrücken für Pflegephänomene

1.3 Pflegediagnosen und Pflegehandlungen als zusammengesetzte Ausdrücke

In einer monoaxialen und nicht kombinatorischen Klassifikation können Gegenstände nur Mitglied einer Klasse sein. In einer multiaxialen und kombinatorischen Klassifikationen können Gegenstände dagegen Mitglied mehrerer Klassen sein. In einer multiaxialen und kombinatorischen Klassifikation werden die einzelnen Achsen demnach miteinander verbunden, d. h. durch die Kombination von mehreren Achsen entstehen zusammengesetzte Ausdrücke.

1.3.1 Zusammengesetzte Ausdrücke und Mitgliedschaft in mehreren Klassen

Die Mengenlehre ist die Grundlage der Klassifikationstheorie. Deshalb kann die kombinatorische ICNP aus mengentheoretischer Sicht beschrieben werden. Zwei Beispiele dieses mengentheoretischen Vorgehens sind von besonderem Interesse, einerseits das Modell der Kombination einfacher Ausdrücken von verschiedenen Achsen, andererseits das Modell der Klassifikation der daraus entstehenden zusammengesetzten Ausdrücke.

Klassifikation von Pflegediagnosen

Pflegediagnosen werden im Rahmen der ICNP als zusammengesetzte Ausdrücke aufgefasst. Der zusammengesetzte ICNP-Ausdruck «Unzulängliche Selbstfürsorge» ist zum Beispiel eine Kombination aus den Ausdrücken «Selbstfürsorge» der Fokusachse und «Mangel» der Beurteilungsachse (Phänomene in Bezug auf Mangel werden dabei mit dem Adjektiv «unzulänglich» beschrieben). Jedem der zwei Ausdrücke entspricht eine Klasse von Phänomenen. Der Ausdruck «Selbstfürsorge» benennt die Klasse der Phänomene, deren Fokus Selbstfürsorge ist. Der Ausdruck «unzulänglich» benennt die Klasse von Phänomenen, die defizitär beurteilt wurden.

Die mengentheoretische Betrachtung der Kombination von Ausdrücken von verschiedenen Achsen wird hier als die Bildung von Schnittmengen gedeutet. Mengen werden häufig als Kreis veranschaulicht und der Durchschnitt zweier Mengen wird dann durch das Gebiet der sich überschneidenden Kreise sichtbar. Die Kombination der zwei Klassen «Selbstfürsorge» und «Mangel» ist in **Abbildung 1-2** mengentheoretisch veranschaulicht.

Pflegediagnostische Ausdrücke sind im Rahmen der ICNP Namen für Klassendurchschnitte. Um zu verstehen, wie Pflegediagnosen im Rahmen der ICNP klassifiziert werden, schauen wir uns die mengentheoretische Betrachtung hinter der Klassifikation zusammengesetzter oder kombinierter Ausdrücke an.

Aus mengentheoretischer Sicht lässt sich Klassifikation, das heißt die Unterordnung einer Klasse unter einer anderen, als eine Relation des Enthaltenseins beschreiben: Eine Klasse ist einer anderen Klasse untergeordnet heißt, eine Menge ist als Teilmenge in einer anderen Menge enthalten. Diese allgemeine Beschreibung der mengentheoretischen Auffassung der Klassifikation lässt sich jetzt im Besonderen auf die oben eingeführten Schnittmengen übertragen: Durchschnittsmengen sind Teilmengen aller jener Mengen, die an der Bildung des Durchschnittes teilhaben. Dies ist die mengentheoretische Sicht der Klassifikation von kombinierten Ausdrücken, insbesondere der Klassifikationen von pflegediagnostischen Ausdrücken als Namen für Durchschnittsmengen. Deshalb lässt sich im Rahmen der ICNP zum Beispiel die Pflegediagnose «Unzulängliche Selbstfürsorge» gleich zweifach klassifizieren, nämlich als Beispiel sowohl der Klasse der Phänomene, deren Fokus Selbstfürsorge ist, als auch als Beispiel der Klasse von Phänomenen, auf die die Beurteilung «Unzulänglich» angewandt worden ist.

Im Allgemeinen können die Mitglieder von Klassen statistisch ausgewertet werden, falls sinnvolle Relationen der Unterordnung zwischen den Klassen bestehen. Unter welchem Oberbegriff jetzt gezählt wird, ob unter «Selbstfürsorge» oder «Mangel», ist abhängig von den jeweiligen Interessen bei der Analyse. Im Rahmen der ICNP bietet sich eine Auswertung von Pflegediagnosen innerhalb der relevanten Fokusbereiche vielleicht am ehesten an, aber ein Interesse an einer Auswertung von Pflegediagnosen innerhalb der Beurteilungen kann nicht ausgeschlossen werden.

Klassifikation von Pflegeinterventionen

Pflegeinterventionen werden im Rahmen der ICNP durch zusammengesetzte Ausdrücke gebildet. Der zusammengesetzte Ausdruck «Waschen eines Katheters» ist eine Kombination aus den Ausdrücken «Waschen» der Achse Handlungstyp und «Katheter» der Achse Ziel. Jedem der zwei Ausdrücke entspricht eine Klasse von Handlungen. Dem Ausdruck «Waschen» entspricht die Klasse der Handlungen, deren Handlungstyp das Waschen ist. Dem Ausdruck «Katheter» entspricht die Klasse von Handlungen, deren Ziel ein Katheter ist.

Im Rahmen der ICNP bietet sich eine Auswertung von Pflegeinterventionen mit Hilfe der relevanten Handlungstypen vielleicht am ehesten an, aber auch ein Interesse an einer Auswertung von Pflegeinterventionen mit Hilfe der geforderten Gegenstände der Handlungen kann nicht ausgeschlossen werden.

Klassifikation von Pflegeergebnissen

Nachdem sowohl Pflegediagnosen als auch Pflegeinterventionen im Rahmen der ICNP erklärt worden sind, können endlich auch die Pflegeergebnisse eingeführt werden, weil eine Einführung des Begriffes der Pflegeergebnisse im Rahmen der ICNP sowohl den Begriff der Pflegediagnosen als auch den Begriff der Pflegeinterventionen berücksichtigt, wie aus der folgende Erklärung ersichtlich ist: Pflegeergebnisse sind das Ausmaß oder der Status einer Pflegediagnose zu den Zeitpunkten nach einer Pflegehandlung [Nielsen/Mortensen, 1997: 182–189; Nielsen/Mortensen, 1997: 27–31].

Die ICNP-Beta-Version hat alle Pflegebeurteilungen der Beurteilungsachse mit einer 5-Punkte-Skala versehen. Diese Skala erlaubt es, traditionelle Pflegediagnosen subjektiv zu graduieren. Durch die Graduierung ist es möglich, Pflegeergebnisse als veränderliche oder unveränderliche Pflegebeurteilungen auszudrücken. Eine eingeschränkte Mobilität kann so über einen gewissen Zeitraum unveränderlich schwer sein, aber eine eingeschränkte Mobilität kann sich über einen gewissen Zeitraum auch veränderlich zeigen, indem eine *sehr schwer* eingeschränkte Mobilität durch eine nur *leicht* eingeschränkte Mobilität abgelöst wird.

Die klinischen Ergebnisse sowohl der kurativen (ja/nein), der palliativen (mehr/weniger) als auch der vorbeugenden Pflege (Risiko/kein Risiko) können im Prinzip mittels der Beta-Version der ICNP ausgedrückt werden. Dies schließt im Prinzip auch die Ergebnisse der gesundheitsfördernden Pflege (keine Chance/Chance) ein, was von der hohen Ausdruckskraft der Beta-Version der ICNP zeugt.

1.3.2 Definition von zusammengesetzten Ausdrücken

Einfache Ausdrücke der einzelnen Achsen sowohl der Klassifikation von Phänomenen als auch der Klassifikation von Handlungen werden, ebenso wie zusammengesetzte Ausdrücke gemäß dem klassischen Prinzip der Begriffsbestimmung, über die nächste Gattung und die artbildenden Merkmale definiert. Pflegergebnisse wurden oben im Rahmen der ICNP mittels der Definition sowohl der Pflegediagnosen als auch der Pflegeinterventionen eingeführt. Deshalb erfordert es keinen selbstständigen Abschnitt, um die Definitionen von Ausdrücken für Pflegeergebnisse zu erklären. Als Beispiele seien sowohl zusammengesetzte Begriffe der Klassifikation der Pflegephänomene (Pflegediagnosen) als auch zusammengesetzte Begriffe der Klassifikation der Pflegehandlungen (Pflegeinterventionen) angeführt.

Definition von Pflegediagnosen

Mittels der Klassifikation der Pflegephänomene lässt sich als zusammengesetzter Ausdruck die Pflegediagnose «Unzulängliche Selbstfürsorge» formulieren. Die Definition der Pflegediagnose «Unzulängliche Selbstfürsorge» setzt sich in bestimmter Weise zusammen aus den Definitionen der beiden einfachen Teilausdrücke. Anhand der **Abbildung 1-3**, in der Begriffe und artbildende Merkmale durch Kreise und an den Kreisen festgemachte Linien veranschaulicht worden sind, wird deutlich, dass der zusammengesetzte Begriff «Unzulängliche

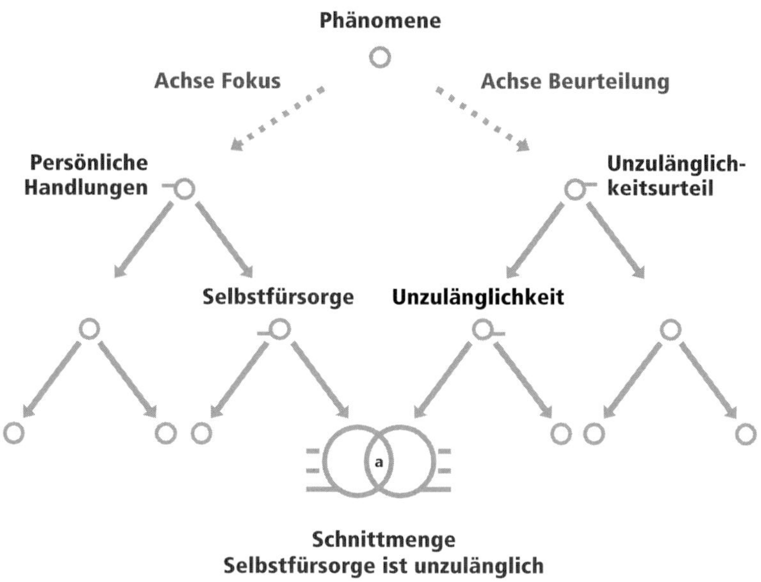

Abbildung 1-3: Die Definition von zusammengesetzten Ausdrücken: Pflegediagnosen

Selbstfürsorge» die artbildenden Merkmale sowohl der Phänomene der Selbstfürsorgepflege als auch der Phänomene, die als defizitär beurteilt worden sind, erbt.

Die Pflegediagnose «Unzulängliche Selbstfürsorge» lässt sich auf zweifache Art klassifizieren, nämlich als Beispiel sowohl der Klasse der Phänomene, deren Fokus «Selbstfürsorge» ist als auch der Klasse der Phänomene, denen die Beurteilung «unzulänglich» zugesprochen worden ist.

«Unzulängliche Selbstfürsorge» ist deshalb *sowohl* eine Art der Selbstfürsorge mit den spezifischen Merkmalen: die Bestätigung, dass Betrag, Qualität oder Grad eines Pflegephänomens defizitär, nicht ausreichend oder unvollständig sind, *als auch* eine Art der Phänomene, denen die Beurteilung «unzulänglich» zugesprochen worden ist, mit den spezifischen Merkmalen: sich darum kümmern, was gebraucht wird, um sich selbst zu versorgen, Selbsterhaltung und das Handhaben von grundlegenden individuellen und intimen Notwendigkeiten und Aktivitäten im Leben.

Definition von Pflegeinterventionen

Mittels der Klassifikation der Pflegehandlungen lässt sich als zusammengesetzter Ausdruck die Pflegeintervention «Waschen eines Katheters» formulieren. Dem Ausdruck «Waschen» entspricht die Klasse der Handlungen, die Tätigkeiten vom Typ des Waschens sind. «Waschen» ist die Kurzfassung des vollständigen Namens: «Hand-

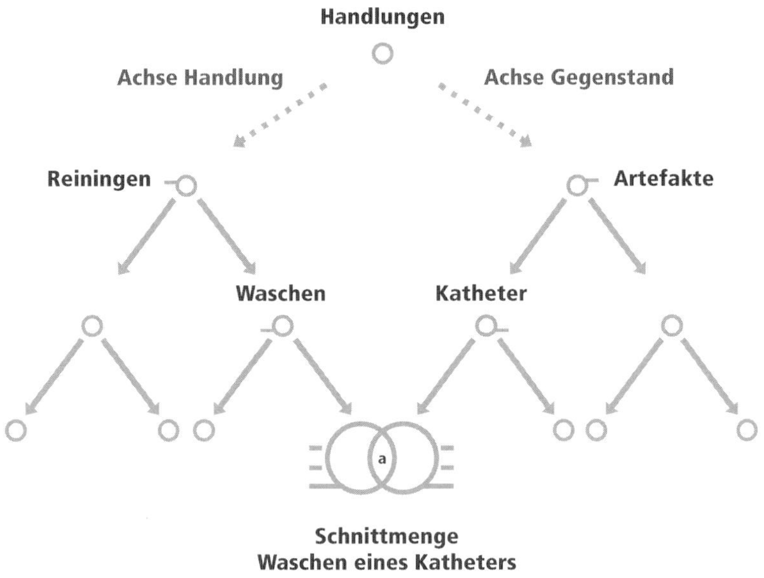

Abbildung 1-4: Die Definition von zusammengesetzten Ausdrücken: Pflegeinterventionen

lungen vom Typ des Waschens». Dem Ausdruck «Katheter» entspricht die Klasse von Handlungen, die nach einem Katheter als Ziel verlangen. «Katheter» ist demnach die Kurzfassung des vollständigen Namens: «Handlungen, die nach einem Katheter als Ziel verlangen». **Abbildung 1-4** veranschaulicht, dass der zusammengesetzte Begriff «Waschen eines Katheters» die artbildenden Merkmale sowohl der Handlungen vom Typ des Waschens als auch der Handlungen, die nach einem Katheter als Ziel verlangen, erbt:

Die Pflegeintervention «Waschen eines Katheters» lässt sich auf zweifache Art klassifizieren, nämlich als Beispiel sowohl der Klasse der Handlungen, die vom Typ des Waschens sind als auch der Klasse der Handlungen, die nach dem Gegenstand des Katheters verlangen.

1.4 Beispiele ICNP-basierter Statistiken

Statistische Auswertungen gehören traditionell zu den wichtigsten Aufgaben von Klassifikationssystemen im Gesundheitswesen. Deshalb soll hier mit einigen Beispielen der Anwendung der ICNP für statistische Zwecke abgeschlossen werden. Im Idealfall gestattet die ICNP die folgenden Aspekte pflegerischer Praxis zu messen:

- die Unterschiede bei den Problemen und Ressourcen (Diagnoses)
- die Verschiedenartigkeiten der Maßnahmen (Interventions)
- die Schwankungen der klinischen Ergebnisse (Outcomes)

Um die Vorteile einer mit der ICNP geführten elektronischen Patientenakte zu demonstrieren, wurde im August 2001 für das Pflegepersonal des Pflegeheimes Else Marie Hjemmet nördlich von Kopenhagen die erste Feed Back Session organisiert. Eine Feed Back Session steht am Ende eines so genannten Recycling-Kreises. Dabei stand die Präsentation ICNP-basierter Statistiken, die durch die Wiederverwertung der Daten der täglichen Dokumentation einer dreimonatigen Periode (Mai, Juni und Juli 2001) ermöglicht wurden, im Mittelpunkt. Hier sollen exemplarisch drei Beispiele dieser ICNP-basierten Statistiken gezeigt werden, nämlich jeweils ein Beispiel der drei Teilklassifikationen der ICNP, der Klassifikation der Pflegediagnosen, der Pflegeinterventionen und der Pflegeergebnisse.

1.4.1 Auswertung von Pflegediagnosen

Die Grafik in **Abbildung 1-5** zeigt die Fokusgebiete, innerhalb derer Pflegediagnosen im Laufe der gewählten dreimonatigen Periode dokumentiert wurden.

So ergab die Auswertung, dass zum Beispiel die Pflegediagnose Urininkontinenz des Fokusbereiches Ausscheidung die am häufigsten eingetragene Pflegediagnose überhaupt war. In einem Pflegeheim ist aber außerdem zu erwarten, dass Pflegediagnosen im Fokusbereich Selbstfürsorge einen großen Anteil der Eintragungen ausmachen würden, weil die Klienten meistens gesunde Personen sind. Die Auswertung ergab, dass 28 Prozent der eingetragenen Pflegediagnosen dem Fokusbereich Selbstfürsorge angehören. Die eingetragenen Pflegediagnosen, die dem Fokusbereich Selbstfürsorge angehören, gehen aus **Abbildung 1-6** hervor:

Diese erste Feed-back Session ergab auch, dass bestimmte Differenzierungen, die anfangs bei der Festlegung des mit der ICNP zu erhebenden Datensatzes eine große Rolle gespielt hatten, im Nachhinein vielleicht doch hätten entbehrt werden können. Einigen Teilnehmern der Feed Back Session erschien der Informationswert einer Differen-

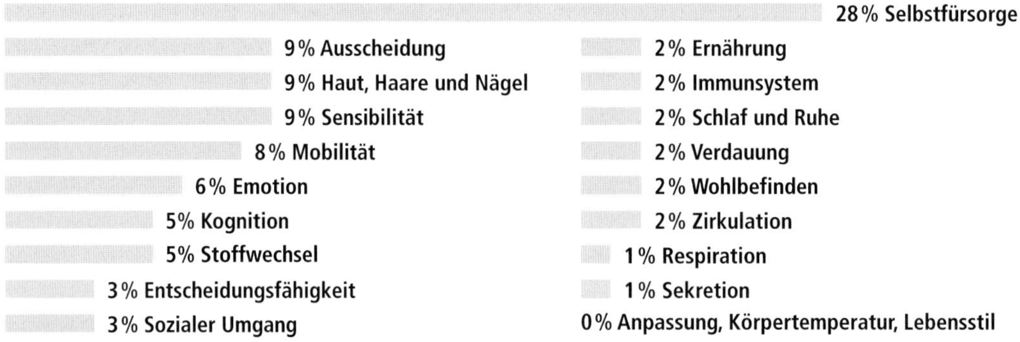

Abbildung 1-5: Dokumentierte Fokusbereiche

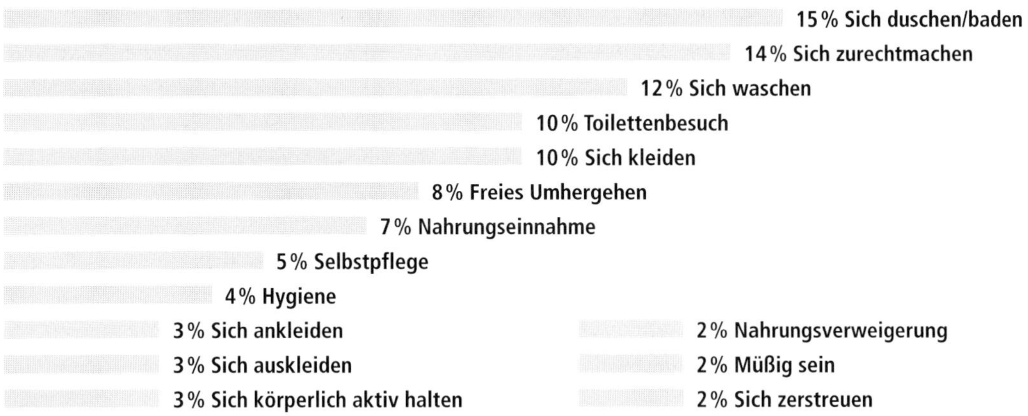

Abbildung 1-6: Dokumentierte Fokusbereiche

zierung zwischen «sich auskleiden» und «sich ankleiden» statt des undifferenzierten «sich kleiden» doch fraglich.

Vergleichen wir die Summe der eingetragenen Pflegediagnosen der Fokusbereiche des Körpers, d. h. der physiologischen Funktionen, mit der Summe der eingetragenen Pflegediagnosen der Fokusbereiche der Person, dann ergibt sich, dass die beiden Fokusgebiete ungefähr die gleiche Aufmerksamkeit auf sich lenken, gemessen an den Eintragungen von Pflegediagnosen in der elektronischen Patientenakte während der gewählten drei Monate (Aggregation dokumentierter Fokusgebiete: Körper 52 Prozent und Person 48 Prozent).

1.4.2 Auswertungen von Pflegeinterventionen

Die Grafik in **Abbildung 1-7** zeigt die Handlungstypen der Pflegehandlungen, die im Laufe der gewählten dreimonatigen Periode dokumentiert wurden.

Die Auswertung ergab, dass zum Beispiel 41 Prozent der eingetragenen Pflegeinterventionen dem Bereich der praktischen und technischen Pflegemaßnahmen zuzurechnen sind. Diese hohe Zahl der Eintragungen lädt dazu ein, zu hinterfragen, welche Maßnahmen denn hier gemeint sind. Dies geht aus der Grafik in **Abbildung 1-8** zur Veranschaulichung der ICNP-basierten Auswertung von Pflegeinterventionen hervor:

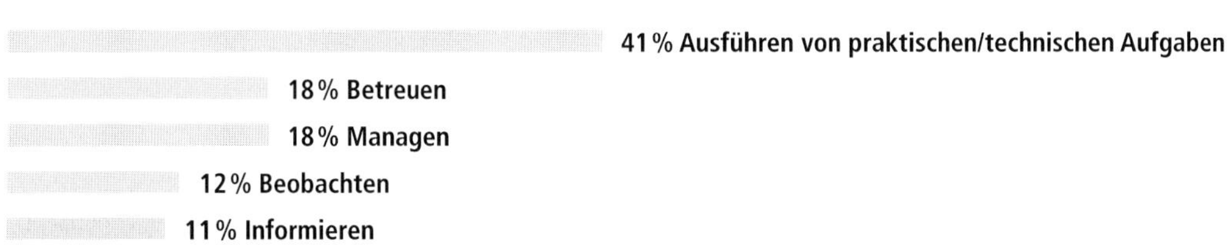

Abbildung 1-7: Dokumentierte Handlungstypen

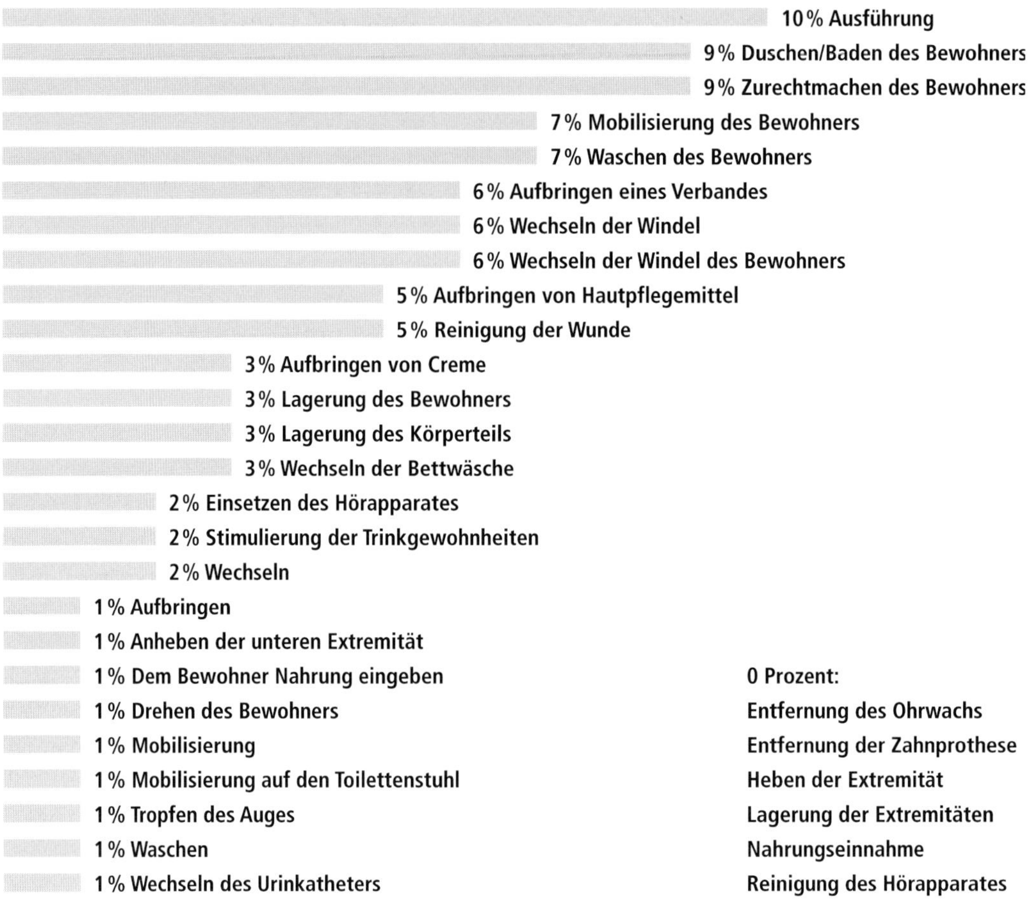

Abbildung 1-8: Dokumentierte praktische und technische Pflegeinterventionen

Auch bei den Interventionen ergab die Diskussionen dieser ersten Feed-back Session, dass bestimmte Differenzierungen vielleicht doch hätten entbehrt werden können. Der Informationswert zum Beispiel der folgenden Differenzierungen wurde in Frage gestellt: Lagerung des Bewohners, Lagerung des Körperteils, Lagerung der Extremitäten, Heben der Extremität, Anheben der unteren Extremität.

1.4.3 Auswertungen von Pflegeergebnissen

Außer Informationen über die Dokumentation von Pflegediagnosen und Pflegeinterventionen bietet die ICNP auch die Möglichkeit der Erhebung von Daten über die Entwicklung von Pflegediagnosen über einem Zeitraum, d. h. vermutete Pflegeergebnisse. Daten über Pflegeergebnisse werden mittels ICNP durch wiederholte Messungen von Pflegediagnosen auf einer 5-Punkte-Skala erhoben: 0 heißt nicht

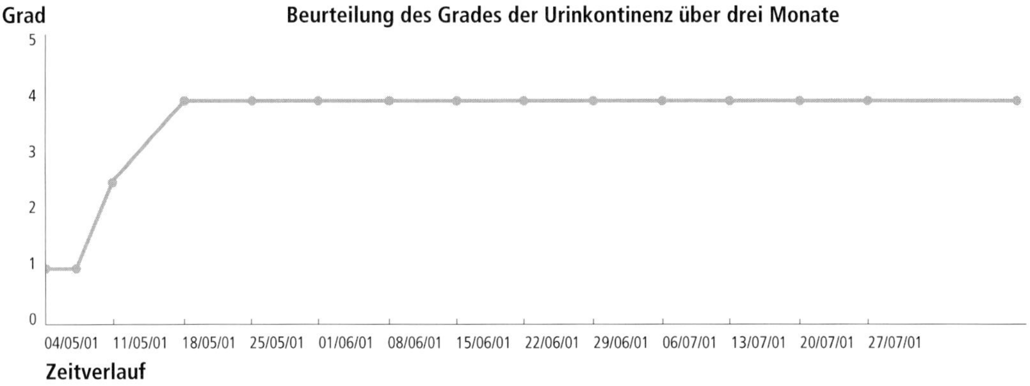

Abbildung 1-9: Dokumentierte Schwankungen der Graduierung von Urininkontinenz

vorhanden, 1 heißt vorhanden, 2 heißt vorhanden in geringem Maße, 3 heißt vorhanden in gewissem Maße, 4 heißt vorhanden in hohem Maße, 5 heißt vorhanden in sehr hohem Maße.

Die Grafik in **Abbildung 1-9** zeigt den Median sämtlicher Eintragungen, die in der gewählten dreimonatigen Periode eine Graduierung der Diagnose Urininkontinenz betreffen.

Es wird hier deutlich, dass die Einschätzungen des Pflegepersonals zum Grad der am häufigsten vorkommenden Pflegediagnose der Urininkontinenz sich doch auf einem relativ hohen Niveau gefestigt haben. Im Allgemeinen bestehen ICNP-basierte Statistiken bezüglich der Pflegeergebnisse aus Aufzeichnungen der in regelmäßigen Abständen wiederholten Messungen des Grades von Pflegediagnosen.

Die bisherigen Beispiele ICNP-basierter Statistiken sind jedoch unzureichend, um Sinn und Zweck der Entwicklung einer Internationalen Klassifikation für die Pflegepraxis vollständig zu veranschaulichen, weil Vergleiche der Aspekte der pflegerischen Praxis fehlen. Beispiele ICNP-basierter Vergleiche stehen noch aus, um das Versprechen der ICNP einzulösen, wichtige Auskünfte über die pflegerische Praxis verschiedener Stationen und Krankenhäuser im In- und Ausland liefern zu können.

Die Erstellung von vergleichenden Statistiken auf der Basis der ICNP ist eine Aufgabe, die in der nächsten Zukunft in Angriff genommen werden sollte, weil erst dadurch die Entscheidungsgrundlagen für eine gesamteuropäische Gesundheitspolitik geschaffen werden können.

Literatur

Brink, J. P.; Wood, M. J. (Eds) (1989): *Advanced Design in Nursing Research.* Newbury Park, New York.

Bussmann, H. (Ed.) (1996): *Dictionary of Language and Linguistics.* Routledge, London.

Clark, J.; Lang, N. (1992): Nursing's Next Advance: An International Classification for Nursing Practice. *International Nursing Review 39(4),* S. 109–112.

Davidson, D. (1980): Action, Reasons and Causes. In: Davidson D.: *Essays on Actions and Events.* Clarendon Press, Oxford.

Føllesdal, D.; Walløe, L.; Elster, J. (1988): *Rationale Argumentation. Studienreihe: Ein Grundkurs in Argumentations- und Wissenschaftstheorie.* De Gruyter, Berlin.

Helbig, G. (1992): *Probleme der Valenz- und Kasustheorie.* Niemeyer, Tübingen.

Hempel, C. G. (1977): *Philosophie der Naturwissenschaften.* DTV, München.

Hügli, A.; Lübke, P. (Eds) (1993): *Philosophie im 20. Jahrhundert. Band 2. Wissenschaftstheorie und Analytische Philosophie.* Rowohlts Enzyklopädie, Hamburg.

International Classification for Nursing Practice (ICNP) (1996): *A Unifying Framework. The Alpha Version. International Council of Nurses.* ICN, Geneva.

Klix, F.; Kukla, R; Kühn, R. (1979): Zur Frage der Unterscheidbarkeit von Klassen semantischer Relationen im menschlichen Gedächtnis. In: Bierwisch, M. (Hrsg.): *Psychologische Effekte sprachlicher Strukturkomponenten,* Berlin.

Mortensen, R. A. (Ed.) (1996): *The international classification for nursing practice with Telenurse Introduction. Alpha Version.* Danish Institute for Health and Nursing Research, Kopenhagen.

Mortensen, R. A. (Ed.) (1997): *ICNP in Europe. Telenurse. Studies in Health Technology and Informatics.* IOS Press, Amsterdam.

Mortensen, R. A. (Ed.) (1999): *ICNP and Telematic Application for Nurses in Europe. The Telenurse Experience. Studies in Health Technology and Informatics.* IOS Press, Amsterdam.

Nielsen, G. H. (1995): Logical Analysis of action sentences as a means of classifying nursing interventions. In: *Abstracts from the 2nd European conference on nursing diagnosis and nursing interventions. May 18–20, 1995.* Brussels. Leo Managements, Amsterdam.

Nielsen, G. H.; Mortensen, R. A. (1996): *The architecture for an international classification for nursing practice (ICNP). International Nursing Review, 43.*

Nielsen, G. H.; Mortensen, R. A. (1997): *The architecture for an international classification for nursing practice (ICNP): Time for Outcomes. Part I. International Nursing Review 44.*

Nielsen, G. H.; Mortensen, R. A. (1997): *The architecture for an international classification for nursing practice (ICNP): Time for Outcomes. Part II. International Nursing Review 45.*

Nielsen, G. H. (1997): The Architecture of ICNP. In: Mortensen, R. A. (Ed.): *ICNP in Europe. Telenurse. Studies in Health Technology and Informatics.* IOS Press, Amsterdam, S. 13–29.

Nielsen, G. H. (1998): *Telenurse Introduction to Beta-ICNP. Danish Institute for Health and Nursing Research,* Copenhagen.

Nielsen, G. H.(1999): Towards the Beta-ICNP: Processes and Products. In: Mortensen, R. A. (Ed.): *ICNP and Telematic Application for Nurses in Europe. The Telenurse Experience. Studies in Health Technology and Informatics.* IOS Press, Amsterdam, S. 13–31.
Puppe, F. (1991): *Einführung in Expertensysteme. Studienreihe Informatik.* Springer-Verlag, Berlin.
Rescher, N. (1964): *Introduction to Logic.* St. Martins Press, New York.
Wake, M.; Coenen, A. (1998): *Nursing diagnosis in the international classification for nursing practice (ICNP). Nursing Diagnoses, July–September.*
Wake, M.; Affara, F.; Lang, N.; Clark, J.; Mortensen, R. A. (1993): *Towards an international classification for nursing practice: A literature review and survey.* International Nursing Review 40.

2. Herausforderungen an die ICNP nach TELENURSE

Gunnar Haase Nielsen, Frank Dörre, Matthias Hinz

2.1 Einleitung

1989 hat der ICN die Entwicklung einer Internationalen Klassifikation für die Pflegepraxis (ICNP) beschlossen, Anfang der neunziger Jahre dazu eine Arbeitsgruppe berufen. Sie hat 1996 die Alpha-Version und 1999 die Beta-Version vorgelegt. Diese «Vorab-Versionen» einer Version 1.0 wurden mit EU-Mitteln in den TELENURSE-Projekten übersetzt, getestet und kritisch bewertet. Die ICNP unternimmt erstmals den systematischen Versuch, eine kombinatorische Klassifikation für die Pflegepraxis zu entwickeln. *Die ICNP leitet damit einen Paradigmenwechsel ein, aus dem sich eine Reihe von Herausforderungen ergibt.*

2.2 Die Herausforderungen

Die ernstzunehmenden Gründe einer kritischen Auseinandersetzung mit multiaxialen und kombinatorischen Klassifikationen im Allgemeinen und der ICNP im Besonderen betreffen sowohl Fragen der Dokumentation als auch der Auswertung der dokumentierten Pflegedaten (Statistik). Gegen den Anspruch der ICNP, internationale Vergleiche der pflegerischen Praxis zu ermöglichen, führen Skeptiker das Fehlen eines gemeinsamen Referenzmodells der Gesundheitssysteme an. Auch ohne ein solches Modell erlauben klassifizierte Systeme wohldefinierter Begriffe internationale Vergleiche.

2.2.1 Dokumentation

Explizite Regeln der Kombination der Achsen und Ausdrücke erleichtern die Dokumentation. Gegenwärtig fehlen diese Regeln und auch Anweisungen für deren praktische Anwendung. Nur mit ausdrücklichen Regeln, die sowohl im Allgemeinen die Anzahl der erlaubten Kombinationen begrenzen als auch im Besonderen sicherstellen, dass gleiche Sachverhalte auch gleichartig verschlüsselt werden, kann die ICNP ein gültiges Instrument der verschlüsselten Dokumentation werden. Durch Anweisungen zur praktischen Anwendung dieser Regeln wird die ICNP auch ein praktikables Instrument der Dokumentation, insbesondere wenn einzelne Phänomene und Handlungen Mitglied mehrerer Klassen sein können und entsprechend mehrfach kodiert werden müssen. (In Zeiten der DV-gestützten Dokumentation mit nutzerfreundlichen Oberflächen muss nicht jede Pflegende diese Regeln und Anweisungen kennen.)

Die Fachliteratur widerspiegelt die Auseinandersetzung um multiaxiale und kombinatorische Klassifikationssysteme (Van Bemmel/Musen, 1997: 92), auch für die Alpha- und die Beta-Version der ICNP [Hardiker, 1997: 81; Kirby, 1997: 59–63; Mori, 1997: 63–76; Hoy, 1999: 70].

2.2.2 Statistik

Statistische Auswertungen gehören traditionell zu den vornehmsten Aufgaben von Klassifikationssystemen im Gesundheitswesen. Die multiaxialen und kombinatorischen Klassifikationen bieten eine große klinische Ausdruckskraft, stellen aber auf Grund der komplizierteren Datenbankstruktur höhere Ansprüche an die statistischen Auswertungsverfahren. Eine fortgeschrittene Statistik muss relativ komplexe Möglichkeiten des Abfragens der Datenbanken bereitstellen [Van Bemmel/Musen, 1997: 98; Mantas/Hasman, 2002: 204; Hoy, 1997: 211; Hardiker, 1997: 81; Devlies, 1997: 94].

Bei der weiteren Entwicklung der ICNP ist ein ausgewogenes Verhältnis von Ausdruckskraft für Zwecke der Dokumentation und Datenbankorganisation für Zwecke der Statistik anzustreben. Für die Nutzer werden diese theoretischen Fragen allerdings eine sehr untergeordnete Rolle spielen. Für sie ist entscheidend, wie gut die Auswertungen die Leistungen der Pflege beschreiben und zu deren Refinanzierung beitragen.

2.3 Die Antworten

Antworten auf die erwähnten Herausforderungen finden sich sowohl in der Theorie als auch in der Praxis. Die Praxis in Europa ist bei der bisherigen Entwicklung der ICNP vielleicht der Theorie vorausgelaufen, gemäß den Worten Goethes: «Probieren geht über Studieren».

2.3.1 TELENURSE und ICNP

Die Europäische Union (EU) hat mit insgesamt 2,3 Millionen Euro drei dänisch initiierte und geleitete EU-Projekte gefördert, die alle der Entwicklung und Erprobung der ICNP in Europa dienten. Die finanzielle Förderung der drei Projekte TELENURSING (1991–1994), TELENURSE (1994–1998) und TELENURSE ID-ENTITY (1998 bis 2001) fand im Rahmen der Forschungs- und Entwicklungsprogramme der Europäischen Union (DG XIII: Telematics in Health Care/Information Society) im Bereich der Gesundheitsinformatik statt.

Die Ergebnisse der vielen Erprobungen der ICNP sind in fast 100 Berichten und anderen Materialien zusammengestellt worden. Gleichzeitig wurde auf Probleme hingewiesen, die bei der Ausarbeitung der ICNP-Version 1.0 eine Stellungnahme seitens der Entwickler fordern. Dazu gehören Anzahl und Art der Achsen [Magalini, 1997: 127], die Tiefe der einzelnen Hierarchien [Assimacopoulos et al., 1997: 107; Thoroddsen, 1997: 55], mangelhafte oder offenkundig falsche Definitionen [Thoroddsen, 1997: 55], die semantische Mehrdeutigkeit bei der Kombination von Achsen [Hoy, 1999: 70; Nielsen, 2001: 9] und schließlich das Fehlen eines durchdachten Kodierungsprinzips bei der Verschlüsselung der Klassen [Devlies, 1997: 94; Assimacopoulos, 1997: 107].

Die TELENURSE-Partner haben die Herausforderungen des Paradigmenwechsels erkannt und sich ihnen in der Praxis gestellt. Wichtiges praktisches Ergebnis ist der ICNP-Einsatz im Routinebetrieb sowohl in Deutschland als auch in Dänemark.

2.3.2 Nach TELENURSE: ICNP und FUGUE

Die Erfahrungen der TELENURSE-Projekte [Mortensen 1997 und 1999] gilt es zu nutzen, um die weitere Entwicklung der ICNP aus europäischer Sicht mitzuprägen. Aus dem praktischen Umgang mit der ICNP sollen Antworten gefunden werden auf Fragen wie:

1. Beschreiben die Achsen die ICNP vollständig und richtig?
2. Sollte zwischen Pflicht-Achsen und zusätzlichen, wahlfreien Achsen unterschieden werden?
3. Wie können die Definitionen konkret verbessert werden?
4. Welche Regeln der Kombination sollten aufgestellt werden?
5. Wie sollten Anweisungen zur Anwendung der Kombinationsregeln aussehen?
6. Welche Art der Verschlüsselung von ICNP-Ausdrücken wäre für statistische Zwecke optimal?
7. Wie kann der ICNP-Verschlüsselungsprozess, d.h. die praktische Durchführung der Kodierung der täglichen Dokumentation, optimiert werden? Sollte eine Papier-und-Bleistift-Methode überhaupt empfohlen werden?
8. Wie können Praktikabilität, Akzeptanz und Effizienz des Einsatzes der ICNP im stationären und ambulanten Bereich evaluiert werden?

9. Wie können Pflegewissenschaftler «in breiter Front» einbezogen werden?
10. Wie ist der Prozess der Harmonisierung der ICNP beziehungsweise des deutschsprachigen Synonymlexikons mit vorhandenen lokalen und regionalen Begriffssystemen in der Pflege zu gestalten?

Gesundheitspolitisch und organisatorisch sind Lösungen zu finden für

- Vertrieb und Wartung der aktuellen Version,
- die Interessenvertretung der Anwender gegenüber den nationalen und internationalen politischen Entscheidungsgremien,
- die Sicherung der finanziellen, personellen und organisatorischen Ressourcen zur Weiterentwicklung der ICNP,
- das Initiieren und Durchführen von nationalen, europäischen und internationalen Projekten.

Die vorliegende Veröffentlichung der deutschen Konsens-Übersetzung der ICNP erlaubt der Pflege im deutschsprachigen Raum, sich an der Diskussion dieser Fragen aktiv zu beteiligen.

Der Wunsch vieler TELENURSE-Partner nach einem möglichen organisatorischen Rahmen für die Fortsetzung der erfolgreichen Zusammenarbeit führte zu folgendem Vorschlag: Eine Federation of User-Groups in the United Europe (FUGUE, dt. Fuge), aufgebaut wie die deutschsprachige Nutzergruppe mit ihren regionalen Untergruppen, sollte dazu beitragen, den ICN bei der Weiterentwicklung der ICNP aus der fachlichen Sicht der Anwender zu unterstützen.

Literatur

Assimacopoulos, A.; de Roulet, A.-M.; Kruezsely, A.; Borgazzi, A.; Balahoczky, M.; Brennenstuhl, P. (1997): Implementing ICNP in the Swiss version of NUREC, a nursing module of an electronic healthcare record. In: Mortensen R. A. (Ed.): *ICNP in Europe. TELENURSE. Studies in Health Technology and Informatics.* IOS Press, Amsterdam.

Devlies, J. H. (1997): ICNP and structured encoding in electronic healthcare records. In: Mortensen, R. A. (Ed.): *ICNP in Europe. TELENURSE. Studies in Health Technology and Informatics.* IOS Press, Amsterdam.

Hardiker, N. (1997): The GALEN compositional approach to nursing terminology. In: Mortensen R. A. (Ed.): *ICNP in Europe. TELENURSE. Studies in Health Technology and Informatics.* IOS Press, Amsterdam.

Hoy, D. (1997): Managing expectations: users, requirements and the ICNP. In: Mortensen R. A. (Ed.): *ICNP in Europe. TELENURSE. Studies in Health Technology and Informatics.* IOS Press, Amsterdam.

Hoy, D.; Hardiker N. (1999): Representing Nursing: The puzzle of language and classification. In: Mortensen R. A. (Ed.): *ICNP and Telematic Application for Nurses in Europe. The TELENURSE Experience. Studies in Health Technology and Informatics.* IOS Press, Amsterdam.

Kirby, J. (1997): Trends in terminology work. In: Mortensen R. A. (Ed.): *ICNP in Europe. TELENURSE. Studies in Health Technology and Informatics.* IOS Press, Amsterdam.

Magalini, F. I. (1997): Verification of the use of ICNP in an intensive care unit using the clinical information system MEDIGARD. In: Mortensen R. A. (Ed.): *ICNP in Europe. TELENURSE. Studies in Health Technology and Informatics.* IOS Press, Amsterdam.

Mantas, J.; Hasman, A. (2002): *Textbook in Health Informatics.* IOS-Press, Amsterdam.

Mori, A. R. (1997): ICNP: Towards second and third generation terminology systems. In: Mortensen, R. A. (Ed.): *ICNP in Europe. TELENURSE. Studies in Health Technology and Informatics.* IOS Press, Amsterdam.

Mortensen, R. A. (Ed.) (1997): *ICNP in Europe. TELENURSE. Studies in Health Technology and Informatics.* IOS Press, Amsterdam.

Mortensen, R. A. (Ed.) (1997): *ICNP and Telematic Application for Nurses in Europe. The TELENURSE Experience. Studies in Health Technology and Informatics.* IOS Press, Amsterdam.

Nielsen, G. H. (2001): *Europäische Standards für Pflegeterminologien – Was ist das?* PR-INTERNET

Thoroddsen, A. (1997): *ICNP* from a clinical point of view. In: Mortensen, R. A. (Ed.): *ICNP in Europe. TELENURSE. Studies in Health Technology and Informatics.* IOS Press, Amsterdam.

Van Bemmel, J. H.; Musen, M. A. (Eds) (1997): *Handbook of Medical Informatics.* Springer Verlag, Heidelberg.

3. Auf dem Weg zu einer gemeinsamen Pflegeterminologie – die Rolle der deutschsprachigen ICNP-Nutzergruppe

Frank Dörre, Matthias Hinz

3.1 Dokumentation und Klassifikation

Eine Pflegedokumentation, die alle aktuellen Anforderungen an die Qualitätssicherung und Leistungsabrechnung erfüllt, ist ohne eine abgestimmte und etablierte Fachsprache nicht möglich. Dies gilt insbesondere für eine EDV-gestützte Dokumentation am pflegerischen Arbeitsplatz. Voraussetzungen für eine *praktikable* und *wissenschaftlich begründete* Dokumentation pflegerischer Tätigkeiten sind:

- eine geeignete Terminologie: Eine Menge von (Fach-) Ausdrücken (Termini) sollte die Begriffe (d. h. Einheiten des Wissens) des Fachgebietes eindeutig, mit klar definierten, möglichst international abgestimmten Bezeichnungen (Vorzugsbenennungen und Synonyme) beschreiben.
- eine richtige Klassifikation (systematische Ordnung) der Begriffe, die die eindeutige und einrichtungsunabhängige Beschreibung (Abbildung) von pflegerischen Aktivitäten erlaubt.

Gegenwärtig bietet die «Internationale Klassifikation für die Pflegepraxis (ICNP)» mit ihren Termini sehr gute Voraussetzungen, als internationale Pflegefachsprache genutzt zu werden. Obwohl Bestandteil einer international abgestimmten Klassifikation, müssen die Termini / Benennungen / Bezeichnungen aus der Klassifikation national und auch regional akzeptiert werden. Für die Akzeptanz und Weiterentwicklung der Pflegeterminologie ist deshalb eine breite, möglichst stabile Organisationsstruktur eine entscheidende Voraussetzung.

3.2 Die deutschsprachige ICNP-Nutzergruppe

1996 wurde festgestellt, dass aus keinem deutschsprachigen Land irgendeine Aktivität im Rahmen der ICNP-Entwicklungsprojekte eingebracht worden war. Internationale Klassifikationen sollte man jedoch mitgestalten, will man sich nicht über ihre Mängel ärgern, sobald ihre Einführung vom Gesetzgeber verlangt wird und sie in der täglichen Praxis angewendet werden müssen.

Außerdem wurde bereits Pflegesoftware entwickelt; die Frage nach deren Allgemeingültigkeit und Akzeptanz war zu stellen. Wer nutzt schon eine Software, in deren Nutzeroberflächen die bisherige (lokale) Pflegepraxis sich nicht widerspiegelt?

Am 25. April 1997 wurde deshalb auf dem ersten deutschsprachigen Workshop zur ICNP in Dresden die Deutsche ICNP-Nutzergruppe gegründet. Sie hatte bis Dezember 2001 ihren Sitz am Institut für Medizinische Informatik und Biometrie der TU Dresden. Nachdem die ICN-Partner DBfK, ÖGKV und SBK entschieden haben, die Arbeit der Nutzergruppe künftig zu koordinieren, ist ihr Sitz zur Bundesgeschäftsstelle des DBfK verlegt worden. Ihre Aufgabe hat sich nicht verändert: Als neutraler, interdisziplinärer und unabhängiger «runder Tisch» führt sie VertreterInnen der Pflegepraxis, der Pflegewissenschaft, des Pflegemanagements, der Pflegepädagogik, der Pflegeinformatik sowie von interessierten Herstellern von Pflege-Informationssystemen zusammen.

Im März 1998 erfolgte auf einer ICNP-Tagung in Freiburg mit Teilnehmern aus Österreich und der Schweiz die Erweiterung zur «Deutschsprachigen ICNP-Nutzergruppe». Dadurch konnte gesichert werden, dass alle Aktivitäten in den deutschsprachigen Ländern von Beginn an koordiniert und gebündelt wurden.

Seit dem Herbst des Jahres 1998 erreichte die Arbeit der Nutzergruppe durch die offizielle Mitarbeit der TU Dresden als Partner des EU-Projektes TELENURSE:ID eine neue Qualität. Auf verschiedenen nationalen und internationalen Konferenzen wurde die Arbeit der Gruppe vorgestellt.

3.3 Warum eine Nutzergruppe?

- Die Akzeptanz für eine internationale Pflegeklassifikation erfordert eine breite Beteiligung aller Interessengruppen.
- Das Bündeln der Interessenten aus dem deutschsprachigen Raum war nötig, um ein Zersplittern der ohnehin geringen Ressourcen zu vermeiden.
- Die interdisziplinäre Arbeit sollte gefördert werden.
- Praxisorientierte Lösungen sollten geschaffen und erprobt werden.

3.4 Steckbrief der Nutzergruppe

Gegründet: am 25. April 1997 in Dresden
Mitglieder: 130

Mitgliederstruktur:

Krankenhäuser	41 Prozent
Pflegepädagogen	26 Prozent
Industrie	16 Prozent
Institute	8 Prozent
Sonstige	9 Prozent

Wichtig in einer Arbeit, die in die Praxis einmünden soll, sind Partnereinrichtungen, die alle Belange der Praxis in die gemeinsame Arbeit einbringen. Dies waren in den ersten Jahren:

- Klinik für Tumorbiologie an der Albert-Ludwigs-Universität Freiburg
- Medizinische Hochschule Hannover (MHH)
- Universitätsklinikum Heidelberg
- Zentralklinikum Augsburg
- Sächsisches Krankenhaus für Neurologie und Psychiatrie Arnsdorf.

Der Praxiseinsatz ist inzwischen an der MHH am weitesten fortgeschritten.

3.5 Aufgaben und Ergebnisse

In den Jahren von 1998 bis 2000 nahm mit der TU Dresden erstmals eine deutschsprachige Einrichtung am Projekt TELENURSE teil. Seit 2000 arbeitete auch ein deutscher Partner aus dem kommerziellen Bereich, die Firma HINZ Organisation, im EU-Projekt mit. 1997 wurde die Alpha-Version, 1999 die Beta-Version durch die TU Dresden ins Deutsche übersetzt. Die Beta-Version wurde in den Jahren 2000 bis 2001 durch die ICNP-Nutzergruppe konsensualisiert.

Zahlreiche Grundsatzfragen über die Zielstellungen, die Einsatzorte, die zukünftigen Nutzer, die nationalen Belange usw. wurden am Anfang der Übersetzung diskutiert und geklärt. Spannungsfelder wurden herausgearbeitet und Lösungsansätze erarbeitet. Die Übersetzung erfolgte nach dem Versionenprinzip zunächst in regionalen Arbeitsgruppen. Die regionalen Ergebnisse wurden anschließend in der Nutzergruppe abgestimmt. Als wichtige Voraussetzung für den Konsens erwies sich dabei die Einführung eines Synonymwörterbuches.

Wichtige Aufgaben waren und sind:

- Übersetzung der englischsprachigen Alpha- und der aktuellen Beta-Version der ICNP
- Sammeln von Übersetzungsvarianten und Harmonisieren der Übersetzungen
- Entwickeln eines Synonym-Wörterbuches
- Verfügbarmachen der ICNP zu guten Konditionen (Selbstkostenpreis)
- Arbeitsteilige Erprobung und Testung der ICNP in der Praxis
- Verallgemeinerung der Erfahrungen
- Organisation von Workshops und Präsentationen zur ICNP
- Publikationen zur ICNP in den Printmedien
- Sammeln von Vorschlägen und Empfehlungen aus dem deutschsprachigen Raum für die Weiterentwicklung ICNP.

Besonders wichtig für die breite Akzeptanz der ICNP ist ein möglichst vollständiges Synonymwörterbuch. Es gewährleistet, dass spezifische Termini jeder Pflegeeinrichtung weiter verwendet werden können. In der Datenbank aber kann zusätzlich zur hausspezifischen Benennung die im Konsens festgelegte Vorzugsbenennung und/oder der ICNP-Kode gespeichert werden. Dies erfolgt ohne Zusatzaufwand für das Pflegepersonal durch eine geeignete Software. Als Ergebnis stehen die Vorzugsbenennungen zusätzlich für alle weiteren Auswertungen zur Verfügung. Folgender Gesichtspunkt sollte nochmals betont werden: Niemand muss eine neue Sprache lernen. Wenn nur eine oder zwei Fachleute pro Pflegeeinrichtung sich intensiv mit der ICNP befassen, können alle anderen am Bildschirm mit den bisherigen Nutzeroberflächen weiter arbeiten. Die Fachleute haben die Aufgabe, die Verbindungen zwischen hauseigener Terminologie und ICNP so zu beschreiben, dass die Softwareanbieter eine nutzerfreundliche Software erstellen können.

Die oben genannten Arbeiten wurden auf zehn Konsens-Beratungen der Gruppe koordiniert und abgestimmt. Inzwischen haben sich vier regionale Arbeitsgruppen in Deutschland, je eine in der Schweiz und in Österreich herausgebildet, die die regionalen Gepflogenheiten und Erfahrungen der Pflegepraxis einbringen. Die vorliegende abgestimmte deutsche Konsensübersetzung der Betaversion der ICNP ist das Ergebnis der gemeinsamen Arbeit.

Eine weitere wichtige Arbeit bestand im Aufbau von Kontakten zu den offiziellen Entscheidungs- und Kompetenzträgern auf dem Gebiet der Pflegeklassifikationen. Verbindungen wurden aufgebaut zum ICN bzw. zum ICN-Repräsentanten für Deutschland (DBfK), anderen Pflegeorganisationen, dem Bundesgesundheitsministerium sowie den Arbeitsgruppen Klassifikation und Pflegeinformatik in der Deutschen Gesellschaft für Medizinische Informatik, Biometrie und Epidemiologie.

Am 10. April 2001 wurde die Konsens-Übersetzung offiziell an die nationalen Repräsentanten des ICN in Deutschland, Österreich und der deutschsprachigen Schweiz übergeben. Unter dem gemeinsamen Dach kann so in der Zukunft eine Mitsprache der Pflegenden aus dem deutschsprachigen Raum bei der Weiterentwicklung der ICNP besser gewährleistet werden. Die Betreuung der Nutzergruppe durch die Bundesgeschäftsstelle des DBfK im Auftrag aller drei Verbände, der gemeinsame Internet-Auftritt und nicht zuletzt die gemeinsame Herausgabe des vorliegenden Buches sind gute Beispiele für eine erfreuliche Zusammenarbeit auf dem Gebiet der internationalen Pflegeklassifikation.

Kontakt: www.icnp.info
E-Mail: info@icnp.info
Sekretariat: DBfK-Bundesgeschäftsstelle
Geisbergstraße 39
D-10777 Berlin

4. Einführung in die Grundbegriffe und Trends von Dokumentations- und Ordnungssystemen

Matthias Hinz, Frank Dörre

4.1 Grundlagen

Die Entwicklung von Klassifikations- und Dokumentationssystemen wird in der Pflege oft als «Zergliederung» und Abkehr von der Ganzheitlichkeit des Patienten missverstanden. Träfe die sicher wahre These «everyone is unique» allein zu, so könnten Pflegende ihr erworbenes Wissen über Krankheiten und deren Heilung/Bewältigung und ihre mit anderen Patienten gesammelten Erfahrungen der Gesundheitsförderung nicht zur Hilfe beim konkreten bedürftigen Patienten anwenden. Ohne die Abbildung dieses Wissens in einer verständlichen Sprache ist eine Dokumentation des Pflegegeschehens ebenso unmöglich wie der Austausch von Wissen zwischen den Pflegenden selbst, mit anderen beteiligten Berufsgruppen und den Patienten. Eine bündige Begründung für die Notwendigkeit einer wohldefinierten Fachsprache für die Pflege geben Clark und Lang: «Wenn man etwas nicht benennen kann, so kann man es nicht unterrichten, erforschen, praktizieren, finanzieren oder in die öffentliche Politik einbringen» (Clark/Lang, 1992). Für diese ganz unterschiedlichen Anwendungsfelder gibt es auch ganz unterschiedliche Begriffssysteme: angefangen von kleinen stationsspezifischen Begriffssammlungen zur Erleichterung der Dokumentationsarbeit auf der Station, über spezielle national abgestimmte kleine Begriffssammlungen von unter 100 Einträgen [z. B. AORN, 2000], Fachwörterbücher mit 1000 Einträgen bis hin zu umfassenden Begriffssammlungen eines Unified Nursing Language Systems als Teil eines Unified Medical Language Systems [UMLS, 2001] der Amerikanischen Nationalbibliothek für Medizin mit 1,5 Mio Einträgen. Wie sind nun diese Systeme überhaupt aufgebaut?

Objekte sind all das, was wahrnehmbar oder vorstellbar ist [ISO 1087-1, 2000]. Dies können einfache Gegenstände (z. B. Bett, Stuhl) oder auch komplexe Dinge sein (z. B. ein Pflegeplan, Schmerz, Hoffnung, Lebensmut, Lust). In diesem weitgefassten Sinn beinhaltet der Objektbegriff auch aktiv handelnde Objekte des Lebens (z. B. Familie,

Pflegedienst). Für die Zwecke der Pflege sind nun hauptsächlich diejenigen Objekte von Interesse, die auch der Pflege zugerechnet werden können. Man spricht hier von dem so genannten *Gegenstandsbereich* (subject field) der Pflege, der als «Feld des speziellen Wissens» definiert ist. Hier bietet die ICNP ein wirkungsvolles Instrument, um den Gegenstandsbereich der Pflege näher zu umreißen. Zur Beschreibung der Objekte in der Pflege lassen sich *Merkmalswerte* (engl. characteristics) verwenden. Merkmalswerte (z. B. hoffnungsvoll, eitrig) sind dabei Abstraktionen einer Eigenschaft eines Objektes oder eines Sets von Objekten. Werden bei der Bildung von Begriffssystemen Begriffe als Unterscheidungskriterien in Kategorien zusammengefasst, spricht man von *Merkmalstypen* (z. B. Farbe, Aussehen) [ISO 1087-1, 2000].

Die Abbildung der Objekte in unseren Gedanken erfolgt auf der Basis von *Begriffen* (engl. concepts). Begriffe sind Einheiten des Wissens, die durch eine eindeutige Kombination von Merkmalen gebildet werden. Dabei sind Begriffe nicht an eine konkrete Sprache gebunden. Beispielsweise lässt sich der Begriff «Pfleger» in der ungarischen Sprache nicht einfach ausdrücken, obwohl er sehr wohl in Ungarn bekannt ist. Begriffe können auch durch den sozialen oder kulturellen Hintergrund geprägt sein (z. B. Armut, Stolz auf die Gesellschaft). Einige *Basis-Begriffe* (oder Kategorien) werden systematisch als übergeordnete Begriffe bei der Aufgliederung in untergeordnete Begriffe aufgegliedert [MOSE, 1997]. Beispielsweise setzt sich der Begriff «Fokus» aus der ICNP als «Bereich der Betrachtung» in der Pflege zunehmend als Basis-Begriff durch [NURSYS-ISO, 2001].

Wie lassen sich nun Begriffe kommunizieren und dokumentieren? Einerseits sicher durch die natürliche Sprache. Andererseits haben auch Symbole eine nicht zu unterschätzende Bedeutung erlangt (zum Beispiel für männlich, weiblich, Sehbehinderung, Druckersymbol).

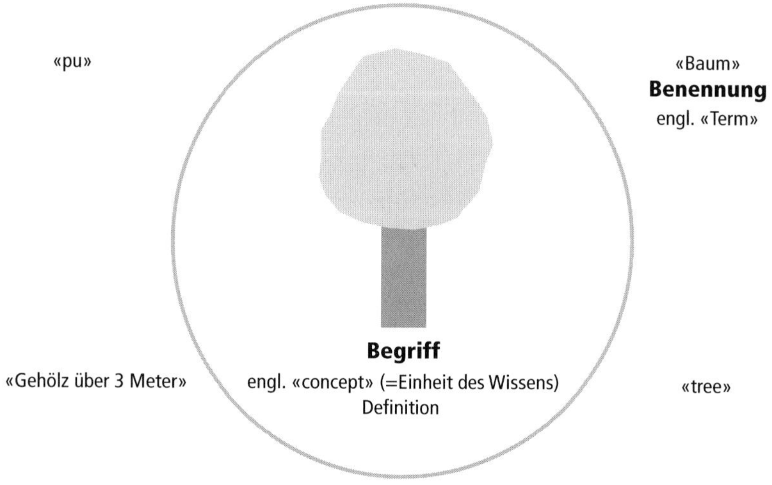

Abbildung 4-1: Begriff – Benennung

Eine Abbildung von einem Begriff mit einem beschreibenden Kennzeichen wird als *Bezeichnung* (designation) definiert. Dabei spielen *Benennungen* (terms) als verbale Bezeichnungen eines Begriffs in einem speziellen Gegenstandsbereich eine besondere Rolle. Sie können auch aus Wortgruppen bestehen (siehe **Abb. 4-1**).

Eine *Terminologie* ist definiert als ein Set von Bezeichnungen einer speziellen Sprache [ISO1087-1, 2000]. Eine *Gesundheits-Terminologie* ist eine Terminologie für die Anwendung im Gesundheitswesen. Das impliziert einen ausreichenden Inhalt und eine ausreichende Struktur, um eine Abbildung bereitzustellen, die zur Verschlüsselung vergleichbarer Daten fähig ist. Dabei ist die Granularität mit der durch die Praxis generierten Granularität innerhalb des repräsentierten Gegenstandsbereiches konsistent [ISO DTS 17117, 2000]. Nomenklaturen sind nach etablierten Regeln systematisch strukturierte Terminologien [ISO 1087-1, 2000]. Klassifikationen sind Terminologien, welche Daten auf einem vordefinierten Level der Abstraktion für spezielle Zwecke aggregieren [ISO-WD, 2001].

4.2 Zielstellungen von Klassifikationen

Klassifikationen werden nicht zweckfrei entwickelt, sondern sie sind stets auf unterschiedliche Ziele ausgerichtet, die sich auch in ihnen widerspiegeln. Unterschiedliche Zwecke der Verwendung pflegerischer Daten ergeben sich aus den unterschiedlichen Ebenen, für die die Daten verwendet werden sollen. Der Bedarf an Daten unterscheidet sich erheblich entsprechend der Verwendung (Krankenbett, Management, nationale Statistik). Während Daten eines konkreten Patienten durchaus in Form von Freitext vorliegen können, müssen für die anderen Ebenen die pflegerischen Daten erst aufbereitet werden. Entsprechend der unterschiedlichen Nutzer-Interessen werden sie aggregiert, das heißt, es werden *Aggregationsebenen* unterschieden. Dies lässt sich gut als Pyramiden-Struktur veranschaulichen (siehe **Abb. 4-2**). Dabei sinkt mit steigender Ebene die *Granularität* der Daten, die Generalisierung ist der Spezialisierung entgegengesetzt.

Die unterschiedlichen Anwendungsgebiete der Pflegedaten beleuchten Aspekte der unterschiedlichen Nutzung pflegerischer Daten durch ganz verschiedene Nutzer [z. B. in Goossen, 2000]. Diese verschiedenen Gesichtspunkte mussten auch für die Übersetzungsarbeit der ICNP berücksichtigt werden. Es ergaben sich einige Spannungsfelder, die nur durch Kompromisse gelöst werden konnten (siehe **Tab. 4-1**). Dazu wurde ein mehrstufiges Abstimmungsverfahren unter Experten und Pflegepraktikern angewendet (Ranking).

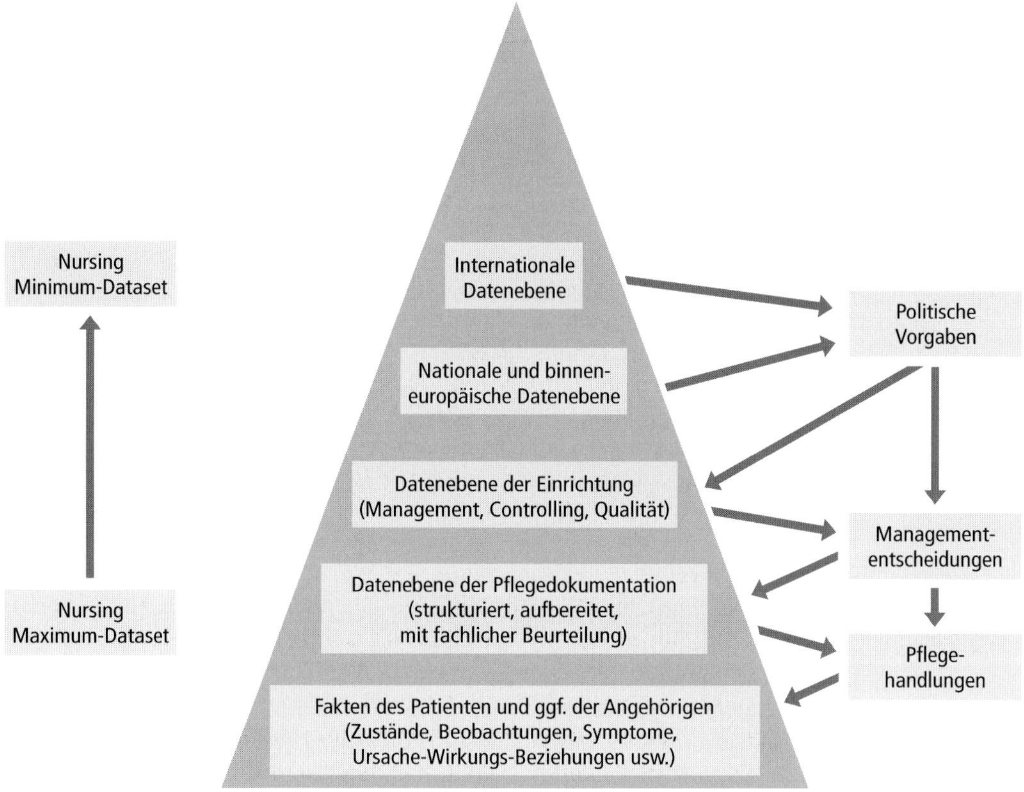

Abbildung 4-2: Pyramide der Aggregationsebenen pflegerischer Daten

Tabelle 4-1: Spannungsfelder der Übersetzungsarbeit

Spannungsfelder bei der Übersetzungsarbeit		
verständlich für Patient	?	Fachsprache
konkret		allgemein
international		national
Übernehmen von Vorhandenem		Neuentwicklung
schnell		gründlich
betriebswirtschaftlich		fachlich-inhaltlich
kurz und knapp		aussagefähig
kleine Gruppen		große Gremien
Fakten		Emotionen
wörtliche Übersetzung		flüssiger Stil

Im letzten Jahrzehnt sind einige Pflegeklassifikationssysteme neu entwickelt oder weiterentwickelt worden, Übersichten finden sich zum Beispiel in Goossen (1996) und in KKVD (2000). Für einen sachgerechten Umgang mit Gesundheitsklassifikationen setzen sich die nationalen Pflegeverbände zunehmend ein [ÖGKV, 2001]. Auch die Arbeitsgruppen Klassifikation und Pflegeinformatik in der Gesellschaft für Medizinische Informatik, Biometrie und Epidemiologie arbeiten an diesen Themen. Im Auftrag der deutschen Bundesregierung stellt das Deutsche Institut für Medizinische Dokumentation und Information kostenlos Gesundheitsklassifikationen als online-Versionen bereit. Die Normierungsarbeit für Gesundheitsklassifikationen wird in Deutschland vom Deutschen Institut für Normung e.V., Normenausschuss Medizin, Fachbereich Medizinische Informatik, Arbeitsauschuss Terminologie betreut.

Auf europäischer Ebene arbeitet hauptsächlich das «Technical Committee Health Informatics» des European Committee for Standardisation («CEN») auf dem Gebiet von Gesundheitsklassifikationen. Ebenso leistet die Association for European Nursing Diagnoses, Interventions and Outcomes (ASCENDIO) wichtige Beiträge zur Publizierung von Pflegeklassifikationen. In den USA können nationale und internationale Pflegeklassifikationen offiziell durch das «American Nurses Association Committee for Nursing Practice Information Infrastructure» (ANA-CNPII) anerkannt werden. Für eine geeignete Einschätzung und Anerkennung der unterschiedlichen Systeme wurde von diesem Gremium ein Kriterien-Katalog (siehe **Tab. 4-2**) aufgestellt [Coenen 2001].

Die ICNP als Teil der Familie der pflegerischen Begriffssysteme nimmt insofern eine Sonderstellung ein, da sie einerseits nach modernen Entwurfsprinzipien gestaltet wurde (z. B. multiaxial) und andererseits über den International Council of Nurses (ICN) die notwendige politische Durchsetzungskraft besitzt. Ein besonderer Vorteil der ICNP ist ihre Anwendbarkeit als Referenz-Terminologie. Eine *Referenz-Terminologie* ist eine Terminologie, die aus einem Set von Begriffen und deren Struktur, Relationen und, falls vorhanden, ihren systematischen und formalen Definitionen besteht [ISO-WD, 2001]. Im Gegensatz dazu ist eine *Interface-Terminologie* definiert als ein Set von Bezeichnungen, die für die Nutzung durch Menschen vorgesehen sind, und diese zu Begriffen in einem Terminologiesystem abbilden («mappen»). Dabei lassen sich unterschiedliche Begriffssysteme aus verschiedenartigen Diskursbereichen (z. B. Gesundheitseinrichtungen, Fachgebieten, Ländergesetzgebung usw.) auf der ICNP abbilden und sichern somit eine internationale Vergleichbarkeit der Daten (siehe **Abb. 4-3**).

Tabelle 4-2: Kriterien zur Anerkennung von Begriffssystemen

Kriterium	DataSet	Klassifikation	Nomenklatur
Unterstützung der pflegerischen Praxis durch eine klinisch anwendbare Terminologie und für die Entwicklung geeignet	*	*	*
Entwicklungsstand jenseits von ANA-anerkannten Klassifikationen	*	*	*
Klare, unzweideutige Terme	*	*	*
Praxistests von Reliabilität, Validität und Nützlichkeit	*	*	*
Systematische Methode der Entwicklung	*	*	*
Verantwortliche Körperschaft für den formalen Prozess der Entwicklung und Wartung inklusive Verfolgen von gelöschten Termen und Versionenkontrolle	*	*	*
Kodierschema mit eindeutigem Kode für jeden Term	*	*	*
Identifizieren von angemessenen Datenelementen als «Variable von Interesse» für wen und in welchem Kontext	*		
Set von möglichen Werten für jede Variable	*		
Klare Beschreibung einer definierten Architektur-Struktur mit expliziten Entscheidungsprinzipien		*	
Kombinierbare Terme zur Repräsentation komplexer Begriffe			*
Klassifikationsstruktur mit mehreren Eltern und mehreren Kindern			*
Bereits etablierte Regeln zur Kombination von Termen			*

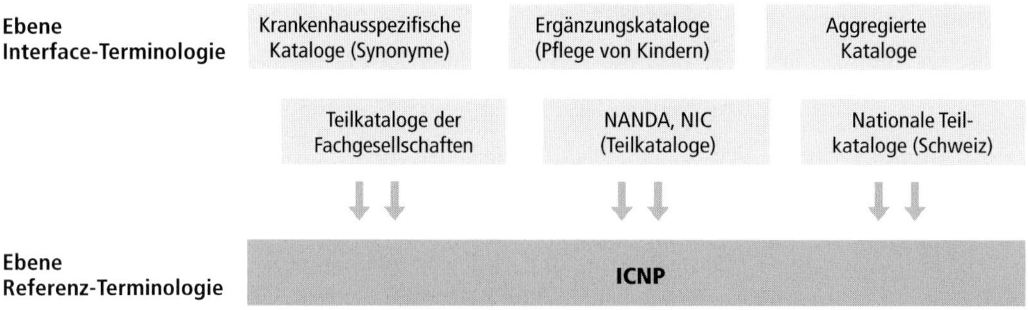

Abbildung 4-3: ICNP als Referenz-Terminologie der Pflege

4.3 Trends der Pflegeklassifikationen im ICNP-Umfeld

Mit den derzeit enorm steigenden Leistungsanforderungen an die Pflege und den immer knapper werdenden Ressourcen steigt der wirtschaftliche Rechtfertigungsdruck auf die Pflege. Leistungen werden nur noch finanziell anerkannt, wenn sie vollständig und nachvollziehbar dokumentiert werden («Die Rechnung wird zunehmend auf der Station geschrieben»). Vor diesem Hintergrund werden nationale und einrichtungsspezifische Leistungserfassungssysteme für die Pflege ständig weiterentwickelt und in breiterem Maße eingesetzt werden. Hier stellt die ICNP zur exakten Beschreibung der Pflegehandlungen eine gute Ausgangsbasis dar, um beispielsweise die pflegerischen Leistungen zur Unterstützung des Patienten bei der Bewältigung von Krankheiten zu beschreiben. Dabei wird die ICNP aber nicht immer vollständig eingesetzt werden, sondern es werden zunehmend von ihr abgeleitete Subsets (z. B. kleinere Klassifikationssysteme entsprechend der Fachrichtung) zum Einsatz kommen. Vorhandene Systeme werden in Zukunft schrittweise über so genannte «Mapping-Tabellen» an die ICNP als gemeinsamer Basis «angedockt» werden.

Der steigende inhaltliche Rechtfertigungsdruck (Warum wird überhaupt eine Pflegeleistung erbracht?) ist erst durch die Beschreibung der pflegerischen Bedarfslage (Zustandsbeschreibung) möglich. Hier bietet die ICNP eine Beschreibungshilfe, die in Klassifikationen aus dem ärztlichen Bereich nicht verfügbar ist, wie z. B. im Rahmen der Pflege dementer Patienten. So wird sich die ICNP als gemeinsame Basis verschiedener Systeme von Pflegediagnosen etablieren [Hinz/Dörre, 2002].

Die zunehmende notwendige Unterstützung der Pflege durch computerbasierte Pflegeinformationssysteme wird den Einsatz von miteinander kompatiblen Terminologiesystemen auf der Basis der ICNP befördern. Eine sehr interessante Entwicklung ergibt sich aus der engen Verzahnung der Pflegeklassifikation ICNP mit dem Terminologie-System SNOMED, das als zukünftige Terminologie-Basis für das Kommunikationsprotokoll HL7 (Health Level 7) angesehen wird. Das HL7-Protokoll ist inzwischen in Amerika und Deutschland als EDV-Standard anerkannt.

Um die ICNP herum werden sich diverse «Kollateralwerke» gruppieren, ohne die ein modernes Klassifikationssystem nicht auskommen kann. Allgemeine und spezielle Kodierrichtlinien, Praxisanleitungen, Lehr- und Lernmaterial, wissenschaftliche Forschungsprojekte usw. werden der ICNP «zum Leben» verhelfen.

Auf den nationalen Ebenen der deutschsprachigen Länder wird die Konsens-Übersetzung der ICNP eine harmonisierende Wirkung auf die Pflegefachsprache erzielen. Beispielsweise heißt es beim Schweizerischen Nursing Data-Projekt: «Unter den international verfügbaren

Instrumenten für die Findung einer Referenzklassifikation bietet die ICNP des ICN besonders interessante Perspektiven.» [Berthou/ Junger, 2000].

Die Trends zu internationaler Harmonisierung und Globalisierung gelten zunehmend auch für die Pflege. Beispielsweise ist eine Gesundheitsberichterstattung auf EU-Ebene auf der Basis der ICNP absehbar, da sie durch die EU gefördert wurde und nun vom ICN vertretenen wird. Die zunehmende Spezialisierung in der Pflege (z. B. Pflege von krebskranken Jugendlichen) wird sich durch die Entwicklung von Spezialklassifikationen ausdrücken, die auf der ICNP basieren.

4.4 Zukünftige Entwicklung der ICNP

Die Arbeit mit und an der ICNP beinhaltet zweierlei: Produkte und Prozesse. Als Produkte lassen sich die ICNP-Versionen, Übersetzungsversionen, nationalen Adaptionen und die Kollateralwerke ansehen. Sie müssen ständig publiziert, aktualisiert und aufeinander abgestimmt werden, um einen Wildwuchs zu vermeiden. Für die Originalausgabe der ICNP lässt sich in etwa ein Rhythmus von 5 bis 10 Jahren für die Emission von neuen Versionen absehen, während sich kleinere Updates wohl auf einem Jahres-Rhythmus einpegeln werden. Kriterien für eine hohe Nutzerfreundlichkeit dieser Produkte (ansprechendes Layout, geringer Preis, klare Lizenzbestimmungen für die Verbreitung, Zugriff über das Internet, standardisierte Datenformate usw.) werden einen starken Einfluss auf die Akzeptanz der ICNP haben.

Die ICNP-Entwicklung als Prozess erfordert einen enormen logistischen Aufwand mit hohem Koordinierungsbedarf. Moderne Verfahren zur normierten Entscheidungsfindung (z. B. genau definierte Verfahren für die Aufnahme neuer Pflegephänomene) sind erforderlich. Der durch seine Mitgliedsorganisationen getragene ICN hat mit der Bildung eines ICNP-Programmes hier deutliche Prioritäten gesetzt [ICN, 2002]. Die Fachverbände allein können diese Aufgabe allerdings kaum bewältigen, auch die Politik ist gefordert, sich ihrer Verantwortung anzunehmen. Letztendlich wird aber das Engagement jedes Einzelnen für die Sache einer gemeinsamen Pflegefachsprache über die Zukunft der ICNP entscheiden.

Literatur

AORN, Association of periOperative Registered Nurses (2000): *Perioperative Nursing Data Set – The Perioperative Nursing Vocabulary.* AORN Inc., Denver.

Berthou, A.; Junger, A. (2000): *Nursing-Data Schlussbericht (Kurzfassung, deutsch) über den Stand der Arbeiten 1998–2000.* Eigenverlag. http://www.hospvd.ch/public/ise/nursingdata/de/index.

Clark, J.; Lang, N. (1992): Nursing's Next Advance: An International Classification for Nursing Practice. *International Nursing Review 39(4),* S. 109–112.

Coenen, A.; McNeil, B.; Bakken, S.; Blickford, C.; Warren, J. J (2001): Towards Comparable Nursing Data: American Nurses Association Criteria for Data Sets, Classification Systems and Nomenclatures. For the American Nurses Association Committee on Nursing Practice Information Infrastructure. *Computers in Nursing, 19 (6),* S. 240–248.

Goosen, W.; Epping, P.; Abraham, I. (1996): Classification Systems in Nursing: Formalizing Nursing Knowledge and Implications for Nursing Information Systems. *Methods of Information in Medicine, 35 (1),* S. 59–71.

Goossen, W. (2000): *Towards Strategic use of Nursing Information in the Netherlands.* Dissertation. University of Groningen, Netherlands. Stichting Drukkerij C. Regenboog, Groningen.

Hinz, M.; Dörre, F. (2002): Unity in Plurality – the ICNP as a Reference Terminology for a Common Professional Language in Nursing. In: Oud, N. (Hrsg.): *ACENDIO – Proceedings of the Special Conference of the Association of Common European Nursing Diagnoses, Interventions and Outcomes, Vienna 21–23 February 2002.* Huber, Bern 2002, zur Veröffentlichung vorgesehen.

ICN (2002): *International Council of Nurses: ICNP-Program.* http://www.icn.ch/program.htm

ISO 1087-1 (2000): *International Standards Organisation. Final Draft International Standard: ISO FDIS 1087-1, Terminology Work – Vocabulary, Part 1: Theory and Application.*

ISO DTS 17117 (2000): *Health Informatics. Controlled Health Vocabularies - Vocabulary Structure And High-Level Indicators.*

ISO-WD: *ISO/TC215/WG3/N100 Working Document Health Informatics – Vocabulary on Terminological Systems, 2001-08-22;* http://www.standards.nhsia.nhs.uk/isotc215/WG3.

KKVD, Katholischer Krankenhausverband Deutschlands e.V. (Hrsg.) (2001): *Pflegequalität und Pflegeleistungen I. Zwischenbericht zur ersten Phase des Projektes «Entwicklung und Erprobung eines Modells zur Planung und Darstellung von Pflegequalität und Pflegeleistungen».* Bearbeitung: M. Isfort, F. Weidner, Deutsches Institut für angewandte Pflegeforschung e.V.; http://www.dip-home.de

Mortensen, R. A. (Ed.) (1997): ICNP in Europe: TELENURSE. In: *Technology and Informatics, 38,* IOS Press, Amsterdam.

Mortensen, R. A. (Ed.) (1999): ICNP and Telematic Applications for Nurses in Europe – The Telenurse Experience. In: *Technology and Informatics 61,* IOS Press, Amsterdam.

MOSE (1997): CEN-European Committee for Standardisation: *ENV 12264 Health Informatics – Categorial Structures of Systems of Concepts – Model for Semantics (MOSE).* Brussels, Belgium: CEN-European Committee for Standardisation.

NURSYS-ISO: *WD ISO/TC 215/N142 Integration of a Reference Terminology Model for Nursing, 2001-10-27,* http://www.standards.nhsia.nhs.uk/isotc215/wg3.

ÖGKV (2001): Österreichischer Gesundheits- und Krankenpflegeverband: *Internationale Klassifikation für die Pflege – Pflegediagnostik – von der Theorie zur Praxis – ICNP für Einsteiger.* Tagung vom 24.–25.10.2001 in Wien. http://www.oegkv.at/Bildung/2001_Kurse/Bund/BZ_13.htm.

UMLS (2001): *U.S. Department of Health and Human Services, National Institutes of Health, National Library of Medicine: Unified Medical Language System 12th Edition,* Bethesda.

5. Die Erstellung der deutschsprachigen ICNP-Beta-Version

Zum Gebrauch der Übersetzung in der praktischen Erprobung

Peter Tackenberg, Peter König

5.1 Einleitung

Sehr bald nach der öffentlichen Vorstellung der deutschsprachigen ICNP-Alpha-Version in den Jahren 1997 und 1998 durch die deutschsprachige ICNP-Nutzergruppe (besonders durch das Institut für Medizinische Informatik und Biometrie, IMIB, an der TU Dresden und die Klinik für Tumorbiologie, KTB, in Freiburg) veröffentlichte der ICN die ICNP-Beta-Version im Sommer 1999 im Internet. Während die Konsensversion der ICNP-Alphaversion durch eine Reihe isolierter Initiativen und zeitraubender Prozesse erreicht wurde, entschied sich die mittlerweile konsolidierte deutschsprachige Nutzergruppe im Oktober 1999 zu einer koordinierten und kooperativen, arbeitsteiligen Herangehensweise zur Übersetzung der ICNP-Beta-Version: die Originalversion sollte durch drei Arbeitsgruppen mit unterschiedlichen Aufträgen über die Methode der Vorwärtsübersetzung ins Deutsche gebracht werden. Dieser Beitrag beschreibt die verwendeten Materialien, die eingesetzten Methoden, die Hauptaspekte der zweijährigen Diskussionen und gibt eine Empfehlung zur weiteren zukünftigen Nutzung der Klassifikation in der deutschsprachigen Pflege.

5.2 Materialien

Die deutschsprachige ICNP-Nutzergruppe setzt sich aus Pflegeexperten unterschiedlicher Fachbereiche, Pflegemanagern, Pflegepädagogen, Pflegewissenschaftlern, Pflege- und Medizininformatikern, Klassifikationsexperten und Industriepartnern aus ganz Deutschland, der Schweiz und Österreich zusammen. Die inhaltliche Arbeit der Nutzergruppe wurde durch das IMIB in Dresden und assoziierte Partner aus unterschiedlichen klinischen Einrichtungen koordiniert. Durch die Nutzergruppe bestehen Kontakte zu unterschiedlichen Berufsorganisationen, insbesondere auch eine Zusammenarbeit mit dem

DBfK. Der DBfK als ICN-Mitglied und WHO-Collaborating-Centre hat die Mittlerrolle zwischen der übernationalen Nutzergruppe und den nationalen bzw. internationalen Fachgremien und -organisationen übernommen (z. B. die Berufsverbände in der Schweiz und in Österreich, den pflegerelevanten EU-Gremien, hier der PCN, dem ICN und der WHO). Im Winter 1999 konnte das IMIB eine erste Rohübersetzung für die weitere Arbeit innerhalb der Nutzergruppe anbieten (IMIB, 1999). Zeitgleich stellte die Schweizer Nutzergruppe am Stadtspital Triemli in Zürich eine Übersetzung des Einleitungsteiles der ICNP-Betaversion zur Verfügung [Heering, 1999].

Die Nutzergruppe entschied auf ihrer Beratung im Rahmen der zweiten internationalen deutschsprachigen Konferenz zu Klassifikationssystemen und Pflegediagnosen in Freiburg 1999, die anstehende inhaltliche Verfeinerung der Rohübersetzung in drei regionale Arbeitsgruppen aufzuteilen. Die Gruppe Süd unter Koordination durch Peter König (KTB Freiburg) entwickelte zusammen mit Kolleginnen und Kollegen aus der Schweiz und Österreich die Verfeinerung der Klassifikation der Pflegephänomene. Die Gruppe Nord-West unter Koordination durch Peter Tackenberg verfeinerte die Klassifikation der Pflegehandlungen. Die Gruppe Ost unter Koordination durch Matthias Hinz (IMIB Dresden) sammelte die Einzelergebnisse aus den Gruppen, bereitete sie zu einer vorläufigen Konsensversion auf und verteilte das erstellte Material zurück in die Arbeitsgruppen. Die später hinzugekommene Gruppe Nord um Ronald Ax übernahm kritisches Gegenlesen.

In den Gruppen fanden insbesondere die Publikationen und Materialien zur Erstellung der ICNP-Alpha-Version Berücksichtigung. Ergänzt wurden diese Quellen mit einer ganzen Reihe von Wörterbüchern (auch elektronischen) und ausgewählten pflegetheoretischen Publikationen und Lehrbüchern sowie Materialien zu Übersetzungsmethoden. Die Mitglieder in den einzelnen Arbeitsgruppen zeichneten sich zudem durch (mindestens) Zweisprachigkeit und Vorerfahrungen in Übersetzungstätigkeiten englischsprachiger Literatur aus.

5.3 Methoden

Nach einer Zeit mehr oder weniger fruchtbarer informeller Diskussionen zu formaler Beschaffenheit, Inhalt und Sprachgebrauch der Originalversion beschloss die Gruppe Süd, die Struktur des Bearbeitungsvorganges der Rohübersetzung in zwei Schritte zu unterteilen. Ausschlaggebend waren sehr nützliche Überlegungen zur Kriterienwahl einerseits, hier insbesondere Willem Goossens Vortrag beim PCN-Treffen im November 1999 [Goossen, 1999], Peter Königs Bericht zur Sitzung [König, 1999] und die Arbeit von Varricchio (1997) sowie Sonninen und Lukander (1998). Zum anderen wurde die Organisation der Arbeitsteilung bestimmt.

Nachdem analysiert worden war, wie es um die finanziellen, zeitlichen und personellen Ressourcen der einzelnen Arbeitsgruppen bestellt war (nämlich: kaum finanzielle Unterstützung, wenig Zeit und Bearbeitung in der Freizeit der Gruppenmitglieder), wurde rasch deutlich, dass die in der einschlägigen Fachliteratur als probat empfohlene Methode der Rückübersetzung nicht gewählt werden konnte [Tackenberg, 2000]. Die Methode der Rückübersetzung bietet den Vorteil der Bestimmung der inhaltlichen Konsistenz zwischen Original und Übersetzung. Um die zeitintensiven und finanziell nicht abgedeckten Nutzergruppentreffen zu reduzieren, wurde die Hauptarbeit über elektronische Kommunikation abgewickelt. Die notwendigen Treffen zur Ergebnisbesprechung konnten so im Zeitraum 1999 bis 2000 auf drei überregionale und sechs regionale Treffen minimiert werden. Der Vorgang der Überarbeitung der Rohübersetzung selbst wurde rasch geklärt. Die Gruppen beschlossen eine zweiphasige Bearbeitung.

Im ersten Schritt wurden orthographische und grammatikalische Fehler verbessert, der Gebrauch einer adäquaten, angemessenen und verbreiteten sprachlichen Ausdrucksform geprüft und die Äquivalenz der Begriffe und Konzepte hinsichtlich ihrer Klarheit und Nähe zum Original bewertet. Zudem wurde begonnen, eine Sammlung von Synonymen (Synonymlexikon) anzulegen. Dieser Schritt vollzog sich in der Absicht, die Vielzahl der jeweils angewendeten fachsprachlichen Begriffe zu berücksichtigen. Als Problem stellte sich dabei immer wieder heraus, dass im Deutschen kein übereinstimmendes fachsprachliches Verständnis der Begriffe vorherrscht. So konnten Begriffe identifiziert werden, deren definierte Bedeutung in benachbarten Wissensgebieten im Bereich der Pflege eine durchaus unterschiedliche Konnotation haben. Um die Variabilität der Bezeichnungen zu berücksichtigen, soll das Synonymlexikon zukünftig verfeinert werden und insbesondere Bezeichnungen aufnehmen, die häufig von Patienten verwendet werden. Dennoch wurde bei aller Variabilität versucht, die Vorzugsbezeichnung (in der Regel also die fachsprachliche Bezeichnung) zu bestimmen und in die Übersetzung einfließen zu lassen. Fachsprachliche Bezeichnungen, die sich nicht klären und bestimmen ließen, wurden im Original so gut wie nicht gefunden.

Der zweite Schritt bestand im Wesentlichen in einer kritischen Analyse und Bewertung bestimmter Schwierigkeiten in der formalen Struktur der Klassifikation, der Regeln und Teilungsprinzipien der Konzepte innerhalb der Klassifikation und der im Originaltext gebotenen Definitionen, die sich im deutschen Sprachgebrauch, aber auch in fachsprachlicher und pflegefachlicher Hinsicht nicht finden.

Die Überarbeitungen und Kommentierungen wurden an den ICN im Rahmen der Konferenz in Coimbra [König, Tackenberg, 2000] rückgemeldet. Für große Teile der Klassifikation muss eine subtile kulturelle Sensitivität berücksichtigt werden. Im Bereich der Pflegephänomene müssen negative Konnotationen revidiert werden. Die deutschsprachigen Gruppen kamen insgesamt zu dem Schluss, dass mindestens an ausgewählten Stellen die Technik der Rückübersetzung noch mal anzuwenden ist, um konzeptuelle Äquivalenz von Original und Übersetzung herzustellen. Auch war festzuhalten, dass die Hinzuziehung eines Linguistikers hätte von Nutzen sein können, um bestimmte Übersetzungsprobleme zu erhellen.

5.4 Diskussion sprachlicher und konzeptueller Aspekte

5.4.1 Klassifikation der Pflegephänomene

Achse 1A Fokus der pflegerischen Praxis

Der Fokusachse kommt eine zentrale Bedeutung bei der sprachlichen und konzeptuellen Arbeit zu. Die Begriffe der Fokusachse fungieren als Ausgangsbasis für alle folgenden Achsen, weshalb den Definitionen in diesem Bereich eine wesentliche Rolle zukommt. An der Fokusachse sollen exemplarisch einige Problemstellungen der Übersetzungsarbeit dargestellt werden.

Die Mehrzahl der englischen Bezeichnungen konnte ohne all zu große Schwierigkeiten ins Deutsche übersetzt werden. In vielen Fällen ließ sich eine adäquate deutsche Bezeichnung bestimmen. In der Regel wurde der Fachausdruck dem umgangssprachlichen Ausdruck vorgezogen. Bei einigen Begriffen führte dies jedoch zu Diskussionen, wenn der Fachausdruck im deutschen Sprachraum offensichtlich wenig gebräuchlich ist, zum Beispiel:

Piloerektion • *Gänsehaut*
Suffokation • *Ersticken*
Lazeration • *Risswunde*
Dyslalie • *Stammeln.*

In diesen Fällen erwies sich die Angabe eines Synonymbegriffes als besonders sinnvoll. Die Übersetzung der Definitionen gestaltete sich im Unterschied zu den Bezeichnungen selber allerdings sehr aufwändig und teilweise kompliziert, was schon alleine durch ihren Umfang und die dichten Inhalte bedingt war. An einigen Stellen fiel auf, dass die Definitionen von ihrem Umfang sehr unterschiedlich gestaltet wurden (z. B. sehr ausführliche Definitionen zu Schmerz), was zu Verunsicherung in Übersetzergruppen führte. In manchen Abschnitten erschienen die Formulierungen im Original durch eine komplizierte Beschreibung schwer nachvollziehbar.

Alle Definitionen wurden von mehreren Personen getrennt be- und überarbeitet. In vielen Bereichen ist es schwer gefallen, die Prinzipien *wortgetreue Übersetzung, Verständlichkeit des Textes* und *konzeptuelle Klarheit* miteinander in Einklang zu bringen (vgl. **Tab. 5-1** und **5-2**).

Tabelle 5-1: Beispiel aus der Übersetzungsarbeit: verständliche Formulierungen versus wörtliche Übersetzung

Definition 1	Definition 2	Original-Definition	Kommentar
Ventilation (Belüftung der Lunge)		Ventilation	
Ventilation ist ein Typ von Atmung mit den spezifischen Merkmalen: Das Bewegen von Luft in die Lunge und aus der Lunge mit einer bestimmten Atemfrequenz und einem Atemrhythmus, einer Tiefe des Einatmens und einer Stärke des Ausatmens.	Ventilation ist eine Art Atmung mit den spezifischen Merkmalen: Das Bewegen von Luft in die Lunge und aus der Lunge mit bestimmter Atemfrequenz, bestimmtem Atemrhythmus und bestimmter Atemtiefe.	Ventilation is a type of Respiration with the specific characteristics: Moving air into and out of the lungs with a certain respiratory rate and rhythm, depth of inspiration and strength of expiration.	Tiefe des Einatmens und Stärke des Ausatmens = Atemtiefe?

Tabelle 5-2: Beispiel aus der Übersetzungsarbeit: unterschiedliche Auffassungen über das zugrunde liegende Konzept

Definition 1	Definition 2	Original-Definition	Kommentar
Selbstbewusstsein	Selbstwahrnehmung	Self-Awareness	
Selbstbewusstsein ist ein Typ von Gründen für das Handeln mit den spezifischen Merkmalen: Realisieren von Entscheidungen einer Person, um eine Handlung abzusichern oder zu unterlassen, z. B. der erste Beschluss für eine Handlung.	«Selbstwahrnehmung» ist eine Art Beweggrund mit den Merkmalen: ein Bewusstwerden, Bereitschaft der Person, Tätigkeiten fortzuführen oder zu unterlassen, d. h. «Beweggrund» erster Ordnung.	Self-Awareness is a type of Reasons for Action with the specific characteristics: Realisation of dispositions of the person to retain or abandon action i.e. first order reason for action.	«Realisieren» hat den Doppelsinn des Verwirklichens und Erkennens.

An einigen Stellen wurde die Klarheit der Bedeutung eines bestimmten Begriffes durch die fehlenden Erläuterungen zu den Teilungsprinzipien innerhalb einer Hierarchieebene erschwert. Als Beispiel sei hier angeführt:

- *Selbstwahrnehmung wird geteilt in:*
  Wohlbefinden – Erkenntnis – Lernen – Gedächtnis – Emotion – Willenskraft – Entscheidungsvermögen – Adaption – Energie – Glaube
- *Diskussionspunkt:*
  Warum ist der Begriff Hoffnung unter Wohlbefinden und nicht unter Emotionen eingeordnet?

In den Übersetzungsgruppen wurde oft die Frage gestellt, nach welchen Kriterien diese Untergruppen gebildet wurden und welches Teilungsprinzip diesen zugrunde liegt. In den Diskussionen zeigte sich deutlich, wie unterschiedlich das Verständnis von Begriffen ausgeprägt ist.

Die Beta-Version zeichnet sich gegenüber der Alpha-Version durch eine multiaxiale Struktur aus. Dadurch wurde es möglich, den Fokus von dessen Beurteilung zu trennen. Dies ist in vielen Fällen gelungen (z. B. Schlaf – gestört zu einem geringen Grad). In einigen Fällen ist in den Begriffen des Fokusbereiches aber weiterhin eine negative Bewertung enthalten, was dann in Verbindung mit den Oberbegriffen bizarre Definitionen hervorbringt (z. B.: Dyspnoe ist eine Art von Freihalten der Atemwege...; Unfruchtbarkeit ist eine Art von Schwangerschaftsförderung...; Selbstschädigung ist eine Art von gesundheitsförderndem Verhalten...). Nach Meinung der Übersetzungsgruppen besteht hier weiterer Entwicklungsbedarf.

Einige Begriffe stellten die Übersetzer bezüglich der Abstimmung auf fachsprachliche Ausdrücke vor besondere Probleme, was an folgenden Beispielen (**Tab. 5-3** und **5-4**) demonstriert wird.

Tabelle 5-3: Beispiel aus der Übersetzungsarbeit: fehlender Fachausdruck Fatigue

Definition 1	Original-Definition	Kommentar
Ermüdung	Fatigue	
Ermüdung ist ein Typ von Ruhe mit den spezifischen Merkmalen: Stadium von verminderter Körperkraft oder Belastbarkeit, Gefühl von Müdigkeit, Ermattung, häufiges Gähnen, Schwerhörigkeit, kein Gefühl des Ausgeruhtseins, verminderte Fähigkeit von Gewebe auf Reize zu antworten, die normalerweise eine Muskelkontraktion hervorrufen; häufig verbunden mit anstrengenden physischen Aktivitäten oder dem Ausgesetztsein von psychologischem Druck.	Fatigue is a type of Rest with the specific characteristics: State of decreased strength or endurance, sense of weariness, tiredness, frequent yawing, listlessness, absence of feeling well rested, decreased ability of tissues to respond to stimuli normally evoking muscular contraction, frequently associated with strenuous physical activity or exposure to psychological pressure.	Ermüdung definiert mit Ermüdung?
Erschöpfung	Exhaustion	
Erschöpfung ist ein Typ von Ruhe mit den spezifischen Merkmalen: Verminderte Körperkraft oder Belastbarkeit, Gefühl von Zermürbtheit, steigende Irritation, totaler Kräfteverschleiß verbundnen mit anstrengenden physischen Aktivitäten oder dem Ausgesetztsein von psychologischem Druck, verbunden mit dem Verlust der Fähigkeit von Gewebe auf Reize zu antworten, die normalerweise eine Muskelkontraktion hervorrufen.	Exhaustion is a type of Rest with the specific characteristics: Loss of strength or endurance, sense of feeling worn out, increased irritability total depletion of strength associated with strenuous physical activity or exposure to psychological pressure, accompanied with loss of ability of tissues to respond to stimuli normally evoking muscular contraction.	Fatigue ist als «Erschöpfungszustand bei Krebs» von der DKG eingeführt!
Fatigue ist zum Beispiel in Deutschland als eigenständiger Fachterminus eingeführt, entspricht aber nicht den beiden obenstehenden Definitionen, entspricht aber konfuserweise dem englischsprachigen Ausdruck Fatigue für Ermüdung		

Tabelle 5-4: Beispiel aus der Übersetzungsarbeit: Begriffe mit ähnlicher Bedeutung

Definition 1	Original-Definition	Kommentar
Stolz auf eine Gesellschaft	Community Pride	Stolz auf eine Gesellschaft – Übersetzung? Ich glaube, dafür gibt es einfach keine sinnvolle Übersetzung, dieser Begriff existiert nicht bei uns
Stolz auf eine Gesellschaft ist eine Art von Stolz mit den spezifischen Merkmalen: Gefühl von Zufriedenheit oder Wohlbefinden durch die Zugehörigkeit zu einer Gesellschaft (community).	Community Pride is a type Pride with the specific characteristic: Sense of satisfaction or pleasure in belonging to a community.	

Bei der Fokusachse fällt darüber hinaus besonders stark auf, dass pflegerische Gegenstandsbereiche auf der ganzen Welt beschrieben und hier gesammelt wurden. So tauchen einige Begriffe auf, die in den deutschsprachigen Ländern keine Bedeutung haben, weil diese Phänomene nicht vorkommen oder es gibt Begriffe, die zwar bei uns vorkommen, jedoch nicht mit der Berufsgruppe Pflege in Verbindung gebracht werden. Bei diesen Begriffen wurde die Übersetzung rein formal vorgenommen und kein inhaltlicher Bezug zu Pflege hergestellt.

Achse 1B

Beurteilungen

Die Achse 1B enthält eine Fülle von Adjektiven, die eine passende Beschreibung für viele Situationen bietet. Es wurde jedoch auch klar, dass für manche Phänomene keine wirklich sinnvollen Beschreibungen möglich sind. Es werden also Ergänzungen notwendig sein. An einigen Stellen gestaltete sich die Abgrenzung ähnlicher Begriffe recht schwierig. So konnten unterschiedlichen englischsprachigen Ausdrücken nicht immer eindeutige deutschsprachige Ausdrücke zugeordnet werden. Bei der Revision fiel zum Beispiel auf, dass *enhancement* und *improvement* beide Male mit Verbesserung übersetzt wurden, was sich auch in den Einträgen im Lexikon nachvollziehen lässt **(Tab. 5-5)**.

Tabelle 5-5: Beispiel aus der Übersetzungsarbeit: Begriffe mit ähnlicher Bedeutung

Code	Original	Übersetzung	Definition
1B.29	Enhancement	Steigerung	Ein Pflegephänomen, das beurteilt wird in Bezug auf Steigerung («Enhancement») ist ein Pflegephänomen mit den spezifischen Merkmalen: eine Steigerung («increase») oder Intensivierung einer schon guten Qualität.
1B.34	Improvement	Verbesserung	Ein Pflegephänomen, das beurteilt wird in Bezug auf Verbesserung ist ein Pflegephänomen mit den spezifischen Merkmalen: etwas ist besser geworden oder geändert durch Wertzuwachs.

Tabelle 5-6: Beispiel aus der Übersetzungsarbeit: Differenzen bezüglich der Begriffsbedeutung

		ICNP-Definition	Definition aus Pflegelexikon
1B.46	Ressource	Ein Pflegephänomen, das beurteilt wird in Bezug auf Ressource, ist ein Pflegephänomen mit den spezifischen Merkmalen: Mittel des Trostes oder der Hilfe; etwas, das man jemandem zuwendet, wenn jemand in Schwierigkeiten ist.	Alle Fähigkeiten, Verhaltensweisen, soziale Möglichkeiten, die zur Gesundherhaltung oder Genesung beitragen können; «innere Quellen». Der ganzheitliche Ansatz in der Krankenpflege erschließt die gesunden Anteile des Patienten als Ressourcen für die jeweilige Problemlösung.

Große konzeptuelle Schwierigkeiten sind zum Beispiel bei dem Begriff Ressource aufgetreten, der pflegefachlich im deutschsprachigen Raum offensichtlich anders verstanden wird als in der ICNP-Definition – siehe **Tabelle 5-6**.

Achse 1C Häufigkeit

Achse 1D Dauer

Achse 1E Topologie

Achse 1G Wahrscheinlichkeit

Diese vier ließen sich ohne nennenswerte Probleme übersetzen. Was den Inhalt und die Struktur angehen, ist jedoch weiterer Entwicklungsbedarf zu erkennen.

Achse 1F Körperstelle

Die Inhalte dieser Achse wirken etwas willkürlich zusammengestellt. Es ist keine deutliche Systematik zu erkennen, warum welche Inhalte aufgenommen wurden. Die alphabetische Taxonomie macht in der Übersetzung wenig Sinn. Eine vorstellbare verbesserte Struktur könnte sich an Oberbegriffen ausrichten, die physiologische und anatomische Strukturen wiedergibt.

Achse 1H Träger

Die Gliederung dieser Achse erscheint sinnvoll. Die Differenzierung von *Gruppe* in einerseits *Familie* und andererseits *Gesellschaft* erscheint jedoch noch wenig ausgereift.

5.4.2 Klassifikation der Pflegehandlungen

Achse 2A Handlungstyp

Die Übersetzung der Achse 2A führte zu einer ganzen Reihe von Kommentierungen bezüglich der Definitionen der einzelnen Handlungstypen sowie zum Gebrauch der Terminologie in der Praxis.

Einige Definitionen wurden dem Gebrauch der Terminologie angepasst. Im Original fehlende Definitionen wurden hinzugefügt. Einer der fünf Hauptbereiche, der nun «Sorgen» statt «Pflegen» – wie noch in der ICNP-Alphaversion benannt wird, ist nicht ohne weiteres akzeptabel. Achse 2A als Ganzes beschreibt in sinnvoller, aber noch lange nicht in erschöpfender Weise Pflegehandlungen.

Achse 2B

Ziel

Die Struktur der Taxonomie ist für den Bereich der Subklassifikation Achse 2B: *Pflegehandlung mit Ziel: Körper* in der Übersetzung nicht ganz klar deutlich. Die stellenweise alphabetische Taxonomie macht in der Übersetzung wenig Sinn. Eine vorstellbare verbesserte Struktur könnte sich an Oberbegriffen ausrichten, die physiologische und anatomische Strukturen wiedergibt. Es wurde im gesamten Original eine Erklärung vermisst, warum die ICNP zur SNOMED-Klassifikation zu mappen sein sollte. Achse 2B als Ganzes wird eine der hauptsächlich zu untersuchenden und zu überprüfenden Subklassifikation im klinischen Alltag sein, um ihre erschöpfende und angemessene Nutzung zu erweisen. Insbesondere die vier Subklassifikationen der Achse 2B: *Dinge, Artefakte, Zustand und Aktivitäten* können in der Beta-Version eigentlich nur als Entwurf für Oberbegriffe verstanden werden, da keine der Subklassifikationen erschöpfend sind. Trotzdem ist die Gesamtstruktur der Achse 2B nützlich, um Ziele von Pflegehandlungen zu beschreiben.

Achse 2C

Mittel

Achse 2F

Ort

Diese sind teilweise aus der Achse 2B: Ziel gebildet, sodass sich keine weitere Kommentierung hierzu ergibt. Zu den Achsen 2D: Zeit und 2E: Topologie wiederholen sich die Anmerkungen zu Achse 2B. Auch hier kann lediglich von einem Entwurfscharakter gesprochen werden, der entsprechend sinnhaft in weiteren Praxiserprobungen zu ergänzen sein wird.

Achse 2G

Route

Die Struktur der Achse 2G ist nicht deutlich. Dies wird in der Hauptsache dadurch verursacht, dass einerseits die Art eines Zugangsweges beschrieben wird und andererseits die Methode einer Applikation von zum Beispiel Medikamenten oder technischen Anwendungen vermischt werden. Die Ober- und Unterbegriffe müssten eigentlich in einer sinnvollen Art und Weise angeordnet werden. Eine mögliche Struktur könnte sich wieder an anatomischen und physiologischen Gegebenheiten orientieren. Warum einige Begriffe in der Achse 2G aufgenommen wurden, ist nicht deutlich. So haben einige Begriffe nicht die Bedeutung eines Zuganges für eine Pflegehandlung (zum Beispiel *perineural*). Einige weitere Begriffe haben nur Sinn in sehr speziellen klinischen Versorgungssituationen (z. B. in Intensivstationen). Aus juristischen und professionellen Überlegungen heraus sind diese für den klinischen Alltag in der deutschen Pflege nicht bedeutsam für hauptsächlich vorkommende Pflegehandlungen.

Achse 2H

Pflegeempfänger

Für die gesamte Achse 2H wird eine adäquate soziologische Definition vermisst. Gerade in sich neu etablierenden Bereichen wie der Gemeindekrankenpflege und der familienorientierten Pflege, aber auch im Hinblick auf sozioökonomische Aspekte in Effektivität und Effizienz von Pflegehandlungen könnte eine Redefinition und Konzeptanalyse hilfreich sein, eine verbesserte Struktur und Definition bereitzustellen. Die Label der Achse 2H sind jedenfalls klar und hilfreich, um die Empfänger von Pflegehandlungen zu beschreiben.

5.5 Empfehlungen

Auf dem Boden dieser gerafften Kommentierung zur ICNP-Beta-Version, deren Ziel die verbesserte ICNP 1.0 sein sollte, müssen einige strukturelle und theoretische Aspekte für die zukünftige Entwicklung neu überdacht werden. Auf der anderen Seite bietet die Betaversion einen nützlichen und teilweise bereits erschöpfenden Rahmen zur formalisierten sprachlichen Beschreibung im Bereich Pflege an. Damit die Arbeit mit und an der vorliegenden ICNP-Betaversion ein voller Erfolg werden kann, ist es notwendig, dass die Erkenntnisse aus zukünftigen Praxiserprobungen aufbereitet an den ICN rückgemeldet werden. Der ICN hat die Version 1.0 auf 2005 projektiert (ICN 2001).

Literatur

Georg, J.; Frowein, M. (Hrsg.) (1999): *Pflege Lexikon,* Wiesbaden.

Goossen, W. (1999): *Methoden zur Übersetzung der ICNP.* Unveröffentlichtes Manuskript, PCN Treffen Amsterdam, 28.11.1999.

Heering, Ch. (1999): *Arbeitsübersetzung ICNP – Internationale Klassifikation für die Pflegepraxis. Arbeitspapier,* Stadtspital Triemli Zürich, 26.10.1999.

ICN-Homepage (2001): www.icn.ch [last access 21.12.01]

IMIB (1999): *Erste deutschsprachige Arbeitsübersetzung der ICNP-Betaversion.* Arbeitspapier, Institut für Medizinische Informatik und Biometrie, Dresden, 11.11.99.

Koenig, P. (1999): *Tagungsbericht PCN Treffen 28.11.99.* Unveröffentlichtes Manuskript, PCN-Treffen Amsterdam, 28.11.1999.

Koenig, P. (2000): ICNP-*Nutzergruppe Süd.* Unveröffentlichtes Manuskript, Freiburg, 22.02.00

Koenig, P.; Tackenberg, P. (2000): *Reviewers Report.* Unveröffentlichtes Manuskript, Freiburg, 13.08.00.

Sonninen, A. L.; Lukander, M.(1999): Validation of Translations. In: Mortensen, R. A. (Ed.): ICNP® *and Telematic Applications for Nurses in Europe. Studies in Health, Technology and Informatics 61.* IOS-Press, Amsterdam, S. 231–233.

Tackenberg, P. (2000): Übersetzung der International Classification for Nursing Practice ins Deutsche. In: Etzel, B. (Hrsg.) *Pflegediagnosen und die Internationale Klassifikation Pflegerischer Praxis (*ICNP *Beta-Version).* Kohlhammer: Stuttgart, Berlin, Köln, S. 169–180.

Varricchio, C.G. (1997): Measurement Issues Concerning Linguistic Translations. In: Frank-Stromborg, M. & Olsen, S.J. (Eds.): *Instruments for Clinical Health-Care Research.* Jones and Bartlett Publishers, Sudbury, 2nd Edition, S. 55–63.

6. Zur Formalisierung der Sprache in der Pflege

Sabine Bartholomeyczik

Die «Internationale Klassifikation für die Pflegepraxis» (ICNP) versucht etwas Großes, nämlich die in Sprache gefasste Beschreibung des «Gegenstandes» pflegerischen Handelns und das Handeln selbst in ein formal eindeutig definiertes Begriffsraster zu bringen. Der wesentliche Bestand des in der Pflege benötigten Wortschatzes soll auf eindeutig definierte und jeweils einzigartige, also nur für diese Definition nutzbare, d. h. standardisierte Begriffe festgelegt werden.

Zunächst muss klargestellt werden, dass der Gebrauch des Begriffs Sprache bei den hier zur Debatte stehenden Standardisierungsversuchen nicht ganz richtig ist, da Sprache nicht nur aus Begriffen oder Worten besteht, sondern auch aus Grammatik, Sätzen und Sinnzusammenhängen. Hier allerdings geht es immer nur um einzelne Begriffe und oft nur um sprachliche Bezeichnungen, auch wenn diese – wie bei der ICNP vorgesehen – zu komplexen Begriffen und Beschreibungen zusammengesetzt werden können.

6.1 Sprache der Pflege

Was kennzeichnet die Sprache der Pflege, die formalisiert und damit standardisiert werden soll?

Dazu ein Beispiel aus einem Pflegelehrbuch: «Zeichen der Austrocknung = Dehydratation infolge mangelnder Flüssigkeitszufuhr und/oder vermehrten Verlustes sind schlaffe, rauhe, in Falten abhebbare Haut, trockene, rauhe Schleimhäute, Beeinträchtigung der Stimme, schließlich Bewusstseinstrübung, Apathie. Der Durstige ist unruhig und erscheint gequält. Der Mund ist halb offen. Die Lippen und die wie suchend vorgestreckte Zunge sind trocken. Der Kiefer vollführt leere Kaubewegungen. Die Nase wird spitz, die Augen werden groß und haben einen matten Glanz.» [Juchli, 1994: 238].

Dieses Zitat beschreibt ein Phänomen, welches eine wichtige Bedeutung für die Pflege hat. Bis auf zwei Fremdworte (Dehydratation und Apathie) aus der Medizin, von denen das erste als Übersetzung des davor genannten deutschsprachigen Ausdrucks vorkommt, ist die Sprache allgemeinverständlich, sie bedient sich alltagssprachlicher Begriffe.

Typischerweise benutzen Pflegende für die Beschreibung von PatientInnen oder ihrer Tätigkeit die Alltagssprache. Weil Sprache etwas Alltägliches ist und von Menschen gebraucht wird, zeigt sie vielfältige Formen, flexible Nutzbarkeit, Veränderungen und unterschiedliche Bedeutungen bei gleich oder ähnlich Lautendem. Die gleichen Inhalte werden oft unterschiedlich ausgedrückt je nach Hintergrund der die Sprache benutzenden Person: Schichtspezifik, Regionalspezifik, oft auch Geschlechtsspezifik sind hier zu nennen, kurz: die direkten Lebensbezüge schlagen sich auch im Sprachgebrauch nieder. So gibt es bei den Lappen, die in den kältesten Regionen dieser Welt leben, 20 Worte für Eis und 41 für Schnee. Anstelle des bei uns üblichen einen Wortes ‹Sand› verfügen die Beduinen über 10 Ausdrücke, die unterschiedliche Arten von Sand beschreiben [Bollnow, 1966].

Gerade alltagssprachliche Begriffe sind dadurch gekennzeichnet, dass sie je nach Kontext unterschiedliche Bedeutungsgehalte haben können. Ein Prozess kann ein bestimmtes juristisches Verfahren sein, er kann aber auch den Ablauf einer Handlungskette bezeichnen, die überhaupt nichts mit der Rechtsprechung zu tun hat: zum Beispiel diagnostischer Prozess oder er bezeichnet ganz allgemein Abläufe von Geschehnissen: zum Beispiel Prozess des Lebens. Verdeutlicht werden soll hier nur, dass sich die Bedeutung vieler Begriffe ohne Kontext nicht von alleine erschließt.

Mit der Sprache machen sich Menschen die Wirklichkeit zu einer vertrauten Welt, sie ist nicht nur ein Kommunikationsinstrument, sondern immer auch ein Gedankeninstrument, flexibel und kontextabhängig. Wenn ein derartiges Instrument standardisiert werden soll, ergeben sich besonders schwierige Herausforderungen.

6.2 Fachsprache

Begründet wird die Notwendigkeit der Standardisierung pflegerischer Begriffe auch mit der Notwendigkeit, eine Fachsprache zu entwickeln, die ein wichtiger Bestandteil der Pflegewissenschaft sein soll: «Sprache ist ein Grundpfeiler einer jeden Wissenschaft, indem diese mit Hilfe der Sprache ihre Bereiche definiert und mit einer exakten Sprache (...) Forschung nachvollziehbar betreibt.» [Bartholomeyczik, 1997: 18].
Es gibt bestimmte Kriterien, die Fachbegriffe erfüllen sollten [nach Bürki, 1997]:

- Konsens über Definition: Sie sollten eindeutig sein, die FachkollegInnen sollten alle dasselbe darunter verstehen.
- Keine Polysemie: Verschiedene Ausdrücke sollten immer auch Verschiedenes bedeuten.
- Keine Synonymie: für eine Bedeutung sollte es nur eine Vorzugsbezeichnung geben.
- Kontextunabhängigkeit: Ein Fachbegriff sollte auch ohne Kenntnis von Zusammenhängen verständlich sein.

Aus den vorgenannten Eigenschaften ergibt sich, dass Fachbegriffe einer anderen Logik folgen als die Alltagssprache und dass sie daher für Menschen außerhalb des Faches meist nicht klar verständlich sind, weil sie die genauen Definitionen nicht kennen.

Oben wurde festgestellt, dass sich die Pflegesprache vor allem der Alltagssprache bedient. Typische Fachbegriffe, die sich daraus entwickelt haben, sind zum Beispiel die «Aktivitäten des täglichen Lebens», von denen angenommen werden kann, dass sie in der Pflege eine relativ klare Bedeutung haben und zum Allgemeinwissen Pflegender gehören, die in den vergangenen 20 Jahren eine Ausbildung absolviert haben. Sieht man sich aber die pflegewissenschaftliche Literatur der vergangenen Jahre an, wie sie zum Beispiel in der Zeitschrift «Pflege» veröffentlicht wurde, dann muss man feststellen, dass es offensichtlich verschiedene Definitionen dieses Begriffs gibt [Brandenburg et al., 1996]. Bei genauerem Hinsehen zeigt sich dann auch, dass diese unterschiedlichen Definitionen aus unterschiedlichen Fachwelten kommen, die allerdings im Zuge der Wissenschaftsentwicklung in der Pflege häufige Berührungspunkte haben: Die Aktivitäten des täglichen Lebens mit ihrem Ursprung in Ropers Lebensmodell [Roper et al., 1993] versuchen, die Breite menschlicher Verhaltensweisen, die im Alltag zum Ausdruck kommen und die notwendig sind, um den Alltag zu bewältigen, zu beschreiben. Die einzelnen Kategorien stellen eine relativ willkürliche Differenziertheit dar, die – wie die Entwicklung dieser Struktur zeigt – auch anders sinnvoll zu denken ist [Roper, 1976].

Sehr viel enger dagegen ist ein Konzept gefasst, das aus der US-amerikanischen gerontologischen Epidemiologie kommt und ebenfalls «activities of daily living» heißt und natürlich mit «Aktivitäten des täglichen Lebens» übersetzt werden kann [Katz et al., 1963]. Dieses Konzept wurde als Messinstrument für epidemiologische Untersuchungen zu Beeinträchtigungen alter Menschen im Lebensalltag entwickelt und umfasst sechs Alltagsfunktionen, deren Beeinträchtigung in erster Linie auf die Beeinträchtigung körperlicher Mobilität zurückzuführen ist: Sich waschen, sich anziehen, zur Toilette gehen, Transfer, Kontinenz, essen können. In diesen Bereichen gibt es Ähnlichkeiten mit Ropers Kategorien, die allerdings auch Aktivitäten erfassen, die auf einer psychosozialen Ebene liegen, wie zum Beispiel soziale Bereiche des Lebens sichern können, sich situativ anpassen können, sich beschäftigen können. Welche Bedeutung sich durchsetzt – wichtig zum Beispiel bei Diskussionen im Zusammenhang mit der Pflegeversicherung – ist eine Machtfrage. In die Definition von Pflegebedürftigkeit in der Pflegeversicherung ist das amerikanische epidemiologische Konzept eingegangen und nicht das aus der Pflege.

Sobald alltagssprachliche Begriffe zu Fachbegriffen werden, müssen ihre Inhalte spezifisch werden. Wegen der Flexibilität der Alltagssprache kann allerdings derselbe Begriff als Fachbegriff aus unterschiedlichen Disziplinen verschiedene Definitionen erhalten. Außerdem können derartige Fachbegriffe sowohl alltagssprachlich, breit und nur im Kontext verständlich gebraucht werden als auch fachsprachlich, dann auch ohne breiten Kontext verständlich und eindeutig definiert [Bürki, 1997].

Ein Großteil der medizinischen Fachsprache gilt als der Prototyp von Fachsprache mit vielen, meist negativ beschriebenen Begleiterscheinungen: Einige der genannten Konfusionen bei alltagssprachlichen Fachbegriffen fallen hier weg, weil sich die Medizin meist zweier toter Sprachen bedient, des Lateinischen und Altgriechischen. Das hat den großen Vorteil, dass sie sich nicht mit wandelnden Wortbedeutungen auseinandersetzen muss und relativ willkürlich definieren kann; auch die Doppelbedeutung alltagssprachlicher Begriffe, die zu Fachbegriffen werden, fällt fort. Die negative Kehrseite ist, dass die Fremdheit der Sprachherkunft das Verstehen für Professionsfremde häufig sehr erschwert.

Um Unterschiede in der Fachsprache zu verdeutlichen, sei noch einmal das Beispiel der «Dehydratation» aufgegriffen, diesmal aber ein Zitat aus einem medizinischen Lexikon. Hier heißt es: «Abnahme des Körperwassers durch gesteigerte renale, gastrointestinale, pulmonale bzw. perkutane Wasserabgabe ohne entsprechende Zufuhr oder iatrogen verursacht.» [Pschyrembel, 1990: 331]. Während in dem Pflegelehrbuch das Erscheinungsbild mit alltagssprachlichen Begriffen vorgestellt wird, enthält das medizinische Lexikon Beschreibungen der physiologischen Prozesse mit medizinischen Fachbegriffen, die jeder für sich komplexe Vorgänge beinhalten. Zu verstehen ist dies aber nur, wenn diese physiologischen Prozesse mit eben diesen Begriffen gelernt wurden, aber keinesfalls aus einem Alltagsverständnis heraus, während die Beschreibung in dem Pflegelehrbuch von jedem Laien verstanden wird. Neben der Art der verwendeten Begriffe wird hier auch deutlich, dass die medizinische Perspektive offensichtlich eine völlig andere ist als die pflegerische. Viele der medizinischen Fachbegriffe sind allerdings auch für die Pflege von Bedeutung, nicht nur, weil Pflegende mit Ärzten fachlich kommunizieren können sollten.

Aus den vorgenannten Erkenntnissen heraus ist es sicher nicht anzuraten, bei der Übersetzung der ICNP-Begriffe weitestgehend Alltagssprache zu nutzen.

6.3 ICNP und Pflegediagnosen

Im Gegensatz zur Medizin, in der bereits in der Mitte des 19. Jahrhunderts mit der Klassifizierung medizinischer Diagnosebegriffe begonnen wurde [Blohmke, 1979], kann sich die junge Disziplin Pflegewissenschaft nicht die Zeit nehmen, auf eine relativ ausgereifte Entwicklung einer Sprache «von unten» zu warten.

Ein Versuch, systematisch Anregungen für Standardisierungen zu sammeln, sind die Systeme der Pflegediagnosen [z. B. Gordon et al., 2001], der Pflegeinterventionen [McCloskey et al., 1996] und der

Pflegeergebnisse [Johnson et al., 1997], inzwischen auch als Verknüpfung bearbeitet [Johnson et al., 2001]. Trotz der Verbreitung durch übersetzte Literatur vor allem der Pflegediagnosen werden diese hierzulande nur in wenigen Institutionen genutzt und von vielen Seiten mit Skepsis betrachtet [z. B. Kollak et al., 1999]. Die Skepsis gegenüber dem System der Pflegediagnosen bezieht sich nicht nur auf die standardisierten Begriffe, sondern häufig auf das ganze Prinzip beziehungsweise die darin enthaltenen Grundlagen wie zum Beispiel die Voraussetzung von Normen, die Gefahr von Stigmatisierung oder die Verstärkung einer Asymmetrie in der Pflegende-Patient-Beziehung [Bartholomeyczik, 2000].

Häufig werden Pflegediagnosen und ICNP in einem Atemzug genannt beziehungsweise der Eindruck erweckt, die ICNP sei eine Fortentwicklung einer Pflegediagnosensystematik [z. B. Mortensen, 1998]. Aus diesem Grunde sollte man sich die Unterschiede der beiden Systematiken noch einmal sehr deutlich vor Augen führen.

Die Sammlung der Pflegediagnosen wurde induktiv entwickelt, das heißt es wurden gut begründete und belegte Vorschläge zu Pflegediagnosen gesammelt, überarbeitet, modifiziert, neu hinzugenommen und alte Vorschläge herausgenommen [Gordon et al., 2001]. Erst in einer späteren Phase wurde eine auf einem theoretisch begründeten Pflegeverständnis aufbauende Taxonomie entwickelt, nach der die Pflegediagnosen sortiert wurden.

Das Vorgehen bei der Entwicklung der ICNP war dagegen ganz anders, weil hier Bezeichnungen und Begriffe gesammelt und nach sprachlichen – also nicht nach pflegeinhaltlichen – Regeln zugeordnet und hierarchisiert wurden. Es ging weniger um den Nachweis der pflegewissenschaftlichen Bedeutung als um den Nachweis des Gebrauchs dieser sprachlichen Bestandteile [König, 2000]. Es ist sicher einfacher, einzelne Bezeichnungen oder Begriffe zu standardisieren als komplexe Denksysteme. So ist der Ansatz der ICNP, sprachliche Bezeichnungen aus den Bereichen der Pflegephänomene und der Maßnahmen zu standardisieren, zunächst einmal einfacher als zum Beispiel ein Diagnosensystem, gebunden an ein diagnostisches Prinzip standardisiert einzuführen. Das letztere beinhaltet nicht nur Begriffe, die möglichst standardisiert zu gebrauchen sind, sondern benötigt sowohl eine Auffassung von Pflege als auch eine von Diagnostik, beides umfassend theoretisch zu begründende Konzepte.

Die Autoren der ICNP arbeiten ihrem Anspruch gemäß daran, ein standardisiertes System von Bezeichnungen (terms) zu schaffen, mit einer Logik der Sprache, also mit linguistischen Klassifikationskategorien. Auch wenn die Aufgabe zunächst unendlich umfassend erscheint, so ist es sicher technisch möglich, für die wichtigen Teile der Beschreibung von Pflegepraxis (Phänomene, Maßnahmen) ein einheitliches Begriffssystem einzuführen. Zu bedenken ist allerdings, dass niemals der gesamte Sprachgebrauch standardisiert werden kann [van Maanen, 1998].

Pflegediagnosen dagegen beschreiben ein Phänomen, auf das anhand genau definierter Kennzeichen (signs and symptoms) und Ursachen geschlossen wird. Der Begriff für das Phänomen ist mit den Kennzeichen und der Ätiologie unverzichtbar verbunden. Außerdem unterstellen Pflegediagnosen, dass sie Anlass für pflegerische Maßnahmen sind oder sein können. Eine Klassifizierung von Pflegediagnosen richtet sich – wenn sie nicht nur alphabetisch ist – nach theoretischen Auffassungen von Pflege. So lassen sich die bekannten NANDA-Diagnosen nach Funktionellen Verhaltensmustern (Functional Health Patterns) sortieren, aber ebenso gut auch nach Menschlichen Verhaltensmustern (Human Response Patterns) oder nach den Selbstpflegeerfordernissen von Orem, schließlich auch nach ATLs. ‹Über-› und ‹Unterdiagnosenbegriffe› richten sich nicht nach sprachlichen Hierarchien, sondern nach inhaltlichen Vorstellungen.

Die Klassifikationsregeln sind im Prinzip überall gleich: Jeder Begriff kann nur einer Klasse zugeordnet werden, es darf keine Überschneidungen geben und das System muss vollständig sein, also alles, was klassifiziert werden soll, aufnehmen können [Mortensen, 1998]. Diese Regeln gelten auch für die Taxonomien der Pflegediagnosen, also für die Zuordnung in die genannten Verhaltensmuster, in Selbstpflegeerfordernisse oder auch die ATLs oder AEDLs. Bei genauerem Hinsehen lassen sich allerdings auch Probleme bei der Klassifikation von Pflegediagnosen finden, die zeigen, dass die genannten Regeln nicht immer so einfach einzuhalten sind [Chang, 1994, 1999].

Die Verknüpfung zwischen Pflegediagnosen und der ICNP liegt darin, dass die ICNP die Bezeichnungen und deren Definitionen liefert, mit denen die Pflegediagnosen einschließlich ihrer Kennzeichen und der Ätiologie formuliert werden können. Etliche Pflegephänomene der ICNP entsprechen auch Teilen von Pflegediagnosetiteln: zum Beispiel «Selbstfürsorge: Hygiene». Vom Sprachlichen her ist verständlich, dass weiter differenziert wird in «Selbstfürsorge: Baden», «Selbstfürsorge: Waschen» und «Selbstfürsorge: Gepflegtes Äußeres». Für die Pflege ist wichtig, genauer zu beschreiben, wie die Beeinträchtigungen bei der Durchführung der Körperpflege aussehen und woher sie kommen. Das lässt sich dann mit anderen Bezeichnungen der ICNP beschreiben.

Die ICNP-Systematik unterscheidet sich von dem Pflegedenken allerdings in manchen Bereichen noch deutlicher. So wird zum Beispiel die Kategorie «Individuum» aufgeteilt in «Funktion» und «Person». Die «Funktion» kennzeichnet alle willkürlichen und unwillkürlichen Körperfunktionen unabhängig von ihren Intentionen, während der «Person» alle Aktivitäten zugeordnet werden, die auf den unterschiedlichsten Gründen beruhen. Weil das Phänomen einer Aktivität nicht als Phänomen im wahrsten Sinne des Wortes, also Erscheinung ohne Berücksichtigung irgendwelcher Hintergründe, zusammen gelassen wird, gibt es dann zum Beispiel unterschiedliche Arten körperlicher Mobilität. Hierbei wird unterschieden in körperliche Mobilität als selbstfürsorgendes Handeln («Selbstfürsorge: Physische Aktivität», 1A.1.1.2.2.1.1.8) und körperliche Mobilität als physiologische oder anatomische Beschreibung («Motorik», 1A.1.1.1.12). Die «Selbstfürsorge» ist dabei der «Handlung» bei «Person» untergeordnet, während die «Motorik» der «Funktion» zugeordnet wird.

Während die ICNP einer Sprachlogik folgt, die sich allerdings nicht ganz von einer fachlichen Systematik löst, folgen die Pflegediagnosen einer reinen Fachlogik.

Ein standardisiertes Begriffssystem, das einer Sprachlogik folgt, hat es einfacher, internationalisiert zu werden, da die einzelnen Begriffe zunächst ohne Kontext bestehen können und damit die Kulturabhängigkeit geringer ist als bei so komplexen Konstrukten wie den Pflegediagnosen. Die NANDA-Pflegediagnosen sind ganz eindeutig USA-zentrisch, schon allein, weil sie auf der US-amerikanischen Pflegekultur und ihren kulturspezifischen Kompetenzzuweisungen aufbauen. Ob das Heruntergehen auf ein sprachlogisches Begriffssystem diesen Zentrismus tatsächlich überwinden kann und ein System schafft, das für Afrika oder Asien gleich nutzbringend ist wie für Nordamerika oder Europa, bleibt abzuwarten.

Der Hinweis auf die Kulturspezifik betrifft zunächst nur Unterschiede der Pflegekulturen und noch nicht die der Sprachkulturen. Hier ergeben sich weitere Probleme bei der Standardisierung, wie die verschiedenen Übersetzungsversuche ergeben haben, die sich zum Beispiel schon bei so eng verwandten Sprachen wie dem Englischen und dem Deutschen zeigen [Tackenberg, 2000]. Nur sehr genaue Definitionen der Begriffe können hier grobe Missverständnisse verhindern. Bei Übersetzungen einer Fachsprache, die sich alltagssprachlicher Begriffe bedient, aber als Fachsprache den Anspruch hat, ohne Kontext eindeutig sein zu müssen, ergeben sich weitere Probleme dadurch, dass Alltagsbegriffe fast nie nur mit einem einzigen Ausdruck übersetzt werden können. Auch hier haben Begriffe aus toten Sprachen den Vorteil, dass sie gar nicht unbedingt übersetzt werden müssen. Die unübersetzte Übernahme von Fremdworten kann man jedoch auch mit vielen Fachbegriffen aus der sehr lebendigen englischen Sprache erleben, zum Beispiel im Bereich der Informatik. Für viele der dort genutzten Begriffe existieren überhaupt keine deutschsprachigen Ausdrücke oder sie konnten sich nicht durchsetzen.

6.4 Bedeutung

Bei allen Bedenken und den Schwierigkeiten, ein derartig umfangreiches System zu entwickeln und dann auch noch effektiv einzuführen, hat ein standardisiertes Sprachsystem auch wichtige Vorteile. Außerdem legt die zunehmende Nutzung von EDV-Systemen eine Standardisierung nahe, die natürlich nicht «produktspezifisch» sein sollte, das heißt es wäre kontraproduktiv für die Pflege, wenn je nach Softwareproduzenten eine andere Sprache zu nutzen wäre. Ein EDV-System hat auch die Chance, verwandte Worte durch die EDV übersetzen und damit standardisieren zu lassen. Dies ist zwar wegen der Lebendigkeit und der Kontextbezogenheit der Sprache nicht überall und grundsätzlich automatisch möglich, kann aber sicher als eine Art Vorschlagssystem funktionieren.

Voraussetzung ist allerdings, dass schon kleine Teile früh mit der Pflegepraxis verbunden werden, da sonst die Chance für eine Übernahme in die Praxis äußerst gering ist. Auch wenn Praxissprache bereits heute in Teilen Standardbegriffe enthält, so sind viele davon medizinische, andere sind einrichtungsspezifisch und werden außerhalb des Hauses nicht verstanden. Ein sehr großer Teil der gebrauchten Sprache dürfte wenig standardisiert und oft auch nicht fachlich reflektiert sein. Aus diesem Grunde wird die Einführung eines standardisierten Begriffssystems mit umfassenden Problemen konfrontiert.

Zumindest müsste jede Erstausbildung, Fort- und Weiterbildung auf dem gleichen Sprachsystem aufbauen und dies als selbstverständlichen Bestandteil integrieren. Das erfordert eine Akzeptanz auf allen Ebenen der Lehre, der Lehrenden und der Lernenden, die allerdings noch zu schaffen wäre.

Vorteile eines derartigen standardisierten Begriffssystems liegen zum einen in der Praxis:

1. Als erstes ist die Dokumentation in der Pflege (Patientendokumentation) zu nennen: Bei den immensen Schwierigkeiten, auf die die Notwendigkeit des Dokumentierens grundsätzlich stößt, kann das Gerüst einer einheitlichen Begrifflichkeit einen Rahmen vorgeben, der zum Dokumentieren genutzt werden kann – wenn dies in die Ausbildung integriert wird. Die Gefahr besteht dabei natürlich, dass die Sprache, und damit das Denken und die Beschreibungen ausschließlich auf die standardisierten Begriffe reduziert werden. Das kann zu einer inhaltlich nicht vertretbaren Reduktion führen.
2. Ein für die Dokumentation standardisiertes Begriffsgerüst könnte die Grundlage für ein standardisiertes Assessment und den pflegerischen Teil einer EDV-Krankenakte sein.
3. Standardisierte Begriffe können u. U. ausführlichere Beschreibungen ersetzten, erleichtern in manchen Bereichen also die Dokumentation und die fachinterne Kommunikation, jedoch nicht die mit den PatientInnen.

Für die Forschung, vor allem die quantitative, haben standardisierte Systeme immer Vorteile, da sie Vergleichbarkeiten herstellen, die sonst nicht vorhanden wären:

4. Eine standardisierte Sprache in der Pflegedokumentation eröffnet weitreichende Möglichkeiten für die Pflegeforschung, die durch die

Internationalisierung noch verstärkt werden. Quantitative Forschung benötigt standardisierte Begriffe, die sonst meist von den Forschenden selbst erarbeitet werden und dann auch nur für das eine Projekt gelten, wenn dieses nicht zentrale Bedeutung im Fach erlangt.
5. Standardisierte Begriffe erleichtern die immer wieder geforderten Effektivitätsuntersuchungen pflegerischer Praxis, sie könnten Material für Evidence Based Nursing erbringen. Voraussetzung ist allerdings eine valide Dokumentation.
6. Für den Datenbestand, den eine Pflegeepidemiologie benötigt, ist ein standardisiertes Begriffssystem eine Fundgrube. Aus einer standardisierten Pflegedokumentation lässt sich relativ einfach ein Nursing Minimum Data Set (NMDS) entwickeln, mit dem landesweite und international vergleichbare Untersuchungen durchgeführt werden könnten. Hiermit könnte auch ein wesentlicher Datenbestand für eine Pflegeberichterstattung geschaffen werden.

Einige zu bearbeitende Themen wären zum Beispiel:

- Pflegebedürftigkeit, Art, Verteilung – und zwar endlich unabhängig von der verengten Definition der Pflegeversicherung
- Pflegerische Maßnahmen und deren Begründungen, Arten, Verteilungen
- Effektivität pflegerischen Handelns, Pflegebedürftigkeitsentwicklungen
- Verlaufsuntersuchungen Langzeit-Pflegebedürftiger, Untersuchung von Versorgungsbrüchen.

Bei allen potentiellen positiven Aussichten mit einer eingeführten ICNP scheinen mir beim derzeitigen Stand der Entwicklung (2002) die größten Probleme vor und während der Einführung zu liegen. Fragen der Übersetzung, der Möglichkeiten, die standardisierte Sprache valide und reliabel zu nutzen, deren Überprüfung, und der Vermittlung in die Praxis scheinen unendlich zu sein. Von daher hielte ich es für äußerst wichtig, das Vorhaben inhaltlich einzuschränken und sich viel Zeit zu nehmen, um nur einen Bereich auf allen Ebenen einschließlich der Praxis intensiv zu bearbeiten. Wichtig ist, wie geschehen, dass mit den Pflegephänomenen begonnen wird, da die Beschreibung des Pflegebedürftigen häufig besonders große Schwierigkeiten bereitet.

6.5 Zusammenfassung

Die nutzbringende Einführung der ICNP in die Pflegepraxis unterliegt einigen Problemen, die sich auf mehreren Ebenen finden.

1. Die Alltagssprache, die weitaus am meisten genutzte Sprache der Pflege, widerspricht einigen Kriterien einer standardisierten Fachsprache. Fachsprachlich standardisierte Begriffe der Alltagssprache bergen die Gefahr, falsch gebraucht zu werden. Fachsprachliche Begriffe sind eindeutiger und klarer anzuwenden, wenn sie aus einer fremden oder sogar toten Sprache kommen.
2. ICNP und Pflegediagnosen müssen deutlich voneinander getrennt werden, da es sich um zwei unterschiedliche Systeme handelt: Die Strukturlogik der ICNP folgt linguistischen Klassifikationsregeln, die der Pflegediagnosen pflegewissenschaftlichen Begründungen. Pflegediagnosen enthalten ein komplexes System, das ein bestimmtes Handeln voraussetzt, das mit einer Sprachsystematik beschrieben wird. Die Begriffe der ICNP sind geeignet, um für Pflegediagnosen genutzt zu werden, Pflegediagnosen können aber auch ohne ICNP existieren.

Eine standardisierte Sprache innerhalb einer Profession ist immer dann sinnvoll und möglich, wenn diese Sprache Bestandteil der Ausbildung und der Praxis ist, wenn es eindeutige schriftliche Unterlagen dazu gibt und deren einheitlicher Gebrauch auch eingefordert wird.

Die Vorteile der ICNP liegen zum einen in der Praxis, ganz besonders aber auch in der Nutzung für die Forschung

Literatur

Bartholomeyczik, S. (1997): Nachdenken über Sprache – Professionalisierung der Pflege? In: Zegelin, A. (Hrsg.): *Sprache und Pflege.* Ullstein Mosby, Berlin, S. 11–21.

Bartholomeyczik, S. (2000): Pflegediagnosen aus einer Sicht der Pflegewissenschaft. In: Etzel, B. S. (Hrsg.): *Pflegediagnosen – Die Internationale Klassifikation Pflegerischer Praxis.* Kohlhammer, Stuttgart, S. 53–70.

Blohmke, M. (Hrsg.) (1979): *Ökologischer Kurs: Teil Sozialmedizin. Enke Reihe zur AO(Ä),* Enke, Stuttgart.

Bollnow, O. F. (1966): *Sprache und Erziehung. Urban Bücher 100,* Kohlhammer, Stuttgart.

Brandenburg, H.; Sowinski, C. (1996): Alltagsaktivitäten – Unterschiede und Gemeinsamkeiten im Verständnis zwischen Gerontologie und Pflege In: *Zeitschrift für Gerontologie und Geriatrie, Bd. 29,* S. 387–396.

Bürki, C. O. (1997): Pflegesprache – gibt es sie?. In: Zegelin, A. (Hrsg.): *Sprache und Pflege.* Ullstein Mosby, Berlin, S. 23–36.

Chang, B. L. (1994): Validity of Concepts for Selected Nursing Diagnoses. In: *Clinical Nursing Research, Vol. 3,* S. 183–203.

Chang, B. L. (1999): Pflegediagnosen und die Konstruktvalidität von Schmerz, Selbstpflegedefizit und eingeschränkter Mobilität. *Pflege & Gesellschaft, 4,* S. 25–32.

Gordon, M.; Bartholomeyczik, S. (2001): *Pflegediagnosen. Theoretische Grundlage.* Urban & Fischer, München.

Johnson, M.; Maas, M. (1997): *Nursing Outcome Classification (NOC).* Mosby, St. Louis.

Johnson, M.; Bulechek, G.; McCloskey J. C.; Dochterman, J.; Maas, M.; Moorhead, S. (2001): *Nursing Diagnoses, Outcomes and Interventions. NANDA, NOC, and NIC Linkages.* Mosby, St. Louis u.a.

Juchli, L. (1994): *Pflege. Praxis und Theorie der Gesundheits- und Krankenpflege.* Thieme, Stuttgart.

Katz, E.; Ford, A. B.; Moskowitz, R. W.; Jackson, B. A., Jaffe, M. W. (1963): Studies of illness in the aged. The index of ADL; A standardized measure of biological and psychological function. In: *Journal of the American Medical Association, 185,* S. 914–919.

König, P. (2000): Geschichte und Entwicklung von Klassifikationssystemen in der Pflege. In: Etzel, B. S. (Hrsg.): *Pflegediagnosen – Die Internationale Klassifikation Pflegerischer Praxis.* Kohlhammer, Stuttgart, S. 105–122.

Kollak, I.; Georg, M. (Hrsg.) (1999): *Pflegediagnosen: Was leisten sie – was leisten sie nicht?* Mabuse, Frankfurt/M.

van Maanen, H. (1998): Die Entwicklung einer Pflegefachsprache als Hilfsmittel in der Beschreibung von Pflegephänomenen, Pflegeinterventionen und Pflegeergebnissen. In: *Fachtagung: Die Internationale Klassifikation pflegerischer Praxis (ICNP) als Instrument für die Pflege. Tagungsband. Typoskript.* Klinik für Tumorbiologie, Freiburg, S. 1–14.

McCloskey, J. C.; Bulechek, G. M. (1996): *Nursing Interventions Classification (NIC). 2nd ed.* Mosby, St. Louis.

Mortensen, R. A. (1998): *Pflegediagnosen. Entwicklung und Anwendung.* R.v. Decker's, Heidelberg

Pschyrembel Klinisches Wörterbuch (1990), 256. Aufl., de Gruyter, Berlin.

Roper, N. (1976): *Clinical experience in nurse education.* Churchill Livingstone, Edinburgh.

Roper, N.; Logan, W. W.; Tierney, A. (1993): *Die Elemente der Krankenpflege. Ein Pflegemodell, das auf einem Lebensmodell beruht.* Recom, Basel.

Tackenberg, P. (2000): Übersetzung der International Classification for Nursing Practice (ICNP) ins Deutsche. In: Etzel, B. S. (Hrsg.): *Pflegediagnosen und die Internationale Klassifikation Pflegerischer Praxis.* Kohlhammer, Stuttgart u.a., S. 169–180.

7. Die Verwendung von Klassifikationen in Pflegeinformationssystemen

Heiner Laux

7.1 Ziele der Einbindung von Klassifikationen in Pflegeinformationssysteme

Die Verwendung von Klassifikationen ist für Pflegeinformationssysteme eine notwendige Voraussetzung. Die Klassifikationssysteme ermöglichen das systematische Anlegen von Daten. Die systematische Ordnung der Datensätze und deren einrichtungsübergreifende, gleiche Beschreibung garantiert die Unterstützung des Qualitätsmanagements, des Controllings, der Pflegepraxis und der Pflegeforschung. In einem in das Krankenhausinformationssystem integrierten Pflegeinformationssystem werden neben der Klassifikation der Pflege (ICNP) auch noch weitere berufsgruppenübergreifende Klassifikationen, wie zum Beispiel die ICD, die ICPM (OPS 301) und die ICF verwendet.

Im Rahmen des *Qualitätsmanagements* ist eine genaue Benennung der Ausgangssituation durch eine allgemeingultige Terminologie unerlässlich. Dies ist durch die Nutzung der ICNP-Phänomene gewährleistet. Auch zur Benennung der angestrebten Pflegeziele werden die ICNP-Phänomene genutzt. Die geplanten und durchgeführten Pflegeleistungen werden durch die ICNP-Interventionen eindeutig beschrieben. Die Beurteilung des Pflegeergebnisses (Outcome) wird – wie bei der Ausgangssituation – anhand der ICNP-Phänomene festgelegt.

Der Bereich des *Pflegecontrollings* gewinnt durch die Einführung einer generellen fallbezogenen Vergütung im Gesundheitswesen immer mehr an Bedeutung. Die genaue gleichbleibende Darstellung von Zusammenhängen zwischen den Eintragungen in der Elektronischen Patientenakte (EPA) von Pflege und Medizin wird durch die Verwendung der ICNP möglich. Dies verringert auch widersprüchliche Aussagen in der Dokumentation.

Die pflegerische *Praxis* wird durch den vollständig hinterlegten Datenbestand optimal unterstützt, denn ein noch so gutes Pflege-

informationssystem ist ohne einen ausreichenden Bestand an Katalogdaten nicht zur Zufriedenheit der Pflegenden einsetzbar. Alle Schritte des Pflegeprozesses, wie Informationssammlung (Phänomene), Bewertung (Phänomene), Ziele (Phänomene), Leistungsplanung und Durchführung (Interventionen) und die Evaluation (Phänomene), können mit der Terminologie der ICNP abgebildet werden.
Die *Forschung* in der Pflege wird durch die Verwendung der ICNP in einem Pflegeinformationssystem in besonderem Maße unterstützt. Durch die Auswertung der Daten aus der elektronischen Pflegeakte werden Möglichkeiten zur Manipulation von Ergebnissen erheblich reduziert. Durch die gute Strukturierung der Daten werden Auswertungsergebnisse wesentlich präziser. Außerdem kann durch die Kodierung von Daten in den Katalogen auch in vorhandenen Patientenakten recherchiert werden.

Die Einbindung der ICNP unterstützt die Pflegenden auch durch den Wegfall der in der Praxis häufig als Begründung für unzureichende Dokumentation genannten Formulierungsprobleme.

7.2 Aufgabenstellung aus der Sicht des TELENURSE-Projektes

Im Rahmen des Projektes *Telenurse ID-ENTITY* (1998–2001) haben einige Softwarehersteller die Aufgabe übernommen, die ICNP in einen Software-Prototypen zu integrieren. Mit der Integration der ICNP in ein Pflegesystem waren ab 1998 das Unternehmen CSA (Rom, Italien) und HUG-BI (Genf, Schweiz) Partner im Projekt. Als einziges Unternehmen aus dem deutschsprachigen Raum wurde im Jahr 2000 das Unternehmen HINZ (Berlin, Deutschland) für das Projekt gewonnen, da ein niederländisches Unternehmen ausgeschieden war und Deutschland in der Zwischenzeit die weltweit größte Nutzergruppe stellte.

Alle Unternehmen haben ihre Aufgabe, eine Pilotanwendung zu erstellen, bis zum Ablauf des Projektes erfüllt. Die Softwarehersteller hatten während des Projektes klinische Partner, die die Entwicklung begleiteten. Die klinischen Partner in Deutschland waren die Medizinische Hochschule Hannover und die Klinik für Tumorbiologie in Freiburg. In beiden Kliniken wurde die Integration der ICNP in die Software von HINZ (NANCY) erfolgreich getestet.

7.3 Integration der ICNP in die Software

Pflegedaten werden im Pflegeinformationssystem schon seit einigen Jahren erfasst und verarbeitet. Es war nicht nur die Frage zu klären, wie die ICNP in ein Pflegeinformationssystem integriert werden kann,

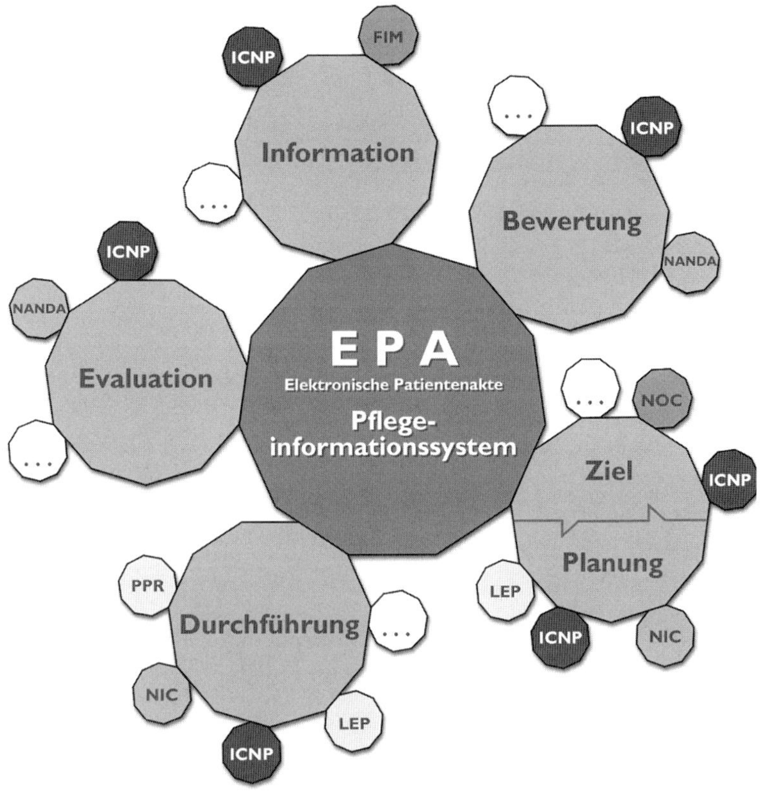

Abbildung 7-1: Klassifikationen und Ordnungsstrukturen im Pflegeprozess

sondern auch ihre Beziehungen zu vorhandenen Daten, Konzepten, Modellen und Theorien. Die Anwendung des Pflegeprozesses steht heute im Kontext zum Qualitätsmanagement, zum Controlling und zu forensischen Aspekten nicht mehr zur Diskussion.

Die Grafik **(Abb. 7-1)** veranschaulicht deutlich, dass die ICNP als einzige Klassifikation beziehungsweise Ordnungsstruktur alle Teilschritte des Pflegeprozesses unterstützen kann.

Die Integration der ICNP in ein Pflegeinformationssystem wird im folgenden Abschnitt am Beispiel der Software NANCY dargestellt. Betroffen sind hiervon mehrere Module der Software. Hier ist neben dem klinischen Arbeitsplatz besonders das Modul der Datenkataloge hervorzuheben.

7.4 Datenkataloge

Die Datenkataloge wurden um den Katalog der ICNP erweitert. Dies geschah zweckmäßigerweise durch die Erweiterung des Kataloges um einen *ICNP-Browser* (siehe **Abb. 7-2**).

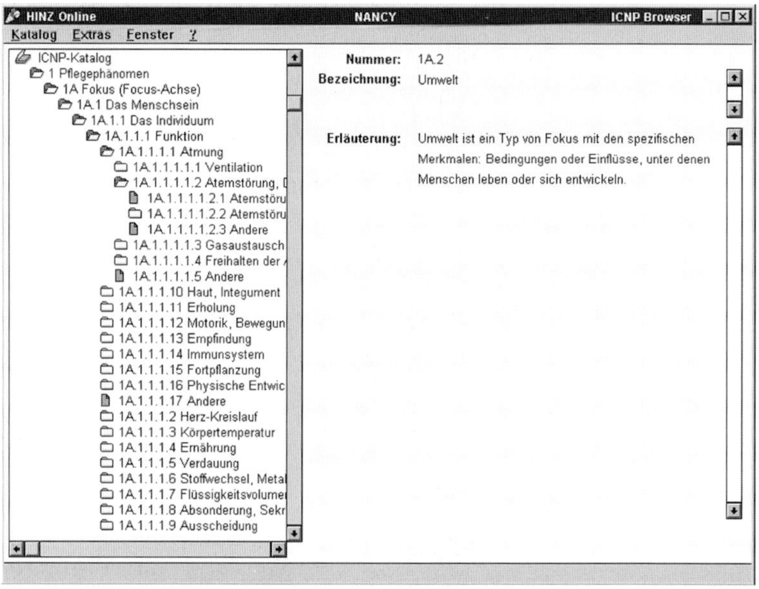

Abbildung 7-2: ICNP-Browser

Der ICNP-Browser ermöglicht die Recherche in der gesamten ICNP. Der Browser veranschaulicht übersichtlich die hierarchische und multiaxiale Struktur der ICNP. Zum schnellen Auffinden von bestimmten Phänomenen oder Interventionen steht eine Suchfunktion zur Verfügung. Sie erlaubt die Suche nach der Nummer oder nach Textinhalten der Phänomene beziehungsweise der Interventionen.

Der ICNP-Katalog verfügt über eine *Importfunktion*. Diese ermöglicht das automatische Einlesen einer neueren ICNP-Version. Hierbei werden Verbindungen vom ICNP-Katalog zu anderen Katalogen ohne weiteres Zutun aktualisiert. Sollte in der neuen ICNP-Version eine Nummer entfallen, wird diese in den verbundenen Daten nicht automatisch gelöscht. Durch eine entsprechende Meldung wird auf diesen Konflikt hingewiesen. Diese Vorgehensweise stellt sicher, dass kontinuierliche Auswertungen möglich sind. Während des Projektverlaufes wurde bereits von den Softwareentwicklern auf die Notwendigkeit von geregelten Updateverfahren durch den ICN oder die jeweiligen nationalen Institutionen hingewiesen. Gelingt es auf Dauer, die Updates mit den notwendigen Strukturen und Regeln auszuliefern, wird ein ICNP-Update nicht zu einem hohen Datenbearbeitungsaufwand bei den Anwendern führen.

Nachdem nun die Daten im Katalogbrowser zur Verfügung stehen, stellt sich für den Anwender die Frage des weiteren Vorgehens. Hier können mehrere Wege beschritten werden:

Die *uneingeschränkte Nutzung der ICNP* durch den Endanwender. Dies bedeutet, dass sowohl die Phänomene als auch die Interventionen mit allen Achsen und den kompletten Inhalten in ihrer Gesamt-

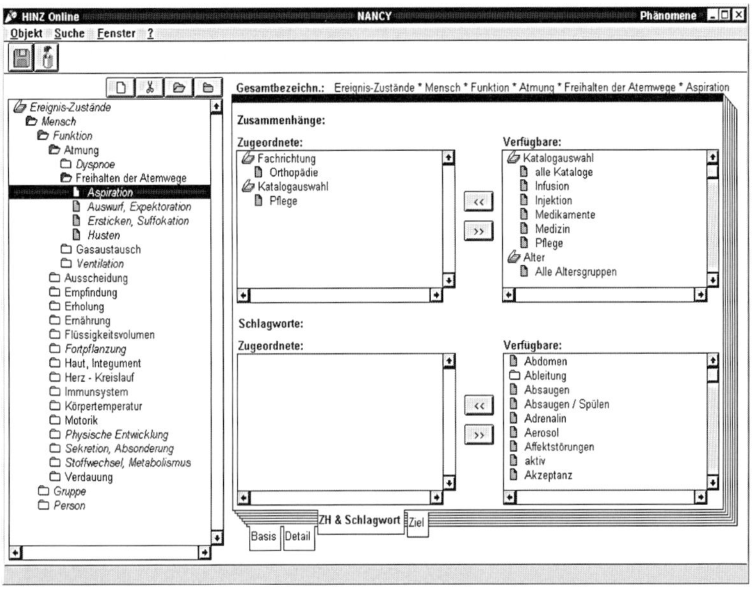

Abbildung 7-3: Verknüpfung (aus LEP Feldversuch/Kantonsspital St. Gallen)

heit ohne Einschränkung durch Filter oder Plausibilitäten zur Verfügung stehen.

Die *selektive Nutzung der ICNP* durch den Endanwender. Dies bedeutet, dass bereits in den Katalogen eine Einschränkung der den Endanwendern im Regelfall gezeigten Daten vorgenommen wird. Diese Einschränkung bezieht sich zum Beispiel auf die Verfügbarkeit von Daten in verschiedenen Fachbereichen. Auch Zusammengehörigkeit von bestimmten Achseninhalten zu bestimmten Phänomenen oder Interventionen stellt eine denkbare Selektion dar (siehe **Abb. 7-3**).

Die Nutzung der ICNP mittels Crossmapping ist eine weitere Möglichkeit. Hier können die Anwender ihre bereits vorhandenen hausspezifischen Katalogdaten weiter verwenden und mit der ICNP verknüpfen (siehe **Abb. 7-4**).

Die Verknüpfung der Daten in den Katalogen stellt eine Praekodierung dar, so dass die Daten für spätere Auswertungen und Übergaben an andere Programme durch die ICNP-Kodierung genutzt werden können. Dies reduziert den Schulungsaufwand für die Praxis erheblich. Ein weiterer Vorteil dieser Vorgehensweise liegt in einer präziseren Beschreibung der Beurteilungskriterien (ICNP, Achse 1B – Beurteilung). So kann die Zuordnung der Ausprägung (zu einem geringen Grad, zu einem mittleren Grad, zu einem hohen Grad, zu einem sehr hohen Grad) durch eine exakte Beschreibung des im Zusammenhang mit dem jeweiligen Phänomen zu beobachtenden oder messbaren Zustandes vorgenommen werden. Dies führt zweifellos zu einer objektiveren Datenerfassung.

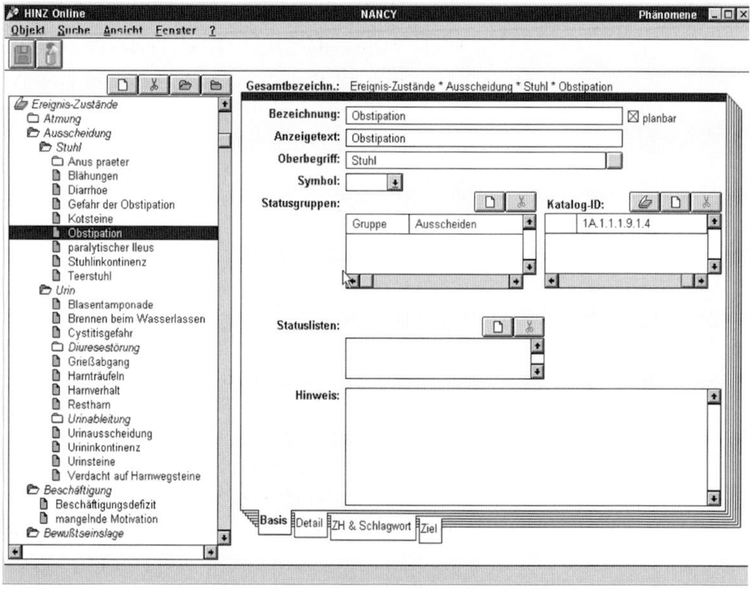

Abbildung 7-4: Crossmapping Hauskatalog/ICNP

Das Führen eigener Datenkataloge ist auch aus weiteren Gesichtspunkten vorteilhaft. Die Daten werden nicht nur mit der ICNP, sondern auch mit anderen Klassifikationen (z. B. ICD, ICPM, OPS 301, ICF) verbunden. Da die ICNP nicht die Festlegung pflegeprozessbezogener Pflegediagnosen ersetzt, sondern im Wesentlichen deren Vergleichbarkeit ermöglicht, ist die Verknüpfung zu Pflegediagnosen (z. B. NANDA, individuelle) notwendig. Weitere Verknüpfungen

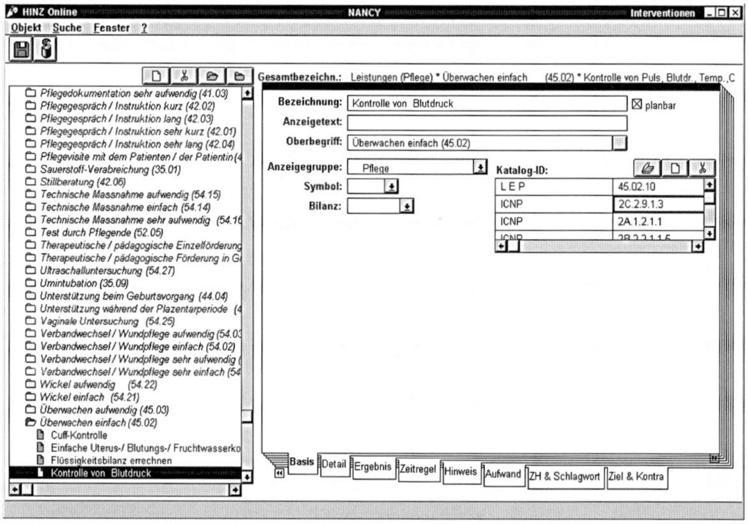

Abbildung 7-5: Leistungskatalog LEP mit Crossmapping zur ICNP

werden erforderlich im Rahmen der Leistungsmessung (LEP, PPR, PRN) (siehe **Abb. 7-5**). Die Visualisierung der Daten am klinischen Arbeitsplatz kann durch die Zuordnung von Ordnungskriterien auf der Grundlage von Pflegemodellen beziehungsweise Pflegetheorien (z. B. ATL, AEDL, OREM) beeinflusst werden. Die zunehmende Verwendung von Scores (zum Beispiel Barthel, Norton, Bienstein, FIM, Glasgow Koma) zur Erfassung von Abhängigkeiten und Gefährdungen des Patienten erfordern ebenfalls ein Crossmapping der Daten.

7.5 Nutzung von Pflegeinformationssystemen am klinischen Arbeitsplatz

Die Verwendung der ICNP am klinischen Arbeitsplatz wird beeinflusst durch die Vorgaben in den Datenkatalogen. Die *Phänomene* werden in der Statusmaske der jeweiligen Situation des Patienten entsprechend zugeordnet. Im Status werden dem Patienten die für seinen Zustand zutreffenden Phänomene zugewiesen. Diese werden dann durch sogenannte Konkretisierungen (ICNP-Achsen) präzisiert. In dem Beispiel wird bei den Phänomenen im Rahmen der Pflegediagnostik noch die Zuordnung Objektives Merkmal (O) oder Subjektives Merkmal (S) zugeordnet (siehe **Abb. 7-6**).

Die Masken für den klinischen Arbeitsplatz auf der Station zeigen nur in Suchmasken die zu den Datensätzen gehörenden ICNP-Kodes. Für Auswertungszwecke und zum Datenabgleich mit anderen EDV-

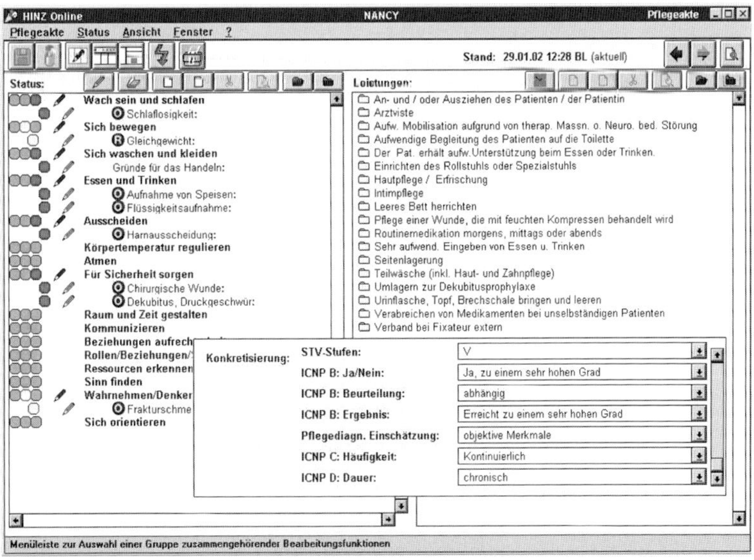

Abbildung 7-6: Status mit Phänomenen und Konkretisierung durch ICNP-Achsen und Interventionen

Systemen stehen diese jedoch im Hintergrund zur Verfügung. So können zum Beispiel Daten in Form eines Überleitungsbogens durch Auswertung erzeugt und über eine Schnittstelle abgegeben werden.

Die *Interventionen* können aus der Gesamtauswahl der ICNP-Interventionen ausgesucht oder über den Datenfilter auf eine überschaubare und schnell bearbeitbare Menge reduziert und vorgeschlagen werden. Hierbei wird empfohlen, im Rahmen des Pflegeprozesses auch mit Zielen oder erwarteten Ergebnissen zu arbeiten. Diese ermöglichen dem Pflegeinformationssystem, die Datenvorschläge noch treffender zu unterbreiten. Wie die Phänomene können auch die Interventionen unter Verwendung der ICNP-Achsen konkretisiert werden. Die in den Katalogen getroffenen Vorbereitungen des Datensatzes, wie z. B. die Verbindung mit häufig angewendeten Zeitregeln oder benötigten Hilfsmitteln, rationalisieren den Dokumentationsaufwand auf der Station.

7.6 Erfahrungen aus der Praxis

Die Erfahrung für die *Software-Entwickler* war geprägt durch die Menge an Datensätzen im Bereich der Phänomene und Interventionen. Die Multiaxialität der ICNP stellt gehobene Ansprüche an die Software. Hierbei geht es insbesondere darum, dem Anwender am klinischen Arbeitsplatz die Menge an Daten in einer ergonomischen Oberfläche zu präsentieren.

Aus der Sicht der *Pflegeexperten*, die die Aufgabe hatten, die ICNP in die Datenkataloge zu integrieren, ist die ICNP eine Chance, nicht nur die Terminologie, sondern auch die Inhalte der Pflege zu beschreiben, abzugrenzen und zu vergleichen. Die Pflegeexperten der klinischen Partner haben auf der Grundlage der bereits vor dem ICNP-Projekt vorhandenen Daten einen wertvollen Beitrag zur Weiterentwicklung der ICNP erbringen können.

Die *Pflegenden* haben während des Projektes außer dem Erhalt von zusätzlichen Informationen keine Veränderungen. Dies war so gewollt, da das Projekt ICNP-NANCY die Methode des Crossmappings favorisierte und diese die Stationsseite nicht tangiert.

Im Feldversuch von LEP und HINZ am Kantonsspital St. Gallen wurden die Phänomene der ICNP direkt in die Auswahlkataloge der Station eingebunden. Bereits während der Initialisierungsphase wurde die Notwendigkeit von Seiten der Pflegenden der Station, der Pflegeinformatik und des Qualitätsmanagements erkannt, dass die Daten unter Nutzung des Datenfilters vorbereitet werden müssen.

Zusammenfassend kann gesagt werden, dass die ICNP ihrer vom ICN festgelegten Aufgabe, einen vereinenden Rahmen (unifying framework) darzustellen, voll gerecht wird. In ein Pflegeinformationssystem lässt sich die ICNP bei entsprechender Softwarearchitektur ohne größere Probleme integrieren. Den Pflegeexperten ist es durch die Komplexität der ICNP bis auf wenige Fälle möglich, gedanklich oder in einem Pflegeinformationssystem ein Crossmapping zu bestehenden Daten in Bezug auf Modelle, Konzepte und Theorien vorzunehmen.

8. Integration der ICNP[1] in ein EDV-gestütztes Pflegeplanungs- und Dokumentationssystem für den praktischen Einsatz im stationären Bereich der Medizinischen Hochschule Hannover

Angelika Krause, Hilde Zimmermann

1997 wurde die Alpha-Version der ICNP (International Classification for Nursing Practice) an der Technischen Universität in Dresden vorgestellt und die deutschsprachige ICNP-Nutzergruppe unter Leitung von Herrn Dr. Dörre und Herrn Hinz gebildet. Neben der Übersetzung der Alpha-Version prüfte die Abteilung Qualitätsberatung und Pflegeinformatik der Medizinischen Hochschule Hannover (MHH) die Praxisrelevanz. Als Ergebnis zeigte sich, dass der monoaxiale Aufbau der Phänomene nur einen geringen Anteil der Begrifflichkeiten der pflegerischen Praxis enthielt, auch eine experimentelle Ausweitung dieser Achse konnte einen Patientenstatus während eines Krankenhausaufenthaltes nur ungenügend darstellen. Dagegen bot die Multiaxialität der Pflegeinterventionen eine Basis für den Aufbau einer Leistungsdarstellung.

1999 wurde die ICNP-Betaversion als multiaxiales kombinatorisches Klassifikationssystem veröffentlicht, das heißt der Aufbau der Phänomene und Interventionen zeigte eine acht-axiale Gliederung. Eine globale Überprüfung ergab, dass mit diesen Datenstrukturen eine detailliertere Beschreibung der Patienten möglich ist. Als Praxispartner in dem Telenurse-Projekt ID mit dem Dänischen Institut für Gesundheits- und Pflegeforschung (DIHNR) und dem Industriepartner HINZ/Berlin erprobte die MHH die Integration der ICNP-Betaversion über ein EDV-gestütztes Pflegeplanungs- und Dokumentationssystem in die Pflegepraxis.

1 Deutsche ICNP-Betaversion vom 5. Mai 2000

8.1 Ausgangssituation in der MHH

Um den Anforderungen einer quantitativen und qualitativen Leistungstransparenz in der Krankenpflege gerecht zu werden, beschäftigt sich die Abteilung Qualitätsberatung und Pflegeinformatik der MHH seit acht Jahren mit dem Aufbau einer elektronischen Patientendokumentation. Das Hauptanliegen dabei ist, den Pflegepersonen eine Unterstützung in der direkten Patientenbetreuung zu bieten, das heißt alle patientenbezogenen Daten nur einmal zu erfassen, um unter Berücksichtigung des Krankenpflegeprozesses eine EDV-gestützte Anamnese aufzunehmen, eine Pflegeplanung aufzubauen, die daraus resultierenden Pflegeleistungen zu dokumentieren und auf Effektivität zu überprüfen. Um eine hohe Akzeptanz für dieses Vorhaben zu erzielen, wurden bei der Entwicklungsplanung die zukünftigen Anwender frühzeitig mit einbezogen. Die praxisrelevanten Begrifflichkeiten in der Pflege (Pflegeprobleme, Ressourcen, Pflegeziele und Leistungen) wurden erfasst, analysiert und systematisch aufgearbeitet. In Kooperation mit der Firma HINZ (einem Vertriebsunternehmen für Büroorganisation und -kommunikation) wurde ein EDV-gestütztes Pflegeplanungs- und Dokumentationssystem entwickelt, das derzeit in 18 Stationen der MHH im Routinebetrieb eingesetzt wird. Zur Berücksichtigung von Wirtschaftlichkeits- und Qualitätskriterien sind die Pflegeinterventionen mit Leitlinien hinterlegt; die Behandlungsabläufe werden durch die Bereithaltung von leitliniengestützten Pflegeplänen unterstützt. Anhand der durchgeführten Pflegeleistungen wird automatisch eine Patientenkategorisierung zur Darstellung des Pflegeaufwandes entsprechend der Pflege-Personalregelung (PPR) vorgenommen.

8.2 Vorgehen und Ziel dieses Projektes

Nach umfangreichen Informationen des Kollegiums über die Entstehung der ICNP, die Ziele und die mögliche Verwendbarkeit wurde der Beschluss gefasst, die ICNP über Cross-Mapping mit den hauseigenen Begriffen des Pflegeprozesses zu verknüpfen. Bei dieser Vorgehensweise kann der Anwender weiterhin mit seinen bekannten pflegerischen Formulierungen arbeiten. Durch eine direkte Verbindung mit den Kodes der ICNP-Klassifikation erfolgt der Zugriff auf die dortige Formulierung mit den dazugehörenden Definitionen. Das bedeutet, dass beim Einsatz der ICNP in die pflegerische Praxis der Anwender (Krankenschwester/-pfleger) keiner erhöhten Schulungs- und Arbeitsbelastung ausgesetzt wird. Die so geschaffene Grundlage für Auswertungen kann pflegerelevante Daten zur Betriebs- und Qualitätssteuerung liefern und ein Benchmarking ermöglichen.

8.3 Projektdurchführung

Alle pflegerischen Begriffe, die in der Administration unseres EDV-Systems für den Einsatz in der Pflegepraxis hinterlegt sind, werden auf ein mögliches Cross-Mapping nach definierten Regeln überprüft. Zuerst findet eine Betrachtung der hauseigenen Begriffe/Beschreibungen und der ICNP statt. Bei Übereinstimmung der beiden Darstellungen und Definitionen wird die Kodierung vorgenommen.

8.4 Vorgehensweise beim Cross-Mapping der Pflegephänomene

8.4.1 Grundsatzregel zur Kodierung der Pflegephänomene

Alle Informationen über den Patienten*, die Beschreibung der Pflegeprobleme einschließlich der Ressourcen werden mit der 1A-Achse (Fokus) und der 1B-Achse (Beurteilung) kodiert. Für eine erweiterte Kodierung können bei Bedarf die Achsen 1C (Häufigkeit), 1D (Dauer), 1E (Topologie), 1F (Körperseite) und 1G (Wahrscheinlichkeit) angeschlossen werden.
Alle Patientendaten werden der 1H-Achse (Träger) zugeordnet, da diese Datensammlung im Krankenhaus immer den Patienten fokussiert.

* Einfachheitshalber wird im weiteren Verlauf nur eine Geschlechtsform verwandt – es sind immer beide damit angesprochen.

Erläuterungen aus der ICNP-Beta-Übersetzung:

1A-Achse

Fokus
Für die Zwecke der ICNP ist der Fokus der pflegerischen Praxis definiert als das Betrachtungsgebiet, wie es beschrieben wird durch das soziale Mandat und dem professionellem und konzeptuellem Rahmen der professionellen pflegerischen Praxis.

1B-Achse

Beurteilung
Beurteilung ist für die Zwecke der ICNP definiert als die klinische Option, das Einschätzen oder das Bestimmen durch die professionelle pflegerische Praxis in Bezug auf das Stadium eines Pflegephänomens einschließlich der relativen Qualität der Intensität der Manifestation des Pflegephänomens.

1H-Achse

Träger
Träger ist für die Zwecke von ICNP definiert als die Entität, die das Pflegephänomen haben kann.

Tabelle 8-1: Beispiel für die Übereinstimmung von Daten

Beispiel «Einschlafstörung«		
Einschlafen	1A.1.1.1.11.1.2	Einschlafen ist ein Typ von Schlaf mit den spezifischen Merkmalen: Beginn des Absenkens der Körperaktivitäten, keine Anzeichen von Unruhe und Schwierigkeiten beim Einnicken oder Einschlafen bei Positionierung in der richtigen Position.
gestört	1B.20.1	Ein Pflegephänomen, das beurteilt wird als Gestört, ist ein Pflegephänomen, das beurteilt wird in Bezug auf eine Störung mit den Merkmalen: Die Bekräftigung, dass ein Teil des Körpers oder Verstandes dabei versagt, richtig zu arbeiten.
Beispiel «Hypertonie»		
Bluthochdruck, Hypertonie	1A.1.1.1.2.2.1.1	Bluthochdruck ist ein Typ von Blutdruck mit den spezifischen Merkmalen: Pumpen von Blut durch Blutgefäße mit einem über dem Normalen liegenden Druck.
Beurteilung	1B	siehe oben
ja	1B1.1	Ein Pflegephänomen, das beurteilt wird mit Ja ist ein Pflegephänomen, welches in Beziehung zu Ja/Nein beurteilt wird mit den spezifischen Merkmalen: Die Gegenwart des Pflegephänomens wird bestätigt.

8.4.2 Beispiele für direkte Übereinstimmungen von MHH- mit den ICNP-Daten

In der Pflegepraxis werden häufig kurze und prägnante Begriffe verwendet. Die entsprechenden ICNP-Daten sind zum Vergleich in den folgenden Tabellen in der Reihenfolge der Bezeichnung, Kodierung und Definition aufgeführt (zur Vereinfachung sind einige Definition verkürzt abgebildet, um das Wesentliche hervorzuheben) (**Tab. 8-1**)

8.4.3 Kodierregel für potenzielle Gefährdungen

> Die potenziellen Gefährdungen sind über die 1A- und 1B-Achse unter Berücksichtigung der 1G-Achse (Wahrscheinlichkeit) abzubilden (siehe **Tab 8-2**).

Tabelle 8-2: Beispiel für Kodierungen unter Einbeziehung der Achse 1G – Wahrscheinlichkeit

Beispiel «Gefahr der Bewusstseinsveränderung»		
Risiko für	1G.1	... Das Auftreten eines unerwünschten Pflegephänomens wird mit einer bestimmten Wahrscheinlichkeit geschätzt.
Abweichend	1B.18.1	... Die Bekräftigung, dass ein Pflegephänomen abweicht von etwas, das als normal oder als formaler Standard betrachtet wird.
Bewusstsein	1A.1.1.1.13.18	Bewusstsein ist ein Typ von Empfindung mit den spezifischen Merkmalen: Reaktionsfähigkeit des Geistes auf Impressionen, die durch eine Kombination der Sinne hergestellt werden, um den Geist klar, wach und sensitiv zu halten für die externe Umwelt.
Beispiel «Gefahr für Pulsveränderung»		
Risiko für	1G.1	siehe oben
Abweichend	1B.18.1	siehe oben
Herzleistung	1A.1.1.1.2.1.1	Herzleistung ist ein Typ einer Herzfunktion mit den spezifischen Merkmalen: Ausmaß des Blutes, welches je Minute vom linken Ventrikel ausgegeben wird, um den systemischen Blutdruck aufrecht zu halten, normaler peripherer Puls, normaler Rhythmus, Herzgeräusche, Gefülltsein der Halsvenen verbunden mit Aktivitätstoleranz und einem Aktivitätslevel.
Beispiel «Gefahr der Blutdruckveränderung»		
Risiko für	1G.1	siehe oben
Abweichend	1B.18.1	siehe oben
Blutdruck	1A.1.1.1.2.2.1	Blutdruck ist ein Typ von Kreislauf mit den spezifischen Merkmalen: Der Druck, der ausgeübt wird durch den Blutkreislauf an den Wänden der Gefäße des Körper- und Lungenkreislaufes und des Herzens.
Beispiel «Gefahr der Atemveränderung»		
Risiko für	1G.1	siehe oben
Abweichung	1B.18.1	siehe oben
Atmung	1A.1.1.1.1	Atmung ist ein Typ einer Funktion mit spezifischen Merkmalen: kontinuierlicher Prozess des molekularen Austausches von Sauerstoff und Kohlendioxid der Lungen für die zelluläre Oxydation und reguliert vom Gehirnzentrum für Atmung, Bronchial- und Aortenrezeptoren, ebenso ein Mechanismus für die Diffusion.

Erläuterung aus der ICNP-Beta-Übersetzung:

1G-Achse

Wahrscheinlichkeit ist für die Zwecke der ICNP definiert als die Möglichkeit des Auftretens eines Phänomens.

8.4.4 Allgemeine Kodierregel für die Pflegeinterventionen (Pflegehandlungen)

> Alle Pflegeinterventionen sollten eine Kodierung der 2A-Achse (Handlungstyp) und der 2B-Achse (Ziel) enthalten. Häufig wird mit der Pflegehandlung auf das Pflegephänomen hingewiesen, denn die eingesetzte Intervention soll entsprechend dem Pflegeprozess das Pflegephänomen beeinflussen.
> Entsprechend konsequent kann die 2H-Achse (Nutznießer) hinterlegt werden, denn der «Nutznießer» aller Interventionen sollte der Patient sein – mit dem Ziel, den Krankheitsverlauf positiv zu beeinflussen
> Zur Leistungstransparenz wird empfohlen, jede Pflegemaßnahme mit einer Leitlinie aus der 2C-Achse (Mittel) zu hinterlegen.

Erläuterungen aus der ICNP-Beta-Übersetzung:

2A-Achse

Handlungstyp
Handlungstyp ist für die Zwecke der ICNP definiert als die Tat, die bei einer Pflegehandlung ausgeführt wird.

2B-Achse

Ziel
Ziel ist für die Zwecke der ICNP definiert als die Entität, die angestrebt wird durch eine Pflegehandlung oder die den Inhalt einer Pflegehandlung ausmacht.

2C-Achse

Mittel
Mittel ist für die Zwecke der ICNP definiert als eine Einheit, die bei der Durchführung einer Pflegehandlung verwendet wird. Mittel beinhaltet beides: Instrumente, definiert als Werkzeuge, die bei der Durchführung von Pflegehandlungen verwendet werden, und Dienste, die als spezifische Arbeit oder ein Plan bei der Durchführung einer Pflegehandlung definiert sind.

2H-Achse

Nutznießer
Nutznießer ist für die Zwecke der ICNP definiert als die Entität, für deren Vorteil eine Pflegehandlung ausgeführt wird.

Beispiele
Die Pflegehandlung *Beobachtung der Atmung* wird anhand einer definierten Leitlinie durchgeführt, d. h. das Phänomen Atmung soll überwacht werden (siehe **Tab. 8-3**).

Tabelle 8-3: Beispiel «Beobachtung der Atmung»

Leitlinie	2C.2.9.1.3	Pflegehandlung mit dem Mittel: Leitlinie
Überwachen	2A.1.3.1	Überwachen ist ein Typ von Begutachten mit den folgenden spezifischen Merkmalen: Jemanden oder etwas auf wiederholte oder regelmäßige Ereignisse beobachten.
Phänomen	1B.1	Pflegehandlung mit dem Ziel: Phänomen.
Atmung	1A.1.1.1	siehe oben

Ein Beispiel für die *Bewertung der Atmung* ist die Ermittlung der Atemfrequenz (siehe **Tab. 8-4**).

Tabelle 8-4: Beispiel «Bewertung der Atmung»

Leitlinie	2C.2.9.1.3	Pflegehandlung mit dem Mittel: Leitlinie
Messen	2A.1.2.6	Messen ist ein Typ von Bestimmen mit den folgenden spezifischen Merkmalen: Ermitteln von Zahlen zu den Attributen von etwas.
Atemfrequenz	2B.2.2.1.1.3	Pflegehandlung mit dem Ziel: Atemfrequenz

Bei der Pflegehandlung *Überwachung der Blutungsgefahr* wird die Zielrichtung zum Phänomen der 1A-Achse (Fokus) um die 1G-Achse (Risiko) erweitert (siehe **Tab. 8-5**).

Tabelle 8-5: Beispiel «Überwachung der Blutungsgefahr»

Leitlinie	2C.2.9.1.3	Pflegehandlung mit dem Mittel: Leitlinie
Überwachen	2A.1.3.1	siehe oben
Phänomen	2B.1	siehe oben
Risiko für	1G.1	siehe oben
Blutung	1A.1.1.1.2.2.3	Blutung ist ein Typ von Kreislauf mit den spezifischen Merkmalen: Verlust von Blut vom vaskulären System verbunden mit einer Schädigung von einem oder mehreren Blutgefäßen, Blutfluss durch eine Körperöffnung oder einen Bruch in der Haut nach außen oder nach innen in eine Höhle, ein Organ oder einen Raum zwischen Geweben.

Tabelle 8-6: Beispiel «Unselbstständig in der Körperpflege»

Selbstfürsorge Hygiene	1A.1.1.2.2.1.1.1	Selbstfürsorge: Hygiene ist ein Typ der Selbstfürsorge mit den spezifischen Merkmalen: Sich um das Erhalten eines kontinuierlichen Standards an Hygiene kümmern, den Körper sauber und gut gepflegt halten, ohne Körpergeruch, regelmäßiges Waschen der Hände, Reinigen der Ohren, der Nase und des Schambereiches, die Haut geschmeidig halten durch Anwenden von Prinzipien zum Schutz und zur Aufrechterhaltung der Sauberkeit.
Körper	1F.2.3	Pflegephänomen mit Körperseite: Körper als Ganzes
Abhängigkeit	1B.14	... Stadien des Angewiesenseins auf jemandem oder etwas für Hilfe und Unterstützung.
Abhängig zu einem geringen Grad	1B.14.1.1	... Die Bekräftigung, dass jemand von jemanden oder von etwas abhängig ist für Hilfe und Unterstützung, und die Manifestation von relevanten zugehörigen klinischen Merkmalen wird als mild bewertet.
Abhängig zu einem mittleren Grad	1B.14.1.2	... und die Manifestation von relevanten zugehörigen klinischen Merkmalen wird als moderat bewertet.
Abhängig zu einem hohen Grad	1B.14.1.3	... und die Manifestation von relevanten zugehörigen klinischen Merkmalen wird als substanziell bewertet.
Abhängig zu einem sehr hohen Grad	1B.14.1.4	... und die Manifestation von relevanten zugehörigen klinischen Merkmalen wird als extrem bewertet.

8.4.5 Kodiererweiterungen für Pflegephänomene

Um in der Krankenversorgung eine Veränderung im Patientenverlauf darstellen zu können, ist es notwendig, Pflegephänomene differenzierter zu beschreiben. Dafür bietet es sich an, die Beurteilung des Patientenstatus in der 1B-Achse (Beurteilung) zu graduieren. Zur weiteren Beschreibung kann die 1F-Achse (Körperseite) hinzugefügt werden (siehe **Tab. 8-6**).

Zur Festlegung der Graduierung werden neben den o.g. Merkmalen auch die notwendigen Interventionen und dessen pflegerischer Aufwand zur Einstufung berücksichtigt (Aufwand der Hilfestellung bis zur vollständigen Übernahme).

An einem Beispiel aus der Psychologischen Medizin wird aufgezeigt, dass zur Festlegung des Schweregrades (Graduierung) in der ICNP auch klinische Kriterien hinterlegt werden können.

Bei der *Suizidgefahr* wird zusätzlich zu der 1A-Achse (Fokus) und der 1G-Achse (Wahrscheinlichkeit) die 1B-Achse (Beurteilung) graduiert (vgl. **Tab. 8-7**).

Tabelle 8-7: Beispiel «Suizidgefahr»

Risiko für	1G.1	siehe oben
Suizid	1A.1.1.2.2.1.1.9.2.3	Suizid ist ein Typ der Selbstschädigung mit den spezifischen Merkmalen: Durchführen von suizidalen Aktivitäten, die zum eigenen Tod führen.
Beurteilung	1B	siehe oben
Ja/Nein	1B.1	Ein Pflegephänomen, das in Bezug auf Ja/Nein beurteilt ist, ist ein Pflegephänomen mit den spezifischen Merkmalen: Entweder die Gegenwart oder Abwesenheit des Pflegephänomens wird bestätigt.
Ja, zu einem geringen Grad	1B.1.1.1	... Die Gegenwart des Pflegephänomens wird bestätigt und die zugehörigen klinischen Merkmalen werden als mild bewertet.
Ja, zu einem hohen Grad	1B.1.1.3	... Die zugehörigen klinischen Merkmale werden als substanziell bewertet.

Exemplarisch können folgende klinische Merkmale den einzelnen Beurteilungsstufen für das Phänomen *Suizidgefahr* zugeordnet werden:

leichte Suizidalität (volle Absprachefähigkeit, äußert Suizid als Ausweg) – Kriterien:

- offener Umgang mit den Suizidideen
- eröffnet Kriterien, warum der Suizid einen Ausweg darstellt (Ruhe haben, Abstand zum Leid, Frieden finden usw.)
- deutliche Distanz zum «Vollzug»
- kann zusichern, im Rahmen der Behandlung sich nicht zu suizidieren
- sucht aktiv Hilfe
- formuliert bleibende Distanz zu Suizidideen als Ziel
- keine imperativen Stimmen
- Affekt: Schwingungsfähigkeit

mittlere Suizidalität (mäßige Absprachefähigkeit, plant Suizid in Gedanken) – Kriterien:

- ist sich nicht sicher, ob er jederzeit Hilfe bei den Therapeuten sucht (ich glaube schon, dass ich komme, wenn es mir schlecht geht)
- kann nicht zusichern, sich im Rahmen der Behandlung nicht zu suizidieren (glaube nicht, dass ich mir hier etwas antue)
- keine sichere Distanz zum «Vollzug» (kann sein, das ich es mache)
- unter Umständen imperative Stimmen
- Affekt: mäßig schwingungsfähig

Ein Beispiel für weitere Achsenzuordnungen bietet das Pflegephänomen Schmerz mit der Hinterlegung aller 8 Achsen:

1A-Achse: Fokus; 1B-Achse: Beurteilung; 1C-Achse: Häufigkeit; 1D-Achse: Dauer; 1E-Achse: Topologie; 1F-Achse: Körperseite; 1G-Achse: Wahrscheinlichkeit; 1H-Achse: Träger (siehe **Tab. 8-8**)

Tabelle 8-8: Beispiel «Schmerz»

Wundschmerz	1A.1.1.1.13.1.2.1	Wundschmerz ist ein Typ von Hautschmerz mit den spezifischen Merkmalen: Schmerzempfindung, welche von einer Wunde und der Wundumgebung stammt, abhängig von der Art der Wunde, gewöhnlich beschrieben entweder als scharfer, schneidender, reißender Schmerz oder als dumpfer, brennender, nagender, zarter Schmerz sofern nicht die Schädigung die Nervenenden und Schmerzempfindungen zerstört hat.
Beurteilung	1B	siehe oben
Ja **Ja, zu einem geringen bis hohen Grad**	1B.1.1 1B.1.1.1 bis 1B.1.1.4	siehe oben
Häufigkeit	1C	Häufigkeit ist für die Zwecke der ICNP definiert als die Anzahl des Auftretens oder der Wiederholungen von einem Pflegephänomen während eines Zeitintervalls
Kontinuierlich	1C.1	... das Pflegephänomen tritt auf ohne Halt oder Pausen bei Intervallen
Unterbrochen	1C.2	... das Pflegephänomen stoppt oder hat Pausen in Intervallen
Sehr oft	1C.2.1	... die Rate der Wiederholungen ist sehr hoch während eines Zeitintervalls: > 9
Oft	1C.2.2	... die Rate der Wiederholungen während eines Zeitintervalls ist: 7 bis 9
Manchmal	1C.2.3	... die Rate der Wiederholungen während eines Zeitintervalls ist: 4 bis 6
Selten	1C.2.4	... die Rate der Wiederholungen während eines Zeitintervalls ist: 3 bis 5
Usw.		
Dauer	1D	Dauer ist für die Zwecke der ICNP definiert als die Länge eines Zeitintervalls, während dessen ein Pflegephänomen auftritt.
Akut	1D.1	... Auftreten in einem kurzen Zeitintervall, abruptes oder plötzliches Eintreten.
Chronisch	1D.2	... Auftreten über ein langes Zeitintervall, langanhaltend.
Topologie	E	Topologie ist für die Zwecke der ICNP definiert als die anatomische Region in Relation zu einem Mittelpunkt oder die Ausdehnung von einem anatomischen Areal eines Pflegephänomens.
Rechts	1E.2.1	Pflegephänomen mit Topologie: rechts (rechte Seite)
Einseitig	1E.3.1	Pflegephänomen mit Topologie: einseitig
Körperseite	1F	Körperseite ist für die Zwecke der ICNP definiert als anatomische Position oder Lokalisation eines Pflegephänomens
Risiko für	1G	siehe oben
Träger	1H	siehe oben

8.5 Zusammenfassung

Nach den oben angegebenen Kodierregeln sind circa 75 Prozent der MHH-Pflegedaten zur Statusbeschreibung der Patienten mit den ICNP-Pflegephänomenen verknüpft. Das Cross-Mapping eignet sich als Methode, da der Anwender vor Ort weiterhin die hauseigene Pflegesprache anwenden kann.

Die Pflegenden der MHH können durch die Vielfältigkeit der hinterlegten Daten in einem EDV-gestützten Pflegedokumentationssystem *den Patienten in seiner aktuellen Situation genau und einheitlich beschreiben.* Diese Daten ermöglichen eine Transparenz für die erforderlichen Leistungen. Sie bilden die Basis für pflegerelevante Auswertungen für die Betriebs- und Qualitätssteuerung, können aber ebenso für die Aus-, Fort- und Weiterbildung sowie für die Pflegeforschung genutzt werden.

Die ICNP-Pflegeinterventionen sind in dem EDV-System der MHH nur sporadisch mit den pflegerischen Leistungen verknüpft. Die Pflegemaßnahmen in der Krankenhauspraxis sind durch MHH-Leitlinien genau definiert, in denen neben der Beschreibung der einzelnen Handlungsschritte auch die vor- und nachbereitenden Aufgaben beschrieben sind. Ebenso beinhalten die Leitlinien die notwendigen Materialien sowie den qualitativen und quantitativen Personalaufwand. Diese aufwendigen Inhalte lassen sich mit den derzeitigen ICNP-Pflegeinterventionen nur unvollständig und nicht ausreichend abbilden. Um eine umfangreiche Leistungs- und Aufwandtransparenz der pflegerischen Leistungen darzustellen, sind noch weitere umfangreiche Entwicklungsarbeiten notwendig.

Kontakt:
Medizinische Hochschule Hannover
Abt. Qualitätsberatung und Pflegeinformatik
OE 3050
Angelika Krause
Hilde Zimmermann
Carl-Neuberg-Straße 1
D-30625 Hannover
E-Mail: Krause.Angelika@MH-Hannover.de
Zimmermann.Hilde@MH-Hannover.de

9. ICNP in Anwendung in Deutschland, Schweiz und Österreich

9.1 Deutschland

9.1.1 Fallstudie: Objektivitätsprüfung der Klassen der ICNP, Teilklassifikation der Pflegephänomene

Ronald Ax

Durchführung:

AG Nord der deutschsprachigen ICNP-Nutzergruppe

Teilnehmende Pflegekräfte:
- Ronald Ax, Altenpfleger und cand. Dipl.-Pflegewirt (FH)
- Petra Heinrichs, Krankenschwester und Dipl.-Pädagogin, Beraterin
- Katy Kuon, Krankenschwester und cand. Dipl.-Pflegewirtin (FH), Beraterin
- Matthias Wenzel, cand. Dipl.-Pflegewirt (FH)

Beschreibung
Anhand einer schriftlichen Pflegeplanung zu einer demenzkranken Bewohnerin aus dem Altenpflegebereich wurden im Herbst 2001 die dort festgestellten 34 Pflegeprobleme und Ressourcen von vier erfahrenen Pflegekräften unabhängig voneinander anhand der ICNP Teilklassifikation der Pflegephänomene kodiert und anschließend miteinander verglichen. Die Ergebnisse der Kodierung erlauben (in begrenztem Umfang, da kleine Teilnehmerzahl) einen Rückschluss auf die Objektivität (Intersubjektivität) beim Einsatz der ICNP und liefern Anhaltspunkte für weitere Fallstudien. Zu welchem Grad ordnen verschiedene Pflegende anhand der Freitextangaben die gleichen Klassen der Teilklassifikation zu?

Ergebnisse

97,1 Prozent der Datensätze waren vollständig und korrekt gemäß der Regeln der ICNP kodiert. In 94 Prozent der Fälle wurden lediglich die Fokus- und Beurteilungsachse zur Kodierung eingesetzt.

Fokus-Achse:

52 Prozent der Angaben in der Fokusachse stimmten genau überein. 66 Prozent der Angaben stimmten, abgesehen von der letzten Stelle, überein.

Beurteilungs-Achse:

Die Übereinstimmung bei den kodierenden Pflegekräften war gering (14 % der Beurteilungen stimmten genau überein).

Bemerkenswert: Wenn es um die Zuordnung von Funktion oder Person in der Fokus-Achse ging, traten oft Meinungsverschiedenheiten auf. Die Aussage «isst nicht aus Eigeninitiative» wurde zum Beispiel von zwei Pflegekräften der Hauptkategorie Funktion (z. B. Aufnahme von Speisen) zugeordnet, während die beiden anderen TeilnehmerInnen «Selbstfürsorge: Nahrung aufnehmen» als Unterklasse von Person beziehungsweise Handlung zuordneten.

Fazit

Angesichts der Tatsache, dass in der Fokusachse bis zu 12 Klassifikationsebenen existieren, ist die Übereinstimmung durchaus beachtlich. Allerdings trat in vielen Fällen ein Dissenz in fundamentalen Begrifflichkeiten auf. Wenn hier weitergehende Einigkeit innerhalb der Berufsgruppe der Pflegenden erzielt werden könnte, sind die Übereinstimmungswerte zumindest in der Fokusachse steigerbar. In der Beurteilungs-Achse erscheint es angebracht, die zur Auswahl stehenden Hauptklassen einzuschränken, um überhaupt nennenswerte Übereinstimmung zu erzielen. Ob ein Phänomen beeinträchtigt, gestört, unzulänglich oder nicht adäquat ist, kann, unabhängig von den ethischen Dimensionen dieser Etikettierung, kaum eindeutig zugeordnet werden.

Kontakt:

Ronald Ax
Eidelstedter Dorfstraße 10
22527 Hamburg
Telefon: 0049 40 570 97 98
E-Mail: welcome@ronald-ax.de

9.1.2 Entwicklung eines Browsers für die ICNP

Elske Ammenwerth, Sirikit Ho
Universitätsklinikum Heidelberg

Gegenstand und Motivation

Seit 1999 liegt die ICNP in einer Beta-Version vor. Aufgrund der sehr komplexen Struktur der ICNP ist sie als papierbasierter Katalog weder für Forschungszwecke noch in der Praxis bei der Pflegedokumentation einsetzbar.

Im Rahmen einer Diplomarbeit wurde an der Universität Heidelberg daher ein Tool zum Navigieren und Suchen innerhalb der ICNP entwickelt, der ICNP-Navigator (siehe **Abb. 9-1**).

Aufbau des ICNP-Nagivators

Die ICNP umfasst gleich drei Klassifikationen mit jeweils eigenen Kodierungsregeln: die «Klassifikation der Pflegephänomene», die «Klassifikation der Pflegehandlungen» und die «Klassifikation der Pflegeergebnisse».

Innerhalb der Klassifikationen sind jeweils acht Achsen für die Klassenbeschreibung vorhanden. Die Ordnung der Begriffe ist hierarchisch und nicht beschränkt auf eine bestimmte Anzahl von Ebenen.

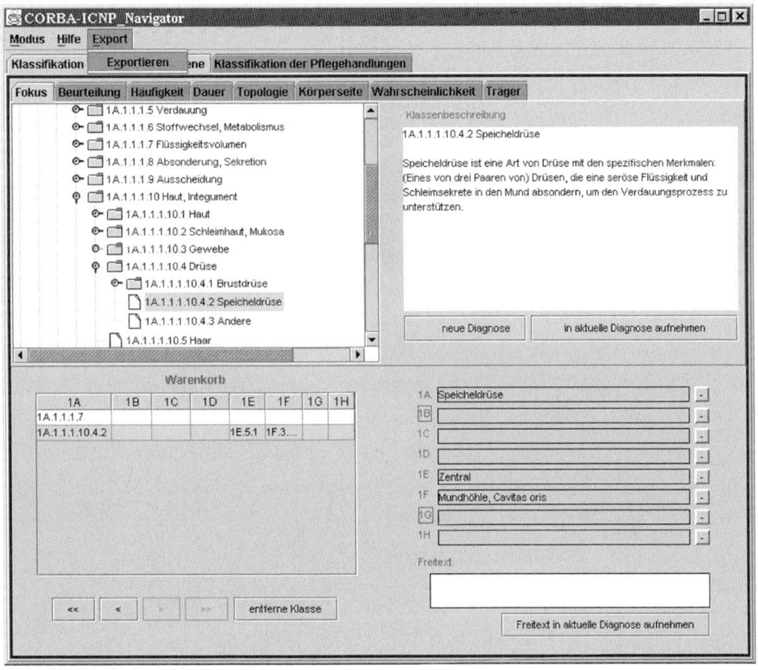

Abbildung 9-1: ICNP-Navigator

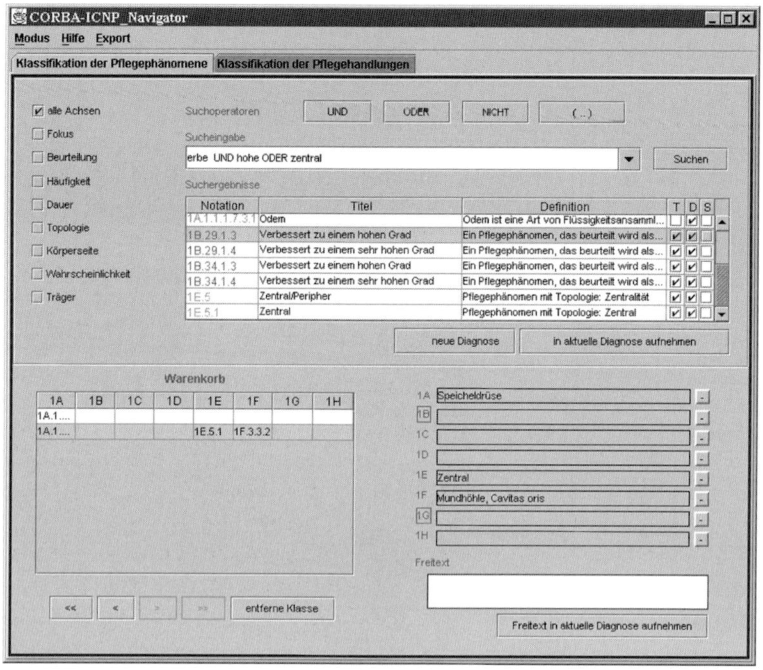

Abbildung 9-2: ICNP-Navigator, Beispiel aus Suchformular

Der ICNP-Navigator bildet die Struktur der ICNP ab. Er beinhaltet insgesamt vier unterschiedliche Formulare, je ein Navigationsformular und ein Suchformular für die «Klassifikation der Pflegephänomene» und für die «Klassifikation der Pflegehandlungen» (siehe **Abb. 9-2**).

Auf Formulare für die «Klassifikation der Pflegeergebnisse» wurde verzichtet, da sie mit der «Klassifikation der Pflegephänomene» übereinstimmt. Um die acht Achsen der Klassifikationen abzubilden, ist das Navigationsformular wiederum in acht Register unterteilt.

Sowohl auf den Navigationsformularen als auch auf den Suchformularen ist ein Warenkorb abgebildet. Mit Hilfe des Warenkorbs können Klassen, also entweder Pflegediagnosen oder Pflegemaßnahmen erstellt werden. Es gibt für beide Klassifikationen jeweils einen eigenen Warenkorb.

Verfügbarkeit des ICNP-Navigators

Der Browser für die ICNP kann unter der URL http://archiv.ub.uni-heidelberg.de/icnp/ICNPNavigator.html im Internet getestet werden. In Kürze wird er auch als lauffähiges Programm auf CD zur Verfügung stehen.

Kontakt:

Dr. Elske Ammenwerth
Private Universität für Medizinische Informatik und Technik Tirol, Innrain 98, A – 6020 Innsbruck, E-Mail: Elske.ammenwerth@umit.at

9.1.3 Anwendung der ICNP aus pflegepraktischer Sicht

Peter König, Birgit Etzel

Einführung

Bei diesem Bericht handelt es sich nicht um ein streng definiertes Projekt, sondern es wird beschrieben, welche Anwendungsfelder sich in Bezug auf die ICNP in einem Krankenhaus ergeben können. In der Klinik für Tumorbiologie (KTB) in Freiburg kam es zu einer intensiven Auseinandersetzung mit der ICNP im Zuge des Projektes: «Einführung von Pflegediagnosen in der KTB».

Anwendung

Zur Klärung der Frage, welche Pflegediagnosen in der Klinik relevant sind, wurde eine Analyse der pflegerischen Themenbereiche durchgeführt. Das heißt, es wurde konkret nachgefragt, womit sich Pflege in dieser Klinik auseinandersetzt und damit auch, wie der Gegenstandsbereich von Pflege beschrieben werden kann. Die intern erhobenen Daten wurden dann mit den Inhalten der ICNP verglichen und ergaben somit ein Bild von Pflege, wie sie ist, im Vergleich zu Pflege, wie sie sonst noch sein könnte. Es zeigte sich, dass in der KTB nur ein Ausschnitt von pflegebezogenen Zuständen zu beobachten ist, oder dass bestimmte Bereiche durch andere Therapeuten wahrgenommen werden. Die Analyse führte zu tiefgreifenden Diskussionen über den Gegenstandsbereich der Pflege und rückte fast vergessene Themen ins Licht der Aufmerksamkeit.

Um mit Pflegediagnosen in Deutschland arbeiten zu können, erscheint es unumgänglich, die Begriffe und ihre Definitionen aus dem Ausland genau zu prüfen und verschiedene Bedeutungsgehalte zu berücksichtigen. Die ICNP leistete in dieser Diskussion mit ihren hierarchisch geordneten Begriffen und Definitionen gute Dienste.

Wirkt die ICNP auf den ersten Blick äußerst kompliziert und unhandlich, so bietet sie bei näherer Beschäftigung doch die Möglichkeit, bestimmte Begriffe für eine standardisierte Pflegeplanung zu benutzen. Im Projekt wurden Begriffe aus der ICNP für standardisierte Formulierungsvorschläge in der Pflegedokumentation entnommen. Ziel ist es in diesem Zusammenhang, die Pflegedokumentation effektiver zu gestalten.

Zur Zeit wird darüber hinaus eine Dokumentenanalyse zur Beschreibung der Qualität von Pflegedokumentation durchgeführt. Diese Studie ist als qualitative Inhaltsanalyse konzipiert. Die Achsen der ICNP werden für die Kategorienbildung in der Auswertung herangezogen. Die Achsen der ICNP bilden eine gute Möglichkeit, Inhalte sehr detailliert formal zu beschreiben.

Fazit

Die Beschäftigung mit der ICNP hat in vielerlei Hinsicht neue Perspektiven eröffnet und zum Nachdenken über Pflege und ihre Konzepte angeregt. Wir werden sie weiterhin als eine wertvolle Wissensbasis der Pflege benutzen.

Kontakt:

Peter König, Dipl. Pflegewirt (FH)
Birgit Etzel, Pflegedirektorin
Klinik für Tumorbiologie
Direktion für Pflegedienst und Pflegeforschung
Breisacherstraße 117
79106 Freiburg
Telefon: 0049 761 206 18 49
E-Mail: kope@tumorbio.uni-freiburg.de

9.1.4 Einsatz der ICNP in einem EDV-gestützten Pflegedokumentationssystem

Birgit Etzel, Peter König, Margit Wolf

Ausgangslage

In der Klinik für Tumorbiologie (KTB) wird seit einiger Zeit an der Umsetzung EDV-gestützter Pflegedokumentation gearbeitet. Die Pflegedirektion hat hierzu ein umfängliches Konzept zur prozessorientierten Dokumentation der Pflege erarbeitet. Neben einer möglichst kompletten Abbildung des Pflegegeschehens wird auch die Möglichkeit der Qualitätsbeschreibung und -kontrolle mit berücksichtigt. Neben der laufenden Dokumentation sollen anhand des Systems Statistiken zum Leistungsgeschehen durchgeführt werden.

Anwendung

Die Probeinstallation erfolgt mit dem Produkt «NANCY» der Hinz Fabrik GmbH, Berlin. Die pflegebezogenen Inhalte für die Software wurden in der KTB selbst formuliert und eingegeben. Die Pflegedirektion der KTB hat sich bewußt dafür entschieden, mit hauseigenen Formulierungen (Pflegediagnosen und Pflegestandards) zu arbeiten. Die MitarbeiterInnen können so die gewohnten Texte wiedererkennen und es wird gewährleistet, dass Schwerpunkte des hauseigenen Pflegekonzeptes berücksichtigt werden.

Um die statistischen Möglichkeiten ausschöpfen zu können und um die Daten überregional vergleichen zu können, wurde die ICNP mit in die Software integriert. Jeder hauseigene Begriff wird nun anhand von ICNP-Kodes beschrieben.

Stand

Zur Zeit sind circa 50 Prozent der Eintragungen mit ICNP-Kodes versehen. Der Grad der inhaltlichen Übereinstimmung zwischen Ursprungstext und ICNP-Kode ist jedoch noch sehr unterschiedlich. Für einen nicht unerheblichen Teil des Textes ist die Abbildung in ICNP noch als problematisch zu bewerten. Für den Herbst 2002 ist ein erster Probelauf von NANCY im Echtbetrieb vorgesehen.

Fazit

Ziel des Projektes ist es, möglichst viele Elemente der Pflegedokumentation über ICNP-Kodes abzubilden. Zusammenhänge zwischen Pflegediagnosen und Handlungen könnten mit diesem Vorgehen ebenso aufgezeigt werden, wie die Wirksamkeit der Pflege. Dazu bedarf es jedoch weiterführender Studien.

Kontakt:

Peter König, Dipl.-Pflegewirt (FH)
Margit Wolf, EDV in der Pflege
Birgit Etzel, Pflegedirektorin
Klinik für Tumorbiologie
Direktion für Pflegedienst und Pflegeforschung
Breisacherstraße 117
79106 Freiburg
Telefon: 0049 761 206 18 49
E-Mail: kope@tumorbio.uni-freiburg.de

9.2 Schweiz

9.2.1 ICNP in der Schweiz

Christian Heering

Ausgangslage

Wie in den meisten westlichen Ländern, ist auch das Gesundheitssystem der Schweiz tiefgreifenden Veränderungen ausgesetzt. Die Ursachen hierfür sind gleich oder ähnlich wie anderswo: Die im Laufe der letzten Jahrzehnte enorm verbesserte medizinische und technische Leistungsfähigkeit ermöglicht einerseits deutlich abnehmende durchschnittliche Liegezeiten. Andererseits führen die starke Zunahme der durchschnittlichen Lebenserwartung sowie die im hohen Lebensalter zunehmende Hospitalisationswahrscheinlichkeit und -dauer zu einer erhöhten Nachfrage nach Spitalpflege, zu einer Zunahme der Komplexität der Fälle und somit im Resultat zu einer extremen Leistungsverdichtung im Pflegebereich.

So gestaltet sich beispielsweise eine gerechte und faire Verteilung der Betten besonders in den Akutspitälern immer mehr zur Quadratur des Kreises. Immer häufiger entstehen Situationen, in denen zwar freie Betten für die Aufnahme von PatientInnen vorhanden wären, diese jedoch mangels hinreichender Pflegepersonal-Ressourcen nicht belegt werden können. Der Anblick freier Betten auf Stationen, die als «besetzt» gemeldet wurden, führt immer wieder zu Konflikten zwischen ärztlichem und Pflegepersonal, besonders wenn die Belegungszahlen nicht zufriedenstellend sind oder Wartefristen bei elektiven Eingriffen bestehen. Dies und das «Overflow-Syndrom» der Intensiv- und Notfallstationen sorgen für zusätzlichen Druck auf das Pflegepersonal mit dem Effekt, dass häufiger «ja» gesagt wird als der Pflegequalität und dem Stressabbau bei den Pflegenden zuträglich wäre.

Hilfssprachen und Klassifikationen, die der schweizerischen Gesundheits- und Krankenpflege dabei helfen, dieses Dilemma der Pflege abzubilden und anderen Berufsgruppen mitzuteilen, haben in den letzten 15 Jahren zunehmend Verbreitung erfahren. So sind beispielsweise Systeme zur Messung des Pflegeaufwandes in der Schweiz bereits seit vielen Jahren bekannt und inzwischen sehr verbreitet. Den meisten dieser Systeme ist jedoch zu Eigen, dass sie ihrem Namen getreu, wohl den erbrachten Pflegeaufwand messen, dass sich jedoch leider mit den gewonnen Daten weder Aussagen zur Indikation der jeweilig erbrachten Pflegeleistung noch zu deren Wirkung oder gar Wirksamkeit machen lassen.

Obwohl die routinemässige Messung des Pflegeaufwandes in vielen Krankenhäusern inzwischen sogar elektronisch dokumentiert wird (z. B. mit Barkode-Lesegeräten), und obwohl die damit erhobenen Leistungsdaten ein aussagekräftiges und verlässliches Profil der pflegerischen Produktivität bieten, und obwohl mit Hilfe von Längs- und Querschnittstudien wertvolle Erkenntnisse über die Art der Pflegeleistungen, deren jährliches Anwachsen in Häufigkeit und Menge und über die prozentuale Verteilung gewonnen werden konnten, wird die Glaubwürdigkeit der Daten mangels eines Nachweises über deren Angemessenheit besonders in den Spitalleitungen und von seiten der Leistungsträger immer wieder in Zweifel gezogen.

Seit dem Inkrafttreten des ersten Bundesgesetzes über die Krankenversicherung (KVG) 1994 besteht zudem für alle Leistungserbringer im Gesundheitswesen eine Pflicht des (wissenschaftlichen) Nachweises über Angemessenheit, Wirksamkeit und Wirtschaftlichkeit der erbrachten Leistungen. Diesem berechtigten Anspruch kann die berufliche Pflege in der Schweiz derzeit nicht gerecht werden, da nicht nur ein Mangel an pflegewissenschaftlichen Erkenntnissen für eine hinreichend evidenzbasierte Pflege besteht, sondern auch Methoden und Instrumente fehlen, um die jeweilige Angemessenheit, Wirkung und Wirksamkeit der Pflege bündig ausweisen zu können.

Fehlende gemeinsame Sprache der Pflege

Als ursächlich hierfür kann, neben einer fehlenden pflegewissenschaftlichen Infrastruktur, das Fehlen einer gemeinsamen Pflegesprache angesehen werden. So führen nicht nur die Verschiedenartigkeit und Inkompatibilität der verwendeten Pflegeaufwandmesssysteme und die teilweise erheblichen Unterschiede in der Gesundheitsgesetzgebung der 26 Schweizer Kantone zu Verwirrungen. Die regionalen Unterschiede der einzelnen schweizerdeutschen Dialekte und erst recht die vier gelebten Landessprachen (deutsch, französisch, italienisch und rätoromanisch) lassen die bekannte Forderung Norma Langs nahezu unerfüllbar erscheinen, nach der die Pflege zunächst benannt werden muss, um sie rechtfertigen zu können.

Viele Anstrengungen wurden unternommen, um diesem Mangel zu begegnen. So hat beispielsweise die Erforschung von Pflegesituationen durch das Zentrum für Entwicklung und Forschung in der Pflege am Universitätsspital Zürich (ZEFP) zu einer deutlichen Verbesserung bei der Einschätzung des Pflegebedarfs sowie der dafür verwendeten Begriffe geführt. Anderenorts wurden mit der Einführung der amerikanischen NANDA-Diagnosen wertvolle Erfahrungen zur pflegerischen Diagnostik gesammelt. Bisher ist es jedoch noch nicht gelungen, den Pflegeprozess vollständig abzubilden, um den jeweiligen Pflegebedarf, die dazu erforderlichen Pflegeinterventionen und die erzielten Pflegeergebnisse sichtbar zu machen.

Viele Schweizer PflegeexpertInnen haben deshalb die Entwicklung der Internationalen Klassifikation der Pflegepraxis und dessen Förderung im EU-Projekt «Telenurse» mit großer Aufmerksamkeit verfolgt. Am Universitätsspital in Genf wurde probeweise eine elektronische Pflegedokumentation auf der Basis der ICNP-Alpha-Version (nur Phänomene) entwickelt und in Betrieb genommen. In der deutschsprachigen Schweiz erfreut sich das Netzwerk «Pflegediagnostik» zunehmenden Interesses, das ICNP-Projekt wurde hier intensiv diskutiert. Einzelne Schweizer PflegeexpertInnen schlossen sich der Deutschen ICNP-Benutzergruppe an und nahmen an deren Tagungen teil, um den Informationsfluss zwischen dieser und dem Netzwerk sicherzustellen.

Mit der Vorlage einer deutschsprachigen Arbeitsübersetzung der ICNP-Beta-Version (Phänomene, Interventionen, Ergebnisse) durch einen der Telenurse-Partner, das Institut für Medizinische Informatik und Biometrie an der Technischen Universität Dresden (IMIB), verfügte dann erstmals auch das Schweizerische Netzwerk über eine Ausgabe der ICNP-Beta-Version in deutscher Sprache. Dank dem großartigen Engagement der Mitglieder des Netzwerkes sowie der tatkräftigen Unterstützung einzelner Organisationen und Einzelpersonen wurde innerhalb von wenigen Wochen eine erste Überarbeitung erstellt, mit schweizerischen Synonymen ausgestattet und dem IMIB zur Verfügung gestellt. Die wichtigsten Resultate dieser Entwicklungen wurden im November 2000 von Repräsentanten des Schweizerischen Berufsverbandes der Krankenschwester und Krankenpfleger (SBK) anlässlich der Telenurse-Abschlusskonferenz in Coimbra (Portugal) präsentiert.

Um auch die zukünftige Entwicklung sicherzustellen, gründeten die Netzwerk-Mitglieder die «Deutschsprachige ICNP-Nutzergruppe Schweiz». Etwa zeitgleich mit diesen Ereignissen lancierten das Bundesamt für Sozialversicherungen (BSV), die Schweizerische Sanitätsdirektorenkonferenz (SDK), das Bundesamt für Statistik (BfS) und der SBK das Projekt «Nursing Data» mit dem Ziel, bundesweit vergleichbare Pflegedaten zu generieren. Vertreter dieses Projektes nahmen Einsitz in der Nutzergruppe, um den gegenseitigen Informationsfluss sicherzustellen. Ob und wieweit sich die ICNP-Beta Version auch als Referenzklassifikation für das Nursing Data-Projekt eignet, ist derzeit Gegenstand der Diskussion.

Ausblick

Zur Erprobung der praktischen Nutzbarkeit der ICNP-Beta-Version laufen derzeit Projekte im Rahmen von verschiedenen joint-ventures an Spitälern in der Ost- und der Zentralschweiz. Mehrere Spitäler, die deutschsprachige ICNP-Nutzergruppe Schweiz und die LEP-AG testen in Zusammenarbeit mit der Software-Industrie das Potential der ICNP als Referenzklassifikation für eine elektronische Pflegeakte.

Am Rande der oben erwähnten Konferenz in Coimbra einigten sich zudem die deutschsprachigen Teilnehmer darauf, auch weiterhin die Zusammenarbeit zwischen den ICNP-Nutzergruppen der sogenannten D-A-CH-Länder (Deutschland, Österreich und deutschsprachige Schweiz) sicherzustellen. Das vorliegende Buch ist das erste und das vielleicht vorerst wichtigste Resultat dieser Zusammenarbeit. Viele, die zur Realisierung dieses Buches beigetragen haben, taten dies während ihrer Freizeit und häufig auf eigene Kosten. Ihnen gebührt großer Dank.

Wie bei allen Entwicklungsprojekten dürften sicher auch in dieser vorliegenden deutschsprachigen ICNP-Beta-Version noch etliche Fehler und Ungereimtheiten festgestellt werden. Alle Benutzer dieses Buches sind daher dazu aufgerufen, beim Entdecken der Fehler mitzuhelfen, Vorschläge zu deren Korrektur einzureichen und Ergänzungsvorschläge zu machen. Genauso, wie die Internationale Klassifikation der Krankheiten und Todesursachen auch in der 10. Version noch nicht perfekt ist, wird auch die ICNP noch viel Entwicklungsarbeit benötigen. Oder, mit den Gedanken von Gunnar Nielsen und Randi Mortensen gesprochen, die diese bei der Übergabe an den ICN in Coimbra formulierten: ICNP ist wie ein neugeborenes Baby. Es muss nun gefüttert, gewickelt und gepflegt werden. Take good care of it!

9.2.2 Direkte Anwendung der ICNP in der psychiatrischen Klinik

Guntram Fehr

Einführung

In den Kantonalen Psychiatrischen Diensten Sektor Süd in Pfäfers, Schweiz, wird seit eineinhalb Jahren die Pflegediagnostik auf Grundlage der Phänomene der ICNP-Beta Version umgesetzt.

Anwendung

Um mit dieser Klassifikation arbeiten zu können – zwar auf EDV, jedoch ohne Textbausteine – hat sich die folgende grafische Aufarbeitung bewährt (siehe **Abb. 9-3**). Die ICNP-Begriffe sind alphabetisch nach übergeordneten Kategorien sortiert (also: in keiner Weise im System geändert), die für die Pflegenden relevante Einstiegsebene wurde nach mehreren Versuchen in der Praxis auf diese Weise optimiert.

Wir gehen davon aus, dass für die Pflege in der Schweiz nur der Mensch, nicht aber die Umwelt diagnoserelevant ist. Alle acht Phänomenachsen kommen, wenn sinnvoll, zur Anwendung.

Stand

Heute arbeiten alle 10 Stationen der Klinik mit der Pflegediagnostik auf der Klassifikationsgrundlage der ICNP. Die Implementierung geschieht in einem umfassenden Qualitätsprojekt: Durch Führungsauftrag, Schulung, Fortbildung, Evaluation, Einzelbegleitung, Multiplikatorensystem etc.

Der Diagnosensatz ist phänomenologisch-hermeneutisch, das heißt, das PES-System kommt zur Anwendung, Bezugspersonenpflege wird umgesetzt.

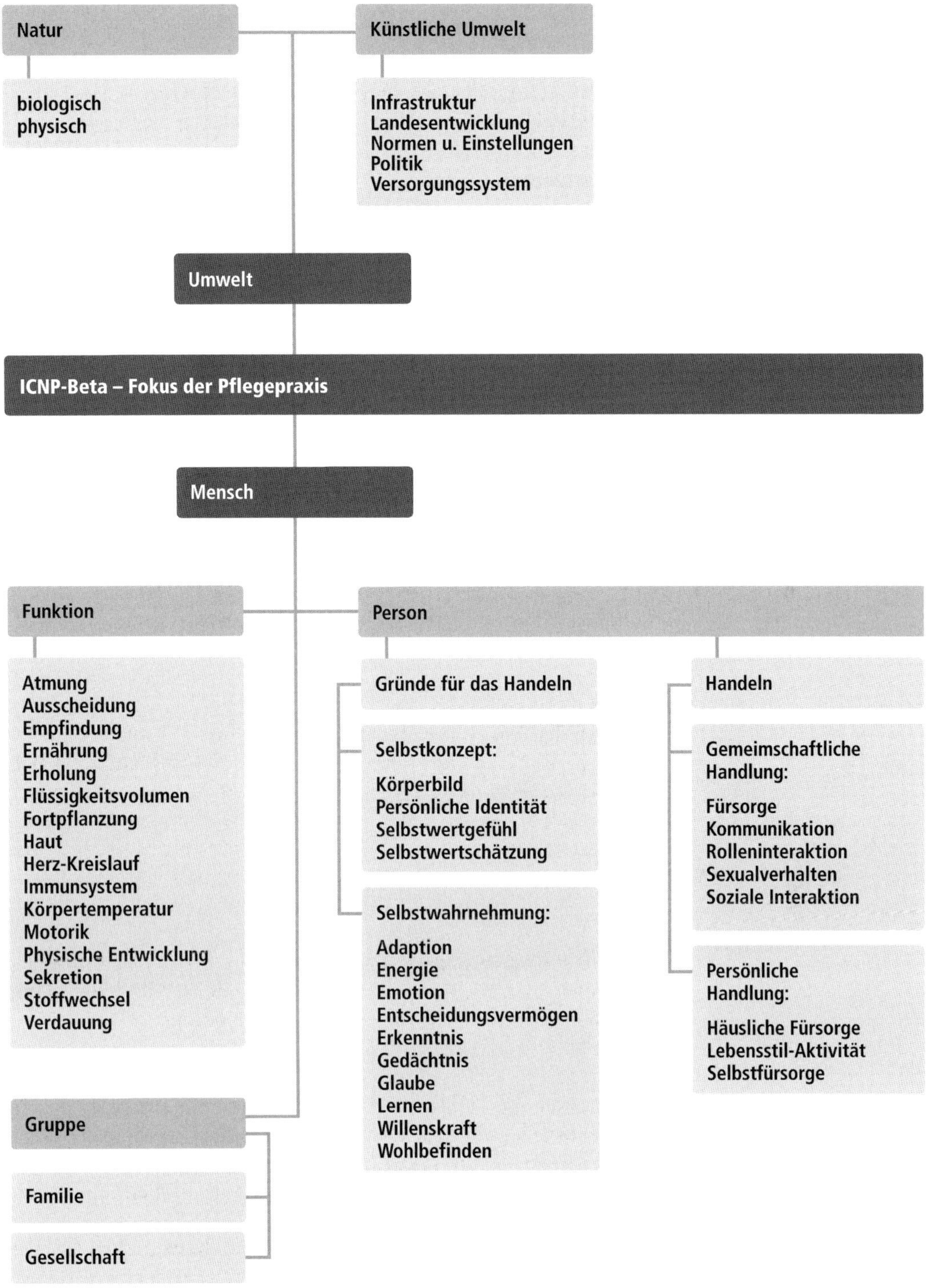

Abbildung 9-3: Umsetzung der ICNP Phänomene in der Praxis

Aktuelle Auswertung

In der zweiten Auswertung aller Pflegediagnosen im November 2001 hat sich gezeigt, dass die Pflegediagnostik zunehmend differenzierter und sicherer wird. Die Handhabung der ICNP-Begriffe mit den Achsen beherrschen die meisten Pflegenden gut. Die Aussagekraft der Pflegediagnosen ist hoch, auch interdisziplinär wird die Pflegediagnostik als pflegerische Sprache angewandt. Die Kommunikation zwischen den Stationen ist erleichtert, die Patienten sind in der Regel in die Pflegediagnostik – innerhalb des Pflegeprozesses – einbezogen.

Fazit

Durch die enorme Vielfalt der ICNP wird dem individuellen Patienten Rechnung getragen. Mit der Bestrebung, laufend mehr Pflegediagnosen nach ICNP mit entsprechenden Pflegekonzepten zu hinterlegen – in Zukunft auch nach evidence based nursing –, werden auch die inhaltlichen Wissensgrundlagen in einer einheitlichen Systematik zunehmend zum Tragen kommen. Auf diese Weise wollen wir die Zielsetzung der ICNP in der praktischen Anwendung aufzeigen und unterstützen.

Kontakt:

Guntram Fehr
Pflegeexperte
St. Pirminsberg
Klinik für Psychiatrie, Psychotherapie
und Suchtbehandlung
CH-7312 Pfäfers
Telefon 0041 81 303 61 93 (Direkt)
Telefon 0041 81 303 60 60 (Zentrale)
Telefax 0041 81 303 69 71
E-Mail: guntram.fehr@gd-kpds.sg.ch
Web: http://www.psych.ch

9.2.3 Feldversuch «Elektronische Pflegeplanung» mit ICNP

Ulrich Bamert

Ausgangslage

Die LEP AG erarbeitet auf Grundlage des Pflegeprozesses die Systematik für die Pflegeplanung mit elektronischen Hilfsmitteln. Wir wählten die ICNP-Beta-Version als Klassifikations-Struktur. Für die Pflegephänomene übernahmen wir die oben beschriebene Grundlage von G. Fehr und ordneten diesen entsprechende Ziele zu. Die einzelnen Ziele wurden wiederum mit den entsprechenden Handlungen verknüpft. Für die Handlungen wurden die Begriffe der Methode LEP verwendet. Die LEP-Begriffe wurden mit den Interventionen von ICNP verknüpft. Um den Pflegeprozess abzuschließen, wird eine zweite Pflegediagnose festgehalten.

Feldversuch

Am Kantonsspital St. Gallen wird seit November 2001 mit der LEP AG auf einer Station der Klinik für Orthopädische Chirurgie ein erster Feldversuch zur «elektronischer Pflegeplanung» durchgeführt. Wir haben dafür das Produkt «NANCY» der Hinz Fabrik GmbH, Berlin gewählt. Die Pflegenden dieser Station wurden bereits vor einem Jahr in der Umsetzung des pflegediagnostischen Prozesses geschult. Die allerersten Erfahrungen zeigen, dass die Pflegenden die Dokumentation des Pflegeprozesses auf diese Weise als sinnvoll, einfach und zweckmäßig erachten. Die Verwendung der ICNP Phänomene wird als unproblematisch erachtet. Mit der Methode LEP arbeitet diese Station schon seit mehr als zehn Jahren. Der Feldversuch dauert drei Monate und wird anschließend ausgewertet.

Mit diesem Feldversuch will die LEP AG aufzeigen, dass die Beta-Version von ICNP für die Struktur der Dokumentation des Pflegeprozesses anwendbar ist und die Phänomene für den diagnostischen Prozess verwendet werden können. Weiters will sie aufzeigen, dass die Verknüpfung der Leistungen der Methode LEP mit den Interventionen von ICNP möglich ist und Doppelerfassungen damit ausgeschaltet werden können. Zusammenhänge zwischen Pflegediagnosen und Handlungen könnten mit diesem Vorgehen ebenso aufgezeigt werden, wie die Wirksamkeit der Pflege. Dazu sind aber breit angelegte Studien notwendig, da es dazu mindestens im deutschsprachigen Europa kaum gesicherte Erkenntnisse gibt.

Kontakt:

Ulrich Bamert
Geschäftsführer
LEP AG
Telefon: 0041 71 246 37 57
E-mail: ulrich.bamert@lep.ch
Internet: http://www.lep.ch

9.3 Österreich

9.3.1 ICNP in Österreich

Eva Kürzl

Die Ausgangssituation

Das Gesundheits- und Krankenpflegegesetz, das am 1. September 1997 in Kraft trat, ist ein Meilenstein in der Österreichischen Pflege. Neben der genauen Definition der pflegerischen Tätigkeiten in eigenverantwortlichen, mitverantwortlichen und interdisziplinären Tätigkeitsbereich werden auch Pflegeprozess und Pflegediagnosen explizit vorgeschrieben.

In der Vereinbarung zwischen dem Bund und den Ländern gemäß Art. 15 a B-VG über gemeinsame Maßnahmen des Bundes und der Länder für pflegebedürftige Personen wird im Artikel 6 festgehalten, dass ein gesamtösterreichisches Qualitätssystem basierend auf den Prinzipien der Patientenorientierung, der Transparenz, der Effizienz und der Kostendämpfung, entwickelt, umgesetzt und regelmäßig evaluiert und weiterentwickelt werden muss.

Das Fehlen eines einheitlichen Klassifikationssystems in Österreich bedingt:

- keine Vergleichbarkeit in Richtung des Pflegebedarfs und der Pflegeleistungen zwischen den Bundesländern
- keine Transparenz der Pflege in Bezug auf Qualität und Kosten
- fehlende Plandaten für die Evaluierung der Pflege

In den Bundesländern werden derzeit unterschiedliche oder keine Klassifikationssysteme angewandt.

Mit diesen Voraussetzungen entstand die Initiative zum Projekt ICNP-AGA

Die Ausschreibung zu einem Österreichischen Projekt unter dem Titel: «ÖGKV-Projekt – ICNP» erfolgte in der Österreichischen Pflegezeitschrift. Vordergründig war zu diesem Zeitpunkt noch, die ICNP in Österreich mitgestalten und mitentwickeln zu wollen. Erfreulicherweise meldeten sich knapp 60 Interessenten aus dem gesamten Bundesgebiet und dem benachbarten Südtirol.

Alle Interessenten wurden vom ÖGKV zu einem Fortbildungstag am 3. April 2001 an die NÖ-Landesakademie – Höhere Fortbildung in der Pflege eingeladen. Das Programm wurde in Zusammenarbeit mit dem «Netzwerk Pflegediagnosen» mit dem Ziel erstellt, einen möglichst einheitlichen Wissensstand der Interessenten zu erreichen und die Ressourcen für die weitere Projektarbeit abzuklären.

Am 10. April 2001 wurde die Konsensusübersetzung der ICNP-Betaversion in den Räumlichkeiten der Bundeszentrale des ÖGKV offiziell von der deutschsprachigen ICNP-Nutzergruppe an die PräsidentInnen bzw. deren Stellvertreter der deutschsprachigen Berufsverbände DBfK, SBK und ÖGKV übergeben.

Am 3. Juli 2001 hat der ÖGKV in Zusammenarbeit mit dem Netzwerk «Pflegediagnosen» den 2. Informationstag in den Räumlichkeiten der Schule des Kaiserin-Elisabeth-Spitals der Stadt Wien abgehalten. Dabei wurden im nächsten Schritt die Gruppen für die einzelnen Arbeitsmodule gebildet.

Mit dem Symposium: «Internationale Klassifikation für die Pflege – Pflegediagnostik; Von der Theorie zur Praxis – ICNP für Einsteiger» erfolgte am 25. Oktober 2001 der offizielle Projektstart.

Ziel dieses Projektes ist es, *die Anwendbarkeit und Nutzungsmöglichkeit der ICNP in der pflegerischen Praxis* zu überprüfen.

Das Projekt gliedert sich in 6 Arbeitsmodule mit den entsprechenden Arbeitsgruppen:

1. Marketing
2. Analyse der deutschen Übersetzung der ICNP (begrifflich/rechtlich)
3. EDV-Programme für ICNP
4. Implementierungsmodul mit Pilotstationen
5. Evaluierungsmodul
6. Kooperationsmodul

1. Marketing

Diese Arbeitsgruppe hat die Aufgabe, das Projekt bekannt zu machen und laufend über die Ergebnisse zu berichten.

2. Analyse der deutschen Übersetzung der ICNP

Ziele

- Die ICNP-Begriffe sind für die Teilnehmer der AG II klar verständlich!
- Unklare Begriffe der deutschsprachigen Version von ICNP sind um in Österreich gebräuchliche Bezeichnungen (Synonyme) zu ergänzen!

Kein Ziel: Stilllegung von Begriffen und rechtliche Überprüfung der Begriffe!

Das Ergebnis der AG II (Analyse) erhebt *nicht* den Anspruch auf Wissenschaftlichkeit. Die Begriffe und die dazugehörigen Definitionen wurden von den Mitgliedern der Arbeitsgruppe auf Verständlichkeit überprüft. Einige Änderungsvorschläge sind bereits in dieses Buch eingearbeitet.

3. EDV-Programme für ICNP

Die EDV-Gruppe erarbeitet die Abbildung ICNP auf EDV-Basis. Es ist nicht Ziel, eine gesamte digitale Pflegedokumentation zu erarbeiten.

Die Handhabung mit ICNP in der EDV soll für die Anwender so einfach wie möglich gestaltet werden.

4. Implementierungsmodul mit Pilotstationen
Diese Gruppe übernimmt die Auswahl der Pilotstationen und die Konzeptentwicklung für die Einführung der ICNP auf den ausgewählten Stationen.

5. Evaluierungsmodul
Ziel dieser Arbeitsgruppe ist die Erhebung der Ist-Situation auf den Pilotstationen und die Erarbeitung von Evaluierungskriterien.

6. Kooperationsmodul
Laufender Wissenstransfer innerhalb der Nutzergruppe.

Die Koordination der einzelnen Arbeitsgruppen erfolgt durch die Steuergruppe. Über die Berufsverbände DBfK, SBK und ÖGKV wird der Austausch im deutschsprachigen Raum koordiniert.

9.3.2 ICNP in der Steiermark

Monika Hoffberger

Die Steiermärkische Krankenanstaltengesellschaft mbH (KAGes) ist ein Unternehmen mit 20 Krankenanstalten und einem Pflegeheim. Knapp 16 000 qualifizierte MitarbeiterInnen betreuen jährlich rund 600 000 Patienten ambulant und 250 000 Patienten stationär. Damit zählt die KAGes zu den größten Spitalsunternehmen Europas. Rasche Fortschritte in der Digitalisierung gehören längst in vielen Bereichen zum Alltag. Diese Entwicklung macht auch in unserem Unternehmen und somit vor der Medizin und der Pflege nicht Halt. Viele Arbeitsbereiche in unseren Spitälern werden bereits EDV-basiert unterstützt. Wir arbeiten mit Hochdruck daran, die EDV-Unterstützung für medizinische und pflegerische Abläufe massiv zu erhöhen.

Wir befinden uns derzeit im Entwicklungsstadium eines *Unternehmensinformationssystems (MEDOCS)*, welches auch die medizinisch-pflegerische Dokumentation abbilden soll. In diesem Zusammenhang stellte sich für uns die Frage, nach welchem System die Pflege hier weiter vorgehen soll. Nach den gesetzlichen Vorgaben sind die Pflegepersonen verpflichtet, neben einer Pflegeanamnese auch *Pflegediagnosen* zu stellen und Maßnahmen zu planen. Gerade hier setzen die bestehenden Klassifikationssysteme an. Da Pflege-Klassifikationssysteme unserer Meinung nach eine ähnliche Funktion bekommen werden wie die ICD in der Medizin, wäre es sinnvoll, österreichweit – wenn nicht europaweit – nach einem einheitlichen System vorzugehen, um für die Zukunft vergleichbare Daten zu bekommen. Diese Daten sollten in der Folge dazu dienen, den Gegenstandsbereich *Pflege* konkret darzustellen und uns auch helfen, strategische Entscheidungen für die Pflege zu treffen. Die ICNP stellt für uns in diesem Zusammenhang den zukunftsorientiertesten Ansatz dar, weil sie zum einen alle bestehenden Pflege-Klassifikationssysteme beinhaltet und zum anderen keine Begrenzungen vorgibt. Der derzeit noch bestehende Nachteil der ICNP liegt in den fehlenden und erst noch zu erarbeitenden Pflegekatalogen, welche die Basis für eine Anwendung in der Praxis bilden.

Aus diesem Verständnis heraus ist unser Unternehmen maßgeblich am Österreichprojekt *ICNP AGA* (Arbeitsgruppe Austria) beteiligt. Die Steiermark stellt den größten Anteil der Pilotstationen für die Vorarbeiten der praktischen Umsetzung dieses Projektes. Neben der Volkshilfe Steiermark und dem Rehabilitationszentrum Tobelbad der Allgemeinen Unfallversicherungsanstalt (AUVA) ist die Steiermärkische KAGes mit Stationen aus den Anstalten LKH Hartberg, LKH Hörgas-Enzenbach, LKH Stolzalpe und der Univ. Klinik für HNO Graz vertreten. Das Krankenhaus Hall in Tirol hat sich mit zwei Stationen, einer Urologie und einer HNO, an diesem Projekt beteiligt.

Österreichischer Gesundheits- und Krankenpflegeverband (ÖGKV)
Eva Kürzel
Mollgasse 3a
Postfach 63
A-1182 Wien
Telefon: 0043 1 478 27 10
Telefax: 0043 1 478 27 10-9
E-Mail: office@oegkv.at
Internet: www.oegv.at

Österreichischer Gesundheits- und Krankenpflegeverband (ÖGKV)
Landesverband Steiermark
Nothelferweg 20
A-8021 Graz
Telefon: 0043 316 57 71 51
Telefax: 0043 316 57 71 51-4
E-Mail: office.stmk@oegkv.at
Internet: www.oegv.at/stmk

Teil II

ICNP – Internationale Klassifikation für die Pflegepraxis

Einleitung zur ICNP-Beta-2-Version

Diese Veröffentlichung enthält die Internationale Klassifikation für die Pflegepraxis, benannt als *ICNP Beta 2*. Die ICNP ist eine Klassifikation der Pflegephänomene, Pflegehandlungen und Pflegeergebnisse. Die ICNP bietet eine Terminologie für die Pflegepraxis an, die als vereinheitlichender Begriffsrahmen dient. In diesem können existierende Vokabularien und Klassifikationen dargestellt werden, um den Vergleich von Pflegedaten zu ermöglichen (Cross-Mapping).

Die ursprünglichen Ziele der ICNP wurden im Jahre 2000 durch das «ICNP Evaluation Committee» erneut begutachtet. Die Ziele wurden überarbeitet, um sie an das ICNP-Programm anzupassen:

- Etablierung einer gemeinsamen Fachsprache zur Beschreibung der Pflegepraxis, zur Verbesserung der Kommunikation unter den Pflegenden und zwischen Pflegenden und Anderen
- Repräsentation der Begriffe, die in lokalen Bereichen, zwischen Sprachen und in speziellen Bereichen angewendet werden
- Beschreibung der pflegerischen Versorgung von Menschen (Individuen, Familien und Gemeinden) weltweit
- Möglichkeit, pflegerische Daten zwischen einzelnen klinischen Populationen, Settings, geographischen Zonen und Zeiten zu vergleichen
- Stimulation der Pflegeforschung durch Verknüpfungen zu verfügbaren Daten in Pflege- und Gesundheitsinformationssystemen
- Bereitstellung von Daten über die Pflegepraxis zur Beeinflussung der Pflegeausbildung und der Gesundheitspolitik
- Projektion von Trends in den Patientenbedürfnissen, der Bereitstellung pflegerischer Versorgung, des Ressourcengebrauchs und der Ergebnisse der Pflege.

Die Beta-2-Version der ICNP enthält spezifische Veränderungen zur Beta Version. Die Veränderungen umfassen im Wesentlichen redaktionelle Korrekturen der *ICNP-Beta-Version*. Die Veröffentlichung der *ICNP Beta 2* dient als Version für die fortlaufende Erprobung und Evaluation.

Begleitend zur Ausgabe der *ICNP Beta 2* sind im ICNP-Programm formale Evaluations- und Überprüfungsverfahren festgelegt, um die fortgesetzte Wartung und Entwicklung der ICNP zu fördern. Das ICNP-Programm beinhaltet Pläne zur Herausgabe der ICNP-Version 1 im Jahre 2005.

Was ist die ICNP?

Die ICNP ist eine Klassifikation:

- der Pflegephänomene,
- der Pflegehandlungen,
- und der Pflegeergebnisse,

die die Pflegepraxis beschreiben.

Die Domäne der Pflege und die Beziehung zur ICNP

Die ICNP fokussiert die *Pflegepraxis* und berücksichtigt, dass die Praxis der Pflege nicht statisch, sondern sich *wandelnd* und *dynamisch* ist. ICNP reflektiert die nachfolgende ICN-Definition über Pflege:

Pflege, als ein integraler Teil des Gesundheitsversorgungssystems, umfasst die Gesundheitsförderung, die Krankheitsprävention und die Versorgung physisch und psychisch erkrankter und behinderter Menschen aller Altersgruppen in allen Einrichtungen der Gesundheitsversorgung oder anderen Umgebungen. Innerhalb dieses breiten Spektrums der Gesundheitsversorgung sind die Phänomene, die die besondere Aufmerksamkeit von Pflegenden haben, die Reaktionen von Individuen, Familien und Gruppen auf aktuelle oder potentielle Gesundheitsprobleme. Die menschlichen Reaktionen reichen dabei sehr breit von gesundheitserhaltenden Maßnahmen über individuelle Phasen der Erkrankung bis hin zur Entwicklung von politischen Strategien zur Förderung langfristiger Gesundheit einer ganzen Bevölkerung (ICN, 1987).

Auch wenn die zentralen Aspekte der Pflegepraxis zwischen verschiedenen Staaten gemeinsam geteilt werden, so impliziert die dynamische Qualität doch auch, dass die Aspekte lokal unter Berücksichtigung der besonderen Anforderungen eines spezifischen Kontextes definiert werden können. Faktoren einer lokalen Umgebung beeinflussen den Gesundheitsstatus und können der Fokus der pflegerischen Praxis sein. Daher muss die ICNP breit genug sein, um den vielfältigen Anforderungen Rechnung zu tragen und kulturelle Unterschiedlichkeiten zu berücksichtigen.

Anwendungsbereich der ICNP

Die ICNP ist ein *Informationswerkzeug zur Beschreibung der Pflegepraxis* und stellt die Repräsentation von Daten über Pflegepraxis in umfassenden Gesundheitsinformationssystemen bereit (vgl. **Abb. II-1**). Die ICNP kann verwendet werden, um Pflegepraxis in Gesundheitsinformationssystemen sichtbar zu machen. Forscher, Ausbilder,

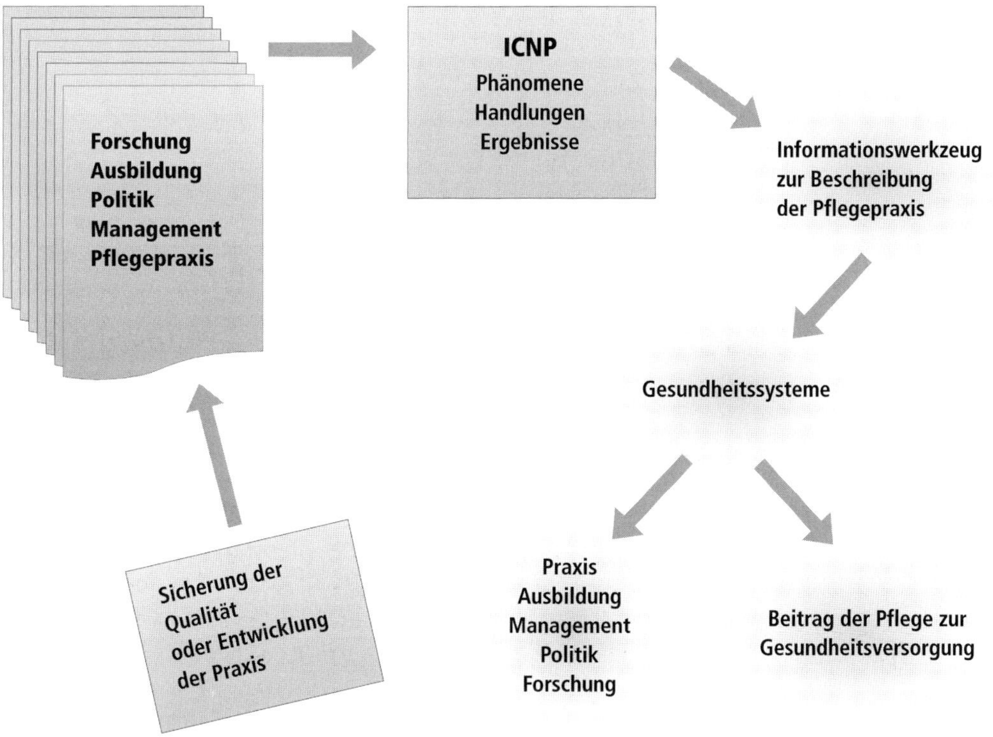

Abbildung II-1: ICNP: Ein Informationswerkzeug

Manager und Politiker können Daten aus Gesundheitsinformationssystemen nutzen, um den Beitrag der Pflege zur Gesundheitsversorgung zu bestimmen. Die Daten können zur Sicherung der Qualität oder zur Förderung von Veränderung der Pflegepraxis durch Ausbildung, Management, Politik und Forschung angewendet werden.

ICNP – Klassifikation der Pflegephänomene

Definitionen

Für die Zwecke der ICNP:

Pflegephänomen: Ein für die pflegerische Praxis relevanter Aspekt der Gesundheit.

Pflegediagnose: Eine Bezeichnung, die einer Entscheidung von Pflegenden gegeben wird, die im Fokus von Pflegehandlungen ist. Eine Pflegediagnose setzt sich zusammen aus Begriffen, die in den Achsen der Klassifikation der Pflegephänomene enthalten sind.

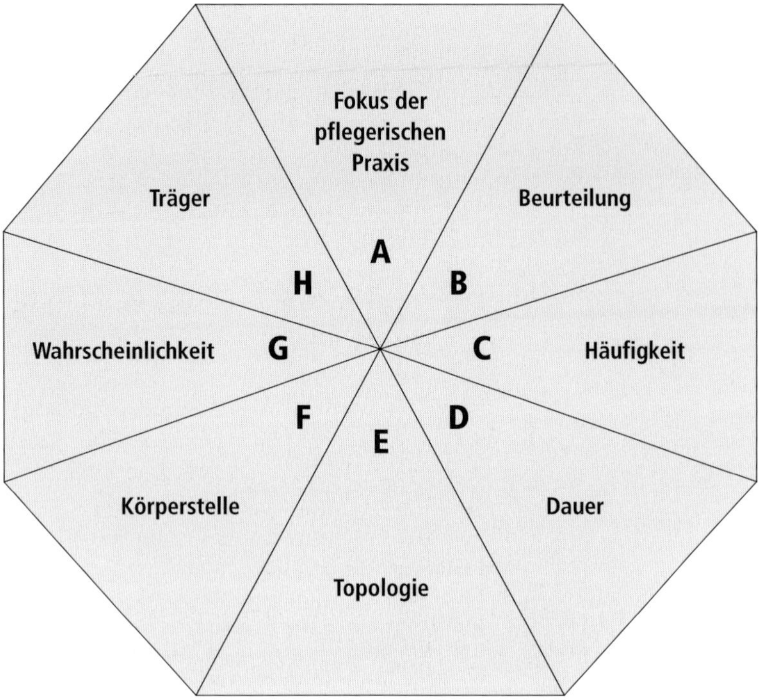

Abbildung II-2: Achsen der Klassifikation der Pflegephänomene

Achsen der Klassifikation der Pflegephänomene

Für die Zwecke der ICNP-Klassifikation der Pflegephänomene werden die einzelnen Achsen wie folgt definiert:

Achse A

Fokus der pflegerischen Praxis: der Betrachtungsbereich, der beschrieben wird durch den gesellschaftlichen Auftrag und den professionellen und konzeptuellen Rahmen (Verständnis) der professionellen pflegerischen Praxis. Beispiele sind: Schmerz, Gewalt, Armut.

Achse B

Beurteilung: die klinische Option, das Einschätzen oder das Bestimmen der professionellen pflegerischen Praxis in Bezug auf das Stadium eines Pflegephänomens einschließlich der relativen Qualität, der Intensität oder des Grades der Manifestation des Pflegephänomens. Beispiele sind: gesteigert, nicht adäquat, verbessert.

Achse C

Häufigkeit: die Anzahl des Auftretens oder der Wiederholungen eines Pflegephänomens während eines Zeitintervalls. Beispiele sind: unterbrochen, häufig.

Achse D

Dauer: die Länge eines Zeitintervalls, während dessen ein Pflegephänomen auftritt. Beispiele sind: akut, chronisch.

Achse E

Topologie: die anatomische Region in Bezug auf einen mittleren Punkt oder die Ausdehnung eines Pflegephänomens. Beispiele sind: rechts, links, seitlich, teilweise, total.

Achse F — **Körperstelle:** die anatomische Position oder Lokalisation eines Pflegephänomens. Beispiele sind: Auge, Finger.

Achse G — **Wahrscheinlichkeit:** die Möglichkeit des Auftretens eines Pflegephänomens. Beispiele sind: Risiko (für), Chance (für).

Achse H — **Träger:** die Entität, die das Pflegephänomen haben kann. Beispiele sind: Individuum, Familie, Gemeinschaft/Gesellschaft.

Richtlinien für die Formulierung einer Pflegediagnose

Eine Bezeichnung, die einer Entscheidung von Pflegenden gegeben wird, die im Fokus von Pflegehandlungen ist. Eine Pflegediagnose setzt sich zusammen aus Begriffen, die in den Achsen der Klassifikation der Pflegephänomene enthalten sind.

Eine Pflegediagnose:

1. muss einen Begriff aus der Achse «Fokus der pflegerischen Praxis» enthalten;
2. muss einen Begriff aus der Achse «Beurteilung» oder der Achse «Wahrscheinlichkeit» enthalten;
3. kann Begriffe aus den anderen Achsen enthalten, um die Pflegediagnose zu erweitern oder zu konkretisieren.
4. Nur jeweils ein Begriff pro Achse darf für die Formulierung der Pflegediagnose verwendet werden.

Die nachfolgenden Beispiele (siehe **Tab. II-1a** und **II-1b**) illustrieren das Kombinieren von Begriffen aus ausgewählten Achsen, um eine Pflegediagnose zusammenzustellen.

Tabelle II-1a: Bildung einer Pflegediagnose durch Kombination von Begriffen

Ausgewählte Achsen	Ausgewählte Begriffe
Fokus der pflegerischen Praxis	Schmerz
Beurteilung	ausgeprägt (zu einem sehr hohen Grad)
Häufigkeit	unterbrochen
Topologie	rechts
Körperseite	Fuß
Pflegediagnosen: ausgeprägte Schmerzen ausgeprägte, unterbrochene (intermittierende) Schmerzen ausgeprägte, unterbrochene (intermittierende) Schmerzen im Fuß ausgeprägte, unterbrochene (intermittierende) Schmerzen im rechten Fuß	

Tabelle II-1b: Bildung einer Pflegediagnose durch Kombination von Begriffen

Ausgewählte Achsen	Ausgewählte Begriffe
Fokus der pflegerischen Praxis	Nahrungsversorgung
Beurteilung	Mangel
Häufigkeit	hohes Risiko für
Topologie	Gesellschaft, Gemeinde
Pflegediagnosen: mangelhafte Nahrungsversorgung hohes Risiko einer mangelhaften Nahrungsversorgung hohes Risiko einer mangelhaften Nahrungsversorgung in der Gemeinde	

ICNP – Klassifikation der Pflegeergebnisse

Definitionen

Für die Zwecke der ICNP:

Pflegeergebnis: Das Ausmaß oder der Status einer Pflegediagnose zu den Zeitpunkten nach einer Pflegehandlung.

Zur weiteren Erläuterung: Pflegeergebnisse sind das angenommene Resultat von Pflegehandlungen, gemessen über eine Zeit als Veränderungen, die von Pflegediagnosen beeinflusst sind.

Viele Faktoren nehmen Einfluss auf die Ergebnisse der Gesundheitsversorgung. Die Betonung der Wirksamkeit von Pflege und Behandlung haben viele Anstrengungen ausgelöst, diese Ergebnisse sowie entsprechende Messinstrumente dafür zu beschreiben und zu definieren (z. B. Bewertungsmaßstäbe zum funktionalen Zustand oder zur Lebensqualität). Viele dieser Bestrebungen heben den multidimensionalen Charakter dieser Ergebnisse hervor, innerhalb dessen Pflege einen Bereich des Gesamtbildes darstellt. Die Bedeutung dieser Multidimensionaliät für die Ergebnisse der Gesundheitsversorgung darf nicht ignoriert werden.

Dennoch ist es erforderlich, die spezifischen Beiträge der Pflege innerhalb des komplexen Gebildes der Ergebnisse von Pflege und Behandlung zu erkennen und zu definieren. Dies ist der Zweck und das Ziel der ICNP-Klassifikation der Pflegeergebnisse. Sie stellt ein Maß zur Verfügung, Ergebnisse im Zusammenhang mit Pflegediagnosen zu beschreiben und kann somit pflegerelevante Daten zu einem breiteren, übergeordneten Modell von «Gesundheitsergebnissen» beitragen.

Ergebnisse, die aus der Veränderung einer Pflegediagnose gemessen werden, zeigen die nachfolgenden Schemata (siehe **Abb. II-3** und **II-4**).

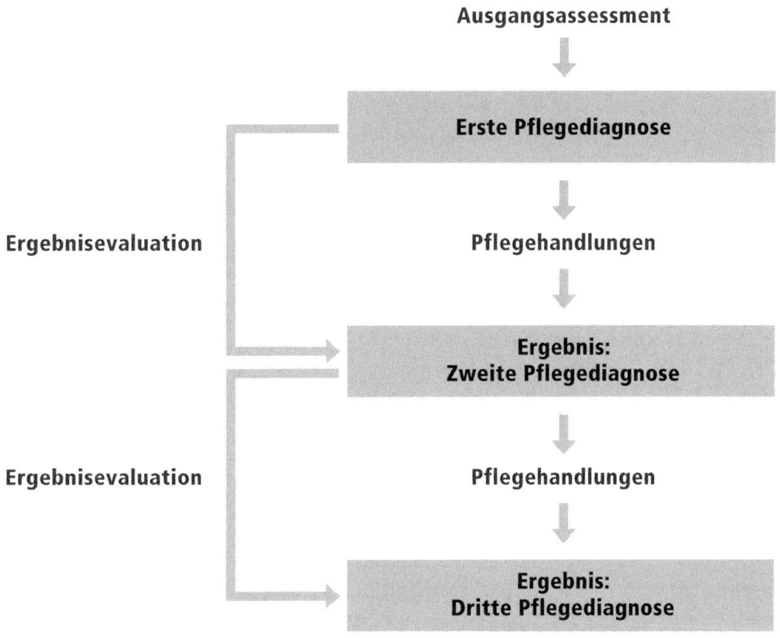

Abbildung II-3: Ergebnisevaluation, gemessen durch Veränderungen einer Pflegediagnose

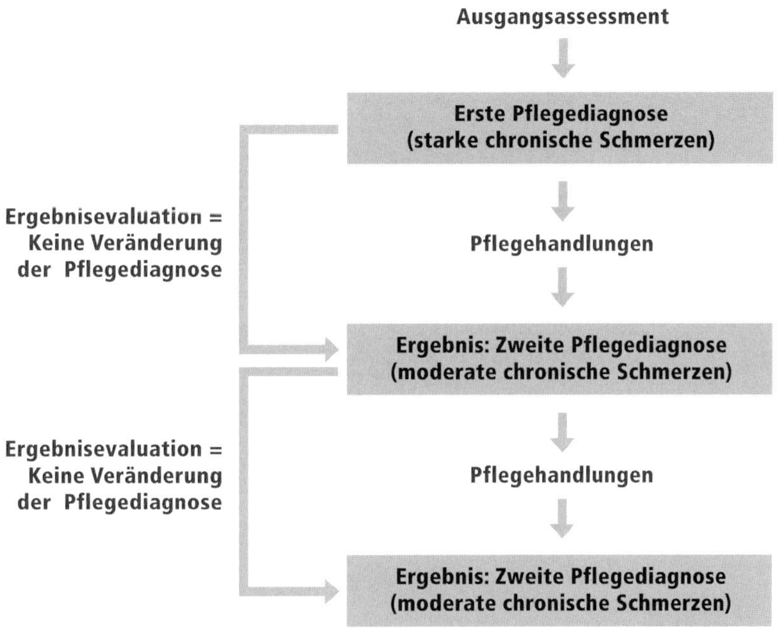

Abbildung II-4: Ergebnisevaluation, gemessen durch Veränderungen einer Pflegediagnose am Beispiel Schmerz

Richtlinien für die Bildung eines Pflegeergebnisses

Ein Pflegeergebnis:

1. muss einen Begriff aus der Achse «Fokus der pflegerischen Praxis» enthalten
2. muss einen Begriff aus der Achse «Beurteilung» oder der Achse «Wahrscheinlichkeit» enthalten
3. kann Begriffe aus anderen Achsen enthalten, um die Pflegediagnose zu erweitern oder zu konkretisieren.
4. muss zu einem Zeitpunkt nach der Durchführung einer Pflegeintervention festgestellt werden.
5. Nur jeweils ein Begriff pro Achse darf für die Formulierung des Pflegeergebnisses verwendet werden.

ICNP – Klassifikation der Pflegehandlungen

Definitionen

Für die Zwecke der ICNP:

Pflegehandlung: Verhalten von Pflegenden in der Praxis
Pflegeintervention: Pflegehandlung, die aufgrund einer Pflegediagnose unternommen wird, um ein Pflegeergebnis zu bewirken. Im Rahmen der ICNP setzt sich eine Pflegeintervention aus Begriffen zusammen, die in der Klassifikation der Pflegehandlungen enthalten sind.

Achsen der Klassifikation der Pflegehandlungen

Für die Zwecke der ICNP-Klassifikation der Pflegehandlungen werden die einzelnen Achsen wie folgt definiert:

Achse A — **Handlungstyp:** die Tätigkeit, die bei einer Pflegehandlung ausgeführt wird. Beispiele sind: lehren, einführen, überwachen.

Achse B — **Ziel:** die Entität, die durch eine Pflegehandlung beeinflusst wird oder die den Inhalt einer Pflegehandlung ausmacht. Beispiele sind: Schmerz, Kleinkind, Hauspflege.

Achse C — **Mittel:** die Entität, die bei der Durchführung einer Pflegehandlung verwendet wird. Mittel beinhaltet beides: *Instrumente,* definiert als Werkzeuge, die bei der Durchführung von Pflegehandlungen verwendet werden, und *Dienste,* die als eine spezifische Arbeit oder ein Plan bei der Durchführung einer Pflegehandlung definiert sind. Beispiele sind: Bandagen, Techniken zum Blasentraining, Entlassungsvorbereitung.

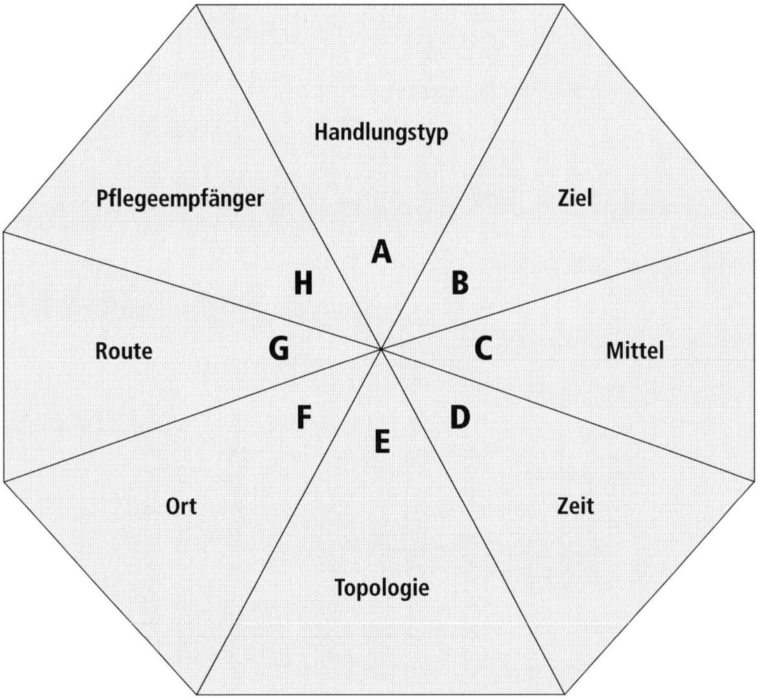

Abbildung II-5: Achsen der Klassifikation der Pflegehandlungen

Achse D

Zeit: die zeitliche Orientierung einer Pflegehandlung. Zeit beinhaltet beides: *Zeitpunkte* (Ereignisse), definiert als bestimmte Momente in der Zeit, und *Zeitspannen* (Episoden), definiert als die Dauer zwischen zwei Ereignissen. Beispiele sind: während der Entlassung, intraoperativ, pränatal.

Achse E

Topologie: die anatomische Region in Bezug auf einen mittleren Punkt oder die Ausdehnung eines anatomischen Bereichs, die in eine Pflegehandlung einbezogen sind. Beispiele sind: links, total.

Achse F

Ort: die anatomische und räumliche Orientierung einer Pflegehandlung. Ort beinhaltet beides: die *Körperstelle,* definiert als anatomische Position oder Ort einer Pflegehandlung, als auch die *Stelle*, definiert als der räumliche Ort, an dem die Pflegehandlung auftritt. Beispiele sind: Kopf, Arm, zu Hause, Arbeitsplatz.

Achse G

Route: der Weg, über/durch den eine Pflegehandlung ausgeführt wird. Beispiele sind: oral, subcutan.

Achse H

Pflegeempfänger: die Entität, zu deren Vorteil eine Pflegehandlung ausgeführt wird. Beispiele sind: Individuum, Gruppe.

Richtlinien für die Bildung einer Pflegeintervention

Eine Pflegeintervention ist eine Pflegehandlung, die aufgrund einer Pflegediagnose unternommen wird, um ein Pflegeergebnis zu bewirken. Für die ICNP setzt sich eine Pflegeintervention aus Begriffen zusammen, die in der Klassifikation der Pflegehandlungen aufgeführt sind.

Eine Pflegeintervention:

1. muss einen Begriff aus der Achse «Handlungstyp» beinhalten
2. kann Begriffe aus den anderen Achsen enthalten, um die Pflegeintervention zu erweitern oder zu konkretisieren.
3. Nur jeweils ein Begriff pro Achse darf für die Formulierung der Pflegeintervention verwendet werden.

Die nachfolgenden Beispiele (siehe **Tab. II-2**) illustrieren das Kombinieren von Begriffen aus ausgewählten Achsen, um eine Pflegeintervention zu bilden:

Tabelle II-2: Bildung einer Pflegeintervention durch Kombination von Begriffen

<table>
<tr><th colspan="3">Ausgewählte Achsen</th><th colspan="2">Ausgewählte Begriffe</th></tr>
<tr><td>Handlungstyp</td><td>Lindern</td><td>Reduzieren</td><td>Unterrichten</td><td>Überprüfen</td></tr>
<tr><td>Ziel</td><td>Schmerz</td><td>Angst</td><td>Übungseinheiten</td><td>Wasserversorgung</td></tr>
<tr><td>Pflegeempfänger</td><td>Individuum</td><td>Individuum</td><td>Gruppe (distributiv)</td><td>Gemeinde (kollektiv)</td></tr>
<tr><td>Mittel</td><td>Kühlpackung</td><td>Technik der «Phantasiereise»</td><td>Instruktionsmaterialien</td><td>Verfahren</td></tr>
<tr><td colspan="5">Interventionen:
Schmerzen einer Person durch die Verabreichung einer Kühlpackung lindern
Angst durch den Einsatz der Technik der «Phantasiereise» reduzieren
Mitglieder einer Gruppe zu Übungseinheiten mittels Instruktionsmaterialien unterrichten
Die Wasserversorgung einer Gemeinde nach einer anerkannten Verfahrensweise überprüfen</td></tr>
</table>

Klassifikation der Pflegephänomene

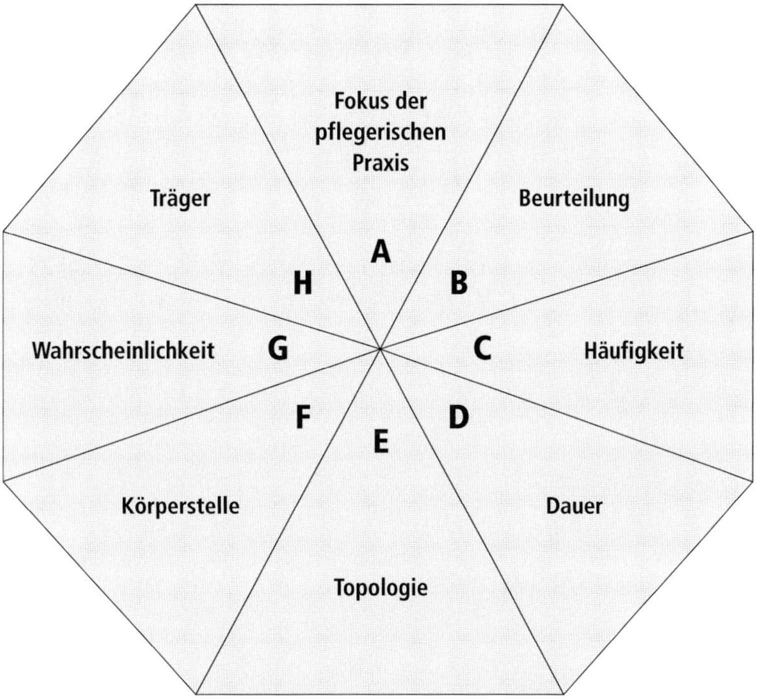

Abbildung II-6: Achsen der Klassifikation der Pflegephänomene

Achse A

Fokus der pflegerischen Praxis: der Betrachtungsbereich, der beschrieben wird durch den gesellschaftlichen Auftrag und den professionellen und konzeptuellen Rahmen (Verständnis) der professionellen pflegerischen Praxis. Beispiele sind: Schmerz, Gewalt, Armut.

Achse B

Beurteilung: die klinische Option, das Einschätzen oder das Bestimmen der professionellen pflegerischen Praxis in Bezug auf das Stadium eines Pflegephänomens einschließlich der relativen Qualität, der Intensität oder des Grades der Manifestation des Pflegephänomens. Beispiele sind: gesteigert, nicht adäquat, verbessert.

Achse C

Häufigkeit: die Anzahl des Auftretens oder der Wiederholungen eines Pflegephänomens während eines Zeitintervalls. Beispiele sind: unterbrochen, häufig.

Achse D	**Dauer:** die Länge eines Zeitintervalls, während dessen ein Pflegephänomen auftritt. Beispiele sind: akut, chronisch.
Achse E	**Topologie:** die anatomische Region in Bezug auf einen mittleren Punkt oder die Ausdehnung eines Pflegephänomens. Beispiele sind: rechts, links, seitlich, teilweise, total.
Achse F	**Körperstelle:** die anatomische Position oder Lokalisation eines Pflegephänomens. Beispiele sind: Auge, Finger.
Achse G	**Wahrscheinlichkeit:** die Möglichkeit des Auftretens eines Pflegephänomens. Beispiele sind: Risiko (für), Chance (für).
Achse H	**Träger:** die Entität, die das Pflegephänomen haben kann. Beispiele sind: Individuum, Familie, Gemeinschaft/Gesellschaft.

Klassifikation der Pflegephänomene

Achse A

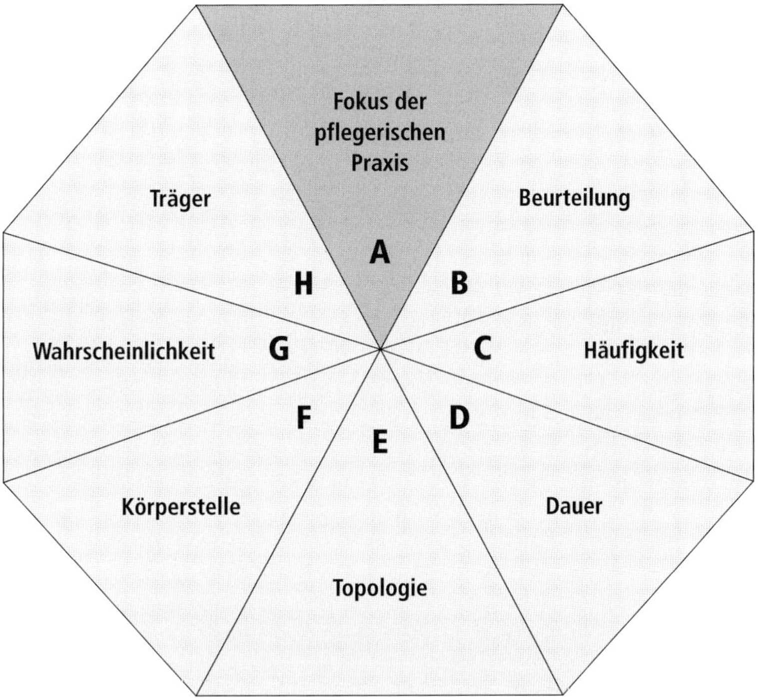

Abbildung II-7: Klassifikation der Pflegephänomene, Achse A

Fokus der pflegerischen Praxis: der Betrachtungsbereich, der beschrieben wird durch den gesellschaftlichen Auftrag und den professionellen und konzeptuellen Rahmen (Verständnis) der professionellen pflegerischen Praxis. Beispiele sind: Schmerz, Gewalt, Armut.

ICNP-Klassifikation der Pflegephänomene

Achse A: Fokus der pflegerischen Praxis

Liste der Bezeichnungen

Definitionen

Teilungsprinzip

Für die Zwecke der ICNP ist der Fokus der pflegerischen Praxis definiert als der Betrachtungsbereich, der beschrieben wird durch den gesellschaftlichen Auftrag und den professionellen und konzeptuellen Rahmen (Verständnis) der professionellen pflegerischen Praxis.

1 **■ Pflegephänomen**

Pflegephänomen ist eine Art eines Faktors, der den Gesundheitszustand beeinflusst, mit den spezifischen Merkmalen: ein für die pflegerische Praxis relevanter Aspekt der Gesundheit.

1A.1 **■ Mensch**

Mensch ist eine Art eines Pflegephänomens mit den spezifischen Merkmalen: menschliche Eigenschaften und Qualitäten innerhalb des Anwendungsbereiches der Pflege.

1A.1.1 **■ Individuum**

Individuum ist eine Art von Mensch mit den spezifischen Merkmalen: interne und charakteristische Qualitäten für einen einzelnen Menschen im Unterschied zu einer Gruppe von Menschen.

1A.1.1.1 **■ Funktion**

Funktion ist eine Art (von Pflegephänomen) eines Individuums mit den spezifischen Merkmalen: Körperprozesse und unbewusste Vorgänge, um das Leben optimal aufrechtzuerhalten und zu verbessern

1A.1.1.1.1 **■ Atmung**

Atmung ist eine Art von Funktion mit den spezifischen Merkmalen: kontinuierlicher Prozess des molekularen Austausches von Sauerstoff und Kohlendioxid in den Lungen für die zelluläre Sauerstoffversorgung. Dies wird reguliert durch das Atemzentrum, die Bronchial- und Aortenrezeptoren sowie durch den Diffusionsmechanismus.

1A.1.1.1.1.1 Ventilation

Ventilation ist eine Art von Atmung mit den spezifischen Merkmalen: Bewegen von Luft in die Lunge und aus der Lunge mit einer bestimmten Atemfrequenz, einem bestimmten Atemrhythmus, einer Tiefe des Einatmens und einer Stärke des Ausatmens.

1A.1.1.1.1.1.1 Hyperventilation

Hyperventilation ist eine Art von Ventilation mit den spezifischen Merkmalen: gesteigerte Atemfrequenz, gesteigerte Tiefe des Einatmens und Stärke des Ausatmens, gesteigertes Atemvolumen mit Hypokapnie und respiratorischer Alkalose verbunden mit Schwindel, Bewusstlosigkeit und Taubheitsgefühl der Finger und Zehen.

1A.1.1.1.1.1.2 **Hypoventilation**
Hypoventilation ist eine Art von Ventilation mit den spezifischen Merkmalen: verminderte Atemfrequenz, verminderte Tiefe des Einatmens und Stärke des Ausatmens verbunden mit Zyanose und gesteigertem Kohlendioxid-Partialdruck (pCO2).

1A.1.1.1.1.2 **Dyspnoe**
Dyspnoe (Atemnot) ist eine Art von Atmung mit den spezifischen Merkmalen: mühsames Bewegen von Luft in die Lunge und aus der Lunge mit Beschwerden, gesteigerter Anstrengung und Kurzatmigkeit. Dies ist verbunden mit Sauerstoffmangel im Kreislauf, Nasenflügelatmung, Veränderungen der Atemtiefe, zusätzlichen Atemgeräuschen, Keuchen, Rasseln, Rhonchi, abklopfbaren Resonanzgeräuschen, Einsatz der Atemhilfsmuskulatur, Beklemmung, Lippenatmung, Fremitus und Unwohlsein.

1A.1.1.1.1.2.1 **Belastungsdyspnoe**
Belastungsdyspnoe (Atemnot bei Belastung) ist eine Art von Dyspnoe mit den spezifischen Merkmalen: Kurzatmigkeit verbunden mit körperlicher Aktivität wie Bewegen und Gehen.

1A.1.1.1.1.2.2 **Ruhedyspnoe**
Ruhedyspnoe (Atemnot in Ruhe) ist eine Art von Dyspnoe mit den spezifischen Merkmalen: Kurzatmigkeit in Ruhe und in bequemer Position.

1A.1.1.1.1.2.2.1 **Orthopnoe**
Orthopnoe ist eine Art von Ruhedyspnoe mit den spezifischen Merkmalen: Kurzatmigkeit auf dem Rücken liegend oder in einer zurückgelehnten Position.

1A.1.1.1.1.3 **Gasaustausch**
Gasaustausch ist eine Art von Atmung mit den spezifischen Merkmalen: alveolärer Austausch von Sauerstoff und Kohlendioxid, Gleichgewicht der ventilatorischen Durchblutung verbunden mit dem Effekt der Atmung, Hautfarbe und Energielevel.

1A.1.1.1.1.3.1 **Sauerstoffmangel, Hypoxie**
Sauerstoffmangel ist eine Art von Gasaustausch mit den spezifischen Merkmalen: reduzierter Druck des zellulären Sauerstoffs verbunden mit Zyanose, Tachykardie, peripherer Vasokonstriktion, abnehmenden/nachlassenden Atemgeräuschen, Schwindel, geistiger Verwirrung.

1A.1.1.1.1.3.2 **Andere**

1A.1.1.1.1.4 **Freihalten der Atemwege**
Freihalten der Atemwege ist eine Art von Atmung mit den spezifischen Merkmalen: Prozess des Freihaltens des Weges von Mund, Trachea und Bronchien zur Lunge für den Luftstrom und die Fähigkeit, den Atemtrakt von Sekreten oder Blockaden frei zu halten, um die Durchlässigkeit des Luftweges zu gewährleisten.

1A.1.1.1.1.4.1 **Expektoration**
Auswurf ist eine Art des Freihaltens der Atemwege mit den spezifischen Merkmalen: Ausstoßen von Schleim, Sputum oder Flüssigkeiten von der Luftröhre, den Bronchien und der Lunge durch Husten oder Ausspucken.

1A.1.1.1.1.4.2 **Husten**
Husten ist eine Art des Freihaltens der Atemwege mit den spezifischen Merkmalen: plötzliches Ausstoßen von Luft von den Lungen nach tiefem Einatmen und Schließen der Glottis. Dieser Schutzreflex zum Freihalten der Luftwege ist verbunden mit einer Reizung der Atemwege.

1A.1.1.1.1.4.3 **Suffokation, Ersticken**
Suffokation, Ersticken ist eine Art des Freihaltens der Atemwege mit den spezifischen Merkmalen: Störung beim Luft holen, Stillstand der Atmung und Asphyxie.

1A.1.1.1.1.4.4 **Aspiration**
Aspiration ist eine Art des Freihaltens der Atemwege mit den spezifischen Merkmalen: Einatmen von Fremdkörpern oder Mageninhalt (oder Blut, Anm. d. Übers.) in die tieferen Atemwege.

1A.1.1.1.1.5 **Andere**

1A.1.1.1.2 ■ Herzkreislauf
Herzkreislauf ist eine Art von Funktion mit den spezifischen Merkmalen: Bewegung des Blutes durch das kardiovaskuläre System wie Herz, zentrale und periphere Blutgefäße.

1A.1.1.1.2.1 **Herzfunktion**
Herzfunktion ist eine Art von Herzkreislauf mit den spezifischen Merkmalen: das Pumpen des Blutes durch das Herz.

1A.1.1.1.2.1.1 **Herzleistung**
Herzleistung ist eine Art von Herzfunktion mit den spezifischen Merkmalen: Menge des Blutes, welches je Minute vom linken Ventri kel ausgetrieben wird, um den systemischen Blutdruck, einen normalen peripheren Puls, einen normalen Rhythmus, Herzgeräusche und gefüllte Halsvenen aufrecht zu erhalten, verbunden mit Aktivitätstoleranz und einem Aktivitätslevel.

1A.1.1.1.2.1.2 **Arrhythmie**
Arrhythmie ist eine Art von Herzfunktion mit den spezifischen Merkmalen: die Abweichung vom normalen Rhythmus der arteriellen und ventrikulären Herzmuskelkontraktion verbunden mit Schrittmacherfunktion des Sinusknotens.

1A.1.1.1.2.2 **Kreislauffunktion**
Kreislauffunktion ist eine Art von Herzkreislauf mit den spezifischen Merkmalen: das Pumpen des Blutes durch zentrale Arterien und Venen und periphere Kapillare.

1A.1.1.1.2.2.1 **Blutdruck**
Blutdruck ist eine Art von Kreislauffunktion mit den spezifischen Merkmalen: der Druck, der durch das zirkulierende Blut an den Wänden der Gefäße des Körper- und Lungenkreislaufes und des Herzens ausgeübt wird.

1A.1.1.1.2.2.1.1 **Hypertonie**
Hypertonie ist eine Art des Blutdruckes mit den spezifischen Merkmalen: das Pumpen des Blutes durch die Blutgefäße mit einem über dem Normalen liegendem Druck.

1A.1.1.1.2.2.1.2 **Hypotonie**
Hypotonie ist eine Art des Blutdruckes mit den spezifischen Merkmalen: das Pumpen des Blutes durch die Blutgefäße mit einem unter dem Normalen liegendem Druck.

1A.1.1.1.2.2.2 **Gewebedurchblutung**
Gewebedurchblutung ist eine Art von Kreislauffunktion mit den spezifischen Merkmalen: Fluß des Blutes durch das periphere Gewebe zur Versorgung der Zellen mit Sauerstoff, Flüssigkeiten und Nährstoffen. Dies ist verbunden mit Körpertemperatur und Hautfarbe, Verminderung des arteriellen Pulses, Veränderungen des arteriellen Blutdrucks, der Wundheilung und dem Wachstum von Körperhaar.

1A.1.1.1.2.2.2.1 **Kreislaufschock**
Kreislaufschock ist eine Art von Gewebedurchblutung mit den spezifischen Merkmalen: Kreislaufversagen durch mangelhaften Blutrückfluss zum Herzen mit starker Reduktion der Herzleistung, unzulänglichem Blutfluss, vermindertem Blutvolumen und lebensbedrohlicher zellulärer Funktionsstörung. Dies ist verbunden mit intensiver Angst, Schwäche, Schweißausbruch, Kurzatmigkeit, niedrigem Blutdruck, Rhythmusstörungen, Kehlkopfödem, Übelkeit und Diarrhö, dramatischem Abfall des Blutdrucks, kalter Haut, Tachykardie und Oligurie.

1A.1.1.1.2.2.2.1.1 **Anaphylaktischer Schock**
Anaphylaktischer Schock ist eine Art von Schock mit den spezifischen Merkmalen: rasches Versagen des peripheren Kreislaufes als eine überempfindliche oder allergische Reaktion zurückzuführen auf ein Allergen wie (Blut-) Serum, Protein, Medikament, Impfstoff, Nahrung, Chemikalie, Insekten- oder Schlangengift.

1A.1.1.1.2.2.2.1.2 **Kardiogener Schock**
Kardiogener Schock ist eine Art von Schock mit den spezifischen Merkmalen: rasches Versagen des peripheren Kreislaufes als eine Reaktion auf die Verminderung der Herzleistung.

1A.1.1.1.2.2.2.1.3 **Vasogener Schock**
Vasogener Schock ist eine Art von Schock mit den spezifischen Merkmalen: rasches Versagen des peripheren Kreislaufes als eine Reaktion auf eine deutliche Vasodilatation.

1A.1.1.1.2.2.2.1.4 **Neurogener Schock**

Neurogener Schock ist eine Art von Schock mit den spezifischen Merkmalen: rasches Versagen des peripheren Kreislaufes als eine Reaktion auf eine durch das Nervensystem verursachte Vasodilatation.

1A.1.1.1.2.2.3 **Blutung**

Blutung ist eine Art von Kreislauffunktion mit den spezifischen Merkmalen: Blutverlust aus dem vaskulären System verbunden mit einer Schädigung von einem oder mehreren Blutgefäßen, externer Blutverlust durch eine Körperöffnung oder eine Hautwunde oder intern in eine Höhle, ein Organ oder umliegendes Gewebe.

1A.1.1.1.2.2.3.1 **Akute Blutung**

Akute Blutung ist eine Art von Blutung mit den spezifischen Merkmalen: großer Blutverlust in kurzer Zeit, entweder extern oder intern verbunden mit einer arteriellen, venösen oder kapillaren Blutung.

1A.1.1.1.2.2.3.2 **Hämatom**

Hämatom ist eine Art von Blutung mit den spezifischen Merkmalen: eingeschlossene Blutansammlung in Zwischengewebsräumen, Haut oder Organen. Dies ist verbunden mit einem Trauma oder unvollständiger Blutgerinnung (Hämostase) nach chirurgischen Eingriffen, fühlbarer Masse, Stoßverletzungen, schmerzhafte und blaugrün oder gelb verfärbte Haut.

1A.1.1.1.2.2.3.3 **Andere**

1A.1.1.1.2.3 **Andere**

1A.1.1.1.3 **■ Körpertemperatur**

Körpertemperatur ist eine Art von Funktion mit den spezifischen Merkmalen: in Verbindung mit dem Stoffwechsel gleichbleibende Körperwärme, mit einem leichten Anstieg der Körpertemperatur während des Tages verglichen mit der Körpertemperatur während des Schlafes und bei Ruhe.

1A.1.1.1.3.1 **Regulation der Körpertemperatur**

Regulation der Körpertemperatur ist eine Art von Körpertemperatur mit den spezifischen Merkmalen: Steuerung der Wärmeerzeugung und Wärmeabgabe durch einen physiologischen Mechanismus aktiviert durch den Hypothalamus, die Haut und die Körpertemperatur.

1A.1.1.1.3.1.1 **Hyperthermie**

Hyperthermie ist eine Art von Regulation der Körpertemperatur mit den spezifischen Merkmalen: verminderte Fähigkeit der Wärmeregulation durch das Temperaturzentrum, verbunden mit steigender Körpertemperatur, warmer trockener Haut, Schläfrigkeit und Kopfschmerzen. Dies steht in Zusammenhang mit einer Funktionsstörung des zentralen Nervensystems oder des endokrinen Systems, einem Hitzschlag oder dem künstlichen Herbeiführen einer hohen Körpertemperatur für therapeutische Zwecke.

1A.1.1.1.3.1.2 **Hitzeerschöpfung**

Hitzeerschöpfung ist eine Art von Regulation der Körpertemperatur mit den spezifischen Merkmalen: verminderte Fähigkeit der Wärmeregulation durch das Temperaturzentrum unter dem Einfluss intensiver Wärme oder die Unfähigkeit, sich an Wärme zu akklimatisieren; Schwäche, Schwindel; kalte, feuchte blasse Haut; Muskelkrämpfe, annähernd normale Körpertemperatur, niedriger Blutdruck geht in liegender Position auf ein normales Maß zurück, Bewusstlosigkeit verbunden mit dem Mangel an Körperflüssigkeit und Elektrolyten und Kollaps.

1A.1.1.1.3.1.3 **Hitzschlag**

Hitzschlag ist eine Art von Regulation der Körpertemperatur mit den spezifischen Merkmalen: verminderte Fähigkeit der Wärmeregulation durch das Temperaturzentrum bei längerem Ausgesetztsein an der Sonne oder hohen Temperaturen über einen längeren Zeitraum; unzureichendes Schwitzen, extrem hohe Körpertemperatur, Tachykardie, heiße und trockene Haut, Kopfschmerzen, Verwirrung, Konvulsion, Bewusstlosigkeit und Kollaps.

1A.1.1.1.3.1.4 **Hypothermie**

Hypothermie ist eine Art von Regulation der Körpertemperatur mit den spezifischen Merkmalen: verminderte Fähigkeit der Wärmeregulation durch das Temperaturzentrum, herabgesetzte Körpertemperatur, kalte, blasse und trockene Haut, Schüttelfrost, Kapillarverengung, Tachykardie, zyanotische Nagelbetten, Bluthochdruck, Piloarrektion («Gänsehaut» – d. Ü.). Dies ist verbunden mit anhaltendem Kältegefühl, Funktionsstörung des zentralen Nervensystems oder des endokrinen Systems unter kalten Bedingungen oder bei künstlichem Herbeiführen von einer anormal niedrigen Körpertemperatur für therapeutische Zwecke.

1A.1.1.1.3.1.5 **Andere**

1A.1.1.1.3.2 **Fieber**

Fieber ist eine Art von Körpertemperatur mit den spezifischen Merkmalen: anormale Erhöhung der Körpertemperatur, verbunden mit zunehmender Atemfrequenz, zunehmender Stoffwechselaktivität, Tachykardie mit einem beschleunigten oder schwachen Puls, Ruhelosigkeit, Kopfschmerzen oder Verwirrung. Rapides Ansteigen des Fiebers ist verbunden mit Schüttelfrost, Zittern Frösteln, blasser und trockener Haut. Die Krisis oder das Auftreten von Fieber ist verbunden mit Hitzewallungen und Schwitzen.

1A.1.1.1.3.3 **Unterkühlung**

Unterkühlung ist eine Art von Körpertemperatur mit den spezifischen Merkmalen: anormal niedrige Körpertemperatur nach längerem Ausgesetztsein in einer eiskalten Umgebung für therapeutische Zwecke oder längeres Ausgesetztsein in einer eiskalten Umgebung.

Dies geht einher mit dem Gefühl der Kälte, extrem kalter und blasser Haut, Zyanose, Muskelstarre, flacher langsamer Atmung, undeutlicher Sprache, Introversion, Amnesie, schwachem und langsamen Herzschlag, Arrhythmie, Verwirrung, Stottern oder Desorientierung.

1A.1.1.1.3.4 Andere

1A.1.1.1.4 ■ Ernährung

Ernährung ist eine Art von Funktion mit den spezifischen Merkmalen: Gesamtheit aller Körperprozesse und Abläufe, die in Beziehung stehen zur Ernährungsentwicklung und zum Ernährungsstatus des Körpers als Gesamtheit, zur Aufrechterhaltung und Wiederherstellung der körperzellspezifischen Prozesse, die direkt mit der Nahrungsaufnahme, dem Stoffwechsel und der Verwertung von Nahrung verbunden sind.

1A.1.1.1.4.1 Nahrungsaufnahme

Nahrungsaufnahme ist eine Art von Ernährung mit den spezifischen Merkmalen: Prozess der Aufnahme von Nährstoffen oder notwendiger Nahrung, der den Ernährungs- und Stoffwechselprozess des Körpers beeinflusst und die Nährstoffe bereitstellt, die das Leben aufrechterhalten.

1A.1.1.1.4.1.1 Flüssigkeitsaufnahme

Flüssigkeitsaufnahme ist eine Art von Nahrungsaufnahme mit den spezifischen Merkmalen: Prozess der Aufnahme von Flüssigkeiten und Wasser, welcher notwendig ist für das Wachstum, die normalen Körperfunktionen und den Erhalt des Lebens.

1A.1.1.1.4.1.2 Nährstoffaufnahme

Nährstoffaufnahme ist eine Art von Nahrungsaufnahme mit den spezifischen Merkmalen: Prozess der Aufnahme von Nährstoffen wie Proteine, Mineralien, Kohlenhydrate, Fett und Vitamine, die notwendig sind für das Wachstum, die normalen Körperfunktionen und den Erhalt des Lebens.

1A.1.1.1.4.1.3 Andere

1A.1.1.1.4.2 Ernährungsstatus

Ernährungsstatus ist eine Art von Ernährung mit den spezifischen Merkmalen: Gewicht und Körpermasse in Beziehung zur Aufnahme von allgemeiner und spezieller Nahrung im Verhältnis zur Größe, zum Körperbau und zum Alter.

1A.1.1.1.4.2.1 Gedeihen, Wachstum

Gedeihen, Wachstum ist eine Art von Ernährungsstatus mit den spezifischen Merkmalen: erwartete und normale Gewichtszunahme und Wachstum besonders bei Kindern, gut genährter und gesunder Körper durch den Zugriff auf Grundnahrungsmittel.

1A.1.1.1.4.2.2 **Übergewicht**

Übergewicht ist eine Art von Ernährungsstatus mit den spezifischen Merkmalen: hohes Körpergewicht und Körpermasse, gewöhnlich mehr als 10 bis 20 Prozent über dem Idealgewicht, Zunahme von Fettzellen hauptsächlich in den Eingeweiden (Viszera) und in der Subkutis, verbunden mit exzessiver Nahrungsaufnahme, Überernährung und Bewegungsmangel.

1A.1.1.1.4.2.2.1 **Fettleibigkeit**

Fettleibigkeit ist eine Art von Übergewicht mit den spezifischen Merkmalen: hohes Körpergewicht und Körpermasse, gewöhnlich mehr als 20 Prozent über dem Idealgewicht, abnorme Zunahme in der Proportion von Fettzellen hauptsächlich in den Eingeweiden (Viszera) und in der Subkutis, verbunden mit exzessiver oder unaufhörlicher Nahrungsaufnahme, Überernährung und Bewegungsmangel über einen längeren Zeitraum.

1A.1.1.1.4.2.3 **Hungern**

Hungern ist eine Art von Ernährungsstatus mit den spezifischen Merkmalen: Mangel an Aufnahme von lebensnotwendigen Nährstoffen oder Nahrungsverweigerung über eine längere Zeitspanne, exzessiver Hunger, Gewichtsverlust, Muskelkrämpfe, Knochenschmerzen, Steatorrhö, anämische Schwäche und Ermüdung.

1A.1.1.1.4.2.4 **Abmagerung**

Abmagerung ist eine Art von Ernährungsstatus mit den spezifischen Merkmalen: übermäßiges schlank sein verbunden mit Mangelernährung, exzessiver Diät, Hungern, übermäßiger Bewegung oder als Konsequenz von Krankheiten, die die Nahrungs- und Nährstoffverwertung beeinflussen.

1A.1.1.1.4.2.5 **Mangelernährung**

Mangelernährung ist eine Art von Ernährungsstatus mit den spezifischen Merkmalen: schlechte Ernährung durch die Aufnahme von unausgewogener Nahrung oder von Nahrung mit unzureichender Qualität, verbunden mit einer schlechten Diät; verminderte Resorption, verbunden mit Krankheiten, die die Nahrungs- und die Nährstoffverwertung beeinflussen.

1A.1.1.1.4.2.5.1 **Kachexie, Auszehrung**

Kachexie, Auszehrung ist eine Art von Mangelernährung mit den spezifischen Merkmalen: schlank sein, Muskelschwund, Schwäche und extreme Abmagerung. Dies ist gewöhnlich verbunden mit einem allgemein schlechten Gesundheitszustand oder Krankheiten wie Krebs oder Tuberkulose.

1A.1.1.1.4.2.5.2 **Kwashiorkor**

Kwashiorkor ist eine Art von Mangelernährung mit den spezifischen Merkmalen: schwerer Eiweißmangel ohne Kaloriendefizit vornehmlich bei Kindern, zurückgebliebenes Wachstum ohne dramatischen

Gewichtsverlust verbunden mit: Veränderungen der Haut- und Haarpigmentierung, Diarrhö, Appetitlosigkeit, Nervosität, Reizbarkeit, Ödemen, Anämie, Dermatitis oder Vitaminmangel.

1A.1.1.1.4.2.5.3 Marasmus

Marasmus ist eine Art von Mangelernährung mit den spezifischen Merkmalen: schwere Mangelernährung und Hunger primär bei Kindern, schwerer Eiweiß- und Kalorienmangel, verbunden mit schwerem Gewebe- und Muskelschwund, Dehydration, Verlust von subkutanem Fettgewebe, Lethargie und Wachstumsrückstand.

1A.1.1.1.4.2.6 Hypervitaminose

Hypervitaminose ist eine Art von Ernährungsstatus mit den spezifischen Merkmalen: Akkumulation einer toxischen Menge eines oder mehrerer Vitamine über einen langen Zeitraum verbunden mit einer Überdosis der Vitamine A, D, E, oder K, aber selten der wasserlöslichen B- und C-Vitamine.

1A.1.1.1.4.2.7 Hypovitaminose

Hypovitaminose ist eine Art von Ernährungsstatus mit den spezifischen Merkmalen: Mangel an einem oder mehreren lebensnotwendigen Vitaminen in einer Diät.

1A.1.1.1.4.2.8 Andere

1A.1.1.1.5 ■ **Verdauung**

Verdauung ist eine Art von Funktion mit den spezifischen Merkmalen: Prozess des Umwandelns der Nahrung durch eine mechanische und chemische Aufspaltung in Substanzen, die vom Körper für die Ernährung absorbiert und assimiliert werden können.

1A.1.1.1.5.1 Saugen

Saugen ist eine Art von Verdauung mit den spezifischen Merkmalen: Hineinziehen von Flüssigkeiten in den Mund durch Verwendung der Lippenmuskulatur und der Zunge, zum Beispiel das Saugen von Milch an der Brust oder am Sauger einer Flasche.

1A.1.1.1.5.2 Trinken

Trinken ist eine Art von Verdauung mit den spezifischen Merkmalen: Einnehmen von Flüssigkeiten in den Mund durch Verwendung der Lippenmuskulatur und der Zunge.

1A.1.1.1.5.3 Kauen

Kauen ist eine Art von Verdauung mit den spezifischen Merkmalen: mechanische Aufspaltung von Nahrung im Mund durch das Mahlen mit den Zähnen und die Bewegung der Zunge.

1A.1.1.1.5.4 Schlucken

Schlucken ist eine Art von Verdauung mit den spezifischen Merkmalen: Befördern von Flüssigkeiten und aufgespaltener Nahrung vom Mund durch den Rachen und die Speiseröhre in den Magen durch das Bewegen der Zunge und der Muskeln.

1A.1.1.1.5.5 **Resorption**
Resorption (Verwertung der Nahrung) ist eine Art von Verdauung mit den spezifischen Merkmalen: Aufnehmen und Auflösen von verdauter Nahrung und von Nährstoffen in Nahrungsmoleküle durch und in das Gewebe des Verdauungskanals.

1A.1.1.1.5.5.1 **Aufstoßen**
Aufstoßen ist eine Art von Resorption mit den spezifischen Merkmalen: Hervorbringen von verdauter Nahrung oder von Flüssigkeit in kleinen Portionen oder von Luft durch den Mund.

1A.1.1.1.5.5.2 **Erbrechen**
Erbrechen ist eine Art von Resorption mit den spezifischen Merkmalen: Expulsion (Entleeren – d. Ü.) oder Hervorbringen von verdauter Nahrung oder von Mageninhalt durch die Speiseröhre und aus dem Mund heraus.

1A.1.1.1.5.5.3 **Regurgitation**
Regurgitation (Wiederauswürgen von Verschlucktem) ist eine Art von Resorption mit den spezifischen Merkmalen: Zurückströmen von verschlucktem Essen in den Mund, Unfähigkeit des Zurückhaltens des Rückflusses von Substanzen vom Magen zum Luftweg, verbunden mit dem Eindringen von Mageninhalt in den Luftweg.

1A.1.1.1.5.5.4 **Rumination**
Rumination («Wiederkäuen») ist eine Art von Resorption mit den spezifischen Merkmalen: Wiederauswürgen von Nahrung gewöhnlich nach jeder Mahlzeit, ein Teil der Nahrung wird erbrochen und der Rest wird geschluckt. Dies tritt primär auf bei Säuglingen und Kindern mit einer Verhaltensstörung (im Original nicht deutlich – d. Ü.).

1A.1.1.1.5.5.5 **Andere**

1A.1.1.1.5.6 **Andere**

1A.1.1.1.6 ■ Stoffwechsel, Metabolismus
Stoffwechsel, Metabolismus ist eine Art von Funktion mit den spezifischen Merkmalen: Gesamtheit aller chemischen Prozesse, die aus dem Wachstum, der Erzeugung von Energie, der Elimination von Abfall und der Regulation von Körperfunktionen resultieren in Bezug auf die Verteilung der Nährstoffe im Blut nach der Verdauung, Ansteigen der Stoffwechselrate, verbunden mit Bewegung, erhöhter Körpertemperatur, Hormonaktivität oder Verdauung.

1A.1.1.1.6.1 **Energiestoffwechsel**
Energiestoffwechsel ist eine Art von Stoffwechsel mit den spezifischen Merkmalen: Ausmaß, in dem Nährstoffe zelluläre Energie liefern, verbunden mit Vitalität, Ausdauer, Heilung von Gewebe oder Bewältigung von Infektionen.

1A.1.1.1.6.2 **Andere**

1A.1.1.1.7

Flüssigkeitshaushalt

Flüssigkeitshaushalt ist eine Art von Funktion mit den spezifischen Merkmalen: die Gesamtheit aller Körperprozesse und homöostatischer Mechanismen, welche einbezogen sind in die Regulation der Retention und Ausscheidung von Körperflüssigkeiten, wie die Menge und das Verhältnis von Wasser und Elektrolyten in Intrazellularräumen des Körpers.

1A.1.1.1.7.1

Flüssigkeitsbalance

Flüssigkeitsbalance ist eine Art von Flüssigkeitshaushalt mit den spezifischen Merkmalen: ausbalanciertes Flüssigkeitsvolumen und adäquate Körperflüssigkeiten, verbunden mit einem stabilen Körpergewicht, normaler Hautelastizität (Turgor), hydrierter Haut, feuchter Schleimhäute, Blutdruck innerhalb eines normalen Bereiches, fühlbarer peripherer Puls.

1A.1.1.1.7.1.1

Isotone Überwässerung

Isotone Überwässerung ist eine Art von Flüssigkeitsbalance mit den spezifischen Merkmalen: Überbeanspruchung mit isotonen Flüssigkeiten mit derselben Elektrolytkonzentration wie die Körperflüssigkeiten, verbunden mit erhöhtem Blutdruck, erhöhtem Körpergewicht, Dehnung von Hals- und Handvenen, Atembeschwerden, Atemgeräuschen verbunden mit der Entwicklung von Lungenödemen, welche durch eine schnelle Verabreichung einer intravenösen Infusion auftreten; oder verbunden mit Nierenversagen.

1A.1.1.1.7.1.2

Hypertone Überwässerung

Hypertone Überwässerung ist eine Art von Flüssigkeitsbalance mit den spezifischen Merkmalen: seltener Umstand der Überbeanspruchung mit hypertonen Flüssigkeiten mit höherer Elektrolytkonzentration als die der Körperflüssigkeiten, starker Durst, trockene, rote und warme Haut, verbunden mit Verwirrung, Halluzination, Somnolenz und Konvulsionen, verbunden mit Fehlern in der Verordnung von Flüssigkeiten wie intravenöse Infusion von hypertonen Flüssigkeiten bei bewusstlosen Patienten oder Fehlern in der Gabe von substituierter Muttermilch gemixt mit Salz, anstatt mit Zucker oder das Trinken von Salzwasser durch Schiffbrüchige.

1A.1.1.1.7.1.3

Hypotone Überwässerung

Hypotone Überwässerung ist eine Art von Flüssigkeitsbalance mit den spezifischen Merkmalen: Überbeanspruchung durch ein hohes Volumen hypotoner Flüssigkeiten mit niedrigerer Elektrolytkonzentration als die der Körperflüssigkeiten wie Wasserintoxikation bei dem Ersetzen von Verlusten an Körperflüssigkeiten, zum Beispiel durch Erbrechen, Diarrhö oder extensiver Perspiration von einfachem Wasser verbunden mit Brechreiz, Erbrechen, Schwäche, abnehmendem Bewusstsein, Muskelspasmen und Konvulsion.

1A.1.1.1.7.1.4 **Andere**

1A.1.1.1.7.2 **Flüssigkeitsdefizit**

Flüssigkeitsdefizit ist eine Art von Flüssigkeitshaushalt mit den spezifischen Merkmalen: unausgeglichenes Flüssigkeitsvolumen oder der Verlust von Körperflüssigkeit verbunden mit einer verminderten Urinabgabe, konzentriertem Urin, veränderten Elektrolyten, schlechte Hautelastizität, gerötete, trockene, graue, kalte Haut, trockene Schleimhäute, belegte Zunge, gesteigerte Körpertemperatur, gesteigerter Blutdruck, schneller weicher peripherer Puls, gesteigerte Atmung, versunkene und weiche Augäpfel, versunkene Fontanelle, Reizbarkeit und Verwirrung.

1A.1.1.1.7.2.1 **Isotone Dehydration**

Isotone Dehydration ist eine Art von Flüssigkeitsdefizit mit den spezifischen Merkmalen: Körperflüssigkeitsverlust mit der gleichen Elektrolytkonzentration wie die Körperflüssigkeit, keine Durstanzeichen.

1A.1.1.1.7.2.2 **Hypertone Dehydration**

Hypertone Dehydration ist eine Art von Flüssigkeitsdefizit mit den spezifischen Merkmalen: Verlust von Körperflüssigkeit, wobei der Verlust von Wasser den Verlust von Elektrolyten überschreitet oder die Einfuhr von Elektrolyten die Einfuhr von Wasser überschreitet, wie Fehler in der Gabe von Milchpulver-Nahrung oder durch die Eltern zubereitete Speisen mit zu wenig Flüssigkeit in Fällen von extensiver Einfuhr von Protein verbunden mit starkem Durst, gute Hautelastizität, blasse trockene und rissige Haut, trockene rissige Lippen, geschwollene Haut, ausgetrocknete Schleimhäute, Fehlen von Tränenfluss und Speichelfluss, Reizbarkeit oder Verwirrung, ausgeprägte Lethargie mit Überreiztheit bei Stimulation.

1A.1.1.1.7.2.3 **Hypotone Dehydration**

Hypotone Dehydration ist eine Art von Flüssigkeitsdefizit mit den spezifischen Merkmalen: Verlust von Körperflüssigkeit, wobei der Verlust von Elektrolyten den Wasserverlust des Körpergewebes überschreitet durch einen rapiden Substanzverlust von Körperflüssigkeit wie der Verlust von Sekret von Wunden oder Erbrechen verbunden mit dem Ausbleiben von Durstanzeichen, feuchtkalte und kalte Haut, sehr schlechte Hautelastizität, schwach feuchte Schleimhäute, Körpertemperatur subnormal, Puls und Atmung vermindert, sich entwickelnde Lethargie und Koma.

1A.1.1.1.7.2.4 **Andere**

1A.1.1.1.7.3 **Flüssigkeitsansammlung**

Flüssigkeitsansammlung ist eine Art von Flüssigkeitsvolumen mit den spezifischen Merkmalen: Stauung von Körperflüssigkeiten im Gewebebereich verbunden mit einer veränderten Elektrolytbalance, Ödem des Körpergewebes, Erguss, Gewichtszunahme, Kurzatmigkeit, Unruhe und Veränderungen des mentalen Zustandes.

1A.1.1.1.7.3.1 Ödem

Ödem ist eine Art von Flüssigkeitsansammlung mit den spezifischen Merkmalen: übermäßige Ansammlung von Körperflüssigkeiten im Gewebebereich oder Stauung von Körperflüssigkeit im erhabenen Ödem wie die Schwellung von peripherem Gewebe der unteren Extremitäten und aufrechter Position, Schwellung des Lendengewebes in liegender Position, zentrales Ödem verbunden mit Kurzatmigkeit, Veränderungen der Atemmuster oder abnorme Atemgeräusche.

1A.1.1.1.7.3.2 Aszites

Aszites ist eine Art von Flüssigkeitsansammlung mit den spezifischen Merkmalen: anormale intraperitoneale Ansammlung von Flüssigkeit welche eine große Menge an Proteinen und Elektrolyten enthält, abdominale Schwellung, Ödem, verminderter Urinausstoß verbunden mit Krankheiten wie Zirrhose, Krebs, Herzversagen und Parasiten.

1A.1.1.1.7.3.3 Andere

1A.1.1.1.8 **Sekretion**

Sekretion ist eine Art von Funktion mit den spezifischen Merkmalen: Abgabe von Hormonen, Chemikalien oder flüssigen Substanzen aus Drüsen für einen speziellen Zweck in einen Hohlraum, ein Organ oder das Blut oder auf die Oberfläche der Haut.

1A.1.1.1.8.1 Milchfluss

Milchfluss ist eine Art von Sekretion mit den spezifischen Merkmalen: Prozess der Synthese und der Sekretion von Muttermilch von ausgereiften weiblichen Milchdrüsen in den Brüsten, welche Kohlenhydrate, Protein, gelöstes Fett, Vitamine und Mineralien enthält; Muttermilch dient als Basisnahrung für die Ernährung von Säuglingen und Kleinkindern.

1A.1.1.1.8.2 Speichelfluss

Speichelfluss ist eine Art von Sekretion mit den spezifischen Merkma len: Prozess der Synthese und Sekretion von Speichel von den Speichel- und mukösen Drüsen in den Mund, enthält Wasser, Muzin (Schleim), Salze und das Verdauungsenzym Ptyalin; Speichel dient zum Feuchthalten der Mundhöhle, zum Einleiten der Verdauung der Stärke und zur Unterstützung beim Kauen und Schlucken der Nahrung.

1A.1.1.1.8.3 Andere

1A.1.1.1.9 **Ausscheidung**

Ausscheidung ist eine Art von Funktion mit den spezifischen Merkmalen: Bewegen und Entleeren von Abfallprodukten als Exkrement.

1A.1.1.1.9.1 Stuhlausscheidung

Stuhlausscheidung ist eine Art von Ausscheidung mit den spezifischen Merkmalen: Bewegen und Entleeren von Stuhl durch Defäkation gewöhnlich einmal am Tag mit weichem geformtem Stuhl.

1A.1.1.1.9.1.1 **Stuhlinkontinenz**

Stuhlinkontinenz ist eine Art von Stuhlausscheidung mit den spezifischen Merkmalen: unwillkürliche, unkontrollierte Stuhlentleerung verbunden mit inadäquater Peristaltik, wenig oder keine Bewegung, schlechte Nahrung, arbeitsbezogene Dehnung, neuromuskuläre Defekte oder Defekte der Skelettmuskulatur und Krankheiten.

1A.1.1.1.9.1.2 **Enkopresis**

Enkopresis (Einkoten) ist eine Art von Stuhlausscheidung mit den spezifischen Merkmalen: willkürliche unpassende Stuhlentleerung, Stuhlinkontinenz nicht durch einen organischen Defekt oder eine Krankheit (Verhaltensauffälligkeit bei Kindern – d. Ü.).

1A.1.1.1.9.1.3 **Diarrhö**

Diarrhö ist eine Art von Stuhlausscheidung mit den spezifischen Merkmalen: Entleerung von losem, flüssigem, ungeformtem Stuhl, gesteigerte Häufigkeit der Ausscheidung verbunden mit steigenden Darmgeräuschen, Krämpfen und Dringlichkeit der Entleerung.

1A.1.1.1.9.1.4 **Obstipation**

Obstipation (Verstopfung) ist eine Art von Stuhlausscheidung mit den spezifischen Merkmalen: Entleerung von hartem geformten Stuhl, verminderte Häufigkeit der Ausscheidung, gesteigerte Menge des Stuhls, weniger Darmgeräusche, Bauchschmerzen, Blähungen, fühlbare Masse im Bauch, Anstrengung beim Stuhlgang, Brechreiz verbunden mit Kopfschmerzen und Appetitmangel.

1A.1.1.1.9.1.4.1 **Kotsteine**

Kotsteine ist eine Art von Obstipation mit den spezifischen Merkmalen: Fehlen der Peristaltik, schmerzhafte Stuhlentleerung, Druck am Gesäß und Völlegefühl, fühlbare Masse im Rektum oder Ansammlung von gehärtetem Stuhl im Rektum.

1A.1.1.1.9.1.4.2 **Andere**

1A.1.1.1.9.1.5 **Flatus**

Flatus ist eine Art von Darmausscheidung mit den spezifischen Merkmalen: Entweichen von Gas, welches im Verdauungskanal gebildet wurde, durch das Rektum oder das Colostoma, gewöhnlich 12- bis 14-mal während des Tages und der Nacht unter normalen Ernährungsbedingungen.

1A.1.1.1.9.1.5.1 **Blähungen**

Blähungen ist eine Art von Flatus mit den spezifischen Merkmalen: Vorhandensein einer übermäßigen Menge von Luft oder Gas im Magen- und Darmtrakt, gesteigerte Winde, geschwollener Bauch verbunden mit Spannungen der Organe und mildem bis moderatem Schmerz.

1A.1.1.1.9.1.5.2 **Andere**

1A.1.1.1.9.1.6 **Andere**

1A.1.1.1.9.2 **Harnausscheidung**

Harnausscheidung ist eine Art von Ausscheidung mit den spezifischen Merkmalen: Urinentleerung durch Ausscheidung gewöhnlich 4- bis 6-mal am Tag mit einer Menge von etwa 1000 bis 2000 ml in 24 Stunden unter normalen Ernährungsbedingungen.

1A.1.1.1.9.2.1 **Harninkontinenz**

Harninkontinenz ist eine Art von Harnausscheidung mit den spezifischen Merkmalen: unwillkürliche Harnausscheidung, Versagen der willkürlichen Steuerung über die Blase und den Blasenschließmuskel.

1A.1.1.1.9.2.1.1 **Stressinkontinenz**

Stressinkontinenz ist eine Art von Harninkontinenz mit den spezifischen Merkmalen: unwillkürliche Harnausscheidung von geringen Urinmengen oder Tröpfeln von Urin, das auftritt in Beziehung zu angestiegenem Druck im Bauch verbunden mit Niesen, Lachen und Heben, Hopsen, Rennen und Bewegung.

1A.1.1.1.9.2.1.2 **Reflexinkontinenz**

Reflexinkontinenz ist eine Art von Harninkontinenz mit den spezifischen Merkmalen: unwillkürlicher Verlust von Harn, der in wenig vorhersehbaren Intervallen auftritt, wenn das Volumen der Blase erreicht wurde.

1A.1.1.1.9.2.1.3 **Dranginkontinenz**

Dranginkontinenz ist eine Art von Harninkontinenz mit den spezifischen Merkmalen: unwillkürlicher Verlust von Harn, der schnell nach einem starken Empfinden eines Dranges zum Ausscheiden auftritt.

1A.1.1.1.9.2.1.4 **Funktionelle Inkontinenz**

Funktionelle Inkontinenz ist eine Art von Harninkontinenz mit den spezifischen Merkmalen: hinreichend starke Blasenkontraktionen mit dem Resultat der Entleerung von Urin vor Erreichen einer Toilette.

1A.1.1.1.9.2.1.5 **Enuresis, Bettnässen**

Enuresis, Bettnässen ist eine Art von Harninkontinenz mit den spezifischen Merkmalen: unwillkürliche Harnentleerung während des Nachtschlafes.

1A.1.1.1.9.2.1.6 **Andere**

1A.1.1.1.9.2.2 **Restharn**

Restharn ist eine Art von Harnausscheidung mit den spezifischen Merkmalen: unwillkürliche Ansammlung von Harn in der Blase, unvollständige Entleerung der Blase verbunden mit einem Versagen der Muskelfunktion in der Blase, Nebenwirkungen von Narkosen oder Schädigungen der Blase.

1A.1.1.1.9.2.3 **Andere**

1A.1.1.1.9.3 **Perspiration, Schwitzen**

Perspiration, Schwitzen ist eine Art von Ausscheidung mit den spezifischen Merkmalen: Verdunsten von Wasser von einer feuchten Oberfläche der Haut und dem Atmungssystem und Ausscheidung von Schweiß von Schweißdrüsen als ein Mechanismus für die Ausscheidung und Regelung der Körpertemperatur.

1A.1.1.1.9.4 **Andere**

1A.1.1.1.10 **■ Haut, Integument**

Integument ist eine Art von Funktion mit den spezifischen Merkmalen: Bedeckung der Körperoberfläche: Haut, äußere Epidermis, muköse Membran, Gewebe z. B. innere Verbindungsschicht; die Dermis beinhaltet Schweiß- und Talgdrüsen und Haare und Nägel mit Funktionen zur Aufrechterhaltung der Körpertemperatur, zum Schutz des tiefer liegenden Gewebes vor mechanischer Abnutzung, dem Eindringen von Bakterien, Wassermangel und ultravioletter Strahlung; zur Kühlung des Körpers, wenn die Temperatur steigt, für die Wahrnehmung von Stimuli durch Sinnesorgane in Beziehung zu: Temperatur, Fühlen, Druck und Schmerzen, zum Ausdünsten von wasserlöslichen Salzen und organischen Komponenten durch Ausscheidungsorgane, zur Absonderung von Schweiß und Talg, zur Synthese von Vitamin D und zur Aktivierung von Immunitätskomponenten des Immunsystems.

1A.1.1.1.10.1 **Haut**

Haut ist eine Art von Integument mit den spezifischen Merkmalen: geschmeidige, widerstandsfähige äußerste natürliche Oberfläche des Körpers mit Funktionen bezüglich der Elastizität, Struktur und Stärke, um die verhornte Schutzschicht intakt, feucht, glatt und weder extrem kalt noch warm zu halten.

1A.1.1.1.10.1.1 **Trockene Haut**

Trockene Haut ist eine Art von Haut mit den spezifischen Merkmalen: rauhe, schuppige oder fade Epidermis, geringe Feuchtigkeit mit dem Risiko des Reißens besonders an den Händen, Füßen und an hervorstehenden Knochen wie Ellenbogen und Knien.

1A.1.1.1.10.1.2 **Feuchte Haut**

Feuchte Haut ist eine Art von Haut mit den spezifischen Merkmalen: feuchte, rote Epidermis mit dem Risiko der Mazeration besonders unter Hautfalten.

1A.1.1.1.10.1.3 **Hautausschlag**

Hautausschlag ist eine Art von Haut mit den spezifischen Merkmalen: Ausbruch oder Auftreten einer Hautrötung mit verschiedenen Farben und Protuberanzen, lokalen Ödemen, Urtikaria, Bläschen und Juckreiz.

1A.1.1.1.10.1.3.1 **Windeldermatitis**

Windeldermatitis ist eine Art von Hautausschlag mit den spezifischen Merkmalen: Ausbruch oder Auftreten einer Hautrötung primär bei Windeln tragenden Personen, lokalisiert auf den Bereich, der gewöhnlich direkt bedeckt ist oder in Kontakt ist mit einer Windel und Hautfalten, verbunden mit verschiedenen Reizen wie Urin und Kontaktfaktoren der Windel.

1A.1.1.1.10.1.3.2 **Hitzeausschlag**

Hitzeausschlag ist eine Art von Hautausschlag mit den spezifischen Merkmalen: Ausbruch oder Auftreten einer Hautrötung lokalisiert auf Bereiche, die mit straffer und warmer Kleidung bedeckt sind, oder auf Bereiche, die Wärme und Hitze ausgesetzt sind.

1A.1.1.1.10.1.4 **Exanthem**

Exanthem ist eine Art von Haut mit den spezifischen Merkmalen: Ausbruch oder Auftreten einer Hautrötung von verschiedenen Farben und Protuberanzen, Wärme, wahrgenommen als Juckreiz und Entzündung verbunden mit Infektionskrankheiten wie Windpocken, Masern und Röteln.

1A.1.1.1.10.1.5 **Ekzem**

Ekzem ist eine Art von Haut mit den spezifischen Merkmalen: Hauterscheinung an der Oberfläche, Pruritus, juckende Haut mit Papeln und Bläschen; ödematöse, verkrustete, schuppige, geschwollene oder licheninfizierte Haut.

1A.1.1.1.10.1.6 **Akne**

Akne ist eine Art von Haut mit den spezifischen Merkmalen: Hauterscheinung mit entzündlicher papulopustulöser Eruption gewöhnlich in oder nahe von Talgdrüsen im Gesicht, im Halsbereich, an den Schultern und am oberen Rücken.

1A.1.1.1.10.1.7 **Milchschorf**

Milchschorf ist eine Art von Haut mit den spezifischen Merkmalen: Überzogensein der Haut mit moderat trockenen, nässenden und fettigen Schuppen und gelben verkrusteten Talgpartikeln besonders an der Kopfhaut.

1A.1.1.1.10.2 **Schleimhaut**

Schleimhaut ist eine Art von Integument mit den spezifischen Merkmalen: dünne keratinfreie Schichten zum natürlichen Schutz der inneren Oberfläche des Körpers, ein Schutzüberzug von Hohlräumen und Kanälen, die sich vom Körper nach außen öffnen, einschließlich der Hohlräume von Mund, Nase, Vagina, Verdauungskanal, Luftwege und dem urogenitalen Trakt; die Schleimhaut schützt die unterliegende Struktur, sondert Schleim ab, der verbundene Strukturen schmiert, absorbiert Wasser, Salze und anderes Gelöstes.

1A.1.1.1.10.2.1 **Trockene Schleimhaut**
Trockene Schleimhaut ist eine Art von Schleimhaut mit den spezifischen Merkmalen: geringe Feuchte, Trockenheit, Fehlen der Sekretion mit dem Risiko von Abnutzung und Aufreißen besonders in den Deckschichten.

1A.1.1.1.10.2.2 **Soor**
Soor ist eine Art von Schleimhaut mit den spezifischen Merkmalen: weißlicher Überzug verbunden mit Pilzbefall, weißliche Flecken oder flache Geschwüre.

1A.1.1.1.10.3 **Gewebe**
Gewebe ist eine Art von Integument mit den spezifischen Merkmalen: Ansammlung von ähnlichen Zellen, die in der Durchführung einer Teilfunktion innerhalb von verschiedenen Strukturen des Integuments und seiner Anhänge und Drüsen wie Schweißdrüsen, Milchdrüsen und Talgdrüsen zusammenarbeiten.

1A.1.1.1.10.3.1 **Gewebedruckstellen**
Gewebedruckstellen ist eine Art von Gewebe mit den spezifischen Merkmalen: komprimiertes Gewebe mit Druckstellen von roter oder dunkelblauer Farbe gewöhnlich über hervorstehenden Knochen und Gelenken; Druckstellen und Farbe der Haut kehren weder zum Normalzustand zurück noch verschwinden Druckstellen nach dem Zurücknehmen des Druckes; die Haut ist ganz und integer (Gewebedruckstellen können graduiert werden als Druckstadium 1. Grades).

1A.1.1.1.10.3.2 **Narbengewebe**
Narbengewebe ist eine Art von Gewebe mit den spezifischen Merkmalen: kontrahiertes, festes, avaskuläres und blasses Gewebe auf der Körperoberfläche, verminderte Hautelastizität verbunden mit früherer Hautverletzung und Heilung.

1A.1.1.1.10.3.3 **Fissur**
Fissur ist eine Art von Gewebe mit den spezifischen Merkmalen: rissiges, aufgeschlitztes oder aufgespaltenes Gewebe der Körperoberfläche verbunden mit verminderter Oberflächenelastizität und Dehnungsfähigkeit, rote Dehnungsstellen, durch die das Gewebe der Dermis sichtbar wird.

1A.1.1.1.10.3.4 **Mazeration**
Mazeration ist eine Art von Gewebe mit den spezifischen Merkmalen: extensive Abschürfung des Oberflächengewebes der Körperoberfläche verbunden mit der anhaltenden Präsenz von Nässen und feuchter Haut.

1A.1.1.1.10.3.5 **Ulcus**
Ulcus ist eine Art von Gewebe mit den spezifischen Merkmalen: offene Entzündung oder Läsion, Verlust von tieferen Gewebeschichten, umschriebener Krater wie eine Läsion, verminderte Blutversorgung

dieses Gebietes, rotes granuliertes Gewebe, gelbe Fettnekrosen, Wundgeruch, Entzündung um eine Wunde, Schmerzen, Abschilfern von entzündetem nekrotischem Gewebe, verbunden mit entzündlichem infektiösem oder malignem Prozess.

1A.1.1.1.10.3.5.1 **Ulcus cruris venosum**

Ulcus cruris venosum ist eine Art von Ulcus mit den spezifischen Merkmalen: umschriebener Krater wie eine Läsion, gewöhnlich über dem Knöchel an den Beinen befindlich, Ödeme um eine Wunde, Wundumgebung trocken, Schuppen von brauner oder verfärbter Haut, Lipodermatosklerose, Hautatrophie, Exanthem, Schmerz und Wundschmerz verbunden mit chronischer Veneninsuffizienz, geschädigten Venenklappen und verminderter Rückstrom von venösem Blut von den Beinen zum Rumpf.

1A.1.1.1.10.3.5.2 **Ulcus cruris arteriosum**

Ulcus cruris arteriosum ist eine Art von Ulcus mit den spezifischen Merkmalen: umschriebener Krater wie eine Läsion, gewöhnlich auf dem Fußrücken, der Ferse oder den Zehen, blasse oder dunkelrot Haut um die Wunde, seröses Geschwür mit gelben und schwarzen Nekrosen, Gefahr des Austrocknens der Sehnen, kalte Füße, heftige Wundschmerzen und Schmerzen beim Gehen und Ruhen verbunden mit Arterieninsuffizienz.

1A.1.1.1.10.3.5.3 **Dekubitus**

Dekubitus ist eine Art von Ulcus mit den spezifischen Merkmalen: Entzündung oder Wunde über hervortretenden Knochen durch Druck oder Abnutzung der Haut zwischen Knochen und unterliegender Oberfläche; die Stadien sind graduiert nach der Schwere: (Hautrötung = Dekubitus Stadium 1); oberflächliche Schädigung zunehmend zu aufgeplatzten Bläschen, sich abschälende oder aufbrechende Haut (Dekubitus Stadium 2); die Haut ist aufgebrochen, Schädigung und Verlust der gesamten Gewebeschicht, trüber oder blutiger Ausfluss (Dekubitus Stadium 3) zunehmend zu einem tiefen kraterähnlichen Geschwür; freigelegtes äußeres Gewebe und freiliegendes Bindegewebe, freiliegender Knochen oder Muskel (Dekubitus Stadium 4).

1A.1.1.1.10.3.6 **Wunde**

Wunde ist eine Art von Gewebe mit den spezifischen Merkmalen: Läsion von Gewebe gewöhnlich verbunden mit physischer oder mechanischer Schädigung, die Stadien sind graduiert nach Schwere der Abschilferung und der Kanalbildung im Gewebe; seröser, blutiger oder eitriger Ausfluss, Erythem; Erythem und Ödem um die Wunde, Bläschen, wundgescheuerte und anormale Hautumgebung, erhöhte Hauttemperatur, Wundgeruch, entzündete und schmerzhafte Wundumgebung, rotes granuliertes Gewebe, gelbe Fettnekrosen, schwarze Wunden markiert durch Nekrosen.

1A.1.1.1.10.3.6.1 **Chirurgische Wunde**
Chirurgische Wunde ist eine Art von Wunde mit den spezifischen Merkmalen: Einschnitt in das Gewebe durch ein scharfes chirurgisches Instrument zur Erzeugung eines Zugangs in den Körper oder in ein Organ (nach Verschluß endend in Drainage von Serum und Blut), wird als sauber betrachtet, zum Beispiel ohne Anzeichen von Infektion oder Eiter.

1A.1.1.1.10.3.6.2 **Traumatische Wunde**
Traumatische Wunde ist eine Art von Wunde mit den spezifischen Merkmalen: unerwartete Beschädigung von Gewebe der Körperoberfläche verbunden mit einer mechanischen Schädigung. Diese ist zurückzuführen auf eine Verletzung oder einen Unfall; unregelmäßige Schädigung der Haut, der Schleimhäute oder des Gewebes, schmerzhaftes und entzündetes Gewebe, Ausfluss und Verlust von Serum und Blut, verbunden mit unsauberem, schmutzigem, infiziertem Gewebe.

1A.1.1.1.10.3.6.2.1 **Abschürfung**
Abschürfung ist eine Art von Traumatischer Wunde mit den spezifischen Merkmalen: Abschürfung von Gewebe der Körperoberfläche, punktuelle Blutungen, schmerzhafte und entzündete Haut bis zum Überzug durch eine getrocknete, seröse, blutige Kruste, verbunden mit physischer Verletzung zurückzuführen auf ein Trauma; in Verbindung mit Aufschrammen gegen eine harte Oberfläche oder chemischer Verbrennung.

1A.1.1.1.10.3.6.2.2 **Kontusion**
Kontusion ist eine Art von Traumatischer Wunde mit den spezifischen Merkmalen: Quetschung mit Aufbrüchen der Hautoberfläche und des darunter liegenden Gewebes, unregelmäßige sternförmige Gewebeschädigung, Verfärbung der äußeren Haut fortschreitend von schwarzer, blauer zu grüner und gelber Farbe verbunden mit einer physischen Verletzung wie einem Schlag oder Sturz.

1A.1.1.1.10.3.6.2.3 **Lazeration**
Lazeration (Risswunde) ist eine Art von Traumatischer Wunde mit den spezifischen Merkmalen: aufgerissene, schroffe Wunde verbunden mit intensiver, manchmal lebensbedrohlicher Gewebeschädigung und dem Verlust von Blut und Serum begleitet mit dem Risiko eines Schocks.

1A.1.1.1.10.3.6.2.4 **Schnittwunde**
Schnittwunde ist eine Art von Traumatischer Wunde mit den spezifischen Merkmalen: leichter winziger Schnitt, Schnitt mit einem Messer oder einem anderen scharfen Instrument.

1A.1.1.1.10.3.6.2.5 **Verbrennung**

Verbrennung ist eine Art von Traumatischer Wunde mit den spezifischen Merkmalen: Schädigung und Verlust äußerer oder tiefer liegender Gewebeschichten der Körperoberfläche zurückzuführen auf Hitzeschädigung durch thermische, chemische, elektrische oder radioaktive Substanzen, Gerinnung der Zellproteine, zunehmende Schwäche, Zusammenbruch der Nährstoffreserven in den Muskeln und im Fettgewebe, Protein- und Stickstoffverlust, starke Schmerzen, Unwohlsein und Stress, Risiko eines lebensbedrohlichen Schocks, Gewebenekrosen, Wundinfektionen, Krämpfe/Kontrakturen, hypotrophische Vernarbung mit Verdickungen, Starrheit der Narben und tiefgreifenden Entstellungen. Die Stadien werden eingeteilt in Verbrennung 1. Grades: oberflächliche Schädigung mit geröteter angegriffener Haut und Wundschmerzen, die zurückzuführen sind auf die in Mitleidenschaft gezogenen Nervenenden der Körperoberfläche; Verbrennung 2. Grades: tiefergehende Gewebeschädigung, gerötete oder weiße Haut mit Blasen oder Vesikeln (Bläschen) und Wundschmerzen; Verbrennung 3. Grades: Gewebezerstörung mit brauner, weißer oder schwarzer Haut, Gefühls- und Schmerzlosigkeit durch Nervenschädigungen.

1A.1.1.1.10.3.6.2.6 **Erfrierung**

Erfrierung ist eine Art von Traumatischer Wunde mit den spezifischen Merkmalen: Schädigung und Verlust von äußeren und tiefer liegenden Gewebeschichten der Körperoberfläche zurückzuführen auf das Ausgesetztsein gegenüber kalten Umständen über eine Zeit, Thrombosierung der Gewebekapillaren und Gefrieren von extrazellulärer Flüssigkeit besonders in Körperteilen mit geringer Gewebedurchblutung z. B. der Finger. Die Stadien werden graduiert entsprechend der Schwere verbunden mit der Dauer des Ausgesetztseins und dem Grad der Kälte in: Erfrierung 1. Grades: oberflächliche Schädigung der Haut mit weißen Flecken, Gefühl des Prickelns und Stechens; fortschreitend bis zu starken Schmerzen, die zurückzuführen sind auf die in Mitleidenschaft gezogenen Nervenenden der Körperoberfläche; Erfrierung 2. Grades: tiefergehende Gewebeschädigung mit weiß gefrorener Haut, hart aber beweglich in Beziehung zur unterliegenden Gewebestruktur, Gefühls- und Schmerzlosigkeit verursacht durch die Nervenschädigungen; Erfrierung 3. Grades: Gewebezerstörung mit Nekrose oder schwarzer Haut, Gefühls- und Schmerzlosigkeit verursacht durch die Nervenschädigungen mit hohem Risiko für Wundinfektionen, Verlust von peripheren Körperteilen wie Zehen, Fingern.

1A.1.1.1.10.3.6.2.7 **Nekrose**

Nekrose ist eine Art von Traumatischer Wunde mit den spezifischen Merkmalen: Gewebetod verbunden mit lokaler Entzündung, infektiöser oder maligner Prozess oder mechanische Gewebeschädigung; Stadien werden graduiert entsprechend der Schwere, verbunden mit der Dauer des Sauerstoffmangels im Gewebe, von blass-weißer Haut begleitet von starken Schmerzen durch die Nervenschädigung bis hin zu blauer und schwarzer Hautnekrose, Gefühls- und Schmerzlosigkeit durch Nervenschädigungen mit hohem Risiko für Wundinfektionen, Verlust von geschädigtem Gewebe und Körperteilen.

1A.1.1.1.10.3.6.2.8 Andere

1A.1.1.1.10.4 Drüse

Drüse ist eine Art von Integument mit den spezifischen Merkmalen: Gesamtheit von ähnlich spezialisierten Zellen in Organen, die Sekret und Exkret absondern, das nicht in Beziehung zu ihrem eigentlichen Stoffwechsel steht.

1A.1.1.1.10.4.1 Brustdrüse

Brustdrüse ist eine Art von Drüse mit den spezifischen Merkmalen: eine von zwei scheibenförmigen halbkugeligen Drüsen, zum Beispiel weibliche Brüste von reifen Frauen; in rudimentärer Form bei Männern und in unterentwickelter Form bei weiblichen Kindern vorhanden. Die Brustdrüsen enthalten Elemente, die Muttermilch für die Ernährung von Säuglingen absondern. Weibliche Brüste werden gewöhnlich als Teil der weiblichen Sexualität angesehen.

1A.1.1.1.10.4.1.1 Brustschwellung

Brustschwellung ist eine Art von Brustdrüse mit den spezifischen Merkmalen: Anschwellen der Brustdrüse, Schwere der Brustdrüse begleitet von der Milchansammlung in den Ausführungsgängen der Brustdrüse in Verbindung mit einer Entbindung.

1A.1.1.1.10.4.1.1.1 Milchstau

Milchstau ist eine Art von Brustschwellung mit den spezifischen Merkmalen: schmerzhaftes Anstauen, anormale Schwellung und Verhärtung des Brustgewebes, anhaltende Schmerzen in der Brust, starke Berührungsschmerzhaftigkeit, Schwere der Brust in Zusammenhang mit einer Infektion in Beziehung zur Milchansammlung in den Ausführungsgängen der Brust.

1A.1.1.1.10.4.1.2 Andere

1A.1.1.1.10.4.2 Speicheldrüse

Speicheldrüse ist eine Art von Drüse mit den spezifischen Merkmalen: (Eines von drei Paaren von) Drüsen, die eine seröse Flüssigkeit und Schleimsekrete in den Mund absondern, um den Verdauungsprozess zu unterstützen.

1A.1.1.1.10.4.3 Andere

1A.1.1.1.10.5 Haar

Haar ist eine Art von Integument mit den spezifischen Merkmalen: feine fadenartige Strähnen, welche von der Körperoberfläche wachsen wie das Haar der Kopfhaut und das Gesichtshaar einschließlich Bart und Körperhaar. Jedes einzelne Haar ist ein Filament aus Keratin mit einer Wurzel und einem Schaft, gebildet in einem speziellen Follikel in der Epidermis. Intaktheit und Funktion besonders des Kopf- und Gesichtshaares stehen in Beziehung zur Elastizität, Textur und Dicke; Länge, Farbe und zum Erscheinungsbild einschließlich Sauberkeit, Vorhandensein oder Fehlen von Haar.

1A.1.1.1.10.6 Nagel

Nagel ist eine Art von Integument mit den spezifischen Merkmalen: abgeflachte, elastische Struktur mit einer hornigen Textur am Ende eines Fingers oder einer Zehe, bestehend aus Wurzel, Körper und freiem Rand an den distalen Extremitäten. Die Intaktheit und die Funktion von Fingernägeln und Fußnägeln steht in Beziehung zu: Textur, Länge und Dicke, zum Schutz der Finger- und Zehenenden und als Hilfe beim Aufnehmen von kleinen Objekten; und der Länge, der Farbe und des Aussehens einschließlich der Sauberkeit.

1A.1.1.1.10.7 Andere

1A.1.1.1.11 ■ **Erholung**

Erholung ist eine Art von Funktion mit den spezifischen Merkmalen: nachlassende Körperaktivitäten für die mentale und physische Regeneration, die regelmäßig wiederkehren.

1A.1.1.1.11.1 Schlaf

Schlaf ist eine Art von Erholung mit den spezifischen Merkmalen: regelmäßig wiederkehrende Verringerung der Körperaktivität gekennzeichnet durch reduziertes Bewusstsein, nicht wach sein, begleitet von verminderter Aufnahmefähigkeit, herabgesetztem Stoffwechsel, unbeweglicher Körperhaltung, verminderter Körperaktivität, verminderter aber sofort umkehrbarer Sensitivität gegenüber externen Reizen.

1A.1.1.1.11.1.1 Kurzschlaf

Kurzschlaf ist eine Art von Schlaf mit den spezifischen Merkmalen: kurzer leichter Schlaf oder Schlummern im Bereich von Minuten bis 1 bis 2 Stunden, geeignet im Alter, gewöhnlich in der Mitte des Tages oder am Ende des Tages.

1A.1.1.1.11.1.2 Einschlafen

Einschlafen ist eine Art von Schlaf mit den spezifischen Merkmalen: Beginn der Verringerung der Körperaktivität, keine Anzeichen von Unruhe und Schwierigkeiten beim Einnicken oder Einschlafen in der richtigen Position.

1A.1.1.1.11.1.3 Hypersomnie

Hypersomnie ist eine Art von Schlaf mit den spezifischen Merkmalen: anormal lange Dauer des Schlafes von exzessiver Tiefe, Verwirrung beim Erwachen, extreme Schläfrigkeit, Lethargie verbunden eher mit psychologischen als mit physischen Faktoren.

1A.1.1.1.11.1.4 **Insomnie**
Insomnie ist eine Art von Schlaf mit den spezifischen Merkmalen: chronische Unfähigkeit, eine ganze Nacht oder eine geplante Schlafperiode durchzuschlafen, trotz komfortabler Position in einer geeigneten Umgebung. Wachsein, Schlaflosigkeit häufig verbunden mit psychologischen oder physischen Faktoren wie: emotionaler Stress, Angst, Schmerzen, Unwohlsein, Spannungen, Störungen der Zerebralfunktion und Drogenmissbrauch.

1A.1.1.1.11.1.5 **Albtraum**
Albtraum ist eine Art von Schlaf mit den spezifischen Merkmalen: Träumen mit rascher Augenbewegung während des Schlafes, aufkommende Gefühle von: intensiver unabwendbarer Furcht, Terror, Verzweiflung oder extremer Angst, welche gewöhnlich den Schlafenden aufwecken.

1A.1.1.1.11.1.6 **Schlafwandeln**
Schlafwandeln ist eine Art von Schlaf mit den spezifischen Merkmalen: motorische Aktivität während des Schlafes, der gewöhnlich darin gipfelt, dass die Person das Bett verlässt, um herumzulaufen, wobei dieser Schlaf von einigen Minuten bis zu einer halben Stunde andauert; es besteht keine Erinnerung an diese Episode beim Aufwachen, verbunden mit Müdigkeit, Stress und Angst.

1A.1.1.1.11.2 **Ruhen**
Ruhe ist eine Art von Erholung mit den spezifischen Merkmalen: regelmäßig wiederkehrende Verringerung der Körperaktivität während des Wachseins und Gewahrwerdens, unbewegliche Position während des Wachseins und Gewahrwerdens.

1A.1.1.1.11.2.1 **Ermüdung**
Ermüdung ist eine Art von Ruhen mit den spezifischen Merkmalen: Stadium von verringerter Kraft oder Ausdauer, Gefühl von Ermüdung, Müdigkeit, häufiges Gähnen, Teilnahmslosigkeit, kein Gefühl von Ausgeruhtsein, verringerte Fähigkeit von Gewebe, auf Reize zu reagieren, die normalerweise eine Muskelkontraktion hervorrufen; häufig verbunden mit anstrengenden physischen Aktivitäten oder dem Ausgesetztsein von psychologischem Druck.

1A.1.1.1.11.2.2 **Erschöpfung**
Erschöpfung ist eine Art von Ruhe mit den spezifischen Merkmalen: verminderte Körperkraft oder Belastbarkeit, Gefühl von Zermürbtheit, gesteigerte Irritation, totaler Kräfteverschleiß. Dies ist verbunden mit anstrengender physischer Aktivität oder dem Ausgesetztsein von psychologischem Druck, verbunden mit dem Verlust der Fähigkeit von Gewebe, auf Reize zu reagieren, die normalerweise eine Muskelkontraktion hervorrufen.

1A.1.1.1.12

Motorik

Motorik ist eine Art von Funktion mit den spezifischen Merkmalen: Motilität (Beweglichkeit im weitesten Sinne – d. Ü.) und Bewegung desjenigen Körperapparates, der in die Bewegungen eingebunden ist, die von Gehirnfunktionen unterstützt und geleitet werden.

1A.1.1.1.12.1

Körperbewegung

Körperbewegung ist eine Art von Motorik mit den spezifischen Merkmalen: spontane, unbewusste oder unwillkürliche Bewegung von Muskeln, Gelenken, Knochen wie auch die Motilitätsfunktionen.

1A.1.1.1.12.1.1

Muskelbewegung

Muskelbewegung ist eine Art von Körperbewegung mit den spezifischen Merkmalen: bewusste Kontraktionen der quergestreiften Muskulatur in Verbindung mit der Bewegung des Körperapparates und unwillkürliche Kontraktionen der glatten Muskulatur, die verbunden sind mit der Bewegung von Körperorganen; Geschwindigkeit, Stetigkeit und Steuerung der Bewegung schließen die Stärke des Muskels, den Muskelkontraktionstonus und die Masse mit ein.

1A.1.1.1.12.1.1.1

Muskelzuckung

Muskelzuckung ist eine Art von Muskelbewegung mit den spezifischen Merkmalen: schmerzhafte unwillkürliche Kontraktion eines einzelnen Muskels oder einer Gruppe von Muskeln verbunden mit energischer physikalischer Aktivität, Überanstrengung eines einzelnen oder verschiedener Muskeln bei der geeigneten Positionierung des Körpers wie bei dem Versuch, einen Sturz zu verhindern.

1A.1.1.1.12.1.1.2

Schüttelfrost

Schüttelfrost ist eine Art von Muskelbewegung mit den spezifischen Merkmalen: unwillkürliches Zittern mit Muskelkontraktionen oder -zuckungen und Kältegefühl verbunden mit dem Absinken der Körpertemperatur unter den Sollwert, Nebenwirkung einer Anästhesie oder Schüttelfrost bei Fieber.

1A.1.1.1.12.1.1.3

Tremor

Tremor ist eine Art von Muskelbewegung mit den spezifischen Merkmalen: rhythmisches unzweckmäßiges Beben, Zittern, unwillkürliches Abwechseln von Muskelkontraktion und Entspannung von entgegenwirkenden (opponierenden) Skelettmuskelgruppen verbunden mit steigendem Zittern während zielgerichteter Bewegungen, Auftreten bei älteren Personen, in bestimmten Familien und verbunden mit genetischer Disposition neuro-degenerativer Krankheiten.

1A.1.1.1.12.1.1.3.1

Alterstremor

Alterstremor ist eine Art von Tremor mit den spezifischen Merkmalen: feine, schnelle, bebende Vibrationen, besonders der Hände, rhythmisches Kopfnicken gewöhnlich steigendes Zittern während zielgerichteter Bewegungen, intensiviert durch Angst, Aufregung und Befangenheit, primäres Auftreten bei älteren Personen.

1A.1.1.1.12.1.1.4 **Spastik**

Spastik ist eine Art von Muskelbewegung mit den spezifischen Merkmalen: unkontrollierte Kontraktion der Skelettmuskulatur, zunehmender Muskeltonus, starre Muskeln und ungeschickte Bewegungen.

1A.1.1.1.12.1.1.5 **Konvulsion**

Konvulsion ist eine Art von Muskelbewegung mit den spezifischen Merkmalen: plötzliche, heftige unwillkürliche Kontraktion einer Gruppe von Muskeln, anfallsartig und episodisch, verbunden mit Anfallsleiden wie Epilepsie oder vorübergehende und akute Krämpfe verbunden mit der Erschütterung des Kopfes.

1A.1.1.1.12.1.1.6 **Eröffnungswehen (Eröffnungsperiode)**

Eröffnungswehen (Eröffnungsperiode) sind eine Art von Muskelbewegung mit den spezifischen Merkmalen: rhythmisches und schmerzhaftes Zusammenziehen der Muskulatur des oberen Uterussegmentes während der Geburt, mittel beginnend und sehr stark werdend in der späten Geburtsphase; tritt wiederkehrend alle zwei Minuten auf und hält über eine Minute an, mit der Funktion den Geburtskanal zu weiten, die Größe und die vollständige Dehnung der Gebärmutter zu vermindern und den Fetus durch den Geburtskanal zu bewegen.

1A.1.1.1.12.1.1.7 **Austreibungs- und Nachgeburtswehen (Austreibungs- und Nachgeburtsperiode)**

Austreibungs- und Nachgeburtswehen (Austreibungs- und Nachgeburtsperiode) sind eine Art von Muskelbewegung mit den spezifischen Merkmalen: Muskelkontraktionen der Gebärmutter und des Abdomens und Ausstoßen des Säuglings, der Plazenta und der Fruchtblase durch den Geburtskanal während der Geburt bis die Ausstoßung des Säuglings vollständig erfolgte und die Plazenta und die Fruchtblase ausgestoßen sind.

1A.1.1.1.12.1.1.8 **Paralyse**

Paralyse ist eine Art von Muskelbewegung mit den spezifischen Merkmalen: anormaler Zustand charakterisiert durch den Verlust von Muskelfunktion, von Sensibilität oder von beiden; Verlust der Fähigkeit, den Körper oder ein Körperteil zu bewegen, verbunden mit dem Verlust der Darm- und Blasensteuerung, Atemnot verbunden mit Verletzungen, Läsion des neuronalen und muskulären Mechanismus, oder mit Traumen wie Rückenmarksverletzung, Krankheit oder Vergiftung.

1A.1.1.1.12.1.1.8.1 **Parese**

Parese ist eine Art von Paralyse mit den spezifischen Merkmalen: partielle oder totale Lähmung, unvollständiger oder vollständiger Verlust der Fähigkeit, Körperteile wie Mund, Kehle oder Augenlid zu bewegen.

1A.1.1.1.12.1.2 **Gelenkbewegung**

Gelenkbewegung ist eine Art von Körperbewegung mit den spezifischen Merkmalen: Bewegung frei beweglicher Gelenke, die in die Bewegung des Körperapparates einbezogen sind, Muskelkontraktionen erlauben Gleit-, Dreh-, Kreis- und Winkelbewegungen.

1A.1.1.1.12.1.2.1 **Aktive Gelenkbewegung**

Aktive Gelenkbewegung ist eine Art von Gelenkbewegung mit den spezifischen Merkmalen: Bewegung von Gelenken, willkürlich und mit selbst initiierten Bewegungen der Gelenke ohne Assistenz.

1A.1.1.1.12.1.2.2 **Passive Gelenkbewegung**

Passive Gelenkbewegung ist eine Art von Gelenkbewegung mit den spezifischen Merkmalen: Bewegung von Gelenken mit Assistenz.

1A.1.1.1.12.1.2.3 **Gelenkkontraktur**

Gelenkkontraktur ist eine Art von Gelenkbewegung mit den spezifischen Merkmalen: Beugestellung eines Gelenkes, die Fibrose von Bindegewebe in der Gelenkkapsel verhindert eine normale Beweglichkeit von Hand, Finger, Ellenbogen, Schulter, Fuß, Knie oder Zehe; eingeschränkte Bewegung oder Unfähigkeit zur Bewegung, anormales Ausrichten des Gelenkes, verbunden mit Atrophie und Verkürzung der Muskelfasern durch das Fehlen von passiver und aktiver Muskelbewegung oder verbunden mit dem Verlust der normalen Hautelastizität durch die Bildung von extensivem Narbengewebe über dem Gelenk.

1A.1.1.1.12.1.2.4 **Spitzfußstellung**

Spitzfußstellung ist eine Art von Gelenkbewegung mit den spezifischen Merkmalen: Plantarflexion, Verdrehung des oberen Sprunggelenkes in Richtung der Sohle, die Fußsohle fällt nach unten, Schlurfen des Fußes, Unvermögen, die Fußsohle auf den Boden zu bringen, Zehengang, der Fuß kann nicht in einer normalen oder dorsalflexierten (zum Fußrücken gebeugten – d. Ü.) Position gehalten werden, verbunden mit längerer Bettruhe ohne angemessene Ausrichtung oder Druck von schwerem Bettzeug auf den Fuß.

1A.1.1.1.12.1.2.5 **Verstauchung**

Verstauchung ist eine Art von Gelenkbewegung mit den spezifischen Merkmalen: Gelenktrauma welches Schmerzen und Behinderungen verursacht, unterbrochene und schmerzhafte Gelenkbewegung, Berührungsschmerzhaftigkeit, Muskelspasmen, geschwollene Gelenke, Verfärbung, beeinträchtigte Funktion verbunden mit traumatischer Verletzung und Reißen von Bindegewebe um das Gelenk herum.

1A.1.1.1.12.1.3 **Fraktur**

Fraktur ist eine Art von Körperbewegung mit den spezifischen Merkmalen: Bewegungsverlust von Teilen des Körperapparates verbunden mit einer traumatischen Verletzung eines Knochens, beschädigter Zusammenhang des Gewebes eines Knochens. Die Schwere einer

Fraktur ist abhängig von der Knochenstruktur, dem Knochenteil und der Art des Bruches.

1A.1.1.1.12.1.4 **Amputationsstumpf**
Amputationsstumpf ist eine Art von Körperbewegung mit den spezifischen Merkmalen: verformte und verkleinerte Extremitäten mit verminderter Bewegung und Beweglichkeit durch das chirurgische Entfernen eines Körperteils.

1A.1.1.1.12.1.5 **Reflex**
Reflex ist eine Art von Körperbewegung mit den spezifischen Merkmalen: unwillkürliche Bewegung eines Körperteils oder Organs als Antwort auf einen bestimmten Reiz, unwillkürlicher Vorgang, der dem Reiz unmittelbar folgt, Bewegung ohne Einbeziehung des Willens oder des Bewusstseins.

1A.1.1.1.12.1.5.1 **Dysreflexie**
Dysreflexie ist eine Art von Reflex mit den spezifischen Merkmalen: neuromuskulärer lebensbedrohlicher Zustand gekennzeichnet durch eine anormale motorische Reaktion auf schädliche Reize, die normalerweise eine spezifische Reaktion erzeugen, verbunden mit einer Rückenmarksverletzung bei T7 oder darüber.

1A.1.1.1.12.2 **Mobilität**
Mobilität ist eine Art von Motorik mit den spezifischen Merkmalen: willkürliche und psychomotorische Bewegung des Körperapparates einschließlich der Koordination von Muskel- und Gelenkbewegungen wie Gleichgewicht halten, Körperpositionierung und Gehen.

1A.1.1.1.12.2.1 **Gleichgewicht**
Gleichgewicht ist eine Art von Mobilität mit den spezifischen Merkmalen: Standfestigkeit des Körpers und Koordination der Muskeln, Knochen und Gelenke zur Stabilisierung des Körperapparates als Ganzes oder eines Teils des Körperapparates um sich zu bewegen, einschließlich Aufrechthalten des Kopfes, Stehen, Sitzen in aufrechter Position; die Fähigkeit zum Gleichgewicht halten ist zu einem bestimmten Grade altersabhängig.

1A.1.1.1.12.2.2 **Körperposition**
Körperposition ist eine Art von Mobilität mit den spezifischen Merkmalen: Bewegen und Einnehmen irgendeiner von vielen Körperhaltungen.

1A.1.1.1.12.2.3 **Andere**

1A.1.1.1.12.3 **Psychomotorische Aktivität**
Psychomotorische Aktivität ist eine Art von Motorik mit den spezifischen Merkmalen: Steuerung der Bewegung bei bewussten mentalen Aktivitäten, willkürliche Arten des Bewegens und des Mobilisierens des Körperapparates, welche einen gewissen Grad an neuromuskulärer Koordination erfordern.

1A.1.1.1.12.3.1 **Hyperaktivität**
Hyperaktivität ist eine Art von Psychomotorischer Aktivität mit den spezifischen Merkmalen: anormal gesteigerte physische Aktivität des Körperapparates, Zittern, Unruhe, Schwierigkeiten in einer Position zu verbleiben, verbunden mit Krankheiten wie Schilddrüsenüberfunktion oder mentalen Störungen.

1A.1.1.1.12.3.1.1 **Agitation**
Agitation ist eine Art von Hyperaktivität mit den spezifischen Merkmalen: Zustand von unzweckmäßiger psychomotorischer Erregung, ruhelose Aktivität, Auf- und Abgehen, Auftreten von nervösen Spannungen verbunden mit Angst, Furcht oder mentalem Stress.

1A.1.1.1.12.3.2 **Hypoaktivität**
Hypoaktivität (mangelnde Aktivität) eine Art von Psychomotorischer Aktivität mit den spezifischen Merkmalen: anormale verminderte physische Aktivität des Körpers, langsame Bewegung, Muskelstarre, maskenhaften Gesichtsausdruck verbunden mit neurologischen oder mentalen Erkrankungen.

1A.1.1.1.12.3.2.1 **Inaktivität**
Inaktivität ist eine Art von Hypoaktivität mit den spezifischen Merkmalen: Inaktivität der Skelettmuskulatur resultierend aus der Depletion (dem Verschleiß – d. Ü.) von Körpersystemen, verbunden mit mechanischer oder vorgegebener Immobilisation, schweren Schmerzen oder einem veränderten Grad des Bewusstseins.

1A.1.1.1.12.3.2.2 **Katatonie**
Katatonie ist eine Art von Hypoaktivität mit den spezifischen Merkmalen: Störungen der Psychomotorik gewöhnlich manifestiert als Immobilität mit extremer Muskelstarre oder exzessiver impulsiver Aktivität verbunden mit mentalen Störungen wie Schizophrenie.

1A.1.1.1.12.4 **Sprache**
Sprache ist eine Art von Motorik mit den spezifischen Merkmalen: Fähigkeit der Sprachproduktion eingeschlossen die komplexe Koordination von Muskeln und Nerven von Organen zur Artikulation.

1A.1.1.1.12.4.1 **Aphasie**
Aphasie ist eine Art von Sprache mit den spezifischen Merkmalen: mangelhafte oder nicht vorhandene Sprachfunktion des Gebrauchens und Verstehens von Worten verbunden mit einer Verletzung von bestimmten Gebieten des Gehirns wie schwere Hirntraumen, Schlaganfall, längerer Sauerstoffmangel oder Unfälle mit dem Herz-Kreislauf-System.

1A.1.1.1.12.4.1.1 **Sensorische Aphasie**
Sensorische Aphasie ist eine Art von Aphasie mit den spezifischen Merkmalen: Störungen im Verstehen der kommunizierten Sprache und Worte, das Verstehen ist vollständig oder partiell, möglicherweise ist das Ausdrücken von Worten nicht gestört.

1A.1.1.1.12.4.1.1.1 **Dyslexie**

Dyslexie ist eine Art von sensorischer Aphasie mit den spezifischen Merkmalen: gestörte Lesefunktion, Defekte in der Lesefähigkeit, geschriebene Buchstaben und Worte werden verkehrt wahrgenommen, die Fähigkeit, Buchstabenfolgen in geschriebenen Worten zu unterscheiden, ist gestört, Schwierigkeiten im Unterscheiden von rechts und links, Dyslexie schließt nicht notwendigerweise Leseunvermögen ein.

1A.1.1.1.12.4.1.1.2 **Alexie**

Alexie ist eine Art von sensorischer Aphasie mit den spezifischen Merkmalen: kein Verständnis von geschriebenen Worten.

1A.1.1.1.12.4.1.2 **Motorische Aphasie**

Motorische Aphasie ist eine Art von Aphasie mit den spezifischen Merkmalen: Wörter können nicht gebildet oder mündlich oder schriftlich ausgedrückt werden, partielle oder komplette Unfähigkeit Worte auszudrücken, schließt nicht notwendigerweise Sprachverständnisstörung oder Störungen im Verstehen von Worten und Sprache ein.

1A.1.1.1.12.4.1.2.1 **Dysphasie**

Dysphasie ist eine Art von Motorischer Aphasie mit den spezifischen Merkmalen: gestörter Ausdruck, Wörter können nicht geformt oder oral ausgedrückt werden; Dysphasie schließt nicht notwendigerweise Dysgraphie mit ein.

1A.1.1.1.12.4.1.2.2 **Dysgraphie**

Dysgraphie ist eine Art von Motorischer Aphasie mit den spezifischen Merkmalen: gestörtes Schreiben, Worte und Sätze können nicht in Schriftform ausgedrückt werden, Dysgraphie schließt nicht notwendigerweise Dysphasie mit ein.

1A.1.1.1.12.4.2 **Verwaschene Sprache**

Verwaschene Sprache ist eine Art von Sprache mit den spezifischen Merkmalen: unklare Ausdrucksweise von Worten, Worte werden nicht vollständig ausgedrückt, Worte werden zusammengezogen oder sie fehlen teilweise, verbunden mit Schwäche der Muskeln zur Artikulation, Schäden des Nervensystems, Drogenkonsum oder nachlässiger Aussprache.

1A.1.1.1.12.4.3 **Stammeln**

Stammeln ist eine Art von Sprache mit den spezifischen Merkmalen: Fehlaussprache, stockende Sprechweise, explosive, verwaschene und «Staccato»-Sprache, Zögern und Pausen verbunden mit zerebralen und neuromuskulären Defekten oder emotionalen Bedingungen.

1A.1.1.1.12.4.4 **Stottern**

Stottern ist eine Art von Sprache mit den spezifischen Merkmalen: krampfartige Aussprache von Worten, Einbeziehen exzessiver Verzögerungen, Stocken und Wiederholung von den gleichen Silben und verlängerte Laute verbunden mit Krankheiten der Organe zur Artikulation, zerebrale und neuromuskuläre Defekte oder emotionale Bedingungen.

1A.1.1.1.13

■ Empfindung

Empfindung ist eine Art von Funktion mit den spezifischen Merkmalen: subjektives Fühlen des Körperzustandes oder eine Bedingung resultierend aus der Reizung von einer sensorischen Rezeptorenstelle, Weiterleitung des Nervenimpulses entlang afferenter Nervenfasern zum Gehirn und Fühlen eines mentalen Zustandes, welcher in einer Reaktion auf den externen Reiz erfolgen kann.

1A.1.1.1.13.1

Schmerz

Schmerz ist eine Art von Empfindung mit den spezifischen Merkmalen: Ansteigen der sensorischen Empfindung von Teilen des Körpers gewöhnlich verbunden mit der subjektiven Erfahrungen von Wahrnehmung eines Reizes bis schwerem Leiden, mit schmerzhaftem Gesichtsausdruck, Augen erscheinen teilnahmslos und lustlos, erschöpftes Aussehen, fixierte oder zerstreute Gesichtsbewegung, Grimassen, Veränderung im Muskeltonus, welcher von Mattigkeit bis zur Starre reichen kann. Selbstschützendes Verhalten, eingeengter Fokus der Aufmerksamkeit, veränderte Zeitwahrnehmung. Im längeren Verlauf kann es zum Meiden vom sozialen Kontakten, eingeschränktem Gedankenprozess führen. Ablenkungsverhalten gekennzeichnet durch Stöhnen, Schreien, Auf- und Abgehen, Unruhe, Aufsuchen anderer Personen oder Aktivitäten, Schmerzempfindungen stehen in Beziehung zur Dauer des Schmerzes; plötzliches Einsetzen von Schmerzempfindungen steht in Verbindung mit akuter Gewebeverletzung, welche gekennzeichnet sind durch automatische Reaktionen wie das Ansteigen von Blutdruck, Puls, Atmung, Schwitzen, kaltem Schweiß, Gänsehaut und Blässe verbunden mit Muskelspannung, Appetitlosigkeit und Angst. Akute Schmerzempfindungen sind selbstbegrenzt und funktionieren wie ein Schutzmechanismus zum Veranlassen des Leidenden, die Schmerzquellen zu verlassen oder zu entfernen, um weitere Schäden zu vermeiden; akuter Schmerz wird gewöhnlich als intensives deutliches Gefühl von Schmerz durch Schneiden, Schießen oder Tortur beschrieben; anhaltende konstant wiederkehrende Schmerzempfindungen sind nicht verbunden mit automatischen Reaktionen, chronischer Schmerz wird gewöhnlich beschrieben als eine dumpfe, verletzungsartige, brennende, schreckliche oder unerträgliche Schmerzempfindung verbunden mit Schlafstörungen, Reizbarkeit, Depression, Isolation, Hoffnungslosigkeit und Hilflosigkeit.

1A.1.1.1.13.1.1 **Tumorschmerz**

Tumorschmerz ist eine Art von Schmerz mit den spezifischen Merkmalen: gleichzeitiges Empfinden von akutem und chronischem Schmerz von verschiedenen Stufen der Intensität, in Folge von invasivem Ausbreiten von Tumorzellen im Körper. Konsequenzen der Tumorbehandlung einschließlich Chemotherapie oder Bedingungen in Bezug zum Tumor wie Wundschmerz. Tumorschmerz wird gewöhnlich beschrieben als dumpfe, wunde, brennende, stechende, wehenartige, ziehende, schneidende, krampfartige, schreckliche oder unerträgliche Schmerzempfindung mit Attacken von intensiver Schmerzempfindung verbunden mit Schlafstörungen, Reizbarkeit, Depression, Leiden, Isolation, Hoffnungslosigkeit und Hilflosigkeit.

1A.1.1.1.13.1.2 **Hautschmerz**

Hautschmerz ist eine Art von Schmerz mit den spezifischen Merkmalen: Schmerzempfindung, welche von dem umgebenden Gewebe des Körpers stammt verbunden mit Entzündungen, Verbrennungen, Traumen und Hautkrankheiten. Haut- und Gewebeschmerzen werden gewöhnlich beschrieben als eine begrenzte akute Empfindung von scharfem prickelndem, kribbelndem, schneidendem, brennendem Schmerz ohne Anzeichen von automatischer Reaktion oder Weiterleitung des Schmerzes zu anderen Körperregionen.

1A.1.1.1.13.1.2.1 **Wundschmerz**

Wundschmerz ist eine Art von Hautschmerz mit den spezifischen Merkmalen: Schmerzempfindung, welche von einer Wunde und der Wundumgebung ausgehend sind, abhängig von der Natur der Wunde, gewöhnlich beschrieben entweder als scharfer, schneidender, reißender Schmerz oder als dumpfer, brennender, nagender, zarter Schmerz, sofern nicht die Schädigung die Nervenenden und die Schmerzempfindungen zerstört hat.

1A.1.1.1.13.1.3 **Muskel-Knochen-Schmerz**

Muskel-Knochen-Schmerz ist eine Art von Schmerz mit den spezifischen Merkmalen: Schmerzempfindung, welche von Muskeln, Knochengelenken oder den Zähnen stammt. Die Empfindung wird gewöhnlich beschrieben als tief, dumpf und brennend. Ausgelöst durch Bewegungen von Körperteilen oder des ganzen Körpers aber (selten) auch präsent während der Ruheperioden.

1A.1.1.1.13.1.3.1 **Knochenschmerz**

Knochenschmerz ist eine Art von Muskel-Knochen-Schmerz mit den spezifischen Merkmalen: Schmerzempfindung, welche vom Periost des Knochens stammt bzw. von Kompressionsfrakturen; die Empfindungen werden gewöhnlich beschrieben als tief brennend, durchdringender Schmerz präsent während der Bewegung, seltener auch in Ruheperioden.

1A.1.1.1.13.1.3.1.1 **Frakturschmerz**
Frakturschmerz ist eine Art von Knochenschmerz mit den spezifischen Merkmalen: Schmerzempfindung, welche von akuten Knochenfrakturen stammt, gewöhnlich beschrieben als scharfer, schneidender, heiß juckender, stechender Schmerz, verschlimmert durch Bewegungen der Fraktur, Empfindungen sind nicht präsent während der Ruheperioden oder während der Zeit ohne Bewegung.

1A.1.1.1.13.1.3.2 **Arthritisschmerz**
Arthritisschmerz ist eine Art von Muskel-Knochen-Schmerz mit den spezifischen Merkmalen: Schmerzempfindung, welche von Entzündungen von geschwollenen Gelenken stammt. Die Schmerzempfindung wird gewöhnlich beschrieben als schwankender, unterbrochener, brennender, scharf klopfender Schmerz während der Zeit von Aktivität, Ruheperioden und während der Zeit ohne Bewegung.

1A.1.1.1.13.1.3.3 **Muskelschmerz**
Muskelschmerz ist eine Art von Muskel-Knochen-Schmerz mit den spezifischen Merkmalen: Schmerzempfindung, welche von Muskelspannungen und Anstrengung stammt, verbunden mit körperlicher Bewegung, Infektionen und Erkrankungen des Bewegungsapparates; die Schmerzempfindung ist gewöhnlich beschrieben als krampfender, drückender und klopfender Schmerz, oft verbunden mit weitergeleitetem Schmerz.

1A.1.1.1.13.1.4 **Viszeralschmerz**
Viszeralschmerz ist eine Art von Schmerz mit den spezifischen Merkmalen: Schmerzempfindung, welche von Störungen enthaltenden Organen stammt wie Pericardium, Periost, Pleura, muköse Membran im Intestinum. Viszeralschmerz kann mehr oder weniger begrenzt sein, oft empfunden als von einem größeren Bereich stammend als dem betroffenen. Die Schmerzempfindung wird gewöhnlich beschrieben als tiefer, dumpfer, zerfressender, nagender, angespannt krampfender Schmerz verbunden mit Übelkeit oder Erstickungsempfindungen.

1A.1.1.1.13.1.4.1 **Kolik**
Kolik ist eine Art von Viszeralschmerz mit den spezifischen Merkmalen: Schmerzempfindung, welche von Verkrampfungen der glatten Muskulatur in Hohlorganen stammt wie Darm, Niere oder Gallengang. Die Schmerzempfindung wird gewöhnlich beschrieben als wiederkehrende krampfende Kontraktionen, Drücken, Reißen oder torturartige Empfindungen.

1A.1.1.1.13.1.4.2 **Menstruationskrämpfe**
Menstruationskrämpfe sind eine Art von Viszeralschmerz mit den spezifischen Merkmalen: Schmerzempfindung, welche von Verkrampfungen der Uterusmuskeln stammen. Die Schmerzempfindung wird gewöhnlich beschrieben als intensive krampfende Kontraktionen, Klopfen und Empfindungen von Unruhe im Abdomen und tiefer.

1A.1.1.1.13.1.4.3 **Prämenstruelle Spannungen**

Prämenstruelle Spannungen sind eine Art von Viszeralschmerz mit den spezifischen Merkmalen: Signal des Beginns der Menstruation in den letzten Tagen des Menstruationszyklusses, nervöse Spannungen, Reizbarkeit, Gewichtszunahme, Ödeme, Kopfschmerz, Mastodynie (Schmerzen in der Mamma – d. Ü.), Verstimmung, Konzentrationsschwächen vor dem Einsetzen der Menstruation. Die Merkmale hören nach dem ersten oder zweiten Tag der Menstruationsperiode auf.

1A.1.1.1.13.1.4.4 **Dyspareunie**

Dyspareunie ist eine Art von Viszeralschmerz mit den spezifischen Merkmalen: schmerzhafter Geschlechtsverkehr verbunden mit einem gewaltsamen Koitus, unvollständige sexuelle Erregung oder genitale Schädigung verbunden mit Erkrankungen, Ulzerationen der Genitalien und des angrenzenden Gewebes durch Kindgeburt oder Verstümmelung der weiblichen Genitalien.

1A.1.1.1.13.1.5 **Neurogener Schmerz**

Neurogener Schmerz ist eine Art von Schmerz mit den spezifischen Merkmalen: Schmerzempfindung, die von Läsionen der betroffenen peripheren Nerven stammt. Die Schmerzempfindung ist gewöhnlich beschrieben als kribbelnde, prickelnde Schmerzempfindung verbunden mit Störungen der Gefühle, Neurogener Schmerz stammt von größeren Nervenläsionen ab verbunden mit chirurgischen Eingriffen oder Schädigungen des Gehirns. Neurogener Schmerz wird gewöhnlich beschrieben als brennender, unerträglicher oder torturartiger Schmerz.

1A.1.1.1.13.1.5.1 **Phantomschmerz**

Phantomschmerz ist eine Art von Neurogenem Schmerz mit den spezifischen Merkmalen: Schmerzempfindung in einem Körperteil oder Organ, welches entfernt wurde wie durch Amputation; Schmerzempfindung vor chirurgischen Eingriffen in Bezug auf Phantomempfindungen von Schmerz in der Folgezeit. Schmerzempfindungen werden gewöhnlich beschrieben als juckender, stechender, kontrahierender, qualvoller, torturartiger und unerträglicher Schmerz.

1A.1.1.1.13.1.6 **Gefäßschmerz**

Gefäßschmerz ist eine Art von Schmerz mit den spezifischen Merkmalen: Schmerzempfindung welche vom Gefäßsystem stammt als ein Resultat von Gefäßerweiterung oder Gefäßinsuffizienz. Gefäßschmerz wird gewöhnlich beschrieben als drückender, hämmernder und pressender Schmerz.

1A.1.1.1.13.1.6.1 **Migräne**

Migräne ist eine Art von Gefäßschmerz mit den spezifischen Merkmalen: Schmerzempfindung, welche von wiederkehrendem einseitigem vaskulärem Kopfschmerz stammt, wobei das Auftreten der

Schmerzen durch externe Reize angeregt wird, wie Licht, Lärm und Geruch genau wie durch interne Reize wie Nahrungsunverträglichkeit, Stress und andere Typen von Schmerz. Der Schmerzempfindung kann das plötzliche Auftreten von Licht und Duft vorausgegangen sein. Die Schmerzempfindung wird gewöhnlich beschrieben als drükkende, zermalmende, hämmernde, spaltende, qualvolle einseitige Empfindung verbunden mit Brechreiz, Erbrechen, Durst und Stimmungswechseln.

1A.1.1.1.13.1.6.2 **Ischämischer Schmerz**

Ischämischer Schmerz ist eine Art von Gefäßschmerz mit den spezifischen Merkmalen: Schmerzempfindung, welche von reduzierter peripherer Blutversorgung stammt, verbunden mit peripher Gefäßkrankheit, vermindertem Blutfluss verbunden mit einengenden orthopädischen Verbänden oder anderen einengenden Objekten, insuffizienter Blutversorgung wie occlusiver arterieller Krankheit oder chirurgischen Traumata. Ischämischer Schmerz wird oft beschrieben als schwerer und qualvoller Schmerz.

1A.1.1.1.13.1.7 **Geburtsschmerz**

Geburtsschmerz ist eine Art von Schmerz mit den spezifischen Merkmalen: Schmerzempfindung von steigender Schwere und Frequenz, verbunden mit Kontraktionen des Uterus und zervikaler Dehnung, welche bei den Wehen auftritt.

1A.1.1.1.13.1.7.1 **Wehenschmerz**

Wehenschmerz ist eine Art von Geburtsschmerz mit den spezifischen Merkmalen: Schmerzempfindung während der ersten Phase der Geburt verbunden mit Uteruskontraktionen, akut einsetzend. Die Schmerzverteilung ist primär lokalisiert in der Rückenmitte. Die Schmerzempfindung wird oft beschrieben als milder, krampfender, tiefer Schmerz mit steigender Schwere.

1A.1.1.1.13.1.7.2 **Austreibungsschmerz**

Austreibungsschmerz ist eine Art von Geburtsschmerz mit den spezifischen Merkmalen: Schmerzempfindung während der zweiten Phase der Geburt. Die Schmerzverteilung ist allgemein in der vorderen Bauchhöhle, die Schmerzdauer wird konstant verbunden mit der vollen Dehnung des Muttermundes. Die Schmerzempfindung wird oft beschrieben als schwer, einengend und häufig qualvoll.

1A.1.1.1.13.1.7.3 **Vorwehen**

Vorwehen sind eine Art von Geburtsschmerz mit den spezifischen Merkmalen: Empfindungen von lokalen Bauchschmerzen, welche zuerst als Geburtsschmerzen erscheinen, aber ineffektiv sind. Die Schmerzen sind nicht begleitet vom Aufgehen und Dehnen des Gebärmutterhalses. Sie sind unterbrochen, kurz und mild und strahlen nicht vom Rücken nach vorn aus. Die Schmerzempfindung wird oft beschrieben als tiefer, krampfender aber milder Schmerz, der nicht stärker wird.

1A.1.1.1.13.2 **Durst**
Durst ist eine Art von Empfindung mit den spezifischen Merkmalen: Empfindung des Wunsches, Wasser oder eine andere Flüssigkeit zu trinken, die dem Mund und Hals angeboten wird, trockene Schleimhaut in Mund und Hals.

1A.1.1.1.13.3 **Hunger**
Hunger ist eine Art von Empfindung mit den spezifischen Merkmalen: Empfindung des starken Wunsches nach Nahrung, die Empfindung ist oft auf den Mund oder Hals bezogen; Schmerz oder Unwohlsein, Erschöpfungszustand durch den Mangel an Nahrung.

1A.1.1.1.13.4 **Appetit**
Appetit ist eine Art von Empfindung mit den spezifischen Merkmalen: Empfindung des Wunsches, den Körperbedarf an Nahrung oder von besonderen Arten von Essen zu befriedigen.

1A.1.1.1.13.4.1 **Begierde**
Begierde ist eine Art von Appetit mit den spezifischen Merkmalen: unwiderstehlicher Drang Substanzen zu konsumieren, besonders Essen, Drogen und andere Stimulanzien.

1A.1.1.1.13.4.2 **Pica-Syndrom**
Pica-Syndrom ist eine Art von Appetit mit den spezifischen Merkmalen: Empfindung von starkem Verlangen nach unnatürlichen Arten von Nahrung, Verlust von Appetit verbunden mit Schwangerschaft, Unterernähung und Hysterie.

1A.1.1.1.13.5 **Nausea**
Nausea ist eine Art von Empfindung mit den spezifischen Merkmalen: Empfindung eines Übelkeitsgefühls mit einer Neigung zum Erbrechen, unangenehme Empfindung vage bezogen auf das Epigastrium und das Abdomen, widerwärtiger Geschmack oder Geruch.

1A.1.1.1.13.6 **Dyspepsie**
Dyspepsie ist eine Art von Empfindung mit den spezifischen Merkmalen: vage Empfindung von Unwohlsein im mittleren Oberbauch nach dem Essen, schmerzhafte Verdauung, unbehagliches Völlegefühl, Herzbrennen, Blähungen, Übelkeit, Appetitlosigkeit.

1A.1.1.1.13.7 **Schwindel**
Schwindel ist eine Art von Empfindung mit den spezifischen Merkmalen: Empfindung von Ohnmacht oder das Gefühl der Unfähigkeit, die Balance in stehender oder sitzender Position zu halten verbunden mit Verwirrtheit, Übelkeit und Schwäche.

1A.1.1.1.13.8 **Jucken**
Jucken ist eine Art von Empfindung mit den spezifischen Merkmalen: Empfindung eines ärgerlichen Prickelns, Hautgefühl gefolgt von einem Impuls, die Haut oder die Kopfhaut zu kratzen.

1A.1.1.1.13.9 **Hitzewallung**

Hitzewallung ist eine Art von Empfindung mit den spezifischen Merkmalen: plötzliche Empfindung von Hitze in Bezug auf den unteren Teil des Körpers, plötzliche Vasodilation, Schwitzen und Ausdünstungen verbunden mit Hormonwechsel oder dem Einsetzen der Menopause.

1A.1.1.1.13.10 **Unruhe**

Unruhe ist eine Art von Empfindung mit den spezifischen Merkmalen: Empfindung von Unbehaglichkeit, Ermattung und einem inneren «Getriebensein», manchmal verbunden mit Muskelzuckungen und Prickeln, Schmerzgefühl.

1A.1.1.1.13.11 **Wohlergehen**

Wohlergehen ist eine Art von Empfindung mit den spezifischen Merkmalen: Empfindung von physischem Behagen und körperlichem Wohlsein.

1A.1.1.1.13.12 **Sehen**

Sehen ist eine Art von Empfindung mit den spezifischen Merkmalen: Fähigkeit des Sehens durch Erwiderungen auf Reize durch die Sehorgane, Sehvermögen.

1A.1.1.1.13.13 **Hören**

Hören ist eine Art von Empfindung mit den spezifischen Merkmalen: Fähigkeit des Hörens durch Erwiderungen auf Reize durch die Hörorgane, Hörvermögen.

1A.1.1.1.13.14 **Fühlen**

Fühlen ist eine Art von Empfindung mit den spezifischen Merkmalen: Fähigkeit des Fühlens durch Erwiderungen auf Reize durch die taktilen Organe; Vermögen zur Orientierung durch Berühren und Druck taktiler Organe in der Haut.

1A.1.1.1.13.15 **Schmecken**

Schmecken ist eine Art von Empfindung mit den spezifischen Merkmalen: Fähigkeit des Schmeckens durch Erwiderung auf Reize durch die Geschmacksorgane, das Vermögen, Speisen und Getränke zu schmecken.

1A.1.1.1.13.16 **Riechen**

Riechen ist eine Art von Empfindung mit den spezifischen Merkmalen: Fähigkeit des Schmeckens durch Erwiderungen auf Reize durch die olfaktorischen Organe, das Vermögen, Geruch zu riechen.

1A.1.1.1.13.17 **Kinästhetik**

Kinästhetik ist eine Art von Empfindung mit den spezifischen Merkmalen: Fähigkeit des Bemerkens und Gewahrwerdens der Körperposition und von Bewegungen durch Erwiderungen auf Reize von den sensorischen Nerven in Muskeln und Gelenken.

1A.1.1.1.13.18 **Bewusstsein**
Bewusstsein ist eine Art von Empfindung mit den spezifischen Merkmalen: Reaktionsfähigkeit des Geistes auf Impressionen, die durch eine Kombination der Sinne hergestellt werden, um den Geist klar, wach und sensitiv zu halten für die externe Umwelt.

1A.1.1.1.13.18.1 **Ohnmacht**
Ohnmacht ist eine Art von Bewusstsein mit den spezifischen Merkmalen: plötzlicher Verlust des Bewusstseins unmittelbar eingeleitet durch Blässe und Schwäche.

1A.1.1.1.13.18.2 **Somnolenz**
Somnolenz ist eine Art von Bewusstsein mit den spezifischen Merkmalen: krankhafte Schläfrigkeit und unnatürliche Benommenheit.

1A.1.1.1.13.18.3 **Stupor**
Stupor ist eine Art von Bewusstsein mit den spezifischen Merkmalen: Umstand tiefen Schlafes mit Reaktion auf Schmerz.

1A.1.1.1.13.18.4 **Koma**
Koma ist eine Art von Bewusstsein mit den spezifischen Merkmalen: tiefe Bewusstlosigkeit ohne physiologische Reaktionen einschließlich Schmerzreaktionen.

1A.1.1.1.14 **■ Immunsystem**
Immunsystem ist eine Art von Funktion mit den spezifischen Merkmalen: biochemischer Komplex, der den Körper schützt gegen pathogene Organismen und andere fremde Körper durch die Errichtung lokaler Barrieren und Entzündungen. Eine humorale Immunreaktion ist besonders effektiv gegen Bakterien- und Virenbefall.

1A.1.1.1.14.1 **Infektion**
Infektion ist eine Art von Immunsystem mit den spezifischen Merkmalen: Befall des Körpers durch pathogene Mikroorganismen, welche sich reproduzieren und vermehren, das Verursachen einer Krankheit durch lokale zelluläre Schädigung, Sekretion von Gift oder Antigen-Antikörper-Reaktion.

1A.1.1.1.14.1.1 **Infektionsanfälligkeit**
Infektionsanfälligkeit ist eine Art von Immunsystem (Immunreaktion) mit den spezifischen Merkmalen: Verlust der normalen Kraft von Resistenzfaktoren, welche benötigt werden, um Infektionen abzuwehren, verbunden mit Ermüdung, Erschöpfung, neuer Infektion, schlechter Ernährung, Dehydration und schlechten hygienischen Gewohnheiten.

1A.1.1.1.15 **■ Fortpflanzung**
Fortpflanzung ist eine Art von Funktion mit den spezifischen Merkmalen: die Fähigkeit von Frauen und Männern, an der Zeugung eines lebenden Kindes zu partizipieren, welche die Fruchtbarkeit der Frau und des Mannes voraussetzt; Geschlechtsverkehr, welcher ein norma-

les weibliches und männliches Fortpflanzungssystem oder Methoden der künstlichen Befruchtung voraussetzt.

1A.1.1.1.15.1 **Fruchtbarkeit**

Fruchtbarkeit ist eine Art von Fortpflanzung mit den spezifischen Merkmalen: die Fähigkeit, an der Zeugung eines lebenden Kindes zu partizipieren.

1A.1.1.1.15.1.1 **Fruchtbarkeit der Frau**

Fruchtbarkeit der Frau ist eine Art von Fruchtbarkeit mit den spezifischen Merkmalen: Fruchtbarkeit der Frau im fortpflanzungsfähigen Alter mit Menstruation und Produktion von Eizellen und Sexualhormonen in Bezug auf die Fähigkeit zur Empfängnis und Schwangerschaft.

1A.1.1.1.15.1.1.1 **Menstruation**

Menstruation ist eine Art von Fruchtbarkeit der Frau mit den spezifischen Merkmalen: wiederkehrender Zyklus von Abstoßen, Neuwachsen und Vermehren des Endometriums als Menstruation. Die durchschnittliche Dauer des Menstuationszyklusses vom ersten Tag einer Blutung bis zum ersten Tag der darauffolgenden ist 28 Tage, Länge, Dauer und Umfang variieren. Der Menstruationszyklus beginnt mit der Menarche und endet mit der Menopause.

1A.1.1.1.15.1.1.2 **Menarche**

Menarche ist eine Art von Menstruation mit den spezifischen Merkmalen: Einsetzen der zyklischen Menstruationsfunktion gewöhnlich beginnend in einem Alter zwischen 9 und 17 Jahren.

1A.1.1.1.15.1.1.3 **Menopause**

Menopause ist eine Art von Menstruation mit den spezifischen Merkmalen: Aussetzen der Fähigkeit der Frau zur Fortpflanzung, Klimakterium, am Ende des Menstruationszyklusses und der Hormonproduktion gewöhnlich beginnend in einem Alter zwischen 45 und 60, kann aber früher gestoppt werden durch Krankheit oder die chirurgische Entfernung der Gebärmutter oder beider Eierstöcke.

1A.1.1.1.15.1.2 **Fruchtbarkeit des Mannes**

Fruchtbarkeit des Mannes ist eine Art von Fruchtbarkeit mit den spezifischen Merkmalen: Fruchtbarkeit des Mannes im reproduktionsfähigen Alter in Bezug auf die Produktion von Spermien und Sexualhormonen und auf die Fähigkeit zur Zeugung und eine Frau zu schwängern.

1A.1.1.1.15.1.2.1 **Potenz**

Potenz ist eine Art von Fruchtbarkeit des Mannes mit den spezifischen Merkmalen: Besitzen oder Ausüben von Manneskraft, Vitalität, Kraft und Energie, die männliche Sexualfunktion betreffend.

1A.1.1.1.15.1.2.1.1 **Impotenz**

Impotenz ist eine Art von Potenz mit den spezifischen Merkmalen: Unfähigkeit, eine Peniserektion zu erreichen, oder weniger Samenerguss als gewöhnlich bei Erreichen der Erektion verbunden mit psychologischen oder physiologischen Faktoren wie Alter, Ermüdung, schlechte Gesundheit, Drogenkonsum oder Krankheiten.

1A.1.1.1.15.2 **Sexualfunktion**

Sexualfunktion ist eine Art von Fortpflanzung mit den spezifischen Merkmalen: Fähigkeit zur Teilnahme am Geschlechtsverkehr und für den Mann zum Samenerguss.

1A.1.1.1.15.3 **Schwangerschaft**

Schwangerschaft ist eine Art von Fortpflanzung mit den spezifischen Merkmalen: Umstand des Wachsens und Ernährens eines Feten im Körper vom Tag der Empfängnis an über eine Periode von etwa 266 Tagen bis zur Geburt andauernd, Schwangerschaft ist normal, gesund aber beinhaltet rapide und unvermeidliche Veränderungen der Körperfunktionen, Einsetzen der Schwangerschaft ist indiziert mit dem Aufhören der Menstruation, morgendlicher Übelkeit, Vergrößerung der Brüste, Hervortreten der Brustwarzen.

1A.1.1.1.15.3.1 **Fehlgeburt**

Fehlgeburt ist eine Art von Schwangerschaft mit den spezifischen Merkmalen: Entbindung eines nicht lebensfähigen Feten.

1A.1.1.1.15.3.2 **Geburtsvorgang**

Geburtsvorgang ist eine Art von Schwangerschaft mit den spezifischen Merkmalen: Entwickeln von perinatalen Körperprozessen, die während des Gebärens auftreten, von Beginn der Öffnung des Muttermundes bis zum Austreiben der Plazenta.

1A.1.1.1.15.3.3 **Kindgeburt**

Kindgeburt ist eine Art von Schwangerschaft mit den spezifischen Merkmalen: Ereignis der Kindgeburt durch das Hineinbringen einer neuen Person in die Welt.

1A.1.1.1.16 **■ Physische Entwicklung**

Physische Entwicklung ist eine Art von Funktion mit den spezifischen Merkmalen: Hervorbringen von Körperprozessen, welche das Leben über die Lebensspanne hinweg aufrechterhalten.

1A.1.1.1.16.1 **Wachstum**

Wachstum ist eine Art von Physischer Entwicklung mit den spezifischen Merkmalen: normale, progressive physische Entwicklung mit unterschiedlichen physikalischen Veränderungen vom Säugling zum Erwachsenen als ein Resultat des graduierten und normalen Prozesses des Zuwachses und Angleichens in Bezug zum ungefähren Alter und Stadium des Wachstums und der Entwicklung wie pränatale Periode, Säuglingszeit, frühe Kindheit eingeschlossen Krabbler und Vorschulkind, mittlere Kindheit und Heranwachsender mit zwei Perioden von beschleunigter Entwicklung in den ersten 12 Monaten und den Monaten um die Pubertät herum.

1A.1.1.1.16.1.1 **Entwicklung des Feten**

Entwicklung des Feten ist eine Art von Wachstum mit den spezifischen Merkmalen: normaler und progressiver Prozess des Lebens eines neuen Individuums innerhalb einer Frau in Bezug zum etwaigen Alter und zum Stadium des Wachstums und der Entwicklung von der Empfängnis über die embryonale Entwicklung, die fetale Periode bis zur Geburt.

1A.1.1.1.16.1.2 **Kindesentwicklung**

Kindesentwicklung ist eine Art von Wachstum mit den spezifischen Merkmalen: normaler und progressiver Prozess der physischen Entwicklung in Bezug zum ungefähren Alter und zum Stadium des Wachstums und der Entwicklung von der Geburt über die Kindheit bis zum Erwachsensein.

1A.1.1.1.16.1.3 **Reifen**

Reifen ist eine Art von Wachstum mit den spezifischen Merkmalen: normaler und progressiver Prozess der physischen Entwicklung während des Überganges von der Kindheit zum Erwachsensein in Bezug zum ungefähren Alter und zum Stadium des Wachstums und der Entwicklung der Pubertät, Wachstumsschub zwischen dem Alter von 9 und 16 verbunden mit dem Abschluss des Knochenwachstums, Veränderung der Stimme, Haarverteilung der Erwachsenen, steigende Muskelmasse, vermindertes Körperfett, steigende Talgabsonderung und steigende Perspiration.

1A.1.1.1.16.1.3.1 **Reifung der Frau**

Reifung der Frau ist eine Art von Reifen mit den spezifischen Merkmalen: geschlechtsspezifischer Prozess des Erreichens einer vollständigen physischen Entwicklung und physisches Wachstum bei Frauen, welches auftritt mit dem Übergang von der Kindheit zum Erwachsensein, verbunden mit der Entwicklung der Brust und dem Einsetzen der Menstruation.

1A.1.1.1.16.1.3.2 **Reifung des Mannes**

Reifung des Mannes ist eine Art von Reifen mit den spezifischen Merkmalen: geschlechtsspezifischer Prozess des Erreichens einer vollständigen physischen Entwicklung und physisches Wachstum bei Männern, welches auftritt mit dem Übergang von der Kindheit zum Erwachsensein verbunden mit dem Heruntersinken der Hoden, der Penisvergrößerung und dem ersten Samenerguss.

1A.1.1.1.16.2 **Altern**

Altern ist eine Art von Physischer Entwicklung mit den spezifischen Merkmalen: normaler und progressiver Prozess der physischen Entwicklung während des Überganges vom Erwachsensein zu einem hochbetagtem Alter, in Bezug auf das ungefähre Alter und auf das Stadium der Entwicklung verbunden mit dem Abnehmen der Körperprozesse durch sinkende Fähigkeit zur Regeneration der Körperzellen, Verlust von: Muskelmasse, Muskelkoordination, psychomotorischen Fähigkeiten; Haarverlust, dünne und faltige Haut.

1A.1.1.1.16.2.1 Altern der Frau

Altern der Frau ist eine Art von Altern mit den spezifischen Merkmalen: geschlechtsspezifischer Prozess des Altwerdens verbunden mit dem Abnehmen von Körperprozessen bei Frauen während des Überganges vom Erwachsensein zu einem hochbetagtem Alter, verminderte Aktivität der Eierstöcke und Östrogenmangel, Einsetzen der Menopause während der Periode des Klimakteriums, Verlust an Knochenmasse mit dem Risiko der Entwicklung zerbrechlicher Knochen.

1A.1.1.1.16.2.2 Altern des Mannes

Altern des Mannes ist eine Art von Altern mit den spezifischen Merkmalen: Prozess des Altwerdens, Abnehmen von Körperprozessen beim Mann während des Überganges vom Erwachsensein zu einem hochbetagtem Alter, verbunden mit sinkender Ausschüttung männlicher Geschlechtshormone, Reduktion der männlichen Potenz, Vergrößerung der Prostata mit dem Risiko für Harnverhalt und Nykturie.

1A.1.1.1.16.3 Sterben

Sterben ist eine Art von Physischer Entwicklung mit den spezifischen Merkmalen: Endlichkeit des Lebens, graduelles oder mehr plötzliches Abnehmen der Körperfunktionen führen zum Ende der Körperprozesse, die das Leben aufrechterhalten, das Aufhören des Lebens ist indiziert durch das Ausbleiben des Herzschlages, der Atmung und der Gehirnaktivitäten.

1A.1.1.1.17 **■ Andere**

1A.1.1.2 **■ Person**

Person ist eine Art von Individuum mit den spezifischen Merkmalen: das Individuum als ein zweckgeleitet Handelnder, der Handlungen durchführt, die durch Gründe motiviert sind, welche auf Überzeugungen und Wünschen des individuellen Menschseins beruhen; zum Beispiel Vernunft.

1A.1.1.2.1 **■ Gründe für das Handeln**

Gründe für das Handeln ist eine Art von Person mit den spezifischen Merkmalen: Beweggründe (Motivationen), die das Verständnis und die Erklärung für das Verhalten einer Person ermöglicht.

1A.1.1.2.1.1 Selbstwahrnehmung

Selbstwahrnehmung ist eine Art von Gründe für das Handeln mit den spezifischen Merkmalen: Realisieren von Entscheidungen einer Person, um eine Handlung beizubehalten oder zu unterlassen, zum Beispiel der Entschluss zu einer Handlung.

1A.1.1.2.1.1.1 **Wohlbefinden**
Wohlbefinden ist eine Art von Selbstwahrnehmung mit den spezifischen Merkmalen: mentales Bild des Wohlergehens; ausgewogener, zufriedener, angenehmer oder freudiger Zustand bzw. Wohlergehen gewöhnlich ausgedrückt durch die Demonstration der eigenen Entspannung und Offenheit gegenüber anderen Personen oder Zufriedenheit mit der eigenen Unabhängigkeit.

1A.1.1.2.1.1.1.1 **Physisches Wohlbefinden**
Physisches Wohlbefinden ist eine Art von Wohlbefinden mit den spezifischen Merkmalen: mentales Bild des Befindens in guter physischer Verfassung oder physisches behagliches Wohlergehen mit einer Symptomregulation, z. B. Schmerzregulation oder das Zufrieden sein mit der physischen Umgebung.

1A.1.1.2.1.1.1.2 **Psychisches Wohlbefinden**
Psychisches Wohlbefinden ist eine Art von Wohlbefinden mit den spezifischen Merkmalen: mentales Bild des Befindens in guter psychischer Verfassung, Zufriedenheit mit Stress und Leidenskontrolle.

1A.1.1.2.1.1.1.3 **Emotionales Wohlbefinden**
Emotionales Wohlbefinden ist eine Art von Wohlbefinden mit den spezifischen Merkmalen: mentales Bild, sich in Übereinstimmung mit den eigenen Emotionen zu befinden; Harmonie der innerpsychischen Gefühle, Zufriedenheit mit der Fähigkeit Emotionen auszudrücken.

1A.1.1.2.1.1.1.4 **Spirituelles Wohlbefinden**
Spirituelles Wohlbefinden ist eine Art von Wohlbefinden mit den spezifischen Merkmalen: mentales Bild einer Verbindung mit dem das gesamte Sein durchdringenden Lebensprinzip, welches jemandes biologische und psychosoziale Natur integriert und transzendiert.

1A.1.1.2.1.1.2 **Erkenntnis**
Erkenntnis ist eine Art von Selbstwahrnehmung mit den spezifischen Merkmalen: Bereitschaft zur Beibehaltung oder Aufgabe von Handlungen, unter Berücksichtigung des Wissens einer Person; ein intellektueller Prozess, der alle Aspekte der Wahrnehmung, des Denkens, der Vernunft und des Erinnerns (und des Erkennens, Vorstellens und Lernens – d. Ü.) involviert.

1A.1.1.2.1.1.2.1 **Gedanke**
Gedanke ist eine Art von Erkenntnis mit den spezifischen Merkmalen: Erzeugung von mentalen Bildern oder Begriffen im Bewusstsein, Konzeptualisierung.

1A.1.1.2.1.1.2.1.1 **Denkprozess (Denken)**
Denkprozess (Denken) ist eine Art von Gedanke mit den spezifischen Merkmalen: Prozess des Unterscheidens, Ordnens und Klassifizierens von Gedanken, das logische Denken und die Darstellung von Gedanken durch die Sprache; verbunden mit der Zielgerichtetheit, Gebrauch der Begriffsbildung und Veränderung der gedanklichen Inhalte.

1A.1.1.2.1.1.2.1.1.1 **Synkretisches Denken**

Synkretisches Denken ist eine Art von Denkprozess (Denken) mit den spezifischen Merkmalen: der Gedanke beruht ausschließlich auf dem, was wahrgenommen und erfahren wird; es ist keine Fähigkeit vorhanden, über das Beobachtbare hinaus Schlussfolgerungen, Deduktionen oder Verallgemeinerungen zu erstellen; ein Stadium in der Entwicklung des kognitiven Gedankenprozesses eines Kindes im Alter von etwa 2 bis 7 Jahren.

1A.1.1.2.1.1.2.1.1.2 **Konkretes Denken**

Konkretes Denken ist eine Art von Denkprozess (Denken) mit den spezifischen Merkmalen: die Gedanken werden zunehmend logisch und kohärent mit der Fähigkeit zum Sortieren, Ordnen und Klassifizieren von Fakten ohne die Fähigkeit zu Verallgemeinerungen und zum Arbeiten mit Abstraktionen; Problemlösungen werden auf konkrete, systematische Art auf der Grundlage von Wahrnehmungen durchgeführt, wörtliches Behalten der Bedeutung von Worten und Anwenden von Worten auf einzelne Beispiele von Gattungen und nicht von Gattungen im Allgemeinen; ein Stadium in der Entwicklung des kognitiven Gedankenprozesses eines Kindes im Alter von etwa 7 bis 11 Jahren.

1A.1.1.2.1.1.2.1.1.3 **Abstraktes Denken**

Abstraktes Denken ist eine Art von Denkprozess (Denken) mit den spezifischen Merkmalen: Gedanken sind anpassungsfähig, flexibel und schließen den Gebrauch von Begriffen und Verallgemeinerungen mit ein. Problemlösungen werden ausgeführt durch logisches Schlussfolgern, das von einer Reihe von Beobachtungen ausgeht, Hypothesen bildet und diese prüft; Endstadium in der Entwicklung des kognitiven Gedankenprozesses eines Kindes von etwa 12 bis 15 Jahren.

1A.1.1.2.1.1.2.1.1.4 **Informationsverarbeitung**

Informationsverarbeitung ist eine Art von Denkprozess (Denken) mit den spezifischen Merkmalen: die Fähigkeit, Informationen korrekt zu ermitteln, zu organisieren und zu verwenden, um allgemeine Objekte zu identifizieren; Lesen, Verstehen und Verbalisieren zusammenhängender Nachrichten; Darstellen eines organisierten Denkprozesses; Erklären von Ähnlichkeiten und Unähnlichkeiten zwischen zwei Sachverhalten.

1A.1.1.2.1.1.2.1.1.4.1 **Konzentration**

Konzentration ist eine Art von Informationsverarbeitung mit den spezifischen Merkmalen: die zielgerichtete Aufmerksamkeit und die mentale Fähigkeit, das Speichern und das Wiederauffinden von Wissen durchzuführen.

1A.1.1.2.1.1.2.1.1.4.1.1 **Wachsamkeit**

Wachsamkeit ist eine Art von Konzentration mit den spezifischen Merkmalen: einer Sache wachsame oder umsichtige Aufmerksamkeit schenken; Bereitschaft zum Ausführen von Handlungen.

1A.1.1.2.1.1.2.1.1.5 **Zwangsgedanke, Obsession**

Zwangsgedanke, Obsession ist eine Art von Denkprozess (Denken) mit den spezifischen Merkmalen: persistierender Gedanke oder persistierende Idee, mit der das Denken fortdauernd und unfreiwillig beschäftigt ist; suggestive Gedanken von irrationalen Handlungen; Wiederholung des Gedankens; Gedanken an triviale oder unwichtige Einzelheiten; absurde Vorstellungen ohne Grundlage in der Wirklichkeit, welche nicht durch Logik oder Vernunft abgestellt werden können, verbunden mit zwanghaftem Verhalten.

1A.1.1.2.1.1.2.1.2 **Wissen**

Wissen ist eine Art von Gedanke mit den spezifischen Merkmalen: spezieller Inhalt des Denkens auf der Grundlage von erworbenem Wissen oder erlernten Informationen oder Fähigkeiten; Erkenntnis und Wiedererkennen von Information.

1A.1.1.2.1.1.2.1.3 **Magisches Denken**

Magisches Denken ist eine Art von Gedanke mit den spezifischen Merkmalen: unrealistischer Gedanke, Tagtraum, Wünschen oder Praktizieren von Glauben mit unrealistischem Gedankeninhalt, gewöhnlich reversibel mit geordnetem oder nicht konfusem Denken.

1A.1.1.2.1.1.2.1.4 **Eingenommensein**

Eingenommensein ist eine Art von Gedanke mit den spezifischen Merkmalen: Vorliegen einer Beherrschung oder Inanspruchnahme des Denkens bis zum Ausschluss anderer Gedanken oder mental verwirrt sein.

1A.1.1.2.1.1.2.1.5 **Gedankenübertragung**

Gedankenübertragung ist eine Art von Gedanke mit den spezifischen Merkmalen: scheinbares Aufmerksam werden darauf, dass die Gedanken von anderen Personen als Stimuli wirken, welche in das Denken von jemandem eingegeben werden können; verbunden mit der Fehldeutung, dass jemandes Denken nicht unter seiner eigenen Kontrolle steht, sondern unter der Kontrolle von einem Anderen oder einer außerirdischen Macht.

1A.1.1.2.1.1.2.2 **Wahrnehmung**

Wahrnehmung ist eine Art von Erkenntnis mit den spezifischen Merkmalen: bewusstes mentales Registrieren eines Sinnesreizes, Aufmerksam werden auf Objekten oder andere Daten durch die Sinne.

1A.1.1.2.1.1.2.2.1 **Illusion**
Illusion ist eine Art von Wahrnehmung mit den spezifischen Merkmalen: falsche Deutung von wahrgenommenen Sinnesreizen, Fehldeutung von äußeren Objekten oder Reizen.

1A.1.1.2.1.1.2.2.2 **Halluzination**
Halluzination ist eine Art von Wahrnehmung mit den spezifischen Merkmalen: scheinbare Wahrnehmung von Sinnesreizen, welche nicht aktuell vorhanden sind, klassifiziert nach den Sinnen, und zwar als auditive, visuelle, olfaktorische, gustatorische oder taktile Halluzinationen.

1A.1.1.2.1.1.2.2.3 **Nichterkennen, Agnosie**
Nichterkennen, Agnosie ist eine Art von Wahrnehmung mit den spezifischen Merkmalen: vollständiger oder teilweiser Verlust der Fähigkeit, vertraute Objekte oder Personen durch sensorische Reize zu erkennen, und zwar als eine Folge von Hirnschäden, verbunden mit der Erregung mindestens eines Sinnes, klassifiziert nach auditivem, visuellem, olfaktorischem, gustatorischem oder taktilem Nichterkennen.

1A.1.1.2.1.1.2.2.4 **Halbseitige Vernachlässigung, unilateraler Neglect**
Halbseitige Vernachlässigung, unilateraler Neglect ist eine Art von Wahrnehmung mit den spezifischen Merkmalen: Verlust der Fähigkeit, eine Seite des Körpers wahrzunehmen, oder wahrgenommener Verlust des Bewusstseins einer Körperseite.

1A.1.1.2.1.1.3 **Lernen**
Lernen ist eine Art von Selbstwahrnehmung mit den spezifischen Merkmalen: Prozess des Erwerbens von Wissen oder einer Fähigkeit durch systematisches Studium, Unterricht, Praxis, Training oder Erfahrung.

1A.1.1.2.1.1.3.1 **Kognitives Lernen**
Kognitives Lernen ist eine Art von Lernen mit den spezifischen Merkmalen: Erwerben von Fähigkeiten zur Problemlösung verbunden mit Intelligenz und bewusstem Denken.

1A.1.1.2.1.1.3.2 **Lernen von Fertigkeiten**
Lernen von Fertigkeiten ist eine Art von Lernen mit den spezifischen Merkmalen: Erwerben von praktischen Fähigkeiten verbunden mit Trainieren, strenger Schulung und Üben.

1A.1.1.2.1.1.3.3 **Analphabetismus**
Analphabetismus ist eine Art von Lernen mit den spezifischen Merkmalen: Unfähigkeit zu Lesen verbunden mit einem Mangel an Ausbildung.

1A.1.1.2.1.1.4 **Gedächtnis**
Gedächtnis ist eine Art von Selbstwahrnehmung mit den spezifischen Merkmalen: mentale Aktionen bei denen Empfindungen, Impressio-

nen und Ideen gespeichert und wieder aufgerufen werden; mentale Registration, Behalten und Wiederfinden von vergangener Erfahrung, Wissen, Ideen, Empfindungen und Gedanken.

1A.1.1.2.1.1.4.1 **Orientierung**

Orientierung ist eine Art von Gedächtnis mit den spezifischen Merkmalen: Feststellen einer Beziehung zur Umwelt hinsichtlich der Zeit wie Jahr, Saison, Monat, Tag, genauer Zeit; hinsichtlich des Platzes zu einem gegebenen Zeitpunkt wie Land, Provinz, Stadt, Arbeitsplatz, Zuhause; hinsichtlich der Wahrnehmung der eigenen Identität wie Alter, Geburtsdatum und hinsichtlich der Wahrnehmung der umgebenden Menschen.

1A.1.1.2.1.1.4.2 **Verwirrung**

Verwirrung ist eine Art von Gedächtnis mit den spezifischen Merkmalen: Gedächtnisschwäche mit Desorientierung in Beziehung auf die Zeit, den Ort oder die Person, verwirrt sein, inkohärente Sprache, Unruhe, kein Sinn für eine Richtung.

1A.1.1.2.1.1.4.3 **Amnesie**

Amnesie ist eine Art von Gedächtnis mit den spezifischen Merkmalen: Verlust des Gedächtnisses verbunden mit einer Schädigung des Gehirns oder einer emotionalen Krise.

1A.1.1.2.1.1.4.4 **Kurzzeitgedächtnis**

Kurzzeitgedächtnis ist eine Art von Gedächtnis mit den spezifischen Merkmalen: Fähigkeit zum Wiederaufrufen von kürzlichen Ereignissen oder Erfahrungen.

1A.1.1.2.1.1.4.5 **Langzeitgedächtnis**

Langzeitgedächtnis ist eine Art von Gedächtnis mit den spezifischen Merkmalen: Fähigkeit zum Wiederaufrufen von vergangenen Ereignissen oder Erfahrungen.

1A.1.1.2.1.1.5 **Emotion**

Emotion ist eine Art von Selbstwahrnehmung mit den spezifischen Merkmalen: Dispositionen zum Aufrechterhalten oder Unterlassen von Handlungen unter Berücksichtigung von Gefühlen von Vergnügen oder schmerzhafter Wahrnehmung; Gefühle sind bewusst oder unbewusst, ausgedrückt oder nicht ausgedrückt, Grundgefühle steigern sich gewöhnlich während der Perioden von exzessivem Stress von mentalen Störungen und Krankheiten und während verschiedener Übergangsstadien des Lebens.

1A.1.1.2.1.1.5.1 **Freude**

Freude ist eine Art von Emotion mit den spezifischen Merkmalen: Gefühl von unmittelbarer Genugtuung über das instinktive Geschehen und erfüllte grundlegende Bedürfnisse wie Trinken, wenn man durstig ist, und Essen, wenn man hungrig ist, nach Schreien im beruhigten Zustand sein, gewöhnlich manifestiert durch Ausdrücken von Wohlergehen.

1A.1.1.2.1.1.5.2 **Hoffnung**
Hoffnung ist eine Art von Emotion mit den spezifischen Merkmalen: Gefühle, Möglichkeiten zu haben, Vertrauen in andere und in die Zukunft, Lebenslust, Ausdruck von Verstand und Lebenswille, innerer Frieden, Optimismus, verbunden mit Zielsetzungen und der Mobilisation von Energie.

1A.1.1.2.1.1.5.3 **Vertrauen**
Vertrauen ist eine Art von Emotion mit den spezifischen Merkmalen: Gefühl von Vertrauen, Glauben an das Gute, die Kraft und die Zuverlässigkeit von anderen.

1A.1.1.2.1.1.5.4 **Stolz**
Stolz ist eine Art von Emotion mit den spezifischen Merkmalen: Gefühle von Hochstimmung und Zufriedenheit über Geschaffenes, Qualitäten und Eigenschaften, welche jemandem Ansehen und die Meinung von jemandes Wert und Bedeutung schaffen.

1A.1.1.2.1.1.5.4.1 **Stolz auf eine Gemeinschaft/Gesellschaft**
Stolz auf eine Gemeinschaft/Gesellschaft (i. O.: «community») ist eine Art von Stolz mit den spezifischen Merkmalen: Gefühl von Zufriedenheit oder Wohlbefinden durch die Zugehörigkeit zu einer Gemeinschaft/Gesellschaft.

1A.1.1.2.1.1.5.5 **Euphorie**
Euphorie ist eine Art von Emotion mit den spezifischen Merkmalen: Gefühl von Hochstimmung, übertriebener Sinn von physischem und emotionalem Wohlergehen gewöhnlich manifestiert durch extreme Freude, Optimismus und Selbstzufriedenheit, welche nicht auf der Realität oder der Wahrheit basieren, unverhältnismäßig zu der Ursache und unangemessen für die Situation, verbunden mit einem manischen Zustand von mentaler Störung sowie manisch-depressive Psychose oder Drogenkonsum.

1A.1.1.2.1.1.5.6 **Nervosität**
Nervosität ist eine Art von Emotion mit den spezifischen Merkmalen: Gefühle von Übererregung begleitet von Schütteln, Zittern, Handtremor, errötetem Gesicht.

1A.1.1.2.1.1.5.7 **Angst**
Angst ist eine Art von Emotion mit den spezifischen Merkmalen: Gefühle von Bedrohung, Gefahr oder Leiden ohne bekannte Ursache begleitet von Panik, sinkender Selbstsicherheit, steigender Muskelanspannung, steigendem Puls, blasser Haut, verstärktem Schwitzen, Handschweiß, erweiterten Pupillen und bebender Stimme.

1A.1.1.2.1.1.5.7.1 **Trennungsangst**
Trennungsangst ist eine Art von Angst mit den spezifischen Merkmalen: Gefühle von Furcht und besorgt sein, verursacht durch die Trennung von vertrauter Umgebung und bedeutsamen Personen

zum Beispiel Säuglinge, die von ihrer Mutter oder Mutterfigur getrennt wurden, verbunden mit Schreien, Weinen, Trauerreaktionen, Mangel von ausgedrückter Emotion, Abnehmen, Verweigerung und Resignation.

1A.1.1.2.1.1.5.8 **Furcht**

Furcht ist eine Art von Emotion mit den spezifischen Merkmalen: Gefühle der Bedrohung, der Gefahr oder des Leidens mit bekannter Ursache begleitetet durch Wachsamkeit, Konzentration auf die Quelle der Furcht, loses aggressives Angriffsverhalten oder Rückzug von der Quelle der Furcht.

1A.1.1.2.1.1.5.9 **Unsicherheit**

Unsicherheit ist eine Art von Emotion mit den spezifischen Merkmalen: Gefühle von Ungewissheit, Mangel an Vertrauen, Unangemessenheit, Scheu, ungeschicktes Verhalten, sich einer Meinung anschließen oder die Meinung wechseln bei Konfrontation mit der Meinung von Anderen.

1A.1.1.2.1.1.5.10 **Stimmung**

Stimmung ist eine Art von Emotion mit den spezifischen Merkmalen: Gefühlslage und emotionale Stimmung.

1A.1.1.2.1.1.5.11 **Traurigkeit**

Traurigkeit ist eine Art von Emotion mit den spezifischen Merkmalen: Gefühle der Niedergeschlagenheit, Melancholie verbunden mit einem Mangel an Energie.

1A.1.1.2.1.1.5.12 **Einsamkeit**

Einsamkeit ist eine Art von Emotion mit den spezifischen Merkmalen: Gefühle des Mangels an Zugehörigkeit, emotionale Isolation, Gefühl des Ausgeschlossenseins, Gefühl von Melancholie und Traurigkeit verbunden mit einem Mangel an Begleitern, Sympathie und Freundschaft verbunden mit Gefühlen von Bedeutungslosigkeit, Leere, Zurückziehen, geringe Selbstachtung, Suchen von Beachtung gefolgt von der Schwierigkeit, eine gegenseitige Beziehung aufzubauen und die Abgeschiedenheit zu überwinden.

1A.1.1.2.1.1.5.13 **Verlassenheit**

Verlassenheit ist eine Art von Emotion mit den spezifischen Merkmalen: Gefühle des Aufgegebenseins und des totalen Alleingelassenseins verbunden mit verzweifeltem, depressivem oder Angstverhalten, extreme Unruhe, Ausdruck der Verzweiflung oder Hoffnungslosigkeit.

1A.1.1.2.1.1.5.14 **Trauer**

Trauer ist eine Art von Emotion mit den spezifischen Merkmalen: Gefühle von Kummer verbunden mit antizipatorischem (vorwegnehmendem – d. Ü.) oder aktuell bedeutsamem Verlust und Tod, Schock und Unglauben, Druck in der Kehle und der Brust, kurzer Atem, abdominale Störungen (Stadium des Schocks), Erschöpfung, extreme Ermattung und Lethargie, mentale Qual, Reaktionen auf einen Trauerfall und Trauern, Schreien oder Schluchzen, Beunruhigt sein, Unglauben, Ablehnung und Ärger (Stadium der Reaktion), Akzeptanz, Änderung, Neuorientierung, Ausdruck der Gefühle von Verlust, Akzeptanz der Realität des Verlustes, Abwesenheit des somatischen Stresses, Ausdrücken von positiven Erwartungen an die Zukunft (Stadium der Akzeptanz).

1A.1.1.2.1.1.5.14.1 **Trauern/Trauerarbeit**

Trauern/Trauerarbeit (i. O.: «grief work») ist eine Art von Trauer mit den spezifischen Merkmalen: Prozess des Bewältigens von Trauer, emotionale Reaktion zur Unterstützung des Überwindens eines großen persönlichen Verlustes, Gefühle von extremer Trauer oder Verlust, verarbeitet durch Trauer und Hinterbliebensein, bewusstes Arbeiten mit Trauerreaktionen und Emotionen.

1A.1.1.2.1.1.5.14.1.1 **Würdevolles Sterben**

Würdevolles Sterben ist eine Art von Trauern/Trauerarbeit mit den spezifischen Merkmalen: Gefühle von Leid, Trauer und Abschied nehmen vom Leben, welche verarbeitet werden durch Trauern und Verlustschmerz durch den eigenen bevorstehenden Tod, bewusstes Arbeiten mit Reaktionen und Emotionen, Ausdrücken von Gefühlen des Verlustes, Akzeptanz des Sterbens, Teilen des Verlustes mit Bezugspersonen, Ausdrücken von Erwartungen über das bevorstehende Ende des Lebens.

1A.1.1.2.1.1.5.15 **Leid**

Leid ist eine Art von Emotion mit den spezifischen Merkmalen: Gefühle von intensivem und schwerwiegendem Schmerz, Trauer und Qual.

1A.1.1.2.1.1.5.15.1 **Glaubenskrise**

Glaubenskrise ist eine Art von Leid mit den spezifischen Merkmalen: Störungen in jemandes Glauben über das Leben, Fragen über die Bedeutung des Lebens, verbunden mit fragendem Leiden, Abstandnehmen von religiösen oder kulturellen Bindungen, Änderung in Überzeugungen oder Wertesystemen, Gefühle von intensivem Leiden und Ärger gegen die Gottheit.

1A.1.1.2.1.1.5.16 **Frustration**

Frustration ist eine Art von Emotion mit den spezifischen Merkmalen: Gefühle, unzufrieden und enttäuscht zu sein, in der Erreichung von jemandes Wünschen, durch externe Grenzen, Mangel an externer Unterstützung; Widerstand oder unrechtes, unehrenhaftes und törichtes Verhalten von Anderen; Gefühle der Frustration werden gegen andere gerichtet, anstatt auf sich selbst.

1A.1.1.2.1.1.5.17 **Leiden**

Leiden ist eine Art von Emotion mit den spezifischen Merkmalen: fortgesetzte Gefühle von großem Kummer verbunden mit Martyrium und der Notwendigkeit, verheerende Bedingungen zu tolerieren, zum Beispiel chronische physische Symptome wie Schmerz, Unwohlsein oder Schädigung, chronischer psychischer Stress, schlechter Reputation oder Ungerechtigkeit.

1A.1.1.2.1.1.5.18 **Verzweiflung**

Verzweiflung ist eine Art von Emotion mit den spezifischen Merkmalen: Gefühle tiefer Hoffnungslosigkeit, Entmutigung, Wertlosigkeit oder Leere.

1A.1.1.2.1.1.5.19 **Schuld**

Schuld ist eine Art von Emotion mit den spezifischen Merkmalen: Gefühle, etwas Unrechtes getan zu haben, interne widerstreitende Werte oder Spannungen, wenn etwas unterhalb des selbst gesetzten Standards fällt, Schuldgefühle sind gerichtet auf sich selbst, anstatt auf andere.

1A.1.1.2.1.1.5.19.1 **Schuldarbeit**

Schuldarbeit ist eine Art von Schuld mit den spezifischen Merkmalen: Prozess des Auflösens von Gefühlen, etwas Unrechtes getan zu haben, verbunden mit dem schmerzlichen Gefühl der Verantwortlichkeit.

1A.1.1.2.1.1.5.20 **Scham**

Scham ist eine Art von Emotion mit den spezifischen Merkmalen: Gefühle des Verlustes des Selbstrespekts verursacht durch eigenes falsches, unehrenhaftes oder törichtes Verhalten. Gefühle der Scham werden auf sich selbst gerichtet, anstatt auf andere.

1A.1.1.2.1.1.5.21 **Furchtsamkeit**

Furchtsamkeit ist eine Art von Emotion mit den spezifischen Merkmalen: Gefühle von mangelnder Courage; keinen oder einen begrenzten Mut haben.

1A.1.1.2.1.1.5.22 **Neid**

Neid ist eine Art von Emotion mit den spezifischen Merkmalen: Gefühl von unzufriedener oder ärgerlicher Sehnsucht angeregt durch andere mit besserem Glück, verbunden mit dem Verantwortlichmachen des Schicksals oder der Gesellschaft, kein besseres Glück zu haben.

1A.1.1.2.1.1.5.23 **Eifersucht**

Eifersucht ist eine Art von Emotion mit den spezifischen Merkmalen: Gefühl von Misstrauen oder Verstimmung über Rivalität in Liebe oder Zuneigung. Gefühle der Eifersucht sind auf andere gerichtet, anstatt auf sich, verbunden mit Eifersucht unter Geschwistern.

1A.1.1.2.1.1.5.24 **Ärger**

Ärger ist eine Art von Emotion mit den spezifischen Merkmalen: Gefühle von extremem Missfallen, Wut, Rage, Animosität, Frustration und Feindseligkeit erwachsend aus innerem Antrieb oder auftretend als ein Verteidigungsmechanismus gewöhnlich manifestiert durch entweder konstruktive oder destruktive Handlungen, welche auf sich oder auf andere gerichtet sind.

1A.1.1.2.1.1.5.25 **Hilflosigkeit**

Hilflosigkeit ist eine Art von Emotion mit den spezifischen Merkmalen: Gefühle der Unfähigkeit, Kontrolle zu übernehmen und unabhängig ohne Hilfe zu handeln, Widerstandslosigkeit, verbunden mit der Unmöglichkeit von Bewältigungsmöglichkeiten oder erlernte Hilflosigkeit, Übergabe an Autoritäten, wie Betreuer, verbunden mit der Entwicklung von einem Rollenverhalten eines Kranken.

1A.1.1.2.1.1.5.26 **Machtlosigkeit**

Machtlosigkeit ist eine Art von Emotion mit den spezifischen Merkmalen: Gefühl des Mangels der Steuerung einer gegenwärtigen Situation oder eines unmittelbaren Ereignisses, eingeschränkte Möglichkeit auszuwählen, Unfähigkeit, sich zu verhalten, durch das Verständnis, dass jemandes eigene Handlungen kein bedeutsames Ergebnis hervorrufen werden.

1A.1.1.2.1.1.5.27 **Misstrauen**

Misstrauen ist eine Art von Emotion mit den spezifischen Merkmalen: Eindruck von der Existenz von etwas, was nicht anwesend ist oder was verdachtsweise ohne klare Gründe existiert, die Neigung, jemanden mental zu beschuldigen oder die Echtheit der Wahrheit anzuzweifeln.

1A.1.1.2.1.1.6 **Willenskraft**

Willenskraft ist eine Art von Selbstwahrnehmung mit den spezifischen Merkmalen: Dispositionen, Handlungen beizubehalten oder zu unterlassen; Kontrollieren oder Nicht-Kontrollieren von Impulsen bezüglich von Einstellungen des Willens, der Absichten und Neigungen.

1A.1.1.2.1.1.6.1 **Lebenswille**

Lebenswille ist eine Art von Willenskraft mit den spezifischen Merkmalen: der Wille ist beeinflusst durch Gedanken und Wünsche das Leben zu verlängern trotz schwieriger Umstände, starker Drang zu leben, Auswählen oder Handeln zur Gestaltung von jemandes Leben.

1A.1.1.2.1.1.6.2 **Lernbereitschaft**

Lernbereitschaft ist eine Art von Willenskraft mit den spezifischen Merkmalen: Bereitschaft, Antrieb oder Wunsch, Wissen oder Fertigkeiten zu erwerben, teilzunehmen an systematischem Studium, an Unterricht, an Praktika, an Training oder an Erfahrung.

1A.1.1.2.1.1.7 **Entscheidungsvermögen**

Entscheidungsvermögen ist eine Art von Selbstwahrnehmung mit den spezifischen Merkmalen: Dispositionen zum Beibehalten oder Unterlassen von Handlungen unter Berücksichtigung von Urteilskraft; die Fähigkeit zum Auswählen zwischen zwei oder mehr Alternativen durch Identifizieren von: relevanter Information, potentiellen Folgen von jeder Alternative, Ressourcen zur Unterstützung; Widersprüche mit Wünschen durch Abwägen und Wählen von Alternativen; eine Auswahl treffen, die jemanden selbst und andere betrifft.

1A.1.1.2.1.1.7.1 **Selbstinitiative**

Selbstinitiative ist eine Art von Entscheidungsvermögen mit den spezifischen Merkmalen: Disposition zum Ergreifen von Maßnahmen und zum Einführen von Ideen oder zum Treffen von Entscheidungen und sich dementsprechend zu verhalten.

1A.1.1.2.1.1.8 **Adaption**

Adaption ist eine Art von Selbstwahrnehmung mit den spezifischen Merkmalen: Disposition, neue Situationen und Herausforderungen zu handhaben.

1A.1.1.2.1.1.8.1 **Bewältigungsverhalten**

Bewältigungsverhalten ist eine Art von Adaption mit den spezifischen Merkmalen: Disposition zum Managen von Stress, welcher jemandes individuelle Ressourcen herausfordert, die gebraucht werden, um den Anforderungen des Lebens und den selbstschützenden Rollenmustern zu entsprechen, welche unterschwellig wahrnehmbaren (Be-)Drohungen entgegenstehen für eine positive Selbstachtung; verbunden mit einem Sinn für Kontrolle, Verminderung von Stress, verbalisieren der Akzeptanz einer Situation, Steigern des psychischen Wohlbefindens.

1A.1.1.2.1.1.8.1.1 **Ablehnung**

Ablehnung ist eine Art von Bewältigungsverhalten mit den spezifischen Merkmalen: Disposition zum Reduzieren, Vermeiden oder Verleugnen von Wissen oder von der Bedeutung eines Ereignisses um Angst oder einen Konflikt zu minimieren durch unbewusstes Ablehnen der Akzeptanz von Gedanken, Gefühlen, Wünschen Impulsen oder äußeren Umständen, die bewusst unerträglich sind.

1A.1.1.2.1.1.8.1.2 **Akzeptanz**

Akzeptanz ist eine Art von Bewältigungsverhalten mit den spezifischen Merkmalen: Disposition, Stress über eine Zeit zu managen und zu handhaben, Furchtgefühle und Spannungen zu entfernen oder zu reduzieren, Einschränkung von destruktivem Verhalten.

1A.1.1.2.1.1.8.1.2.1 **Akzeptanz: Gesundheitsstatus**

Akzeptanz: Gesundheitsstatus ist eine Art von Akzeptanz mit den spezifischen Merkmalen: sich in Einklang bringen mit den Gesundheitsumständen.

1A.1.1.2.1.1.8.1.3 **Krise**
Krise ist eine Art von Bewältigungsverhalten mit den spezifischen Merkmalen: Disposition, einen Wendepunkt zu managen – zum Besseren oder Schlechteren – in einem Ereignis des Verlustes oder Stresses; eine temporäre Situation der Unausgeglichenheit, der Spannung und der ineffizienten Kommunikationen; die Schwierigkeit, Probleme zu lösen, Veränderungen und Ressourcen zu erkennen und externe Unterstützungsnetzwerke zu erkennen oder zu nutzen, verbunden mit Verlust- oder Stressereignissen wie Tod, Scheidung.

1A.1.1.2.1.1.8.1.3.1 **Traumareaktion**
Traumareaktion ist eine Art von Krise mit den spezifischen Merkmalen: Disposition, einen Wendepunkt zu managen – zum Besseren oder Schlechteren – bei einem Ereignis von unfallsbedingter Verletzung oder gewalttätigem Angriff.

1A.1.1.2.1.1.8.1.3.1.1 **Vergewaltigungstrauma**
Vergewaltigungstrauma ist eine Art von Traumareaktion mit den spezifischen Merkmalen: Disposition, einen Wendepunkt zu managen – zum Besseren oder Schlechteren – bei einem Ereignis von erzwungenem, gewalttätigem Geschlechtsverkehr, gegen den Willen und das Einverständnis, verbunden mit einer Desorganisation der Lebensführung und einem langen Prozess der Reorganisation der Lebensführung.

1A.1.1.2.1.1.8.1.4 **Erholung**
Erholung ist eine Art von Bewältigungsverhalten mit den spezifischen Merkmalen: Disposition zur Regeneration der Stärke, Rückkehr zu Gesundheit, normaler Position oder Lebensunterhalt.

1A.1.1.2.1.1.8.1.4.1 **Erholung nach Missbrauch**
Erholung nach Missbrauch ist eine Art von Erholung mit den spezifischen Merkmalen: Disposition zum Wiedergewinnen von Stärke, Rückkehr zu Gesundheit, normaler Position oder Lebensunterhalt, einem Missbrauch folgend.

1A.1.1.2.1.1.8.1.4.1.1 **Erholung nach Missbrauch: emotional**
Erholung nach Missbrauch: emotional ist eine Art von Erholung nach Missbrauch mit den spezifischen Merkmalen: Disposition zur Heilung von psychologischem Schaden oder von Schäden, die einem Mißbrauch folgen.

1A.1.1.2.1.1.8.1.4.1.2 **Erholung nach Missbrauch: physisch**
Erholung nach Missbrauch: physisch ist eine Art von Erholung nach Missbrauch mit den spezifischen Merkmalen: Disposition zur Heilung von physischen Verletzungen, die einem Missbrauch folgen.

1A.1.1.2.1.1.8.1.4.1.3 **Erholung nach Missbrauch: sexuell**
Erholung nach Missbrauch: sexuell ist eine Art von Erholung nach Missbrauch mit den spezifischen Merkmalen: Disposition zum Heilen

von physischen Verletzungen und psychologischen Schäden, welche sexuellem Missbrauch oder Ausbeutung folgen.

1A.1.1.2.1.1.8.1.4.1.4 **Erholung nach Missbrauch: finanziell**
Erholung nach Missbrauch: finanziell ist eine Art von Erholung nach Missbrauch mit den spezifischen Merkmalen: Disposition zum Wiedergewinnen der monetären und legalen Kontrolle oder von monetärem und legalem Nutzen, die (Geld-) Spielen oder finanzieller Ausbeutung folgt.

1A.1.1.2.1.1.8.1.5 **Stress durch veränderte Umgebung**
Stress durch veränderte Umgebung ist eine Art von Bewältigungsverhalten mit den spezifischen Merkmalen: Disposition zum Managen von physiologischen und psychologischen Störungen in Folge von einem Umzug von einer Umgebung in eine andere.

1A.1.1.2.1.1.8.1.6 **Stress als Betreuer**
Stress als Betreuer ist eine Art von Bewältigungsverhalten mit den spezifischen Merkmalen: Disposition zum Managen von physiologischem und psychologischem Druck auf einen Betreuer, der über eine längere Zeitspanne ein Familienmitglied oder eine Bezugsperson pflegt, verminderte Problemlösungskapazität als Reaktion auf die Anforderungen der Betreuung.

1A.1.1.2.1.1.8.2 **Selbstkontrolle**
Selbstkontrolle ist eine Art von Adaption mit den spezifischen Merkmalen: Disposition zum Kümmern um Notwendiges für die Versorgung von sich selbst, Selbsterhalt, Handhaben von individuellen und intimen grundlegenden Notwendigkeiten und Aktivitäten im Leben.

1A.1.1.2.1.1.8.2.1 **Selbstkontrolle: Impuls**
Selbstkontrolle: Impuls ist eine Art von Selbstkontrolle mit den spezifischen Merkmalen: Disposition zur Selbstbeherrschung von zwanghaftem oder impulsivem Verhalten durch Identifizieren von Gefühlen, die zu impulsivem Verhalten führen, und Konsequenzen von impulsivem Verhalten.

1A.1.1.2.1.1.8.2.2 **Selbstkontrolle: Angst**
Selbstkontrolle: Angst ist eine Art von Selbstkontrolle mit den spezifischen Merkmalen: Disposition zur Selbstbeherrschung von Gefühlen der Angst durch Entfernen und Reduzieren der Spannung von einer unbekannten Quelle.

1A.1.1.2.1.1.8.2.3 **Selbstkontrolle: Furcht**
Selbstkontrolle: Furcht ist eine Art von Selbstkontrolle mit den spezifischen Merkmalen: Disposition zur Selbstbeherrschung von alarmierenden Gefühlen, die von identifizierbaren Quellen stammen, durch Eliminieren und Reduzieren der Vorboten und Quellen der Furcht.

1A.1.1.2.1.1.8.2.4 **Selbstkontrolle: Aggression**
Selbstkontrolle: Aggression ist eine Art von Selbstkontrolle mit den spezifischen Merkmalen: Disposition zur Selbstbeherrschung bei aggressivem, streitsüchtigem und destruktivem Verhalten gegenüber anderen.

1A.1.1.2.1.1.8.2.5 **Selbstkontrolle: beleidigendes Verhalten**
Selbstkontrolle: beleidigendes Verhalten ist eine Art von Selbstkontrolle mit den spezifischen Merkmalen: Disposition zur Selbstbeherrschung und zum Managen des eigenen Verhaltens, um Missbrauch und Vernachlässigung von anderen zu vermeiden.

1A.1.1.2.1.1.8.2.6 **Selbstkontrolle: verzerrte Gedanken**
Selbstkontrolle: verzerrte Gedanken ist eine Art von Selbstkontrolle mit den spezifischen Merkmalen: Disposition zur Selbstbeherrschung der Störung in Wahrnehmungs- oder Gedankenprozessen.

1A.1.1.2.1.1.8.2.7 **Selbstkontrolle: Infektion**
Selbstkontrolle: Infektion ist eine Art von Selbstkontrolle mit den spezifischen Merkmalen: Disposition zur Selbstbeherrschung von Verhalten, das zu einer Übertragung einer Infektion führt, Förderung von Aktivitäten, um die Übertragung von Infektion zu reduzieren; Sichten und Beobachten von Anzeichen und Symptomen einer Infektion, das Erhalten einer Infektionsbehandlung.

1A.1.1.2.1.1.8.2.8 **Selbstkontrolle: Stuhlinkontinenz**
Selbstkontrolle: Stuhlinkontinenz ist eine Art von Selbstkontrolle mit den spezifischen Merkmalen: Disposition zur Selbstbeherrschung oder des Förderns von Aktivitäten zur Steuerung der Stuhlausscheidung.

1A.1.1.2.1.1.8.2.9 **Selbstkontrolle: Harninkontinenz**
Selbstkontrolle: Harninkontinenz ist eine Art von Selbstkontrolle mit den spezifischen Merkmalen: Disposition zur Selbstbeherrschung oder des Förderns von Aktivitäten zur Steuerung der Harnausscheidung.

1A.1.1.2.1.1.9 **Energie**
Energie ist eine Art von Selbstwahrnehmung mit den spezifischen Merkmalen: Disposition, um Kapazität und Bereitschaft zu demonstrieren, um Handlungen durchzuführen, zu arbeiten und kraftvolle Aktivität auszuführen.

1A.1.1.2.1.1.9.1 **Energieerhaltung**
Energieerhaltung ist eine Art von Energie mit den spezifischen Merkmalen: Disposition zum aktiven Managen von Energie, um Aktivität zu initiieren und aufrechtzuerhalten.

1A.1.1.2.1.1.9.2 **Durchhaltevermögen**
Durchhaltevermögen ist eine Art von Energie mit den spezifischen Merkmalen: Disposition zum Behalten, Konzentrieren und Wieder-

herstellen von Energie über eine Zeit und zum Standhalten bei längerer Belastung.

1A.1.1.2.1.1.9.2.1 **Aktivitätsintoleranz**
Aktivitätsintoleranz ist eine Art von Durchhaltevermögen mit den spezifischen Merkmalen: Fehlen der Möglichkeit zum Aufrechterhalten von Energie, unzulängliche physiologische oder psychologische Energie zum Absichern oder Vervollständigen von erforderlichen oder gewünschten täglichen Aktivitäten, leicht müde, verzehrende Körperbewegungen.

1A.1.1.2.1.1.9.2.2 **Burn-Out-Syndrom**
Burn-Out-Syndrom ist eine Art von Durchhaltevermögen mit den spezifischen Merkmalen: Energieverlust durch eine längere Periode von chronischem, unverändertem Stress, Mangel an Unterstützung, Mangel an respektvoller Beziehung, externer Druck, Konflikte zwischen Realitäten und Erwartungen, die von physischer Krankheit begleitet sind.

1A.1.1.2.1.1.10 **Vertrauen/Überzeugung**
Vertrauen/Überzeugung (i. O.: «belief») ist eine Art von Selbstwahrnehmung mit den spezifischen Merkmalen: Dispositionen zum Aufrechterhalten oder Unterlassen von Handlungen unter Berücksichtigung von Meinungen der Person.

1A.1.1.2.1.1.10.1 **Vertrauen in die eigene Gesundheit**
Vertrauen in die eigene Gesundheit ist eine Art von Vertrauen/Überzeugung mit den spezifischen Merkmalen: persönliche Überzeugung, die das Gesundheitsverhalten beeinflusst.

1A.1.1.2.1.1.10.1.1 **Vertrauen in die eigene Gesundheit: Fähigkeit etwas zu leisten**
Vertrauen in die eigene Gesundheit: Fähigkeit etwas zu leisten ist eine Art von Vertrauen in die eigene Gesundheit mit den spezifischen Merkmalen: persönliche Überzeugung, dass jemand ein gegebenes Gesundheitsverhalten ausführen kann.

1A.1.1.2.1.1.10.1.2 **Vertrauen in die eigene Gesundheit: Kontrolle**
Vertrauen in die eigene Gesundheit: Kontrolle ist eine Art von Gesundheitsglauben mit den spezifischen Merkmalen: persönliche Überzeugung, dass jemand adäquate Mittel hat, um ein Gesundheitsverhalten auszuführen und ein Gesundheitsergebnis zu beeinflussen.

1A.1.1.2.1.1.10.1.3 **Vertrauen in die eigene Gesundheit: Ressource**
Vertrauen in die eigene Gesundheit: Ressource ist eine Art von Vertrauen in die eigene Gesundheit mit den spezifischen Merkmalen: persönliche Überzeugung, dass jemand adäquate Mittel hat, ein Gesundheitsverhalten auszuführen.

1A.1.1.2.1.1.10.1.4 **Vertrauen in die eigene Gesundheit: Bedrohung**
Vertrauen in die eigene Gesundheit: Bedrohung ist eine Art von Vertrauen in die eigene Gesundheit mit den spezifischen Merkmalen:

persönliche Überzeugung, dass ein Gesundheitsproblem ernst ist und potentielle negative Konsequenzen für den Lebensstil hat.

1A.1.1.2.1.1.10.1.5 **Vertrauen in die eigene Gesundheit: Orientierung**
Vertrauen in die eigene Gesundheit: Orientierung ist eine Art von Vertrauen in die eigene Gesundheit mit den spezifischen Merkmalen: persönliche Auffassung über die Gesundheit und von Prioritäten im Gesundheitsverhalten.

1A.1.1.2.1.1.10.2 **Wertvorstellung (Werte)**
Wertvorstellung (Werte) (i. O.: «value belief») ist eine Art von Vertrauen/Überzeugung mit den spezifischen Merkmalen: Dispositionen, um Handlungen aufrecht zu erhalten oder zu unterlassen, unter Berücksichtigung von jemandes Meinungen, was gut und was schlecht ist.

1A.1.1.2.1.1.10.3 **Religiöser Glaube**
Religiöser Glaube ist eine Art von Vertrauen/Überzeugung mit den spezifischen Merkmalen: persönliche Überzeugung und Disposition zum Aufrechterhalten oder Unterlassen von Handlungen unter Berücksichtigung von jemandes religiöser Meinung und Prinzipien; religiöses Vertrauen, welches die biologische und psychosoziale Natur von jemandem durchdringt, integriert und transzendiert.

1A.1.1.2.1.1.10.4 **Spiritueller Glaube**
Spiritueller Glaube ist eine Art von Vertrauen/Überzeugung mit den spezifischen Merkmalen: persönliche Überzeugung und Disposition zum Aufrechterhalten oder Unterlassen von Handlungen unter Berücksichtigung der Lebensprinzipien, welche die biologische und psychosoziale Natur von jemandem durchdringt, integriert und transzendiert.

1A.1.1.2.1.1.10.5 **Kultureller Glaube**
Kultureller Glaube ist eine Art von Vertrauen/Überzeugung mit den spezifischen Merkmalen: persönliche Überzeugung und Disposition zum Aufrechterhalten oder Unterlassen von Handlungen unter Berücksichtigung von Werten von jemandes eigener Kultur.

1A.1.1.2.1.1.10.6 **Realitätsglaube**
Realitätsglaube ist eine Art von Vertrauen/Überzeugung mit den spezifischen Merkmalen: persönlicher Glaube, der die Struktur von der sozialen und natürlichen Welt betrifft.

1A.1.1.2.1.1.10.7 **Wahnvorstellung (falscher Glaube)**
Wahnvorstellung (falscher Glaube) (i. O.: «delusion (false belief)») ist eine Art von Vertrauen/Überzeugung mit den spezifischen Merkmalen: verfestigter falscher Glaube ohne entsprechende externe Stimulierung und inkonsistent mit dem eigenen Wissen und der eigenen Erfahrung des Individuums; ein persönlicher Glaube, der die Struktur von der sozialen und natürlichen Welt betrifft, welcher nicht korri-

giert werden kann durch Begründung, Argument oder Überzeugung oder durch Beweise von jemandes eigenen Sinnen.

1A.1.1.2.1.2 **Selbstkonzept**
Selbstkonzept ist eine Art von Gründen für das Handeln mit den spezifischen Merkmalen: Dispositionen der Person zum Aufrechterhalten oder Unterlassen von Haltungen/Einstellungen über die Zeit; zum Beispiel Begründung zweiter Ordnung für eine Handlung.

1A.1.1.2.1.2.1 **Selbstwertgefühl**
Selbstwertgefühl ist eine Art von Selbstkonzept mit den spezifischen Merkmalen: Meinung von jemandem, eine einzigartige, von anderen unterschiedliche Person zu sein, über persönliche Grenzen verfügend; eine Person mit Erfahrungen, Wünschen und Handlungen sein.

1A.1.1.2.1.2.2 **Selbstwertschätzung**
Selbstwertschätzung ist eine Art von Selbstkonzept mit den spezifischen Merkmalen: Meinung von sich und das Ansehen des eigenen Wertes und der Fähigkeiten, Verbalisation von Überzeugungen über sich selbst, Vertrauen in sich, Verbalisation von Selbstakzeptanz und Selbstbeschränkung, die Anfechtung von negativen Bildern von sich, Akzeptanz von Lob, von Ermutigung als auch von konstruktiver Kritik.

1A.1.1.2.1.2.3 **Körperbild**
Körperbild ist eine Art von Selbstkonzept mit den spezifischen Merkmalen: mentales Bild des eigenen Körpers, von Teilen des eigenen Körpers und des physischen Erscheinungsbildes.

1A.1.1.2.1.2.4 **Persönliche Identität**
Persönliche Identität ist eine Art von Selbstkonzept mit den spezifischen Merkmalen: Zusammensetzung von Ideen, Gefühlen und Einstellungen über die eigene Identität, den Wert, die Fähigkeiten, die Beschränkungen und Meinungen von anderen; der Zustand, derselbe in Substanz, Natur und Qualität zu sein.

1A.1.1.2.1.2.4.1 **Geschlechtsidentität**
Geschlechtsidentität ist eine Art von Persönlicher Identität mit den spezifischen Merkmalen: Zusammensetzung von Ideen, Gefühlen und Einstellungen über die eigene Geschlechtsidentität unter Berücksichtigung von jemandes persönlichen oder inneren Sinns von Mannsein oder Frausein.

1A.1.1.2.1.2.4.2 **Persönlichkeit**
Persönlichkeit ist eine Art von Persönlicher Identität mit den spezifischen Merkmalen: Zusammensetzung von Verhaltensmerkmalen und Eigenschaften, durch welche jemand als eine individuelle Person unterschieden wird; gleichbleibend in Wesen, Wesensart und Eigenschaften über die Zeit.

1A.1.1.2.1.2.4.2.1 **Extrovertierte Persönlichkeit**

Extrovertierte Persönlichkeit ist eine Art von Persönlichkeit mit den spezifischen Merkmalen: Zusammensetzung von Eigenschaften und Einstellungen, die von sich weg gerichtet sind und die primär mehr die externe Realität und Umwelt betreffen als die inneren Gefühle und Gedanken; verbunden mit einem starken sozialen, aktiven, bestimmten, energischen, enthusiastischen Verausgaben; impulsiv und emotional ausdrucksvoll und gesprächig.

1A.1.1.2.1.2.4.2.2 **Introvertierte Persönlichkeit**

Introvertierte Persönlichkeit ist eine Art von Persönlichkeit mit den spezifischen Merkmalen: Zusammensetzung von Eigenschaften und Einstellungen, die nach innen gerichtet sind zu sich selbst, verbunden mit Passivität, Scheu, Zurückgezogensein, emotionaler Reserviertheit und Beschäftigen mit sich selbst.

1A.1.1.2.1.2.4.2.3 **Aufrichtigkeit**

Aufrichtigkeit ist eine Art von Persönlichkeit mit den spezifischen Merkmalen: Zusammensetzung von Eigenschaften und Einstellungen, die liebevoll, warm, versöhnlich, angenehm, freundlich, sympathisch, aufrichtig und vertrauensvoll, weder verdächtig noch hoch bedenklich sind.

1A.1.1.2.1.2.4.2.4 **Integrität**

Integrität ist eine Art von Persönlichkeit mit den spezifischen Merkmalen: Zusammensetzung von Eigenschaften und Einstellungen, welche aufrichtig, moralisch aufrecht, ganz, solide und verantwortlich sind und keine Zufriedenstellung hemmen, sich selbst hingebend oder belohnend.

1A.1.1.2.1.2.4.2.5 **Labile Persönlichkeit**

Labile Persönlichkeit ist eine Art von Persönlichkeit mit den spezifischen Merkmalen: Zusammensetzung von Eigenschaften und Einstellungen, die sich rasch verändern, instabil und anfällig für Abweichung sind; verbunden mit der Tendenz zu emotionalem Wechsel und Stimmungsschwankungen.

1A.1.1.2.2 **■ Handlung**

Handlung ist eine Art von Person mit den spezifischen Merkmalen: Art und Weise, in welcher jemand etwas durchführt, sich kümmert oder sich verhält; erklärt und verstanden durch die Bedeutung der ausgedrückten (vorgebrachten) Gründe.

1A.1.1.2.2.1 **Persönliche Handlung**

Persönliche Handlung ist eine Art von Handlung mit den spezifischen Merkmalen: Tat, Handlung oder Verhalten sind von einem selbst abhängig und können von einem selbst durchgeführt werden, aber nicht notwendigerweise allein.

1A.1.1.2.2.1.1 **Selbstfürsorge**

Selbstfürsorge ist eine Art von Persönlicher Handlung mit den spezifischen Merkmalen: sich darum kümmern, was gebraucht wird, um sich selbst zu versorgen, Selbsterhaltung und das Handhaben von grundlegenden individuellen und intimen Notwendigkeiten und Aktivitäten im Leben.

1A.1.1.2.2.1.1.1 **Selbstfürsorge: Hygiene**

Selbstfürsorge: Hygiene ist eine Art von Selbstfürsorge mit den spezifischen Merkmalen: sich um das Erhalten eines kontinuierlichen Standards an Hygiene kümmern, den Körper sauber und gut gepflegt halten, ohne Körpergeruch, regelmäßiges Waschen der Hände, Reinigen der Ohren, der Nase und des Schambereiches, die Haut geschmeidig halten durch Anwenden von Prinzipien zum Schutz und zur Aufrechterhaltung der Sauberkeit.

1A.1.1.2.2.1.1.1.1 **Selbstfürsorge: Baden**

Selbstfürsorge: Baden ist eine Art von Selbstfürsorge: Hygiene mit den spezifischen Merkmalen: Waschen des ganzen Körpers oder von Teilen des Körpers mit Wasser zum Beispiel durch das Hineinsteigen und Herauskommen aus einer Badewanne, Sammeln von allen notwendigen Sachen für das Baden, Besorgen oder Aufdrehen von Wasser, Waschen und Abtrocknen des Körpers.

1A.1.1.2.2.1.1.1.2 **Selbstfürsorge: Waschen**

Selbstfürsorge: Waschen ist eine Art von Selbstfürsorge: Hygiene mit den spezifischen Merkmalen: Säubern von sich selbst, gewöhnlich durch die Verwendung von Wasser und Seife für den ganzen Körper oder von Teilen des Körpers und durch Abreiben der Haut, die Möglichkeit, Hilfsmittel einzusetzen, das Besorgen oder Aufdrehen des Wassers, Waschen am Waschbecken, Eimer oder an einem anderen Wasserbehälter, Abtrocknen des Körpers.

1A.1.1.2.2.1.1.1.3 **Selbstfürsorge: gepflegtes Äußeres**

Selbstfürsorge: gepflegtes Äußeres ist eine Art von Selbstfürsorge: Hygiene mit den spezifischen Merkmalen: sich kümmern um sein Äußeres; das Haar, den Bart und das Gesichtshaar getrimmt, geschnitten, gekämmt, gebürstet oder gekräuselt halten; Reinigen, Schneiden und Säubern der Nägel, Anwenden von Deodorants, Kosmetika und Make-up; Sauberhalten der Schuhe ohne Geruch und in Ordnung, das Erscheinungsbild in einem Spiegel überprüfen.

1A.1.1.2.2.1.1.2 **Selbstfürsorge: Anziehen/Ausziehen**

Selbstfürsorge: Anziehen/Ausziehen ist eine Art von Selbstfürsorge mit den spezifischen Merkmalen: sich um das Anziehen oder Ausziehen von Kleidung und Fußbekleidung kümmern, die für die Situation und das Klima angemessen sind, unter Berücksichtigung von Konventionen und normalen Kleidungsgepflogenheiten; die Kleidung in der richtigen Reihenfolge anziehen und ausziehen, Verschließen der Kleidung in einer angemessenen Weise.

1A.1.1.2.2.1.1.2.1 **Selbstfürsorge: Anziehen der Kleidung**
Selbstfürsorge: Anziehen der Kleidung ist eine Art von Selbstfürsorge: Anziehen/Ausziehen mit den spezifischen Merkmalen: Auswählen und Erhalten von Kleidung, Anziehen der Kleidung, Zuknöpfen und Verschließen der Kleidung sowohl am Oberkörper als auch am Unterkörper, verwenden von Reißverschlüssen, Anziehen von Socken, Strümpfen, Fußbekleidung, zum Beispiel Schuhe und Stiefel.

1A.1.1.2.2.1.1.2.2 **Selbstfürsorge: Ausziehen der Kleidung**
Selbstfürsorge: Ausziehen der Kleidung ist eine Art von der Selbstfürsorge: Anziehen/Ausziehen mit den spezifischen Merkmalen: das Entfernen der Kleidung durch Aufknöpfen, Verschlusslösen und Aufmachen der Kleidung sowohl am Oberkörper als auch am Unterkörper; das Entfernen von Socken, Strümpfen, Fußbekleidung; Falten, Hängen und Platzieren der Kleidung wie in einer Schublade oder in einem Wandschrank.

1A.1.1.2.2.1.1.3 **Selbstfürsorge: Nahrung aufnehmen**
Selbstfürsorge: Nahrung aufnehmen ist eine Art von Selbstfürsorge mit den spezifischen Merkmalen: sich kümmern um die Organisation der Einnahme von Nahrung in Form von gesunden Mahlzeiten, die Nahrung in handhabbare Größe schneiden und brechen, Bewegen der Nahrung zum Mund, Einführen von Nahrung in den Mund durch die Verwendung von Lippen, Muskeln und Zunge und das Aufnehmen von Nahrung bis zur Zufriedenheit.

1A.1.1.2.2.1.1.4 **Selbstfürsorge: Trinken**
Selbstfürsorge: Trinken ist eine Art von Selbstfürsorge mit den spezifischen Merkmalen: sich kümmern um die Organisation der Einnahme von Flüssigkeiten während der Mahlzeiten und regelmäßig während des Tags oder wenn man durstig ist; das Trinken durch Aufnehmen von Flüssigkeiten aus einer Tasse oder einem Glas oder das Gießen von Flüssigkeiten in den Mund durch Verwendung der Lippen, Muskeln und Zunge, Trinken bis zum Löschen des Durstes.

1A.1.1.2.2.1.1.5 **Selbstfürsorge: Ausscheiden**
Selbstfürsorge: Ausscheiden ist eine Art von Selbstfürsorge mit den spezifischen Merkmalen: sich kümmern um die Durchführung von Toilettenaktivitäten durch das Ausführen einer angemessenen Intimhygiene, sich Abwischen nach dem Urinieren oder dem Stuhlgang, Entsorgen des Körperabfalls in einer angemessenen Art und Weise (z. B. mittels der Wasserspülung), um die Umgebung sauber zu halten und Infektionen vorzubeugen.

1A.1.1.2.2.1.1.6 **Selbstfürsorge: Schlaf-/Ruheverhalten**
Selbstfürsorge: Schlaf-/Ruheverhalten ist eine Art von Selbstfürsorge mit den spezifischen Merkmalen: sich kümmern um die Bedürfnisse Schlaf/Ruhe; Platz und Möglichkeit für den Schlaf bereitstellen, die Stunden von Schlaf und Ruhe organisieren.

1A.1.1.2.2.1.1.7 **Selbstfürsorge: Erholungsaktivität**

Selbstfürsorge: Erholungsaktivität ist eine Art von Selbstfürsorge mit den spezifischen Merkmalen: sich kümmern um und Bereitstellen von Aktivitäten mit dem Zweck der Unterhaltung, der Erholung, der Stimulation und der Entspannung.

1A.1.1.2.2.1.1.7.1 **Freizeitaktivität**

Freizeitaktivität ist eine Art von Selbstfürsorge: Erholungsaktivität mit den spezifischen Merkmalen: Durchführen von Spiel- und Freizeitaktivitäten.

1A.1.1.2.2.1.1.8 **Selbstfürsorge: physische Aktivität**

Selbstfürsorge: physische Aktivität ist eine Art von Selbstfürsorge mit den spezifischen Merkmalen: sich kümmern um physisches Aktivitätsverhalten; Bereitstellen von einem Platz und einer Möglichkeit zum Üben im täglichen Leben.

1A.1.1.2.2.1.1.8.1 **Körperübungen**

Körperübungen ist eine Art von Selbstfürsorge: physische Aktivität mit den spezifischen Merkmalen: Durchführen von physischen Aktivitäten und Körperübungsprogrammen mit der Absicht, fit, mobil und gesund zu bleiben.

1A.1.1.2.2.1.1.8.2 **Sitzen**

Sitzen ist eine Art von Selbstfürsorge: physische Aktivität mit den spezifischen Merkmalen: das Bewegen und das Verändern des Körpers zu einer aufrechten Sitzposition von einer liegenden oder stehenden Position.

1A.1.1.2.2.1.1.8.3 **Transfer des eigenen Körpers**

Transfer des eigenen Körpers ist eine Art von Selbstfürsorge: physische Aktivität mit den spezifischen Merkmalen: das Bewegen und das Wechseln des Körpers zwischen Bett und Stuhl.

1A.1.1.2.2.1.1.8.4 **Drehen des eigenen Körpers**

Drehen des eigenen Körpers ist eine Art von Selbstfürsorge: physische Aktivität mit den spezifischen Merkmalen: das Bewegen und das Wechseln des Körpers von einer Seite zur anderen Seite.

1A.1.1.2.2.1.1.8.5 **Stehen**

Stehen ist eine Art von Selbstfürsorge: physische Aktivität mit den spezifischen Merkmalen: das Bewegen, Verändern und Positionieren des Körpers in einer aufrechten stehenden Position.

1A.1.1.2.2.1.1.8.6 **Anheben des eigenen Körpers**

Anheben des eigenen Körpers ist eine Art von Selbstfürsorge: physische Aktivität mit den spezifischen Merkmalen: Anheben von Körperteilen, einschließlich der oberen und unteren Extremitäten oder des Kopfes zu einer höheren Position.

1A.1.1.2.2.1.1.8.7 **Drücken**
Drücken ist eine Art von Selbstfürsorge: physische Aktivität mit den spezifischen Merkmalen: das Ausüben von Druck auf etwas unter Verwendung der Finger und Hände; die Fähigkeit, Druck auf ein Objekt mit Hilfe von Händen auszuüben.

1A.1.1.2.2.1.1.8.8 **Fallen**
Fallen ist eine Art von Selbstfürsorge: physische Aktivität mit den spezifischen Merkmalen: rasches Fallen des Körpers von einem höheren zu einem niedrigeren Niveau durch ein gestörtes Gleichgewicht des Körpers oder die reduzierte Kapazität, das Gewicht des Körpers in verschiedenen Positionen zu halten.

1A.1.1.2.2.1.1.8.9 **Ortsveränderung**
Ortsveränderung ist eine Art von Selbstfürsorge: physische Aktivität mit den spezifischen Merkmalen: das Ändern und das Bewegen des eigenen Körpers von der einen Stelle zu einer anderen.

1A.1.1.2.2.1.1.8.9.1 **Kriechen**
Kriechen ist eine Art von Ortsveränderung mit den spezifischen Merkmalen: das Bewegen des Körpers mit langsamer Geschwindigkeit nahe am Boden von einer Stelle zu einer anderen auf Händen und Knien.

1A.1.1.2.2.1.1.8.9.2 **Gehen**
Gehen ist eine Art von Ortsveränderung mit den spezifischen Merkmalen: das Bewegen des Körper von einer Stelle zu einer anderen durch schrittweises Bewegen der Beine, die Kapazität, das Gewicht des Körpers zu tragen, und Gehen mit wirksamem Gang innerhalb des Geschwindigkeitsbereiches von langsamem, gemäßigtem und schnellem Schritt, treppauf, treppab, Steigung nach oben und Gefälle nach unten.

1A.1.1.2.2.1.1.8.9.2.1 **Gehen mit Gehhilfe**
Gehen mit Gehhilfe ist eine Art von Gehen mit den spezifischen Merkmalen: Bewegen des Körpers von einer Stelle zu einer anderen durch schrittweises Bewegen der Beine, die Kapazität, das Gewicht des Körpers zu tragen und mit wirksamem Gang zu gehen mit der Nutzung von einem oder mehreren Gehhilfen wie orthopädisches Schuhwerk, künstliche Glieder/Gliedmaßen, Stock, Schiene, Krücken, Rollen; innerhalb des Geschwindigkeitsbereiches von langsamem, gemäßigtem und schnellem Schritt, treppauf, treppab, Steigung nach oben und Gefälle nach unten.

1A.1.1.2.2.1.1.8.9.3 **Bewegen durch Verwenden eines Rollstuhls**
Bewegen durch Verwenden eines Rollstuhls ist eine Art von Ortsveränderung mit den spezifischen Merkmalen: Bewegen des Körpers von einer Stelle zu einer anderen mit einem Rollstuhl, Transfer vom und zum Rollstuhl, sicheres Antreiben des Rollstuhls, Bewältigen von Bordsteinen, Eingangsrampen und anderen Hindernissen innerhalb

des Bereiches der Geschwindigkeit von langsamem, gemäßigtem und schnellem Tempo.

1A.1.1.2.2.1.1.9 **Gesundheitsförderndes Verhalten**

Gesundheitsförderndes Verhalten ist eine Art von Selbstfürsorge mit den spezifischen Merkmalen: voraussagbare Art für das Identifizieren, das Verwenden, das Managen und das Sichern von Gesundheitsversorgungsressourcen, Erwartungen in Bezug auf akzeptable Arten, Hilfe von anderen abzufordern und Unterstützung von anderen zu erlangen.

1A.1.1.2.2.1.1.9.1 **Einhalten**

Einhalten ist eine Art von Gesundheitsförderndem Verhalten mit den spezifischen Merkmalen: selbstinitiierte Handlung, um Wohlbefinden, Erholung und Rehabilitation zu fördern; die Anweisungen ohne Abweichung befolgen, ausgerichtet auf einen Satz von Handlungen oder Verhalten.

1A.1.1.2.2.1.1.9.1.1 **Vorsorge**

Vorsorge ist eine Art von Einhalten mit den spezifischen Merkmalen: sich selbst schützen oder vor etwas sichern.

1A.1.1.2.2.1.1.9.1.1.1 **Sicherheitsvorsorge**

Sicherheitsvorsorge ist eine Art von Vorsorge mit den spezifischen Merkmalen: Durchführen von Aktivitäten, die auf das Vermeiden und Verhüten von Unfällen, Risiken und Gefahren gerichtet sind, welche besonders bekannt dafür sind, Schaden und Leid zu verursachen, das Durchführen von Handlungen, die auf das Aufrechterhalten der Sicherheit der Umgebung gerichtet sind, verbunden mit der Verwendung von Schutzgeräten wie Handschuhen und Helmen.

1A.1.1.2.2.1.1.9.1.1.1.1 **Empfängnisverhütung**

Empfängnisverhütung ist eine Art von Sicherheitsvorsorge mit den spezifischen Merkmalen: Handlung, um Empfängnis, Schwangerschaft und sexuell übertragene Krankheiten zu verhindern durch die Verwendung von Geräten oder Methoden wie Medikation, Kondom oder chirurgische Verfahren, welche einen oder mehrere der Prozesse der Reproduktion blockieren oder verändern, auf eine solche Weise, dass sexuelle Vereinigung ohne Befruchtung auftreten kann.

1A.1.1.2.2.1.1.9.1.1.2 **Missbrauchsvorsorge**

Missbrauchsvorsorge ist eine Art von Vorsorge mit den spezifischen Merkmalen: Durchführen von Aktivitäten, um physischen, emotionalen und sexuellen Missbrauch zu verhindern und zu vermeiden.

1A.1.1.2.2.1.1.9.1.2 **Früherkennung**

Früherkennung ist eine Art von Einhalten mit den spezifischen Merkmalen: Durchführen von Aktivitäten, der Selbstuntersuchung, um Risikofaktoren zu vermeiden oder um frühe Zeichen von Gesundheitsproblemen und Krankheiten zu identifizieren.

1A.1.1.2.2.1.1.9.1.3 **Selbstmedikation**

Selbstmedikation ist eine Art von Einhalten mit den spezifischen Merkmalen: Durchführen von Aktivitäten zum Erhalten, zum sicheren Lagern, zum Einnehmen nach Beschreibung, zum Einstellen der Dosis, zum Anwenden der Medizin wie vorgeschrieben und zum geeigneten Entsorgen der Medizin.

1A.1.1.2.2.1.1.9.1.4 **Immunisationsverhalten**

Immunisationsverhalten ist eine Art von Einhalten mit den spezifischen Merkmalen: Durchführen von Aktivitäten, um die Immunität von vermeidbarer übertragbarer Krankheit zu erhalten, wie für Alter, Krankheit oder Reisen empfohlen.

1A.1.1.2.2.1.1.9.1.5 **Management des therapeutischen Regimes**

Management des therapeutischen Regimes ist eine Art von Einhalten mit den spezifischen Merkmalen: Durchführen von Aktivitäten, die ein Programm für die Behandlung der Krankheit und ihrer Konsequenzen regeln, welche geeignet sind für das Übereinstimmen mit spezifischen Gesundheitszielen; Integrieren von Aktivitäten für die Behandlung oder zur Verhütung der Krankheit in das tägliche Leben.

1A.1.1.2.2.1.1.9.1.5.1 **Einverständnis**

Einverständnis ist eine Art von Management des therapeutischen Regimes mit den spezifischen Merkmalen: Durchführen von Aktivitäten, um therapeutischen Erfordernissen der Gesundheitsfürsorge zu entsprechen, Konformität herstellen mit dem vorgeschriebenen Behandlungsplan, der vom Betreuenden oder vom Betreuungsanbieter vorgeschrieben ist.

1A.1.1.2.2.1.1.9.2 **Selbstschädigung**

Selbstschädigung ist eine Art von Gesundheitsförderndem Verhalten mit den spezifischen Merkmalen: Durchführen von selbst initiierten Aktivitäten mit der Absicht, sich selbst zu verletzen oder zu schädigen, Gewalttätigkeit gerichtet gegen sich selbst.

1A.1.1.2.2.1.1.9.2.1 **Selbstverstümmelung**

Selbstverstümmelung ist eine Art von Selbstschädigung mit den spezifischen Merkmalen: Durchführen einer selbst zugefügten aber nicht tödlichen Verletzung bei einem selbst, welche eine Gewebeschädigung hervorbringt, wie Schnitte und Verbrennungen, mit der Absicht, sich selbst zu verletzen oder Angst abzubauen.

1A.1.1.2.2.1.1.9.2.2 **Suizidversuch**

Suizidversuch ist eine Art von Selbstschädigung mit den spezifischen Merkmalen: Durchführen von selbst initiierten Aktivitäten, welche zur Selbstzerstörung führen, mit der Absicht, entweder eine Selbsttötung anzudrohen oder sich selbst zu töten.

1A.1.1.2.2.1.1.9.2.3 **Suizid**

Suizid ist eine Art von Selbstschädigung mit den spezifischen Merkmalen: Durchführen von suizidalen Aktivitäten, die zum eigenen Tod führen.

1A.1.1.2.2.1.1.9.2.4 **Medikamenten-/Drogenverwendung: Überdosis**

Medikamenten-/Drogenverwendung: Überdosis ist eine Art von Selbstschädigung mit den spezifischen Merkmalen: selbst initiierte Aufnahme von einer tödlichen Dosis von einem Medikament/einer Droge, verbunden mit Medikamenten-/Drogensucht, Gewöhnung an Medikamenten-/Drogenkonsum.

1A.1.1.2.2.1.1.9.2.5 **Zwanghaftes Verhalten**

Zwanghaftes Verhalten ist eine Art von Selbstschädigung mit den spezifischen Merkmalen: wiederholtes Verhalten, das das alltägliche Leben stört, ein sich wiederholender Akt, der zur Reduktion der Angst oder zu zwanghaften Gedanken hinleitet, verbunden mit wiederholtem Hände waschen, Zählen und Sortieren.

1A.1.1.2.2.1.1.9.2.5.1 **Zwanghaftes Essen**

Zwanghaftes Essen ist eine Art von Zwanghaftem Verhalten mit den spezifischen Merkmalen: wiederholtes Essen, Verhalten bezogen auf die unwiderstehliche Sinnesempfindung zum Essen von Nahrung ohne hungrig zu sein, verbunden mit dem Essen von Nahrung, um Angst zu vermindern.

1A.1.1.2.2.1.1.9.2.5.2 **Bulimie**

Bulimie ist eine Art von Zwanghaftem Verhalten mit den spezifischen Merkmalen: Verhalten verbunden mit dem unersättlichen Verlangen nach Nahrung, übermäßigen Appetit, Episoden des Essens gefolgt von selbst herbeigeführtem Erbrechen, verbunden mit Depression, Deprivation.

1A.1.1.2.2.1.2 **Häusliche Fürsorge**

äusliche Fürsorge ist eine Art von Persönlicher Handlung mit den spezifischen Merkmalen: sich kümmern um und bereitstellen von Waren für die persönliche häusliche Umgebung, sich kümmern um Haus und Zuhause als einen Wohnbereich, Unterhalten des Hauses und des Zuhauses für Aktivitäten des täglichen Lebens.

1A.1.1.2.2.1.2.1 **Versorgen mit Notwendigem**

Versorgen mit Notwendigem ist eine Art von Häuslicher Fürsorge mit den spezifischen Merkmalen: Erhalten von Sachen, die für das Aufrechterhalten des täglichen Lebens notwendig sind, durch Handeln, Einkaufen, Abrufen, Herstellen, Jagen, Fischen, landwirtschaftliches Züchten von Erträgen.

1A.1.1.2.2.1.2.1.1 **Jagen**

Jagen ist eine Art von Versorgen mit Notwendigem mit den spezifischen Merkmalen: Erhalten von Nahrung, die notwendig ist, um das tägliche Leben aufrechtzuerhalten, durch Methoden des Jagens.

1A.1.1.2.2.1.2.1.2 **Fischen**

Fischen ist eine Art von Versorgen mit Notwendigem mit den spezifischen Merkmalen: Erhalten von Nahrung, die notwendig für die Aufrechterhaltung des täglichen Lebens ist, durch Methoden des Fischens.

1A.1.1.2.2.1.2.1.3 **Landwirtschaft**

Landwirtschaft ist eine Art von Versorgen mit Notwendigem mit den spezifischen Merkmalen: Erhalten von Nahrung, die notwendig für die Aufrechterhaltung des täglichen Lebens ist, durch Gartenarbeit und Pflanzenproduktion.

1A.1.1.2.2.1.2.1.4 **Einkaufen**

Einkaufen ist eine Art von Versorgen mit Notwendigem mit den spezifischen Merkmalen: Kaufen von Sachen, die notwendig für die Aufrechterhaltung des täglichen Lebens sind; das Kaufen, das Handeln oder das Tauschen von Sachen, die für das Zuhause erforderlich sind.

1A.1.1.2.2.1.2.2 **Häuslichkeit herstellen**

Häuslichkeit herstellen ist eine Art von Häuslicher Fürsorge mit den spezifischen Merkmalen: Praxis, eine entsprechende Beachtung darauf zu verwenden, die Umgebung oder den Wohnsitz komfortabel und gemütlich zu machen; sich und andere dazu bringen, sich zuhause zu fühlen; das Herstellen eines sicheren und gut geführten Haushaltes.

1A.1.1.2.2.1.2.3 **Hauswirtschaft**

Hauswirtschaft ist eine Art von Häuslicher Fürsorge mit den spezifischen Merkmalen: sich um das Management des Wohnsitzes oder des Hauses kümmern, verbunden mit Saubermachen und Kochen.

1A.1.1.2.2.1.2.3.1 **Kochen**

Kochen ist eine Art von Hauswirtschaft mit den spezifischen Merkmalen: sich darum kümmern, Nahrung und Mahlzeiten in Bezug auf Menge und Qualität bereitzustellen, Zubereiten der Nahrung, Lagern der Nahrung, Portionieren und Verteilen der Nahrung, die für das Aufrechterhalten des täglichen Lebens notwendig ist.

1A.1.1.2.2.1.2.3.2 **Reinigen**

Reinigen ist eine Art von Hauswirtschaft mit den spezifischen Merkmalen: sich kümmern um das Staubwischen, das Waschen und das Reinigen von Zimmern, Möbeln und Haushaltsmaterialien und der Umgebung; Entsorgung von Schmutz und Abfall.

1A.1.1.2.2.1.2.3.3 **Waschen von Wäsche**

Waschen von Wäsche ist eine Art von Hauswirtschaft mit den spezifischen Merkmalen: sich um das Waschen, das Trocknen, das Bügeln oder das Ordnen der Kleidung kümmern.

1A.1.1.2.2.1.2.3.4 **Instandhalten des Wohnbereiches**

Instandhalten des Wohnbereiches ist eine Art von Hauswirtschaft mit den spezifischen Merkmalen: sich um Haushaltsreparaturen und die Wartung des Hauses oder Wohnsitzes kümmern.

1A.1.1.2.2.1.2.3.5 **Finanzen**

Finanzen sind eine Art von Hauswirtschaft mit den spezifischen Merkmalen: sich um Hauswirtschaft kümmern und diese managen und das Handhaben von finanziellen Ausgaben und Angelegenheiten.

1A.1.1.2.2.1.2.3.5.1 **Einkommen**

Einkommen ist eine Art von Finanzen mit den spezifischen Merkmalen: sich kümmern um Geldäquivalenz als eine planmäßige Ressource in einem Haushalt; die für eine Zeitperiode wie Woche, Monat oder Jahr vorhergesagten finanziellen Haushaltsressourcen; Geld, das periodisch für eine Arbeit oder Dienstleistungen erhalten wird als Mittel zum Schaffen von Stabilität und Sicherheit und zur Erfüllung von Grundbedürfnissen.

1A.1.1.2.2.1.3 **Lebensstil-Aktivität**

Lebensstil-Aktivität ist eine Art von Persönlicher Handlung mit den spezifischen Merkmalen: wiederholtes Muster von Aktivitäten, die dafür bekannt sind, die Gesundheit über eine Zeit zu beeinflussen, so dass sie zur Gewohnheit werden als Muster des Lebensstils.

1A.1.1.2.2.1.3.1 **Substanzanwendung/Substanzmissbrauch**

Substanzanwendung/Substanzmissbrauch ist eine Art von Lebensstil-Aktivität mit den spezifischen Merkmalen: regelmäßige Anwendung einer Substanz für eine nicht-therapeutische Wirkung, die für die Gesundheit schädlich sein kann und eine Sucht verursachen kann.

1A.1.1.2.2.1.3.1.1 **Rauchen**

Rauchen ist eine Art von Substanzanwendung/Substanzmissbrauch mit den spezifischen Merkmalen: regelmäßiges Verwenden von Tabak als Stimulans normalerweise durch Rauchen von Zigaretten, Zigarren, Pfeife, Kauen oder durch Verwendung von Schnupftabak.

1A.1.1.2.2.1.3.1.2 **Alkoholismus**

Alkoholismus ist eine Art von Substanzanwendung/Substanzmissbrauch mit den spezifischen Merkmalen: regelmäßiges Verwenden von Alkohol als Stimulans normalerweise durch Trinken von Wein, Bier oder Schnaps.

1A.1.1.2.2.1.3.1.3 **Drogen-/Medikamentenmissbrauch**

Drogen-/Medikamentenmissbrauch ist eine Art von Substanzanwendung/Substanzmissbrauch mit den spezifischen Merkmalen: regelmäßige Verwendung von Medizin oder Drogen wie Rauschgift für eine nicht-therapeutische Wirkung.

1A.1.1.2.2.2 **Zwischenmenschliches Handeln**
Zwischenmenschliches Handeln ist eine Art von Handlung mit den spezifischen Merkmalen: Handlung, bezogen auf sich und andere Personen, gegenseitig abhängige Handlung.

1A.1.1.2.2.2.1 **Soziale Interaktion**
Soziale Interaktion ist eine Art von Zwischenmenschlichem Handeln mit den spezifischen Merkmalen: Handlungen von gegenseitigem sozialen Austausch, Beteiligung und sozialer Austausch zwischen Personen und Gruppen.

1A.1.1.2.2.2.1.1 **Vernetzung**
Vernetzung ist eine Art von Sozialer Interaktion mit den spezifischen Merkmalen: Handlungen des Schaffens, Unterstützens und Nutzens von Verbindungssystemen, um Information zu übertragen, zu kommunizieren, Vereinbarungen zu treffen und Erfahrungen unter Personen zu teilen.

1A.1.1.2.2.2.1.2 **Unterstützen**
Unterstützen ist eine Art von Sozialer Interaktion mit den spezifischen Merkmalen: Handlungen des Förderns des Wohlbefindens einer Person; das Anbieten von Hilfe, zuverlässiger Assistenz, Vertrauen, Kontaktzeit, Arbeit oder materiellen Waren.

1A.1.1.2.2.2.1.3 **Einbeziehen**
Einbeziehen ist eine Art von Sozialer Interaktion mit den spezifischen Merkmalen: Handlungen der Anteilnahme und das Zeigen von Interesse an anderen Personen und die Bereitschaft, anderen zu helfen.

1A.1.1.2.2.2.1.4 **Beziehungen schaffen**
Beziehungen schaffen ist eine Art von Sozialer Interaktion mit den bestimmten Merkmalen: Handlungen des Etablierens und Aufrechterhaltens einer stabilen oder wechselnden Verbindung zu einer Person oder mehreren Personen.

1A.1.1.2.2.2.1.4.1 **Starke Beziehung**
Starke Beziehung ist eine Art von Beziehungen schaffen mit den spezifischen Merkmalen: Handlungen, welche definiert sind durch flexible Rollen, die Freiheit, Gefühle und Emotionen auszudrücken; Eröffnen der Zuneigung zwischen Menschen, Ziele in Harmonie; Gemeinsame Freizeit; wirksame Beziehungen zu anderen sozialen Gruppen; gemeinsame Verantwortlichkeiten, Werte, Überzeugungen und Traditionen.

1A.1.1.2.2.2.1.5 **Sozialisation**
Sozialisation ist eine Art von Sozialer Interaktion mit den spezifischen Merkmalen: Prozess, bei welchem Personen lernen, in Übereinstimmung mit Erwartungen und Standards von einer Gruppe oder Gesellschaft zu leben, das Erwerben von Überzeugungen, Gewohnheiten, Werten und anerkannter Modi des Verhaltens durch Imitation, Fami-

lieninteraktion und Bildungssysteme; Verfahren, mit welchen eine Gesellschaft Personen integriert.

1A.1.1.2.2.2.1.6 **Soziale Harmonie**

Soziale Harmonie ist eine Art von Sozialer Interaktion mit den spezifischen Merkmalen: friedlicher und vertrauter Status zwischen Personen oder Gruppen von Personen; Gegenseitige Übereinstimmung zwischen zwei oder mehr Menschen und ein Sinn dafür, zusammenzugehören.

1A.1.1.2.2.2.1.7 **Soziale Solidarität**

Soziale Solidarität ist eine Art von Sozialer Interaktion mit den spezifischen Merkmalen: Einheit oder Vereinbarung von Emotionen, Einstellungen und Handlungen zwischen zwei oder mehr Personen.

1A.1.1.2.2.2.1.8 **Soziale Allianz**

Soziale Allianz ist eine Art von Sozialer Interaktion mit den spezifischen Merkmalen: geschlossene Vereinbarung oder Abmachung mit anderen für den Zweck von gemeinsamen Inhalten oder Zielen; Teilen eines gemeinsamen Zweckes, verbunden mit der Etablierung von Beziehungen durch Ehe oder durch andere Familienverbindungen wie Religion oder Ethnizität.

1A.1.1.2.2.2.1.9 **Sozialer Konflikt**

Sozialer Konflikt ist eine Art von Sozialer Interaktion mit den spezifischen Merkmalen: Kampf oder Ringen verbunden mit Uneinigkeiten.

1A.1.1.2.2.2.1.9.1 **Generationenkonflikt**

Generationenkonflikt ist eine Art von Sozialem Konflikt mit den spezifischen Merkmalen: Opposition zwischen Generationen verbunden mit oppositionellen oder nicht kompatiblen Gedanken, Ideen und Zielen zwischen den Generationen.

1A.1.1.2.2.2.1.10 **Aggression**

Aggression ist eine Art von Sozialer Interaktion mit den spezifischen Merkmalen: energische selbstbewusste Handlung oder Einstellung, welche physisch, verbal oder symbolisch ausgedrückt wird, von eigenen Triebkräften herrührend oder als Verteidigungsmechanismus auftretend, manifestiert entweder durch konstruktive oder destruktive Handlungen gegen sich selbst oder gegen andere.

1A.1.1.2.2.2.1.11 **Gewalttätigkeit (Gewalttätigkeit: gerichtet gegen andere)**

Gewalttätigkeit (Gewalttätigkeit: gerichtet gegen andere) ist eine Art von Sozialer Interaktion mit den spezifischen Merkmalen: energische Demonstration von Handlungen oder ungerechte Anwendung von Gewalt oder Macht mit der Absicht, zu verletzen oder zu beschädigen, zu misshandeln oder anzugreifen; gewalttätige, angreifende, schädliche, illegale oder kulturell verbotene Handlungen gegen andere; Stadium eines Machtkampfes oder Konfliktes.

1A.1.1.2.2.2.1.11.1 **Feindseligkeit**
Feindseligkeit ist eine Art von Gewalttätigkeit mit den spezifischen Merkmalen: Demonstrieren von Bitterkeit, Hass, aktives Bedrohen oder Schädigen von anderen.

1A.1.1.2.2.2.1.11.2 **Belästigung**
Belästigung ist eine Art von Gewalttätigkeit mit den spezifischen Merkmalen: Handlungen des Eindringens in die Privatsphäre von anderen.

1A.1.1.2.2.2.1.11.3 **Missbrauch, Misshandlung**
Missbrauch, Misshandlung ist eine Art von Gewalttätigkeit mit den spezifischen Merkmalen: Handlungen des physischen oder emotionalen Bedrängens, das Verletzen oder Misshandeln.

1A.1.1.2.2.2.1.11.3.1 **Kindesmisshandlung**
Kindesmisshandlung ist eine Art von Missbrauch mit den spezifischen Merkmalen: Handlungen des Verletzens, Bedrängens oder Misshandelns eines Kindes verbunden mit Missbrauch innerhalb der Familie, illegales oder kulturell verbotenes Verhalten.

1A.1.1.2.2.2.1.11.3.2 **Gewalt in der Ehe**
Gewalt in der Ehe ist eine Art von Missbrauch mit den spezifischen Merkmalen: Handlungen des Verletzens, Angreifens und Misshandelns der Ehepartnerin/des Ehepartners, verbunden mit illegalem oder kulturell verbotenem Verhalten.

1A.1.1.2.2.2.1.11.3.3 **Sexueller Missbrauch**
Sexueller Missbrauch ist eine Art von Missbrauch mit den spezifischen Merkmalen: sexuell schlechtes Behandeln oder Bedrängen, Hätscheln oder die forcierte Teilnahme an sexuellen Handlungen, verbunden mit illegalem oder kulturell verbotenem Verhalten; legale Definitionen können zwischen und innerhalb von Kulturen und Ländern variieren, aber sexueller Missbrauch wird als illegal betrachtet oder als ein kulturell verbotenes Verhalten.

1A.1.1.2.2.2.1.11.3.3.1 **Inzest**
Inzest ist eine Art von Sexuellem Missbrauch mit den spezifischen Merkmalen: sexuelle Beziehungen zwischen Personen, die blutsverwandt sind; ein Verbrechen von Gewalttätigkeit durch eine verwandte Person, wie zum Beispiel ein Familienmitglied; verbunden mit Kindesmisshandlung

1A.1.1.2.2.2.1.11.3.3.2 **Vergewaltigung**
Vergewaltigung ist eine Art von Sexuellem Missbrauch mit den spezifischen Merkmalen: sexuelles Bedrängen, ein Gewaltverbrechen begangen unter der Androhung von Gewalt durch erzwungene Beteiligung an einer sexuellen Beziehung oder Geschlechtsverkehr.

1A.1.1.2.2.2.1.11.4 **Verstümmelung**

Verstümmelung ist eine Art von Gewalttätigkeit mit den spezifischen Merkmalen: Zerstören von Körperteilen, Beschädigen oder Verletzen des Körpers, verbunden mit dem Abschneiden eines Gliedes, Verbrennen der Haut oder von Organen verbunden mit spontanen Handlungen, bewusste oder geplante Tortur oder als ein Teil von kulturellen Gewohnheiten oder religiösen Überzeugungen.

1A.1.1.2.2.2.1.11.4.1 **Verstümmelung der Genitalien**

Verstümmelung der Genitalien ist eine Art von Verstümmelung mit dem spezifischen Merkmal: Entfernung von Teilen oder der Gesamtheit von externen Genitalien vom männlichen oder weiblichen Säugling, Kind oder Erwachsenen verbunden mit Übergangsriten und solchen, die gerechtfertigt werden durch kulturelle Gewohnheiten oder religiöse Überzeugungen oder Torturen.

1A.1.1.2.2.2.1.11.4.1.1 **Verstümmelung der weiblichen Genitalien**

Verstümmelung der weiblichen Genitalien ist eine Art von Verstümmelung der Genitalien mit den spezifischen Merkmalen: Entfernung von Teilen oder der Gesamtheit von externen Genitalien einer Frau; das Abschneiden oder das Beschädigen der sexuellen Organe vom weiblichen Säugling, Kind oder Erwachsenen; das Schädigen der späteren sexuellen Funktion, der Schwangerschaften und der Geburten verbunden mit Übergangsriten und solchen, die gerechtfertigt werden durch kulturelle Gewohnheiten oder religiöse Überzeugungen.

1A.1.1.2.2.2.1.11.4.1.2 **Verstümmelung der männlichen Genitalien**

Verstümmelung der männlichen Genitalien ist eine Art von Verstümmelung der Genitalien mit den spezifischen Merkmalen: Entfernen von Teilen oder aller externer Genitalien vom männlichen Säugling oder Erwachsenen verbunden mit Übergangsriten und solchen, die gerechtfertigt werden durch kulturelle Gewohnheiten oder religiöse Überzeugungen, ausgenommen ist die männliche genitale Beschneidung.

1A.1.1.2.2.2.1.11.5 **Kindestötung**

Kindestötung ist eine Art von Gewalttätigkeit mit den spezifischen Merkmalen: Töten eines Föten oder Säuglings, verbunden mit der traditionellen Praxis des Tötens des Säuglings sofort nach der Geburt, in einigen Gesellschaften angewendet, um die Familienzusammensetzung zu beeinflussen.

1A.1.1.2.2.2.2 **Rolleninteraktion**

Rolleninteraktion ist eine Art von Zwischenmenschlichem Handeln mit den spezifischen Merkmalen: Interagieren in Übereinstimmung mit einem impliziten oder expliziten Set von Erwartungen, Regeln und Standards des Verhaltens, das von anderen erwartet wird.

1A.1.1.2.2.2.2.1 **Spielrolle**
Spielrolle ist eine Art von Rolleninteraktion mit den spezifischen Merkmalen: Interagieren in spontaner oder organisierter Spielaktivität; Teilnehmen an Spielen, die einen mit Vergnügung beschäftigen; primär in Bezug auf die Kindesentwicklung.

1A.1.1.2.2.2.2.2 **Ausbildung**
Ausbildung ist eine Art von Rolleninteraktion mit den spezifischen Merkmalen: Interagieren entsprechend der Identität und Aufgaben, ein Schüler/Student zu sein, erwartetes Verhalten beim Schulbesuch oder der Teilnahme an der Ausbildung; primär in Bezug auf die intellektuelle und persönliche Entwicklung durch das Jugendalter hindurch.

1A.1.1.2.2.2.2.3 **Berufstätigkeit**
Berufstätigkeit ist eine Art von Rolleninteraktion mit den spezifischen Merkmalen: Interagieren entsprechend der Aufgaben in der Verpflichtung zu arbeiten; erwartetes Verhalten in der Berufstätigkeit, das Entsprechen gegenüber den Arbeitserfordernissen, Verinnerlichen von Erwartungen, die Angestellte, Arbeitgeber, Kollegen, Organisationen und die Gesellschaft haben bezüglich eines angemessenen oder unpassenden Berufsverhaltens.

1A.1.1.2.2.2.2.4 **Geschlechterrolle**
Geschlechterrolle ist eine Art von Rolleninteraktion mit den spezifischen Merkmalen: Interagieren entsprechend der Identität, von dem einen oder anderen Geschlecht zu sein; das Verinnerlichen der Erwartung von Personen und der Gesellschaft bezüglich eines angemessenen oder unangemessenen Rollenverhaltens von Männern und von Frauen; das Ausdrücken dieser Erwartungen als Verhalten und Werte.

1A.1.1.2.2.2.2.5 **Rolle des Betreuers**
Rolle des Betreuers ist eine Art von Rolleninteraktion mit den spezifischen Merkmalen: Interagieren entsprechend der Verantwortlichkeit jemanden zu betreuen; Verinnerlichen der Erwartungen von Institutionen der Gesundheitsversorgung, Berufstätigen im Gesundheitswesen, Familienmitgliedern und der Gesellschaft bezüglich des angemessenen oder unangemessenen Rollenverhaltens eines Betreuers; das Ausdrücken dieser Erwartungen als Verhalten und Werte, in erster Linie in Bezug auf die Betreuung von abhängigen Familienmitgliedern.

1A.1.1.2.2.2.2.6 **Elternrolle**
Elternrolle ist eine Art von Rolleninteraktion mit den spezifischen Merkmalen: Interagieren entsprechend der Verantwortlichkeiten Eltern zu sein, Verinnerlichen von Erwartungen von Familienmitgliedern, Freunden und der Gesellschaft bezüglich des angemessenen oder unangemessenen Rollenverhaltens von Eltern; Ausdrücken dieser Erwartungen als Verhalten, Werte; in erster Linie in Bezug auf das

Fördern des optimalen Wachstums und der Entwicklung des abhängigen Kindes.

1A.1.1.2.2.2.2.6.1 **Mutterrolle**
Mutterrolle ist eine Art von Elternrolle mit den spezifischen Merkmalen: Interagieren entsprechend der Verantwortlichkeiten, Mutter zu sein; Verinnerlichen von Erwartungen von Familienmitgliedern, Freunden und der Gesellschaft in Bezug auf das angemessene oder unangemessene Rollenverhalten von schwangeren Frauen und Müttern.

1A.1.1.2.2.2.2.6.2 **Vaterrolle**
Vaterrolle ist eine Art von Elternrolle mit den spezifischen Merkmalen: Interagieren entsprechend der Verantwortlichkeiten, Vater zu sein; Verinnerlichen der Erwartung von Familien, Freunden wie auch der Gesellschaft in Bezug auf das angemessene oder unangemessene Rollenverhalten von Vätern.

1A.1.1.2.2.2.3 **Betreuung**
Betreuung ist eine Art von Zwischenmenschlichem Handeln mit den spezifischen Merkmalen: Handlungen des Gebens von Betreuung, wenn sie gebraucht wird; Unterstützen aller Altersstufen und Typen von Grundbedürfnissen; häufig verbunden mit Aufziehen, Stimulieren oder Aufrechterhalten.

1A.1.1.2.2.2.4 **Sexualverhalten**
Sexualverhalten ist eine Art von Zwischenmenschlichem Handeln mit den spezifischen Merkmalen: Verhalten des Ausdrückens von sexuellen Begierden, Werten, Einstellungen und Aktivitäten zwischen Personen.

1A.1.1.2.2.2.4.1 **Geschlechtsverkehr**
Geschlechtsverkehr ist eine Art von Sexualverhalten mit den spezifischen Merkmalen: sexuelle Handlungen von zwei Menschen normalerweise von unterschiedlichem Geschlecht; Sexuelle Vereinigung mit dem Ziel der gegenseitigen Erregung und des Orgasmus.

1A.1.1.2.2.2.4.2 **Promiskuität**
Promiskuität ist eine Art von Sexualverhalten mit den spezifischen Merkmalen: Handlungen des unkritischen Betreibens sexueller Aktivität oder mit vielen Partnern mit dem Risiko des Verbreitens sexuell übertragbarer Krankheiten.

1A.1.1.2.2.2.4.3 **Sexuelle Belästigung**
Sexuelle Belästigung ist eine Art von Sexualverhalten mit den spezifischen Merkmalen: sexuell motivierte Handlungen des physischen oder verbalen Bedrängens von einer oder mehrerer anderer Personen; das Ausüben von Macht und die Beschneidung des Rechtes des Opfers auf gleiche Möglichkeiten, Privatsphäre und das Freisein von der tätlichen Bedrohung.

1A.1.1.2.2.2.4.4 **Exhibitionismus**
Exhibitionismus ist eine Art von Sexualverhalten mit den spezifischen Merkmalen: sexuell motivierte Handlungen der Zurschaustellung von Genitalien vor einer oder mehreren Personen, um die Privatsphäre und den Anstand von anderen zu verletzen; Ausüben von Macht und Erregen eigener sexueller Gefühle.

1A.1.1.2.2.2.5 **Kommunikation**
Kommunikation ist eine Art von Zwischenmenschlichem Handeln mit den spezifischen Merkmalen: Handlungen des Gebens oder Austauschens von Information, Nachrichten, Gefühlen oder Gedanken zwischen Personen und Gruppen von Personen unter Verwendung von verbalem und nonverbalem Verhalten, Konversationen von Angesicht zu Angesicht oder entfernte kommunikative Maßnahmen wie Post, E-Mail und Telefon.

1A.1.1.2.2.2.5.1 **Expressive Kommunikation**
Expressive Kommunikation ist eine Art von Kommunikation mit den spezifischen Merkmalen: Handlung und Fähigkeit zum Ausdrücken, Interpretieren und Leiten von verbalen und nonverbalen Nachrichten; Verwendung von geschriebener Sprache, gesprochener Sprache, Symbol- und Zeichensprache.

1A.1.1.2.2.2.5.1.1 **Kontaktieren**
Kontaktieren ist eine Art von Expressiver Kommunikation mit den spezifischen Merkmalen: Handlung und Fähigkeit, Kommunikation mit anderen zu schaffen, mit der Absicht, Information zu bekommen, Beziehungen und ein Netzwerk zu etablieren.

1A.1.1.2.2.2.5.1.2 **Lügen**
Lügen ist eine Art von Expressiver Kommunikation mit den spezifischen Merkmalen: Handlung des Präsentierens von bewusst falschen Angaben zum Vermeiden von Konflikten, Konsequenzen, Übernahme von Verantwortung oder um jemanden zu verletzen.

1A.1.1.2.2.2.5.1.3 **Weinen**
Weinen ist eine Art von Expressiver Kommunikation mit den spezifischen Merkmalen: bewusste Handlung oder automatische Vokalisation als Antwort auf Schmerz, Furcht oder ein Schreckreflex, oder eine emotionale Antwort auf Depression oder Trauer.

1A.1.1.2.2.2.5.2 **Aufnahmefähigkeit**
Aufnahmefähigkeit ist eine Art von Kommunikation mit den spezifischen Merkmalen: Handlung und Fähigkeit zum Empfangen, Interpretieren und Bestätigen von verbalen und nonverbalen Nachrichten und Eindrücken mittels geschriebener Sprache, gesprochener Sprache, Symbol- und Zeichensprache.

1A.1.1.2.2.2.5.2.1 Zuhören

Zuhören ist eine Art von Aufnahmefähigkeit mit den spezifischen Merkmalen: sich Bemühen, andere zu hören; aufmerksames Hören, was andere sagen, andere zur Kenntnis nehmen und auf andere reagieren.

1A.1.2 **■ Gruppe (kollektiv)**

Gruppe (kollektiv) ist eine Art von Mensch mit den spezifischen Merkmalen: eine Menge von Menschen, die als eine soziale Einheit oder kollektives Ganzes betrachtet werden. Die von der Gruppe gebildete soziale Einheit – als ein Ganzes – wird zusätzlich zu den Individuen und ihren Beziehungen betrachtet, die Teile der Gruppe bilden.

1A.1.2.1 **■ Familie (kollektiv)**

Familie (kollektiv) ist eine Art von Gruppe (kollektiv) mit den spezifischen Merkmalen: eine Menge von Menschen, die als eine soziale Einheit oder kollektives Ganzes betrachtet werden, welche aus Mitgliedern zusammengesetzt ist, die verbunden sind durch Blut, Verwandtschaft, emotionale oder legale Beziehungen einschließlich der Bezugspersonen. Die soziale Einheit, die durch die Familie als ein Ganzes gebildet wird, wird zusätzlich zu den Individuen und ihren Beziehungen von Blut, Verwandtschaft, emotionalen oder rechtlichen Beziehungen, einschließlich der Bezugspersonen betrachtet, die Teile der Gruppe bilden.

1A.1.2.1.1 ■ Familienprozess

Familienprozess ist eine Art von Familie (kollektiv) mit den spezifischen Merkmalen: andauernde positive oder negative Interaktionen und Beziehungsmuster zwischen den Familienmitgliedern.

1A.1.2.1.1.1 Glückliche Ehe

Glückliche Ehe ist eine Art von Familienprozess mit den spezifischen Merkmalen: andauernde Erfüllung von Wünschen; befriedigte Emotionen oder Bestätigung zwischen Ehepartnern oder Paaren in der Familie.

1A.1.2.1.1.2 Familienplanung

Familienplanung ist eine Art von Familienprozess mit den spezifischen Merkmalen: Verhaltensprozess des Regulierens der Anzahl und der Verteilung von Kindern in einer Familie; unter Berücksichtigung der Sitte und des Gesetzes; die ideale oder akzeptable Anzahl von Kindern und Erwachsenen in der Familie oder die Wertschätzung der Geschlechter untereinander.

1A.1.2.1.1.2.1 Schwangerschaftsförderung

Schwangerschaftsförderung ist eine Art von Familienplanung mit den spezifischen Merkmalen: Handlungen und Verhaltensprozesse zum Verbessern der Befruchtung und des physiologischen Prozesses der Empfängnis wie die Überwachung des Eisprunges über die basale Körpertemperatur und andere physiologische Indikatoren.

1A.1.2.1.1.2.1.1 **Schwangerschaftsförderung: Unfruchtbarkeit**
Schwangerschaftsförderung: Unfruchtbarkeit ist eine Art von Schwangerschaftsförderung mit den spezifischen Merkmalen: Handlungen im Falle von Unfruchtbarkeit wie tiefergehende Evaluation, Behandlung von Unfruchtbarkeit, oder das Planen von Alternativen zur biologischen Elternschaft.

1A.1.2.1.1.2.1.2 **Schwangerschaftsförderung: Abort-Risiko**
Förderung einer Schwangerschaft: Abort-Risiko ist eine Art von Schwangerschaftsförderung mit den spezifischen Merkmalen: Planen von Handlungen im Falle des Risikos des Verlierens eines geplanten Kindes.

1A.1.2.1.1.2.2 **Unbeabsichtigte Schwangerschaft**
Unbeabsichtigte Schwangerschaft ist eine Art von Familienplanung mit den spezifischen Merkmalen: Handlungen, in Bezug auf das Durchleben einer ungeplanten oder unbeabsichtigten Schwangerschaft und darauf, ein ungeplantes Kind zu haben.

1A.1.2.1.1.2.3 **Verhütung einer Schwangerschaft**
Verhütung einer Schwangerschaft ist eine Art von Familienplanung mit den spezifischen Merkmalen: Handlungen, um das Familienwachstum zu verhindern wie das Anwenden von Strategien zur Empfängnisverhütung.

1A.1.2.1.1.2.4 **Abbruch einer Schwangerschaft**
Abbruch einer Schwangerschaft ist eine Art von Familienplanung mit den spezifischen Merkmalen: Handlungen zum Beenden einer ungeplanten, unerwünschten oder das Leben bedrohenden Schwangerschaft durch Abtreibung.

1A.1.2.1.1.3 **Vorbereiten auf ein Kind**
Vorbereiten auf ein Kind ist eine Art von Familienprozess mit den spezifischen Merkmalen: Verhalten des Fokussierens und sich Einstellens auf eine Schwangerschaft und das Ausführen von Handlungen zur Vorbereitung darauf, Eltern zu sein; Verinnerlichen der Erwartung von Familien, Freunden und der Gesellschaft in Bezug auf angemessenes oder unangemessenes Rollenverhalten von Eltern.

1A.1.2.1.1.4 **Elternschaft**
Elternschaft ist eine Art von Familienprozess mit den spezifischen Merkmalen: Annehmen der Verantwortlichkeiten, Elternteil zu sein; Verhalten zum Erleichtern der Integration eines Neugeboren in eine Familieneinheit; das Verhalten zum Optimieren des Wachstums und Entwicklung von Kindern; Verinnerlichen der Erwartung von Personen, Familien, Freunden und der Gesellschaft in Bezug auf angemessenes oder unangemessenes Rollenverhalten des Elternseins.

1A.1.2.1.1.4.1 **Bindung**
Bindung ist eine Art von Elternschaft mit den spezifischen Merkmalen: Zuneigung zwischen Säugling und Elternteil/den Eltern; Formung von liebevollen Bindungen; von der Zeit der Geburt und allmählich nachlassend während der Kindheit.

1A.1.2.1.1.4.1.1 **Mutter-Kind-Beziehung**
Mutter-Kind-Beziehung ist eine Art von Bindung mit den spezifischen Merkmalen: Herstellen von engen Beziehungen zwischen Mutter und Kind zur Zeit der Geburt; Suchen des gegenseitigen Blickkontaktes mit dem Säugling; Berührung mit den Fingerspitzen des Säuglings aufnehmen; Ansprechen des Säuglings mit dem Namen.

1A.1.2.1.1.4.1.1.1 **Stillen**
Stillen ist eine Art von Mutter-Kind-Beziehung mit den spezifischen Merkmalen: mütterliches Herstellen einer angemessenen Beziehung zum Säugling während des Nährens des Säuglings mit Muttermilch durch Anreichen der Brust; Ermutigen des Säuglings; Herstellen des Kontaktes; Verstehen der Stimmungslage des Säuglings und frühzeitiger Hinweise auf Hunger.

1A.1.2.1.1.4.1.1.1.1 **Infantiles Saugen**
Infantiles Saugen ist eine Art von Stillen mit den spezifischen Merkmalen: Herstellen einer angemessenen Zuneigung zur Mutter durch das Kind während des Trinkens und Nährens an der Mutterbrust; Herstellen des Kontaktes, das Entwickeln eines Verständnisses für die Signale von der Mutter; korrektes Umfassen der Brustwarze mit den Lippen, korrektes Ansaugen und Zungenplazierung; hörbares Schlucken mit einem Minimum von 5 bis 10 Minuten pro Brust; Loslassen der Brustwarze.

1A.1.2.1.1.4.2 **Kindererziehung**
Kindererziehung ist eine Art von Elternschaft mit den spezifischen Merkmalen: Sozialisierung und Ausbildung eines Kindes durch Befriedigen von Grund- und Einzelbedürfnissen des Kindes; Ausführen eines Verhaltens zur Unterstutzung der Übertragung von Kultur und Traditionen von älteren Generationen auf neue Generationen.

1A.1.2.1.1.4.2.1 **Vorliebe für ein Kindergeschlecht**
Vorliebe für ein Kindergeschlecht ist eine Art von Kindererziehung mit den spezifischen Merkmalen: dazu neigen, das eine Geschlecht von Kindern in der Familie höher zu bewerten als das andere; Diskriminierung von Kindern in einer Familie aufgrund des Geschlechtes verbunden mit Bräuchen und Traditionen der Gesellschaft.

1A.1.2.1.2 **Familienzusammensetzung**
Familienzusammensetzung ist eine Art von Familie mit den spezifischen Merkmalen: legitimes Zusammenstellen einer Familie nach Sitte oder dem Gesetz.

1A.1.2.1.3 **Familiengröße**
Familiengröße ist eine Art von Familie mit den spezifischen Merkmalen: Anzahl der Personen, aus denen sich eine Familie zusammensetzt; verbunden mit Überzeugungen oder Einstellungen über die ideale oder akzeptable Anzahl von Kindern und Erwachsenen in der Familie.

1A.1.2.2 **■ Gesellschaft (kollektiv)**
Gesellschaft (kollektiv) ist eine Art von Gruppe (kollektiv) mit den spezifischen Merkmalen: eine Menge von Menschen, die als eine soziale Einheit oder kollektives Ganzes betrachtet werden, welche aus Mitgliedern zusammengesetzt ist, die verbunden sind durch eine gemeinsame Geografie, gemeinsame Bedingungen oder ein gemeinsames Interesse. Die soziale Einheit, die durch die Gesellschaft gebildet wird, wird zusätzlich zu den Individuen und ihren Beziehungen von gemeinsamer Geografie, gemeinsamen Bedingungen oder gemeinsamen Interessen betrachtet, die die Teile der Gruppe bilden.

1A.1.2.2.1 **■ Gesellschaftsprozess**
Gesellschaftsprozess ist eine Art von Gesellschaft mit den spezifischen Merkmalen: andauernde positive oder negative Interaktionen und Beziehungsmuster zwischen den Gesellschaftsmitgliedern, die nebeneinander in einem begrenzten örtlichen oder geografischen Bereich leben und arbeiten und die miteinander teilen: kollektive Interessen, gemeinsame Arbeit, Bildungs- oder Gesundheitsversorgungsinstitutionen, öffentliche Dienstleistungen, gemeinsame natürliche und geschaffene Umgebungsbedingungen.

1A.1.2.2.1.1 **Organisieren der Gesellschaft**
Organisieren der Gesellschaft ist eine Art von Gesellschaftsprozess mit den spezifischen Merkmalen: Prozess oder Maßnahme der Handhabung, Kontrolle oder Steuerung von Angelegenheiten der Gesellschaft.

1A.1.2.2.2 **Zusammensetzung der Gesellschaft**
Zusammensetzung der Gesellschaft ist eine Art von Gesellschaft mit den spezifischen Merkmalen: legitime Zusammensetzung von einer Gesellschaft nach Sitte oder dem Gesetz.

1A.1.2.2.2.1 **Lebensstandard**
Lebensstandard ist eine Art von Zusammensetzung der Gesellschaft mit den spezifischen Merkmalen: relatives Niveau von Wohlergehen, monetären Ressourcen und Besitztümern von Mitgliedern einer Gesellschaft oder der Gesellschaft als einer legitimen Entität.

1A.1.2.2.2.1.1 **Steuereinnahmen**
Steuereinnahmen ist eine Art von Lebensstandard mit den spezifischen Merkmalen: von der Gesellschaft über die Einnahme von Steuern beschafftes Geld, um die Stabilität und die Sicherheit zu gewährleisten; die Erfüllung der Grundbedürfnisse; die Entwicklung und das Funktionieren für das gemeinsame Wohl der Menschen, die in der Gesellschaft leben.

1A.1.2.2.2.1.2 **Armutsniveau**

Armutsniveau ist eine Art von Lebensstandard mit den spezifischen Merkmalen: relative Quote der Anzahl von Mitgliedern einer Gesellschaft, denen die finanziellen oder materiellen Ressourcen fehlen, um eine erwartete Ebene von Grundbedürfnissen zu erreichen.

1A.1.2.2.2.1.3 **Arbeitslosenquote**

Arbeitslosenquote ist eine Art von Lebensstandard mit den spezifischen Merkmalen: relative Quote von Personen, die keine sichere einträgliche Arbeit oder keinen Job haben.

1A.1.2.2.2.2 **Analphabetismusquote**

Analphabetismusquote ist eine Art von Zusammensetzung der Gesellschaft mit den spezifischen Merkmalen: relative Quote von Personen, die außerstande sind zu lesen oder zu schreiben innerhalb einer Gesellschaft oder Bevölkerung.

1A.1.2.2.2.3 **Kriminalitätsrate**

Kriminalitätsrate eine Art von Zusammensetzung der Gesellschaft mit den spezifischen Merkmalen: relative Rate von Verbrechen, die in einer Gesellschaft begangen werden.

1A.1.2.2.2.4 **Gesundheit der Gesellschaft**

Gesundheit der Gesellschaft ist eine Art von Zusammensetzung der Gesellschaft mit den spezifischen Merkmalen: relative Rate der Gesundheit in einer Gesellschaft, einem Staat oder die Umstände einer Gesellschaft bezüglich der relativen Niveaus von Gesundheit und Krankheit.

1A.1.2.2.2.4.1 **Morbiditätsrate**

Morbiditätsrate ist eine Art von Gesundheit der Gesellschaft mit den spezifischen Merkmalen: relative Rate von Personen mit einer (neu hinzukommenden – d. Ü.) gegebenen Krankheit.

1A.1.2.2.2.4.2 **Mortalitätsrate**

Mortalitätsrate ist eine Art von Gesundheit der Gesellschaft mit den spezifischen Merkmalen: relative Rate von Todesfällen von Personen.

1A.1.2.2.2.4.2.1 **Säuglingssterblichkeit**

Säuglingssterblichkeit ist eine Art von Mortalitätsrate mit den spezifischen Merkmalen: relative Rate von Todesfällen bei Säuglingen.

1A.1.2.2.2.4.2.2 **Müttersterblichkeit**

Müttersterblichkeit ist eine Art von Mortalitätsrate mit den spezifischen Merkmalen: relative Rate des Todes von Frauen während Geburt.

1A.1.2.2.2.4.3 **Immunisationsrate**

Immunisationsrate ist eine Art von Gesundheit der Gesellschaft mit den spezifischen Merkmalen: relative Rate der Immunisation von (neu hinzugekommenen – d. Ü.) Personen für spezifische Krankheiten.

1A.2 **Umwelt**

Umwelt ist eine Art von Fokus der pflegerischen Praxis mit den spezifischen Merkmalen: Bedingungen oder Einflüsse, unter denen Menschen leben oder sich entwickeln.

1A.2.1 **Natur**

Natur ist eine Art von Umwelt mit den spezifischen Merkmalen: physische Kraft, die alle Phänomene der materiellen Welt verursacht einschließlich Minerale, Pflanzen, Tiere, Landschaften usw. und die das Leben und die Entwicklung von Menschen beeinflusst.

1A.2.1.1 **Physische Umwelt**

Physische Umwelt ist eine Art von Natur mit den spezifischen Merkmalen: irgendeine Spezies, in welche die anorganischen Substanzen klassifiziert werden.

1A.2.1.1.1 **Wasser**

Wasser ist eine Art von Physischer Umwelt mit den spezifischen Merkmalen: klare Flüssigkeit, die zusammengesetzt ist aus Wasserstoff und Sauerstoff, die essenziell ist für das Leben der meisten Pflanzen und Tiere; beeinflusst das Leben und die Entwicklung von Menschen.

1A.2.1.1.1.1 Flut

Flut ist eine Art von Wasser mit den spezifischen Merkmalen: Überschwemmung von Land durch Wassermassen, die das Leben und die Entwicklung von Menschen beeinflusst.

1A.2.1.1.1.2 Dürre

Dürre ist eine Art von Wasser mit den spezifischen Merkmalen: verlängerte Trockenheit, Mangel an Regen oder Wasser oder das Wetter, das die Erde beeinflusst und das Wachstum von Pflanzen verhindert, beeinflusst das Leben und die Entwicklung von Menschen.

1A.2.1.1.2 **Luft**

Luft ist eine Art von Physischer Umwelt mit den spezifischen Merkmalen: unsichtbare gasförmige Substanz, die die Erde umgibt und die notwendig ist für das Überleben der meisten Pflanzen und Tiere; beeinflusst das Leben und die Entwicklung von Menschen.

1A.2.1.1.2.1 Wind

Wind ist eine Art von Luft mit den spezifischen Merkmalen: natürliche Bewegung der Luft, deutliches Gegenwärtigsein von Luftbewegung in der Atmosphäre parallel zur Oberfläche der Erde; beeinflusst das Leben und die Entwicklung von Menschen.

1A.2.1.1.2.1.1 Tornado

Tornado ist eine Art von Wind mit den spezifischen Merkmalen: gewalttätig wirbelnder Wind begleitet durch eine rasch rotierende trichterförmige Wolke, die normalerweise alles entlang ihres engen

Pfades zerstört; beeinflusst das Leben und die Entwicklung von Menschen.

1A.2.1.1.2.1.2 Wirbelsturm

Wirbelsturm ist eine Art von Wind mit den spezifischen Merkmalen: gewalttätiger Zyklon mit sich schnell bewegendem Wind normalerweise begleitet durch Regen, Donner und Blitz, beeinflusst das Leben und die Entwicklung von Menschen.

1A.2.1.1.3 **■ Sonnenlicht**

Sonnenlicht ist eine Art von Physischer Umwelt mit den spezifischen Merkmalen: Licht, erfahrbare und vitalisierende Energiequelle des Sonnensystems, beeinflusst das Leben und die Entwicklung von Menschen.

1A.2.1.1.3.1 Strahlung

Strahlung ist eine Art von Sonnenlicht mit den spezifischen Merkmalen: Ausstrahlung der Energie als elektromagnetische Wellen oder als sich bewegende Partikel, beeinflussen das Leben und die Entwicklung von Menschen.

1A.2.1.1.4 **■ Wetter**

Wetter ist eine Art von Physischer Umwelt mit den spezifischen Merkmalen: Zustand der Atmosphäre zu einer gegebenen Zeit oder Stelle in Bezug auf Temperatur, Druck, Luftfeuchtigkeit, Bewölkung oder andere Wetteränderungen, beeinflusst das Leben und die Entwicklung von Menschen.

1A.2.1.1.4.1 Kaltes Wetter

Kaltes Wetter ist eine Art von Wetter mit den spezifischen Merkmalen: externe Temperatur, viel niedriger als die des menschlichen Körpers, beeinflusst das Leben und die Entwicklung von Menschen.

1A.2.1.1.4.2 Heißes Wetter

Heißes Wetter ist eine Art von Wetter mit den spezifischen Merkmalen: externe Temperatur, viel höher als die des menschlichen Körpers, beeinflusst das Leben und die Entwicklung von Menschen.

1A.2.1.1.4.3 Feuchtigkeit

Feuchtigkeit ist eine Art von Wetter mit den spezifischen Merkmalen: externe Nässe und Feuchtigkeit, die das Leben und die Entwicklung von Menschen beeinflussen.

1A.2.1.1.5 **■ Erde**

Erde ist eine Art von Physischer Umwelt mit den spezifischen Merkmalen: Erdoberfläche, welche das Pflanzenleben unterstützt und das Leben und die Entwicklung von Menschen beeinflusst.

1A.2.1.1.6 **■ Lärm**

Lärm ist eine Art von Physischer Umwelt mit den spezifischen Merkmalen: Volumen oder Lautstärke von lärmenden Menschen.

1A.2.1.1.7 **■ Luftverschmutzung**
Luftverschmutzung ist eine Art von Physischer Umwelt mit den spezifischen Merkmalen: stinkender Geruch, der den Geruchssinn angreift.

1A.2.1.2 **■ Biologische Umwelt**
Biologische Umwelt ist eine Art von Natur mit den spezifischen Merkmalen: irgendeine der Spezies, in welcher die organischen Substanzen klassifiziert werden, einschließlich Pflanzen und Tiere.

1A.2.1.2.1 **■ Tier**
Tier ist eine Art von Biologischer Umwelt mit den spezifischen Merkmalen: lebendes Wesen oder Organismus mit der Fähigkeit der Sinnesempfindung und der Macht von bewusster Bewegung, die das Leben und die Entwicklung von Menschen beeinflusst.

1A.2.1.2.1.1 Mikroorganismus
Mikroorganismus ist eine Art von Tier mit den spezifischen Merkmalen: mikroskopischer Organismus, der das Leben und die Entwicklung von Menschen beeinflusst.

1A.2.1.2.1.2 Parasit
Parasit ist eine Art von Tier mit den spezifischen Merkmalen: Organismus, der in oder bei einem anderen Organismus lebt und auf Kosten des anderen Vorteile erlangt, häufig verbunden mit Schaden an Personen, beeinflusst Leben und Entwicklung von Menschen.

1A.2.1.2.1.3 Haustier
Haustier ist eine Art von Tier mit den spezifischen Merkmalen: gezähmtes Tier, das einem Eigentümer gehört und das das Leben und die Entwicklung von Menschen beeinflusst.

1A.2.1.2.1.4 Wildes Tier
Wildes Tier ist eine Art von Tier mit den spezifischen Merkmalen: ungezähmtes, nicht domestiziertes und nicht beherrschtes Tier, das das Leben und die Entwicklung von Menschen beeinflusst.

1A.2.1.2.2 **■ Pflanze**
Pflanze ist eine Art von Biologischer Umwelt mit den spezifischen Merkmalen: pflanzlicher Organismus, ein wachsendes Ding, das sich nicht freiwillig bewegen kann, hat keine Sinnesorgane und erzeugt im allgemeinen seine eigene Nahrung durch Photosynthese, beeinflusst das Leben und die Entwicklung von Menschen.

1A.2.2 **■ Künstliche Umwelt** (i. S. v. durch Menschen geschaffene Umwelt)
Künstliche Umwelt ist eine Art von Umwelt mit den spezifischen Merkmalen: von Menschen geschaffene künstliche Konstruktion einschließlich von sozialen Konstruktionen einer immaterialistischen Natur produziert für einen spezifischen Zweck; geplant, gestaltet, kreiert, konstruiert, ersetzt oder rekonfiguriert von Menschen.

1A.2.2.1 **■ Infrastruktur**

Infrastruktur ist eine Art von Künstlicher Umwelt mit den spezifischen Merkmalen: Grundeinrichtungen, zum Beispiel Straßen, Brücken, Abwasserkanäle, die als ökonomische Grundlage einer Gesellschaft angesehen werden.

1A.2.2.1.1 **■ Transportroute**

Transportroute ist eine Art von Infrastruktur mit den spezifischen Merkmalen: System für die Bewegung von Menschen und Waren über Land, Wasser und Luft zum Beispiel Eisenbahnen, Autobahnen, Flughäfen, Schifffahrtslinien, Docks, Häfen und Kanäle.

1A.2.2.1.1.1 Straße

Straße ist eine Art von Transportroute mit den spezifischen Merkmalen: Kurs oder Pfad für Kraftfahrzeuge und Menschen zum Reisen.

1A.2.2.1.1.2 Brücke

Brücke ist eine Art von Transportroute mit den spezifischen Merkmalen: Struktur, welche eine Straße, einen Pfad, eine Eisenbahn usw. über einen Strom, eine Schlucht, eine Bahnstrecke usw. führt.

1A.2.2.1.1.3 Eisenbahn

Eisenbahn ist eine Art von Transportroute mit den spezifischen Merkmalen: ein System von Bahngleisen und Bahnhöfen.

1A.2.2.1.1.4 Flughafen

Flughafen ist eine Art von Transportroute mit den spezifischen Merkmalen: Einrichtung, die Raum für Flugzeuge zum Starten und Landen bereitstellt.

1A.2.2.1.1.5 Hafen

Hafen ist eine Art von Transportroute mit den spezifischen Merkmalen: Einrichtung, die Raum und Liegeplätze für Boote und Schiffe bereitstellt.

1A.2.2.1.2 **■ Gebäude**

Gebäude ist eine Art von Infrastruktur mit den spezifischen Merkmalen: Strukturen, die gestaltet und konstruiert wurden zum menschlichem Gebrauch.

1A.2.2.1.2.1 Wohngebäude

Wohngebäude ist eine Art von Gebäude mit den spezifischen Merkmalen: Strukturen, die gestaltet und errichtet wurden für den menschlichen Wohnsitz, Residenz und Zuhause; Unterkunft, welche Schutz und Raum für Menschen liefert.

1A.2.2.1.2.1.1 Überbelegung

Überbelegung ist eine Art von Wohngebäude mit den spezifischen Merkmalen: die Residenz oder der Wohnsitz wird von einer Anzahl von Personen eingenommen oder bewohnt, die zu groß ist für Komfort, Sicherheit und Privatsphäre; häufig verbunden mit dem Mangel an Privatsphäre, gesteigertem Risiko von ansteckenden Krankheiten.

1A.2.2.1.2.2 **Kommerzielles Gebäude**

Kommerzielles Gebäude ist eine Art von Gebäude mit den spezifischen Merkmalen: Struktur, gestaltet und errichtet für den Geschäftssektor und Kommerz, für den Zweck des Handels mit Waren für Geld, Austausch oder Tauschhandel, Geschäftsunternehmungen und Gesellschaften.

1A.2.2.1.2.3 **Öffentliches Gebäude**

Öffentliches Gebäude ist eine Art von Gebäude mit den spezifischen Merkmalen: Struktur, welche gestaltet und errichtet wurde zur Unterstützung der öffentlichen Infrastruktur und der öffentlichen Systeme wie Regierung, Bildung, Gesundheit, Versorgungseinrichtungen, Transport, Kommunikation und zum Schutz der Zivilbevölkerung.

1A.2.2.1.2.3.1 **Schule**

Schule ist eine Art von Öffentlichen Gebäuden mit den spezifischen Merkmalen: Struktur, die für die Bildung und die Ausbildung gestaltet und erbaut wurde.

1A.2.2.1.2.3.2 **Gesundheitseinrichtung**

Gesundheitseinrichtung ist eine Art von Öffentlichen Gebäuden mit den spezifischen Merkmalen: Struktur, die für die Unterstützung des Durchführens von Dienstleistungen zur Gesundheitsversorgung gestaltet und erbaut wurde; häufig verbunden mit Krankenhaus, Klinik.

1A.2.2.1.2.3.3 **Gefängnis**

Gefängnis ist eine Art von Öffentlichen Gebäuden mit den spezifischen Merkmalen: Struktur, die zur Unterbringung von Gefangenen gestaltet und erbaut wurde, ein Platz für die Haft für beschuldigte oder verurteilte Personen.

1A.2.2.2 ■ **Landesentwicklung**

Landesentwicklung ist eine Art von Künstlicher Umwelt mit den spezifischen Merkmalen: Zweck, für welches Land gestaltet oder rekonfiguriert wurde für den menschlichen Gebrauch.

1A.2.2.2.1 ■ **Wohnentwicklung**

Wohnentwicklung ist eine Art von Landesentwicklung mit den spezifischen Merkmalen: Land, das für das Bauen von Häusern und Strukturen verwendet wird, gestaltet für menschliche Wohnsitze, Häuser, Appartements, Unterkunft in Städten und Vorstädten.

1A.2.2.2.2 ■ **Landwirtschaftliche Entwicklung**

Landwirtschaftliche Entwicklung ist eine Art von Landesentwicklung mit den spezifischen Merkmalen: Land, das genutzt wird für das Anbauen der Nahrung, die Landwirtschaft; häufig verbunden mit Erdkultivierung, Pflanzenproduktion und Viehhaltung.

1A.2.2.2.3 **■ Freizeitentwicklung**

Freizeitentwicklung ist eine Art von Landesentwicklung mit den spezifischen Merkmalen: für öffentliche Erholung und Sport verwendetes Land.

1A.2.2.2.4 **■ Industrielle Entwicklung**

Industrielle Entwicklung ist eine Art von Landesentwicklung mit den spezifischen Merkmalen: Land, das für das Bereitstellen, das Herstellen, das Lagern und das Verteilen von Waren verwendet wird.

1A.2.2.3 **■ Versorgungssystem**

Versorgungssystem ist eine Art von Künstlicher Umwelt mit den spezifischen Merkmalen: erschwingliche, verfügbare Quellen und Verteilung von Grundversorgung und Dienstleistungen, die gebraucht werden, um das Leben von Menschen aufrechtzuerhalten.

1A.2.2.3.1 **■ Grundversorgung**

Grundversorgung ist eine Art von Versorgungssystem mit den spezifischen Merkmalen: erschwingliche, verfügbare Quellen und Verteilung von Nahrungsmitteln, Wasser, die gebraucht werden, um das Leben von Menschen aufrechtzuerhalten.

1A.2.2.3.1.1 Nahrungsversorgung

Nahrungsversorgung ist eine Art von Grundversorgung mit den spezifischen Merkmalen: Verfügbarkeit einer erschwinglichen Substanz, Flüssigkeit oder eines Stoffes, der als menschliche Nahrung verwendet werden kann.

1A.2.2.3.1.2 Wasserversorgung

Wasserversorgung ist eine Art von Grundversorgung mit den spezifischen Merkmalen: Verfügbarkeit von erschwinglichem, sauberem Wasser, welches benötigt wird zum Aufrechterhalten des Lebens von Menschen.

1A.2.2.3.1.3 Hungersnot

Hungersnot ist eine Art von Grundversorgung mit den spezifischen Merkmalen: eine akute und allgemeine Knappheit an Nahrung, Mangel an Nahrung, welche benötigt wird, um Menschen zu ernähren, die in einem abgelegenen geografischen Bereich leben.

1A.2.2.3.2 **■ Dienstleistungen**

Dienstleistungen ist eine Art von Versorgungssystem mit den spezifischen Merkmalen: Verfügbarkeit, Zuweisung und Verteilung von Systemen, die dem öffentlichen Bedürfnis und dem gemeinsamen Nutzen unter Menschen Rechnung tragen.

1A.2.2.3.2.1 Bildung und Training

Bildung und Training ist eine Art von Dienstleistungen mit den spezifischen Merkmalen: Bereitstellung von Dienstleistungen und Operationen, die verbunden sind mit der Bildung und dem Erwerb, der

Erhaltung und der Verbesserung von Wissen, Sachkenntnis, beruflichen oder künstlerischen Fertigkeiten.

1A.2.2.3.2.2 **Arbeit und Beschäftigung**

Arbeit und Beschäftigung ist eine Art von Dienstleistungen mit den spezifischen Merkmalen: Bereitstellen von Möglichkeiten von Jobs, Geschäften, Partnerschaften, Handelsgesellschaften oder professionellem Engagement und andere Unternehmungen und Firmen für Löhne oder Gehälter, die benötigt werden, um die Menschen finanziell abzusichern.

1A.2.2.3.2.3 **Gesundheitswesen**

Gesundheitswesen ist eine Art von Dienstleistungen mit den spezifischen Merkmalen: Bereitstellung von Institutionen zum Beispiel von Kliniken und Krankenhäusern wie auch von qualifizierten Personen, die mit Aufgaben ausgestattet sind zur Vorsorge und zur Behandlung von Krankheit und zum Fördern und Aufrechterhalten von Gesundheit.

1A.2.2.3.2.4 **Notdienst**

Notdienst ist eine Art von Dienstleistungen mit den spezifischen Merkmalen: Bereitstellen von Dienstleistungen, die angemessen und hilfreich sind für plötzliche, unerwartete Vorkommnisse, welche unmittelbare Handlungen erfordern wie Feuer, Überschwemmung, Verletzung, genauso wie qualifizierte Personen, die befasst sind mit Aufgaben der Prävention, der Behandlung und Kontrolle von Erkrankungen und Verletzungen usw. im Falle von zum Beispiel Katastrophen und Unfällen.

1A.2.2.3.2.5 **Versorgung mit Wohnraum**

Versorgung mit Wohnraum ist eine Art von Dienstleistungen mit den spezifischen Merkmalen: Bereitstellen von angemessenen Unterkünften, Wohnsitzen, Wohnungen und Häusern, die gebraucht werden, um öffentlichen Bedürfnissen Rechnung zu tragen.

1A.2.2.3.2.6 **Müllabfuhr**

Müllabfuhr ist eine Art von Dienstleistungen mit den spezifischen Merkmalen: Bereitstellen von einer Dienstleistung, die geeignet ist zur Entsorgung von unerwünschten Nebenprodukten, von Müll und von Abfall, um öffentlichen Bedürfnissen Rechnung zu tragen.

1A.2.2.3.2.7 **Trinkwasserversorgung**

Trinkwasserversorgung ist eine Art von Dienstleistungen mit den spezifischen Merkmalen: Bereitstellen von einer Dienstleistung, die dafür geeignet ist, Wasser zu reinigen, um es für den menschlichen Verbrauch geeignet zu machen.

1A.2.2.3.2.8 **Transportdienst**

Transportdienst ist eine Art von Dienstleistungen mit den spezifischen Merkmalen: Bereitstellen von einer Dienstleistung, die geeignet, verfügbar und preiswert ist für die Transportbedürfnisse der Menschen.

1A.2.2.3.2.9 Elektrizitätsversorgung

Elektrizitätsversorgung ist eine Art von Dienstleistungen mit den spezifischen Merkmalen: Bereitstellen von elektrischem Strom für die Heizung, Beleuchtung, der gebraucht wird, dem öffentlichen Bedürfnis Rechnung zu tragen.

1A.2.2.3.2.10 Kommunikationsdienst

Kommunikationsdienst ist eine Art von Dienstleistungen mit den spezifischen Merkmalen: Bereitstellen von elektronischen und mechanischen Mitteln zum Senden von Nachrichten.

1A.2.2.3.2.11 Polizei

Polizei ist eine Art von Dienstleistungen mit den spezifischen Merkmalen: Institutionen und Personen, die mit dem Schutz der Einwohner beauftragt sind, die die Einwohner vor Unsicherheit und Gefahr bewahren und an der Aufklärung und der Prävention von Kriminalität arbeiten.

1A.2.2.4 **Normen und Einstellungen**

Normen und Einstellungen ist eine Art von Künstlicher Umwelt mit den spezifischen Merkmalen: Standards oder Modelle und anerkannte Dispositionen und Meinungen.

1A.2.2.4.1 **Diskriminierung**

Diskriminierung ist eine Art von Normen und Einstellungen mit den spezifischen Merkmalen: Praxis des Unterscheidens bei der Behandlung; das Zeigen von Parteilichkeit oder Vorurteilen gegen eine Gruppe mit gemeinsamen Attributen, häufig verbunden mit Anerkennung anderer als hervorgehoben oder andersartig.

1A.2.2.4.1.1 Sexismus

Sexismus ist eine Art von Diskriminierung mit den spezifischen Merkmalen: Praxis des Unterscheidens bei der Behandlung, das Zeigen von Parteilichkeit oder das Vorverurteilen entsprechend dem Geschlecht.

1A.2.2.4.1.2 Rassismus

Rassismus ist eine Art von Diskriminierung mit den spezifischen Merkmalen: Praxis des Unterscheidens bei der Behandlung, das Zeigen von Parteilichkeit oder das Vorverurteilen entsprechend der Rasse.

1A.2.2.4.1.3 Altersbedingte Diskriminierung

Altersbedingte Diskriminierung ist eine Art von Diskriminierung mit den spezifischen Merkmalen: Praxis des Unterscheidens bei der Behandlung, das Zeigen von Parteilichkeit oder das Vorverurteilen entsprechend dem Alter.

1A.2.2.4.1.4 Stigma

Stigma ist eine Art von Diskriminierung mit den spezifischen Merkmalen: Praxis des Verbindens von Schande oder Scham mit anderen wegen der Präsenz eines charakteristischen Faktors; häufig verbunden mit mentaler Krankheit, physischer Behinderung, Religion oder einer Vorgeschichte von kriminellem Verhalten.

1A.2.2.4.1.5 Tabu

Tabu ist eine Art von Diskriminierung mit den spezifischen Merkmalen: Verbot der Verwendung oder der Erwähnung von etwas oder des Umganges mit etwas; häufig verbunden mit dem Vermeiden von spezifischer Nahrung oder spezifischem Verhalten.

1A.2.2.4.2 ■ **Kultur**

Kultur ist eine Art von Normen und Einstellungen mit den spezifischen Merkmalen: was immer jemand wissen oder glauben muss, um in einer akzeptablen Art handeln zu können.

1A.2.2.4.3 ■ **Tradition**

Tradition ist eine Art von Normen und Einstellungen mit den spezifischen Merkmalen: Sitten, Überzeugungen, Regeln, Rituale, Symbole und Mythen, die mündliche oder durch Praktizieren weitergegeben werden, welche als ein Mittel zur inneren Geschlossenheit über die Generationen und die Geschichte hinweg dienen.

1A.2.2.4.3.1 Übergangsritus

Übergangsritus ist eine Art von Tradition mit den spezifischen Merkmalen: zeremonielle Handlungen, die üblicherweise durchgeführt werden, um den Fortgang von einer Phase des Lebens zu einer anderen zu bestätigen.

1A.2.2.4.4 Ethnizität

Ethnizität ist eine Art von Diskriminierung mit den spezifischen Merkmalen: Dokumentation und Klassifizierungen von Personen entsprechend der Nation, Herkunft, Sitten und Sprache von Personen.

1A.2.2.5 ■ **Politische Ordnung**

Politische Ordnung ist eine Art von Künstlicher Umwelt mit den spezifischen Merkmalen: die Gesellschaft als ein organisierter Staat.

1A.2.2.5.1 ■ **Gesetz und Regulierung**

Gesetz und Regulierung ist eine Art von Politischer Ordnung mit den spezifischen Merkmalen: autorisierte Erklärungen von Gesetzesregeln, Richtlinien oder Verordnungen, die anzuwenden sind durch staatliche Organe und Beamte oder durch Staatsbürger in Bezug auf irgendeinen Aspekt des sozialen Lebens.

1A.2.2.5.1.1 Arbeitsmarktregulierung

Arbeitsmarktregulierung ist eine Art von Gesetz und Regulierung mit den spezifischen Merkmalen: Existenz von Prinzipien, die industrielle oder Arbeitsbeziehungen leiten.

1A.2.2.5.1.1.1 Arbeitsschutzgesetz

Arbeitsschutzgesetz ist eine Art von Arbeitsmarktregulierung mit den spezifischen Merkmalen: Existenz von Sicherheitsnormen für Arbeitsplätze, die per Gesetz autorisiert sind.

1A.2.2.5.1.1.2 Gesetz gegen Kinderarbeit

Gesetz gegen Kinderarbeit ist eine Art von Arbeitsmarktregulierung mit den spezifischen Merkmalen: Existenz von Standards, die das Mindestalter, ab der eine Person erwerbstätig sein kann, und die Bedingungen der Arbeit für Minderjährige festlegen.

1A.2.2.5.1.1.3 Tarifvereinbarungen

Tarifvereinbarungen ist eine Art von Arbeitsmarktregulierung mit den spezifischen Merkmalen: Vereinbarung zwischen den zwei Parteien von Industrie, zum Beispiel Management und Arbeitnehmerschaft, bezüglich eines Handlungsplanes zum Regulieren der Achtung und der Lohnzahlung.

1A.2.2.5.1.1.4 Industrieller Konflikt

Industrieller Konflikt ist eine Art von Arbeitsmarktregulierung mit den spezifischen Merkmalen: Uneinigkeit zwischen den zwei Seiten von Industrie, zum Beispiel Management und Arbeitnehmerschaft, bezüglich der Arbeitsbedingungen, einschließlich der Achtung und der Lohnzahlung.

1A.2.2.5.1.1.4.1 Offizieller Streik

Offizieller Streik ist eine Art von Industriellem Konflikt mit den spezifischen Merkmalen: Konflikt entsprechend des Systems der Vereinbarung, um bessere Arbeitsbedingungen zu erreichen; normalerweise durch die Weigerung, die Arbeit fortzuführen.

1A.2.2.5.1.1.4.2 Inoffizieller Streik (Wilder Streik)

Inoffizieller Streik (Wilder Streik) ist eine Art von Industriellem Konflikt mit den spezifischen Merkmalen: Konflikt nicht entsprechend des Systems der Vereinbarung, um bessere Arbeitsbedingungen zu erhalten; normalerweise durch die Weigerung, die Arbeit fortzuführen.

1A.2.2.5.1.1.5 Industrieller Frieden

Industrieller Frieden ist eine Art von Arbeitsmarktregulierung mit den spezifischen Merkmalen: Vereinbarung zwischen den zwei Seiten von Industrie, z. B. Management und Arbeitnehmerschaft, bezüglich der Arbeitsbedingungen, einschließlich der Achtung und der Lohnzahlung.

1A.2.2.5.2 ■ **Gesetzgebungsprozess**

Gesetzgebungsprozess ist eine Art von Politischer Ordnung mit den spezifischen Merkmalen: Prozesse der Regierung.

1A.2.2.5.2.1 Gesetzgebungsprozess: Zugang

Gesetzgebungsprozess: Zugang ist eine Art von Gesetzgebungsprozess mit den spezifischen Merkmalen: Staatsbürgern ist die Erlaubnis dafür gewährt, Zugang zum politischen Prozess der Regierung zu haben.

1A.2.2.5.2.2 Gesetzgebungsprozess: Beteiligung

Gesetzgebungsprozess: Beteiligung ist eine Art von Gesetzgebungsprozess mit den spezifischen Merkmalen: Staatsbürger nehmen aktiv teil am politischem Prozess der Regierung.

1A.2.2.5.3 **■ Gesetzesdissens**

Gesetzesdissens ist eine Art von Politischer Ordnung mit den spezifischen Merkmalen: Nichtübereinstimmung bezüglich der Gesetze.

1A.2.2.5.3.1 Ziviler Ungehorsam

Ziviler Ungehorsam ist eine Art von Gesetzesdissens mit den spezifischen Merkmalen: Opposition gegen ein Gesetz in einer gewaltlosen Art durch Ablehnen des Befolgens des Gesetzes auf der Grundlage des Bewusstseins.

1A.2.2.5.3.2 Militante Handlung

Militante Handlung ist eine Art von Gesetzesdissens mit den spezifischen Merkmalen: Widerstand gegen ein Gesetz in einer gewalttätigen oder aggressiven Art, durch Weigerung, es zu befolgen aus politischen Gründen.

1A.2.2.5.3.3 Widerstand

Widerstand ist eine Art von Gesetzesdissens mit den spezifischen Merkmalen: Widerstand gegen die Verwaltung in einer gewalttätigen oder gewaltlosen Art, durch Weigerung, ihr zu entsprechen, aus politischen oder aus Gewissensgründen, besonders in okkupierten Ländern.

1A.2.2.5.4 **■ Gesetzesverstoß**

Gesetzesverstoß ist eine Art von Politischer Ordnung mit den spezifischen Merkmalen: illegale Handlungen.

1A.2.2.5.4.1 Kriminalität

Kriminalität ist eine Art von Gesetzesverstoß mit den spezifischen Merkmalen: illegale Handlungen, die nach dem Gesetz strafbar sind.

1A.2.2.5.4.2 Vandalismus

Vandalismus ist eine Art von Gesetzesverstoß mit den spezifischen Merkmalen: beabsichtigtes und unnötiges Schädigen oder Zerstören von öffentlichen Gebäuden und von anderem öffentlichem Eigentum.

1A.2.2.5.5 **■ Krieg**

Krieg ist eine Art von Politischer Ordnung mit den spezifischen Merkmalen: offener bewaffneter Konflikt, der zwischen Gruppen oder Nationen ausgetragen wird; Politik mit anderen Mitteln.

Klassifikation der Pflegephänomene

Achse B

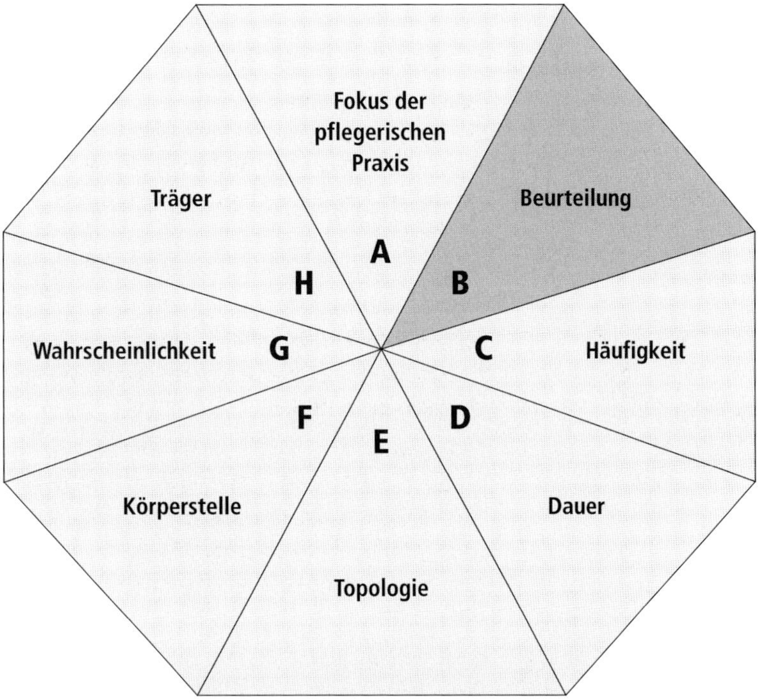

Abbildung II-8: Klassifikation der Pflegephänomene, Achse B

Beurteilung: die klinische Option, das Einschätzen oder das Bestimmen der professionellen pflegerischen Praxis in Bezug auf das Stadium eines Pflegephänomens einschließlich der relativen Qualität, der Intensität oder des Grades der Manifestation des Pflegephänomens. Beispiele sind: gesteigert, nicht adäquat, verbessert.

ICNP-Klassifikation der Pflegephänomene

Achse B: Beurteilung

Liste der Bezeichnungen

Definitionen

Teilungsprinzip

Beurteilung ist für die Zwecke der ICNP definiert als die klinische Option, das Einschätzen oder das Bestimmen der professionellen pflegerischen Praxis in Bezug auf das Stadium eines Pflegephänomens einschließlich der relativen Qualität, der Intensität oder des Grades der Manifestation des Pflegephänomens.

1 **Pflegephänomen**

Pflegephänomen ist eine Art eines Faktors, der den Gesundheitszustand beeinflusst, mit den spezifischen Merkmalen: ein für die pflegerische Praxis relevanter Aspekt der Gesundheit.

1B.1 Ja/Nein

Ein Pflegephänomen, das in Bezug auf Ja/Nein beurteilt wird, ist ein Pflegephänomen mit den spezifischen Merkmalen: entweder die Gegenwart oder die Abwesenheit des Pflegephänomens wird bestätigt.

1B.1.1 Ja

Ein Pflegephänomen, das beurteilt wird mit Ja, ist ein Pflegephänomen, das in Bezug auf Ja/Nein beurteilt wird mit den spezifischen Merkmalen: die Gegenwart des Pflegephänomens wird bestätigt.

1B.1.1.1 Ja zu einem geringeren Grad

Ein Pflegephänomen, das beurteilt wird mit Ja zu einem geringeren Grad, ist ein Pflegephänomen, das in Bezug auf Ja beurteilt wird mit den spezifischen Merkmalen: die Gegenwart des Pflegephänomens wird bestätigt. Die Manifestation von relevanten zugehörigen klinischen Merkmalen wird als mild bzw. geringgradig bewertet.

1B.1.1.2 Ja zu einem mittleren Grad

Ein Pflegephänomen, das beurteilt wird mit Ja zu einem mittleren Grad, ist ein Pflegephänomen, das in Bezug auf Ja beurteilt wird mit den spezifischen Merkmalen: die Gegenwart des Pflegephänomens wird bestätigt. Die Manifestation von relevanten zugehörigen klinischen Merkmalen wird als moderat bzw. mittleren Grades bewertet.

1B.1.1.3 Ja zu einem hohen Grad

Ein Pflegephänomen, das beurteilt wird mit Ja zu einem hohen Grad, ist ein Pflegephänomen, das in Bezug auf Ja beurteilt wird mit den spezifischen Merkmalen: die Gegenwart des Pflegephänomens wird bestätigt. Die Manifestation von relevanten zugehörigen klinischen Merkmalen wird als substanziell bzw. hochgradig bewertet.

1B.1.1.4 Ja zu einem sehr hohen Grad

Ein Pflegephänomen, das beurteilt wird mit Ja zu einem sehr hohen Grad, ist ein Pflegephänomen, das in Bezug auf Ja beurteilt wird mit den spezifischen Merkmalen: die Gegenwart des Pflegephänomens wird bestätigt. Die Manifestation von relevanten zugehörigen klinischen Merkmalen wird als extrem bzw. hochgradig bewertet.

1B.1.2 Nein
Ein Pflegephänomen, das beurteilt wird mit Nein, ist ein Pflegephänomen, das in Bezug zu Ja/Nein beurteilt wird mit den spezifischen Merkmalen: die Abwesenheit des Pflegephänomens wird bestätigt.

1B.2 Ergebnis

Ein Pflegephänomen, das beurteilt wird in Bezug auf ein Ergebnis, ist ein Pflegephänomen mit den spezifischen Merkmalen: die Fertigstellung oder das Erreichen des Endes einer Aufgabe.

1B.2.1 Erreicht
Ein Pflegephänomen, das beurteilt wird mit Erreicht, ist ein in Bezug auf ein Ergebnis beurteiltes Pflegephänomen mit den spezifischen Merkmalen: die Fertigstellung oder Leistung irgendeiner Aufgabe wird bestätigt.

1B.2.1.1 Erreicht zu einem geringeren Grad
Ein Pflegephänomen, das beurteilt wird mit Erreicht zu einem geringeren Grad, ist ein in Bezug auf ein Ergebnis beurteiltes Pflegephänomen mit den spezifischen Merkmalen: die Fertigstellung oder Leistung wird bestätigt. Die Manifestation von relevanten zugehörigen klinischen Merkmalen wird als mild bzw. geringgradig bewertet.

1B.2.1.2 Erreicht zu einem mittleren Grad
Ein Pflegephänomen, das beurteilt wird mit Erreicht zu einem mittleren Grad, ist ein in Bezug auf ein Ergebnis beurteiltes Pflegephänomen mit den spezifischen Merkmalen: die Fertigstellung oder Leistung wird bestätigt. Die Manifestation von relevanten zugehörigen klinischen Merkmalen wird als moderat bzw. mittleren Grades bewertet.

1B.2.1.3 Erreicht zu einem hohen Grad
Ein Pflegephänomen, das beurteilt wird mit Erreicht zu einem hohen Grad, ist ein in Bezug auf ein Ergebnis beurteiltes Pflegephänomen mit den spezifischen Merkmalen: die Fertigstellung oder Leistung wird bestätigt. Die Manifestation von relevanten zugehörigen klinischen Merkmalen wird als substanziell bzw. hochgradig bewertet.

1B.2.1.4 Erreicht zu einem sehr hohen Grad
Ein Pflegephänomen, das beurteilt wird mit Erreicht zu einem sehr hohen Grad, ist ein in Bezug auf ein Ergebnis beurteiltes Pflegephänomen mit den spezifischen Merkmalen: die Fertigstellung oder Leistung wird bestätigt. Die Manifestation von relevanten zugehörigen klinischen Merkmalen wird als extrem bewertet.

1B.2.2 Nicht erreicht
Ein Pflegephänomen, das beurteilt wird mit Nicht erreicht, ist ein in Bezug auf ein Ergebnis beurteiltes Pflegephänomen mit den spezi-

fischen Merkmalen: die Fertigstellung oder das Erreichen des Endes einer Aufgabe wird als nicht erreicht bestätigt.

1B.3 Erwerben einer Fähigkeit

Ein Pflegephänomen, das beurteilt wird in Bezug auf das Erwerben einer Fähigkeit, ist ein Pflegephänomen mit den spezifischen Merkmalen: eine Einsicht/Kenntnis oder eine Fertigkeit wurde gewonnen oder wurde erhalten oder es wurde mental zu ihr gelangt.

1B.3.1 Erworben

Ein Pflegephänomen, das beurteilt wird als Erworben, ist ein in Bezug auf das Erwerben einer Fähigkeit beurteiltes Pflegephänomen mit den spezifischen Merkmalen: die Bestätigung, dass eine Einsicht/Kenntnis oder eine Fertigkeit gewonnen oder erhalten wurde oder mental zu ihr gelangt wurde.

1B.3.1.1 Erworben zu einem geringeren Grad

Ein Pflegephänomen, das beurteilt wird als Erworben zu einem geringeren Grad, ist ein in Bezug auf das Erwerben einer Fähigkeit beurteiltes Pflegephänomen mit den spezifischen Merkmalen: dass eine Einsicht/Kenntnis oder eine Fertigkeit gewonnen, erhalten oder mental erreicht wurde, wird bestätigt. Die Manifestation von relevanten zugehörigen klinischen Merkmalen wird als mild bzw. geringgradig bewertet.

1B.3.1.2 Erworben zu einem mittleren Grad

Ein Pflegephänomen, das beurteilt wird als Erworben zu einem mittleren Grad, ist ein in Bezug auf das Erwerben einer Fähigkeit beurteiltes Pflegephänomen mit den spezifischen Merkmalen: dass eine Einsicht/Kenntnis oder eine Fertigkeit gewonnen, erhalten oder mental erreicht wurde, wird bestätigt. Die Manifestation von relevanten zugehörigen klinischen Merkmalen wird als moderat bzw. mittleren Grades bewertet.

1B.3.1.3 Erworben zu einem hohen Grad

Ein Pflegephänomen, das beurteilt wird als Erworben zu einem hohen Grad, ist ein in Bezug auf das Erwerben einer Fähigkeit beurteiltes Pflegephänomen mit den spezifischen Merkmalen: dass eine Einsicht/Kenntnis oder eine Fertigkeit gewonnen, erhalten oder mental erreicht wurde, wird bestätigt. Die Manifestation von relevanten zugehörigen klinischen Merkmalen wird als substanziell bzw. hochgradig bewertet.

1B.3.1.4 Erworben zu einem sehr hohen Grad

Ein Pflegephänomen, das beurteilt wird als Erworben zu einem sehr hohen Grad, ist ein in Bezug auf das Erwerben einer Fähigkeit beurteiltes Pflegephänomen mit den spezifischen Merkmalen: dass eine Einsicht/Kenntnis oder eine Fertigkeit gewonnen, erhalten oder mental erreicht wurde, wird bestätigt. Die Manifestation von relevanten zugehörigen klinischen Merkmalen wird als extrem bewertet.

1B.3.2 Nicht Erworben

Ein Pflegephänomen, das beurteilt wird als Nicht erworben, ist ein in Bezug auf das Erwerben einer Fähigkeit beurteiltes Pflegephänomen mit den spezifischen Merkmalen: die Ablehnung, dass eine Einsicht/Kenntnis oder eine Fertigkeit gewonnen oder erhalten wurde oder mental erlernt wurde.

1B.4 **Adäquatheit**

Ein Pflegephänomen, das in Bezug auf Adäquatheit beurteilt wird, ist ein Pflegephänomen mit den spezifischen Merkmalen: die Zulänglichkeit, Angemessenheit oder Zufriedenheit von etwas oder jemandem.

1B.4.1 Adäquat

Ein Pflegephänomen, das beurteilt wird als Adäquat, ist ein in Bezug auf Adäquatheit beurteiltes Pflegephänomen mit den spezifischen Merkmalen: die Zulänglichkeit oder Zufriedenheit wird bestätigt.

1B.4.1.1 Adäquat zu einem geringeren Grad

Ein Pflegephänomen, das beurteilt wird als Adäquat zu einem geringeren Grad, ist ein in Bezug auf Adäquatheit beurteiltes Pflegephänomen mit den spezifischen Merkmalen: die Zulänglichkeit oder Zufriedenheit wird bestätigt. Die Manifestation von relevanten zugehörigen klinischen Merkmalen wird als mild bzw. geringgradig bewertet.

1B.4.1.2 Adäquat zu einem mittlerem Grad

Ein Pflegephänomen, das beurteilt wird als Adäquat zu einem mittleren Grad, ist ein in Bezug auf Adäquatheit beurteiltes Pflegephänomen mit den spezifischen Merkmalen: die Zulänglichkeit oder Zufriedenheit wird bestätigt. Die Manifestation von relevanten zugehörigen klinischen Merkmalen wird als moderat bzw. mittleren Grades bewertet.

1B.4.1.3 Adäquat zu einem hohen Grad

Ein Pflegephänomen, das beurteilt wird als Adäquat zu einem hohen Grad, ist ein in Bezug auf Adäquatheit beurteiltes Pflegephänomen mit den spezifischen Merkmalen: die Zulänglichkeit oder Zufriedenheit wird bestätigt. Die Manifestation von relevanten zugehörigen klinischen Merkmalen wird als substanziell bzw. hochgradig bewertet.

1B.4.1.4 Adäquat zu einem sehr hohen Grad

Ein Pflegephänomen, das beurteilt wird als Adäquat zu einem sehr hohen Grad, ist ein in Bezug auf Adäquatheit beurteiltes Pflegephänomen mit den spezifischen Merkmalen: die Zulänglichkeit oder Zufriedenheit wird bestätigt. Die Manifestation von relevanten zugehörigen klinischen Merkmalen wird als extrem bewertet.

1B.4.2 Nicht adäquat

Ein Pflegephänomen, das beurteilt wird als Nicht adäquat, ist ein in Bezug auf Adäquatheit beurteiltes Pflegephänomen mit den spezifischen Merkmalen: die Zulänglichkeit oder Gewissheit wird abgelehnt.

1B.5 ■ **Änderung**

Ein Pflegephänomen, das beurteilt wird in Bezug auf eine Änderung, ist ein Pflegephänomen mit den spezifischen Merkmalen: Wechsel, Modifikation, Regulation bzw. Veränderung von etwas.

1B.5.1 **Geändert**

Ein Pflegephänomen, das beurteilt wird als Geändert, ist ein in Bezug auf eine Änderung beurteiltes Pflegephänomen mit den spezifischen Merkmalen: die Bestätigung, dass etwas geändert, modifiziert, reguliert oder eingestellt wird.

1B.5.1.1 **Geändert zu einem geringeren Grad**

Ein Pflegephänomen, das beurteilt wird als Geändert zu einem geringeren Grad, ist ein in Bezug auf eine Änderung beurteiltes Pflegephänomen mit den spezifischen Merkmalen: die Bestätigung, dass etwas geändert, modifiziert oder eingestellt wird. Die Manifestation von relevanten zugehörigen klinischen Merkmalen wird als mild beziehungsweise geringgradig bewertet.

1B.5.1.2 **Geändert zu einem mittlerem Grad**

Ein Pflegephänomen, das beurteilt wird als Geändert zu einem mittlerem Grad, ist ein in Bezug auf eine Änderung beurteiltes Pflegephänomen mit den spezifischen Merkmalen: die Bestätigung, dass etwas geändert, modifiziert oder eingestellt wird. Die Manifestation von relevanten zugehörigen klinischen Merkmalen wird als moderat bzw. mittleren Grades bewertet.

1B.5.1.3 **Geändert zu einem hohen Grad**

Ein Pflegephänomen, das beurteilt wird als Geändert zu einem hohen Grad, ist ein in Bezug auf eine Änderung beurteiltes Pflegephänomen mit den spezifischen Merkmalen: die Bestätigung, dass etwas geändert, modifiziert oder eingestellt wird. Die Manifestation von relevanten zugehörigen klinischen Merkmalen wird als substanziell bzw. hochgradig bewertet.

1B.5.1.4 **Geändert zu einem sehr hohen Grad**

Ein Pflegephänomen, das beurteilt wird als Geändert zu einem sehr hohen Grad, ist ein in Bezug auf eine Änderung beurteiltes Pflegephänomen mit den spezifischen Merkmalen: die Bestätigung dass etwas geändert, modifiziert oder eingestellt wird. Die Manifestation von relevanten zugehörigen klinischen Merkmalen wird als extrem bewertet.

1B.5.2 **Nicht geändert**

Ein Pflegephänomen, das beurteilt wird als Nicht geändert, ist ein in Bezug auf eine Änderung beurteiltes Pflegephänomen mit den spezifischen Merkmalen: die Ablehnung, dass etwas geändert, modifiziert oder eingestellt ist.

1B.6 **■ Erlangen**

Ein Pflegephänomen, das beurteilt wird in Bezug auf Erlangen, ist ein Pflegephänomen mit den spezifischen Merkmalen: Ergebnis oder Leistung von etwas.

1B.6.1 Erlangt

Ein Pflegephänomen, das beurteilt wird als Erlangt, ist ein in Bezug auf Erlangen beurteiltes Pflegephänomen mit den spezifischen Merkmalen: die Bestätigung, dass etwas erreicht oder geschaffen wurde.

1B.6.1.1 Erlangt zu einem geringeren Grad

Ein Pflegephänomen, das beurteilt wird als Erlangt zu einem geringeren Grad, ist ein in Bezug auf Erlangen beurteiltes Pflegephänomen mit den spezifischen Merkmalen: die Bestätigung, dass etwas erreicht oder geschaffen wurde. Die Manifestation von relevanten zugehörigen klinischen Merkmalen wird als mild bzw. geringgradig bewertet.

1B.6.1.2 Erlangt zu einem mittlerem Grad

Ein Pflegephänomen, das beurteilt wird als Erlangt zu einem mittlerem Grad, ist ein in Bezug auf Erlangen beurteiltes Pflegephänomen mit den spezifischen Merkmalen: die Bestätigung, dass etwas erreicht oder geschaffen wurde. Die Manifestation von relevanten zugehörigen klinischen Merkmalen wird als moderat bzw. mittleren Grades bewertet.

1B.6.1.3 Erlangt zu einem hohen Grad

Ein Pflegephänomen, das beurteilt wird als Erlangt zu einem hohen Grad, ist ein in Bezug auf Erlangen beurteiltes Pflegephänomen mit den spezifischen Merkmalen: die Bestätigung, dass etwas erreicht oder geschaffen wurde. Die Manifestation von relevanten zugehörigen klinischen Merkmalen wird als substanziell bzw. hochgradig bewertet.

1B.6.1.4 Erlangt zu einem sehr hohen Grad

Ein Pflegephänomen, das beurteilt wird als Erlangt zu einem sehr hohen Grad, ist ein in Bezug auf Erlangen beurteiltes Pflegephänomen mit den spezifischen Merkmalen: die Bestätigung, dass etwas erreicht oder geschaffen wurde. Die Manifestation von relevanten zugehörigen klinischen Merkmalen wird als extrem bewertet.

1B.6.2 Nicht erlangt

Ein Pflegephänomen, das beurteilt wird als Nicht erlangt, ist ein in Bezug auf Erlangen beurteiltes Pflegephänomen mit den spezifischen Merkmalen: die Ablehnung, dass etwas erreicht oder geschaffen wurde.

1B.7 **■ Gefährden**

Ein Pflegephänomen, das beurteilt wird in Bezug auf Gefährden, ist ein Pflegephänomen mit den spezifischen Merkmalen: das Ausgesetztsein oder das Offenlegen gegenüber einer Schädigung oder das in Gefahr bringen.

1B.7.1 **Gefährdet**

Ein Pflegephänomen, das beurteilt wird als Gefährdet, ist ein in Bezug auf Gefährden beurteiltes Pflegephänomen mit den spezifischen Merkmalen: die Bestätigung, dass ein Pflegephänomen ausgesetzt oder offen gelegt ist gegenüber einer Schädigung oder in Gefahr gebracht wurde.

1B.7.1.1 **Gefährdet zu einem geringeren Grad**

Ein Pflegephänomen, das beurteilt wird als Gefährdet zu einem geringeren Grad, ist ein in Bezug auf Gefährden beurteiltes Pflegephänomen mit den spezifischen Merkmalen: die Bestätigung, dass ein Pflegephänomen ausgesetzt oder offen gelegt ist gegenüber einer Schädigung oder in Gefahr gebracht wurde. Die Manifestation von relevanten zugehörigen klinischen Merkmale wird als mild bzw. geringgradig bewertet.

1B.7.1.2 **Gefährdet zu einem mittlerem Grad**

Ein Pflegephänomen, das beurteilt wird als Gefährdet zu einem mittlerem Grad, ist ein in Bezug auf Gefährden beurteiltes Pflegephänomen mit den spezifischen Merkmalen: die Bestätigung, dass ein Pflegephänomen ausgesetzt oder offengelegt ist gegenüber einer Schädigung oder in Gefahr gebracht wurde. Die Manifestation von relevanten zugehörigen klinischen Merkmalen wird als moderat bzw. mittleren Grades bewertet.

1B.7.1.3 **Gefährdet zu einem hohen Grad**

Ein Pflegephänomen, das beurteilt wird als Gefährdet zu einem hohen Grad, ist ein in Bezug auf Gefährden beurteiltes Pflegephänomen mit den spezifischen Merkmalen: die Bestätigung, dass ein Pflegephänomen ausgesetzt oder offengelegt ist gegenüber einer Schädigung oder in Gefahr gebracht wurde. Die Manifestation von relevanten zugehörigen klinischen Merkmalen wird als substanziell bzw. hochgradig bewertet.

1B.7.1.4 **Gefährdet zu einem sehr hohen Grad**

Ein Pflegephänomen, das beurteilt wird als Gefährdet zu einem sehr hohen Grad, ist ein in Bezug auf Gefährden beurteiltes Pflegephänomen mit den spezifischen Merkmalen: die Bestätigung, dass ein Pflegephänomen ausgesetzt oder offengelegt ist gegenüber einer Schädigung oder in Gefahr gebracht wurde. Die Manifestation von relevanten zugehörigen klinischen Merkmalen wird als extrem bewertet.

1B.7.2 **Nicht gefährdet**

Ein Pflegephänomen, das beurteilt wird als Nicht gefährdet, ist ein in Bezug auf Gefährden beurteiltes Pflegephänomen mit den spezifischen Merkmalen: die Ablehnung, dass ein Pflegephänomen ausgesetzt oder offengelegt ist gegenüber einer Schädigung oder in Gefahr gebracht wurde.

1B.8 **Konflikt**

Ein Pflegephänomen, das beurteilt wird in Bezug auf Konflikt, ist ein Pflegephänomen mit den spezifischen Merkmalen: das Wirken von entgegengesetzten oder verschiedenen psychologischen Kräften.

1B.8.1 Konflikt vorhanden

Ein Pflegephänomen, das beurteilt wird als Konflikt vorhanden, ist ein in Bezug auf Konflikt beurteiltes Pflegephänomen mit den spezifischen Merkmalen: die Bestätigung, dass entgegengesetzte oder verschiedene psychologische Kräfte wirken.

1B.8.1.1 Konflikt vorhanden zu einem geringeren Grad

Ein Pflegephänomen, das beurteilt wird als Konflikt vorhanden zu einem geringeren Grad, ist ein in Bezug auf Konflikt beurteiltes Pflegephänomen mit den spezifischen Merkmalen: die Bestätigung, dass entgegengesetzte oder verschiedene psychologische Kräfte wirken. Die Manifestation von relevanten zugehörigen klinischen Merkmalen wird als mild bzw. geringgradig bewertet.

1B.8.1.2 Konflikt vorhanden zu einem mittleren Grad

Ein Pflegephänomen, das beurteilt wird als Konflikt vorhanden zu einem mittleren Grad, ist ein in Bezug auf Konflikt beurteiltes Pflegephänomen mit den spezifischen Merkmalen: die Bestätigung, dass entgegengesetzte oder verschiedene psychologische Kräfte wirken. Die Manifestation von relevanten zugehörigen klinischen Merkmalen wird als moderat bzw. mittleren Grades bewertet.

1B.8.1.3 Konflikt vorhanden zu einem hohen Grad

Ein Pflegephänomen, das beurteilt wird als Konflikt vorhanden zu einem hohen Grad, ist ein in Bezug auf Konflikt beurteiltes Pflegephänomen mit den spezifischen Merkmalen: die Bestätigung, dass entgegengesetzte oder verschiedene psychologische Kräfte wirken. Die Manifestation von relevanten zugehörigen klinischen Merkmalen wird als substanziell bzw. hochgradig bewertet.

1B.8.1.4 Konflikt vorhanden zu einem sehr hohen Grad

Ein Pflegephänomen, das beurteilt wird als Konflikt vorhanden zu einem sehr hohen Grad, ist ein in Bezug auf Konflikt beurteiltes Pflegephänomen mit den spezifischen Merkmalen: die Bestätigung, dass entgegengesetzte oder verschiedene psychologische Kräfte wirken. Die Manifestation von relevanten zugehörigen klinischen Merkmalen wird als extrem bewertet.

1B.8.2 Kein Konflikt vorhanden

Ein Pflegephänomen, das beurteilt wird als Kein Konflikt vorhanden, ist ein in Bezug auf Konflikt beurteiltes Pflegephänomen mit den spezifischen Merkmalen: die Ablehnung, dass entgegengesetzte oder verschiedene psychologische Kräfte wirken.

1B.9 **Verunreinigung**

Ein Pflegephänomen, das beurteilt wird in Bezug auf Verunreinigung, ist ein Pflegephänomen mit den spezifischen Merkmalen: Schmutz oder ein giftiger Stoff sind gemischt in etwas.

1B.9.1 Verunreinigt

Ein Pflegephänomen, das beurteilt wird als Verunreinigt, ist ein in Bezug auf Verunreinigung beurteiltes Pflegephänomen mit den spezifischen Merkmalen: die Bestätigung, dass Schmutz oder ein giftiger Stoff in ein Pflegephänomen verwickelt sind.

1B.9.1.1 Verunreinigt zu einem geringeren Grad

Ein Pflegephänomen, das beurteilt wird als Verunreinigt zu einem geringeren Grad, ist ein in Bezug auf Verunreinigung beurteiltes Pflegephänomen mit den spezifischen Merkmalen: die Bestätigung, dass Schmutz oder ein giftiger Stoff in ein Pflegephänomen verwickelt sind. Die Manifestation von relevanten zugehörigen klinischen Merkmalen wird als mild bzw. geringgradig bewertet.

1B.9.1.2 Verunreinigt zu einem mittleren Grad

Ein Pflegephänomen, das beurteilt wird als Verunreinigt zu einem mittleren Grad, ist ein in Bezug auf Verunreinigung beurteiltes Pflegephänomen mit den spezifischen Merkmalen: die Bestätigung, dass Schmutz oder ein giftiger Stoff in ein Pflegephänomen verwickelt sind. Die Manifestation von relevanten zugehörigen klinischen Merkmalen wird als mild bzw. geringgradig bewertet.

1B.9.1.3 Verunreinigt zu einem hohen Grad

Ein Pflegephänomen, das beurteilt wird als Verunreinigt zu einem hohen Grad, ist ein in Bezug auf Verunreinigung beurteiltes Pflegephänomen mit den spezifischen Merkmalen: die Bestätigung, dass Schmutz oder ein giftiger Stoff in ein Pflegephänomen verwickelt sind. Die Manifestation von relevanten zugehörigen klinischen Merkmalen wird als substanziell bzw. hochgradig bewertet.

1B.9.1.4 Verunreinigt zu einem sehr hohen Grad

Ein Pflegephänomen, das beurteilt wird als Verunreinigt zu einem sehr hohen Grad, ist ein in Bezug auf Verunreinigung beurteiltes Pflegephänomen mit den spezifischen Merkmalen: die Bestätigung, dass Schmutz oder ein giftiger Stoff in ein Pflegephänomen verwickelt sind. Die Manifestation von relevanten zugehörigen klinischen Merkmalen wird als substanziell bzw. hochgradig bewertet.

1B.9.2 Nicht verunreinigt

Ein Pflegephänomen, das beurteilt wird als Nicht verunreinigt, ist ein in Bezug auf Verunreinigung beurteiltes Pflegephänomen mit den spezifischen Merkmalen: die Ablehnung, dass Schmutz oder ein giftiger Stoff in ein Pflegephänomen verwickelt sind.

1B.10 **Verminderung**

Ein Pflegephänomen, das beurteilt wird in Bezug auf Verminderung, ist ein Pflegephänomen mit den spezifischen Merkmalen: die Verringerung in Größe, Betrag oder Grad.

1B.10.1 Vermindert

Ein Pflegephänomen, das beurteilt wird als Vermindert, ist ein in Bezug auf Verminderung beurteiltes Pflegephänomen mit den spezifischen Merkmalen: die Bestätigung, dass ein Pflegephänomen in Größe, Betrag oder Grad verringert ist.

1B.10.1.1 Vermindert zu einem geringeren Grad

Ein Pflegephänomen, das beurteilt wird als Vermindert zu einem geringeren Grad, ist ein in Bezug auf Verminderung beurteiltes Pflegephänomen mit den spezifischen Merkmalen: die Bestätigung, dass ein Pflegephänomen verringert ist in Größe, Betrag oder Grad. Die Manifestation von relevanten zugehörigen klinischen Merkmalen wird als mild bzw. geringgradig bewertet.

1B.10.1.2 Vermindert zu einem mittleren Grad

Ein Pflegephänomen, das beurteilt wird als Vermindert zu einem mittleren Grad, ist ein in Bezug auf Verminderung beurteiltes Pflegephänomen mit den spezifischen Merkmalen: die Bestätigung, dass ein Pflegephänomen verringert ist in Größe, Betrag oder Grad. Die Manifestation von relevanten zugehörigen klinischen Merkmalen wird als moderat bzw. mittleren Grades bewertet.

1B.10.1.3 Vermindert zu einem hohen Grad

Ein Pflegephänomen, das beurteilt wird als Vermindert zu einem hohen Grad, ist ein in Bezug auf Verminderung beurteiltes Pflegephänomen mit den spezifischen Merkmalen: die Bestätigung, dass ein Pflegephänomen verringert ist in Größe, Betrag oder Grad. Die Manifestation von relevanten zugehörigen klinischen Merkmalen wird als substanziell bzw. hochgradig bewertet.

1B.10.1.4 Vermindert zu einem sehr hohen Grad

Ein Pflegephänomen, das beurteilt wird als Vermindert, zu einem sehr hohen Grad, ist ein in Bezug auf Verminderung beurteiltes Pflegephänomen mit den spezifischen Merkmalen: die Bestätigung, dass ein Pflegephänomen verringert ist in Größe, Betrag oder Grad. Die Manifestation von relevanten zugehörigen klinischen Merkmalen wird als extrem bewertet.

1B.10.2 Nicht vermindert

Ein Pflegephänomen, das beurteilt wird als Nicht vermindert, ist ein in Bezug auf Verminderung beurteiltes Pflegephänomen mit den spezifischen Merkmalen: die Ablehnung, dass ein Pflegephänomen in Größe, Betrag oder Grad verringert ist.

1B.11 **Schwierigkeit**

Ein Pflegephänomen, das beurteilt wird in Bezug auf Schwierigkeit, ist ein Pflegephänomen mit den spezifischen Merkmalen: unangenehm, ein Problem, unbehaglich oder eine Behinderung.

1B.11.1 Schwierig

Ein Pflegephänomen, das beurteilt wird als Schwierig, ist ein in Bezug auf Schwierigkeit beurteiltes Pflegephänomen mit den spezifischen Merkmalen: die Bestätigung, dass etwas beschwerlich, nicht leicht, ein Problem oder eine Behinderung ist.

1B.11.1.1 Schwierig zu einem geringeren Grad

Ein Pflegephänomen, das beurteilt wird als Schwierig zu einem geringeren Grad, ist ein in Bezug auf Schwierigkeit beurteiltes Pflegephänomen mit den spezifischen Merkmalen: die Bestätigung, dass ein Pflegephänomen beschwerlich, nicht leicht, ein Problem oder eine Behinderung ist. Die Manifestation von relevanten zugehörigen klinischen Merkmalen wird als mild bzw. geringgradig bewertet.

1B.11.1.2 Schwierig zu einem mittlerem Grad

Ein Pflegephänomen, das beurteilt wird als Schwierig zu einem mittlerem Grad, ist ein in Bezug auf Schwierigkeit beurteiltes Pflegephänomen mit den spezifischen Merkmalen: die Bestätigung, dass ein Pflegephänomen beschwerlich, nicht leicht, ein Problem oder eine Behinderung ist. Die Manifestation von relevanten zugehörigen klinischen Merkmalen wird als moderat bzw. mittleren Grades bewertet.

1B.11.1.3 Schwierig zu einem hohen Grad

Ein Pflegephänomen, das beurteilt wird als Schwierig zu einem hohen Grad, ist ein in Bezug auf Schwierigkeit beurteiltes Pflegephänomen mit den spezifischen Merkmalen: die Bestätigung, dass ein Pflegephänomen beschwerlich, nicht leicht, ein Problem oder eine Behinderung ist. Die Manifestation von relevanten zugehörigen klinischen Merkmalen wird als substanziell bzw. hochgradig bewertet.

1B.11.1.4 Schwierig zu einem sehr hohen Grad

Ein Pflegephänomen, das beurteilt wird als Schwierig zu einem sehr hohen Grad, ist ein in Bezug auf Schwierigkeit beurteiltes Pflegephänomen mit den spezifischen Merkmalen: die Bestätigung, dass ein Pflegephänomen beschwerlich, nicht leicht, ein Problem oder eine Behinderung ist. Die Manifestation von relevanten zugehörigen klinischen Merkmalen wird als extrem bewertet.

1B.11.2 Nicht schwierig

Ein Pflegephänomen, das beurteilt wird als Nicht schwierig, ist ein in Bezug auf Schwierigkeit beurteiltes Pflegephänomen mit den spezifischen Merkmalen: die Ablehnung, dass ein Pflegephänomen beschwerlich, nicht leicht, ein Problem oder eine Behinderung ist.

1B.12 **■ Mangel**

Ein Pflegephänomen, das beurteilt wird in Bezug auf Mangel, ist ein Pflegephänomen mit den spezifischen Merkmalen: Unzulänglichkeit in Betrag, Qualität oder Grad, Mangelhaftigkeit, Knappheit oder Unvollständigkeit.

1B.12.1 Unzulänglich

Ein Pflegephänomen, das beurteilt wird als Unzulänglich, ist ein in Bezug auf Mangel beurteiltes Pflegephänomen mit den spezifischen Merkmalen: die Bestätigung, dass Betrag, Qualität oder Grad eines Pflegephänomens defizitär, nicht ausreichend oder unvollständig sind.

1B.12.1.1 Unzulänglich zu einem geringeren Grad

Ein Pflegephänomen, das beurteilt wird als Unzulänglich zu einem geringeren Grad, ist ein in Bezug auf Mangel beurteiltes Pflegephänomen mit den spezifischen Merkmalen: die Bestätigung, dass Betrag, Qualität oder Grad eines Pflegephänomens defizitär, nicht ausreichend oder unvollständig sind. Die Manifestation von relevanten zugehörigen klinischen Merkmalen wird als mild bzw. geringgradig bewertet.

1B.12.1.2 Unzulänglich zu einem mittlerem Grad

Ein Pflegephänomen, das beurteilt wird als Unzulänglich zu einem mittlerem Grad, ist ein in Bezug auf Mangel beurteiltes Pflegephänomen mit den spezifischen Merkmalen: die Bestätigung, dass Betrag, Qualität oder Grad eines Pflegephänomens defizitär, nicht ausreichend oder unvollständig sind. Die Manifestation von relevanten zugehörigen klinischen Merkmalen wird als moderat bzw. mittleren Grades bewertet.

1B.12.1.3 Unzulänglich zu einem hohen Grad

Ein Pflegephänomen, das beurteilt wird als Unzulänglich zu einem hohen Grad, ist ein in Bezug auf Mangel beurteiltes Pflegephänomen mit den spezifischen Merkmalen: die Bestätigung, dass Betrag, Qualität oder Grad eines Pflegephänomens defizitär, nicht ausreichend oder unvollständig sind. Die Manifestation von relevanten zugehörigen klinischen Merkmalen wird als substanziell bzw. hochgradig bewertet.

1B.12.1.4 Unzulänglich zu einem sehr hohen Grad

Ein Pflegephänomen, das beurteilt wird als Unzulänglich zu einem sehr hohen Grad, ist ein in Bezug auf Mangel beurteiltes Pflegephänomen mit den spezifischen Merkmalen: die Bestätigung, dass Betrag, Qualität oder Grad eines Pflegephänomens defizitär, nicht ausreichend oder unvollständig sind. Die Manifestation von relevanten zugehörigen klinischen Merkmalen wird als extrem bewertet.

1B.12.2 Nicht unzulänglich

Ein Pflegephänomen, das beurteilt wird als Nicht unzulänglich, ist ein in Bezug auf Mangel beurteiltes Pflegephänomen mit den spezifischen

Merkmalen: die Ablehnung, dass Betrag, Qualität oder Grad eines Pflegephänomens defizitär, nicht ausreichend oder unvollständig sind.

1B.13 **Demonstration**

Ein Pflegephänomen, das beurteilt wird in Bezug auf Demonstration, ist ein Pflegephänomen mit den spezifischen Merkmalen: das Zeigen von öffentlich wahrnehmbarem Verhalten.

1B.13.1 Demonstriert

Ein Pflegephänomen, das beurteilt wird als Demonstriert, ist ein in Bezug auf Demonstration beurteiltes Pflegephänomen mit den spezifischen Merkmalen: die Bestätigung, dass ein Pflegephänomen als ein öffentlich wahrnehmbares Verhalten gezeigt wird.

1B.13.1.1 Demonstriert zu einem geringeren Grad

Ein Pflegephänomen, das beurteilt wird als Demonstriert zu einem geringeren Grad, ist ein in Bezug auf Demonstration beurteiltes Pflegephänomen mit den spezifischen Merkmalen: die Bestätigung, dass ein Pflegephänomen als ein öffentlich wahrnehmbares Verhalten gezeigt wird. Die Manifestation von relevanten zugehörigen klinischen Merkmalen wird als mild bzw. geringgradig bewertet.

1B.13.1.2 Demonstriert zu einem mittlerem Grad

Ein Pflegephänomen, das beurteilt wird als Demonstriert zu einem mittlerem Grad, ist ein in Bezug auf Demonstration beurteiltes Pflegephänomen mit den spezifischen Merkmalen: die Bestätigung, dass ein Pflegephänomen als ein öffentlich wahrnehmbares Verhalten gezeigt wird. Die Manifestation von relevanten zugehörigen klinischen Merkmalen wird als moderat bzw. mittleren Grades bewertet.

1B.13.1.3 Demonstriert zu einem hohen Grad

Ein Pflegephänomen, das beurteilt wird als Demonstriert zu einem hohen Grad, ist ein in Bezug auf Demonstration beurteiltes Pflegephänomen mit den spezifischen Merkmalen: die Bestätigung, dass ein Pflegephänomen als ein öffentlich wahrnehmbares Verhalten gezeigt wird. Die Manifestation von relevanten zugehörigen klinischen Merkmalen wird als substanziell bzw. hochgradig bewertet.

1B.13.1.4 Demonstriert zu einem sehr hohen Grad

Ein Pflegephänomen, das beurteilt wird als Demonstriert zu einem sehr hohen Grad, ist ein in Bezug auf Demonstration beurteiltes Pflegephänomen mit den spezifischen Merkmalen: die Bestätigung, dass ein Pflegephänomen als ein öffentlich wahrnehmbares Verhalten gezeigt wird. Die Manifestation von relevanten zugehörigen klinischen Merkmalen wird als extrem bewertet.

1B.13.2 Nicht demonstriert

Ein Pflegephänomen, das beurteilt wird als Nicht demonstriert, ist ein in Bezug auf Demonstration beurteiltes Pflegephänomen mit den spezifischen Merkmalen: die Ablehnung, dass ein Pflegephänomen als ein öffentlich wahrnehmbares Verhalten gezeigt wird.

1B.14 **Abhängigkeit**

Ein Pflegephänomen, das beurteilt wird in Bezug auf Abhängigkeit, ist ein Pflegephänomen mit den spezifischen Merkmalen: Stadien des Angewiesenseins auf jemandem oder etwas für Hilfe und Unterstützung.

1B.14.1 Abhängig

Ein Pflegephänomen, das beurteilt wird als Abhängig, ist ein in Bezug auf Abhängigkeit beurteiltes Pflegephänomen mit den spezifischen Merkmalen: die Bestätigung, dass jemand von jemandem oder von etwas abhängig ist für Hilfe und Unterstützung.

1B.14.1.1 Abhängig zu einem geringeren Grad

Ein Pflegephänomen, das beurteilt wird als Abhängig zu einem geringerem Grad, ist ein in Bezug auf Abhängigkeit beurteiltes Pflegephänomen mit den spezifischen Merkmalen: die Bestätigung, dass jemand von jemandem oder von etwas abhängig ist für Hilfe und Unterstützung. Die Manifestation von relevanten zugehörigen klinischen Merkmalen wird als mild bzw. geringgradig bewertet.

1B.14.1.2 Abhängig zu einem mittlerem Grad

Ein Pflegephänomen, das beurteilt wird als Abhängig zu einem mittleren Grad, ist ein in Bezug auf Abhängigkeit beurteiltes Pflegephänomen mit den spezifischen Merkmalen: die Bestätigung, dass jemand von jemandem oder von etwas abhängig ist für Hilfe und Unterstützung. Die Manifestation von relevanten zugehörigen klinischen Merkmalen wird als moderat bzw. mittleren Grades bewertet.

1B.14.1.3 Abhängig zu einem hohen Grad

Ein Pflegephänomen, das beurteilt wird als Abhängig zu einem hohen Grad, ist ein in Bezug auf Abhängigkeit beurteiltes Pflegephänomen mit den spezifischen Merkmalen: die Bestätigung, dass jemand von jemandem oder von etwas abhängig ist für Hilfe und Unterstützung. Die Manifestation von relevanten zugehörigen klinischen Merkmalen wird als substanziell bzw. hochgradig bewertet.

1B.14.1.4 Abhängig zu einem sehr hohen Grad

Ein Pflegephänomen, das beurteilt wird als Abhängig zu einem sehr hohen Grad, ist ein in Bezug auf Abhängigkeit beurteiltes Pflegephänomen mit den spezifischen Merkmalen: die Bestätigung, dass jemand von jemandem oder von etwas abhängig ist für Hilfe und Unterstützung. Die Manifestation von relevanten zugehörigen klinischen Merkmalen wird als extrem bewertet.

1B.14.2. Nicht abhängig

Ein Pflegephänomen, das beurteilt wird als Nicht abhängig, ist ein in Bezug auf Abhängigkeit beurteiltes Pflegephänomen mit den spezifischen Merkmalen: die Ablehnung, dass jemand von jemandem oder etwas abhängig ist für Hilfe und Unterstützung.

1B.15 **Entleerung**

Ein Pflegephänomen, das beurteilt wird in Bezug auf Entleerung (i. O.: «depletion»), ist ein Pflegephänomen mit den spezifischen Merkmalen: das Erschöpfen oder Sich Entleeren von etwas oder von jemandem.

1B.15.1 Entleert

Ein Pflegephänomen, das beurteilt wird als Entleert, ist ein in Bezug auf Entleerung beurteiltes Pflegephänomen mit den spezifischen Merkmalen: die Bestätigung, dass etwas oder jemand entleert (ausgeströmt) ist, oder sich geleert hat.

1B.15.1.1 Entleert zu einem geringeren Grad

Ein Pflegephänomen, das beurteilt wird als Entleert zu einem geringeren Grad, ist ein in Bezug auf Entleerung beurteiltes Pflegephänomen mit den spezifischen Merkmalen: die Bestätigung, dass etwas oder jemand entleert (ausgeströmt) ist oder sich geleert hat. Die Manifestation von relevanten zugehörigen klinischen Merkmalen wird als mild bzw. geringgradig bewertet.

1B.15.1.2 Entleert zu einem mittlerem Grad

Ein Pflegephänomen, das beurteilt wird als Entleert zu einem mittlerem Grad, ist ein in Bezug auf Entleerung beurteiltes Pflegephänomen mit den spezifischen Merkmalen: die Bestätigung, dass etwas oder jemand entleert (ausgeströmt) ist oder sich geleert hat. Die Manifestation von relevanten zugehörigen klinischen Merkmalen wird als moderat bzw. mittleren Grades bewertet.

1B.15.1.3 Entleert zu einem hohen Grad

Ein Pflegephänomen, das beurteilt wird als Entleert zu einem hohen Grad, ist ein in Bezug auf Entleerung beurteiltes Pflegephänomen mit den spezifischen Merkmalen: die Bestätigung, dass etwas oder jemand entleert (ausgeströmt) ist oder sich geleert hat. Die Manifestation von relevanten zugehörigen klinischen Merkmalen wird als substanziell bzw. hochgradig bewertet.

1B.15.1.4 Entleert zu einem sehr hohen Grad

Ein Pflegephänomen, das beurteilt wird als Entleert zu einem sehr hohen Grad, ist ein in Bezug auf Entleerung beurteiltes Pflegephänomen mit den spezifischen Merkmalen: die Bestätigung, dass etwas oder jemand entleert (ausgeströmt) ist oder sich geleert hat. Die Manifestation von relevanten zugehörigen klinischen Merkmalen wird als extrem bewertet.

1B.15.2 Nicht entleert

Ein Pflegephänomen, das beurteilt wird als Nicht entleert, ist ein in Bezug auf Entleerung beurteiltes Pflegephänomen mit den spezifischen Merkmalen: die Ablehnung, dass etwas oder jemand entleert (ausgeströmt) ist oder sich geleert hat.

1B.16

Entzug

Ein Pflegephänomen, das beurteilt wird in Bezug auf Entzug, ist ein Pflegephänomen mit den spezifischen Merkmalen: etwas, das als wertvoll oder notwendig angesehen wird, ist weggenommen oder der Zugang zu ihm ist versagt.

1B.16.1

Entzogen

Ein Pflegephänomen, das beurteilt wird als Entzogen, ist ein in Bezug auf Entzug beurteiltes Pflegephänomen mit den spezifischen Merkmalen: die Bestätigung, dass etwas als wertvoll oder notwendig Betrachtetes weggenommen ist, oder der Zugang zu ihm versagt ist.

1B.16.1.1

Entzogen zu einem geringeren Grad

Ein Pflegephänomen, das beurteilt wird als Entzogen zu einem geringeren Grad, ist ein in Bezug auf Entzug beurteiltes Pflegephänomen mit den spezifischen Merkmalen: die Bestätigung, dass etwas als wertvoll oder notwendig Betrachtetes weggenommen ist oder der Zugang zu ihm versagt ist. Die Manifestation von relevanten zugehörigen klinischen Merkmalen wird als mild bzw. geringgradig bewertet.

1B.16.1.2

Entzogen zu einem mittlerem Grad

Ein Pflegephänomen, das beurteilt wird als Entzogen zu einem mittlerem Grad, ist ein in Bezug auf Entzug beurteiltes Pflegephänomen mit den spezifischen Merkmalen: die Bestätigung, dass etwas als wertvoll oder notwendig Betrachtetes weggenommen ist oder der Zugang zu ihm versagt ist. Die Manifestation von relevanten zugehörigen klinischen Merkmalen wird als moderat bzw. mittleren Grades bewertet.

1B.16.1.3

Entzogen zu einem hohen Grad

Ein Pflegephänomen, das beurteilt wird als Entzogen zu einem hohen Grad, ist ein in Bezug auf Entzug beurteiltes Pflegephänomen mit den spezifischen Merkmalen: die Bestätigung, dass etwas als wertvoll oder notwendig Betrachtetes weggenommen ist oder der Zugang zu ihm versagt ist. Die Manifestation von relevanten zugehörigen klinischen Merkmalen wird als substanziell bzw. hochgradig bewertet.

1B.16.1.4

Entzogen zu einem sehr hohen Grad

Ein Pflegephänomen, das beurteilt wird als Entzogen zu einem sehr hohen Grad, ist ein in Bezug auf Entzug beurteiltes Pflegephänomen mit den spezifischen Merkmalen: die Bestätigung, dass etwas als wertvoll oder notwendig Betrachtetes weggenommen ist oder der Zugang zu ihm versagt ist. Die Manifestation von relevanten zugehörigen klinischen Merkmalen wird als extrem bewertet.

1B.16.2

Nicht entzogen

Ein Pflegephänomen, das beurteilt wird als Nicht entzogen, ist ein in Bezug auf Entzug beurteiltes Pflegephänomen mit den spezifischen Merkmalen: die Ablehnung, dass etwas als wertvoll oder notwendig Betrachtetes weggenommen ist oder der Zugang zu ihm versagt ist.

1B.17 **Wünschbarkeit**

Ein Pflegephänomen, das beurteilt wird in Bezug auf Wünschbarkeit, ist ein Pflegephänomen mit den spezifischen Merkmalen: etwas ist des Habens oder des Tuns wert.

1B.17.1 Gewünscht

Ein Pflegephänomen, das beurteilt wird als Gewünscht, ist ein in Bezug auf Wünschbarkeit beurteiltes Pflegephänomen mit den spezifischen Merkmalen: die Bestätigung, dass jemand oder etwas des Habens oder des Tuns wert ist.

1B.17.1.1 Gewünscht zu einem geringeren Grad

Ein Pflegephänomen, das beurteilt wird als Gewünscht zu einem geringeren Grad, ist ein in Bezug auf Wünschbarkeit beurteiltes Pflegephänomen mit den spezifischen Merkmalen: die Bestätigung, dass jemand oder etwas des Habens oder des Tuns wert ist. Die Manifestation relevanter zugehöriger klinischer Merkmale wird als mild bzw. geringgradig bewertet.

1B.17.1.2 Gewünscht zu mittlerem Grad

Ein Pflegephänomen, das beurteilt wird als Gewünscht zu mittlerem Grad, ist ein in Bezug auf Wünschbarkeit beurteiltes Pflegephänomen mit den spezifischen Merkmalen: die Bestätigung, dass jemand oder etwas des Habens oder des Tuns wert ist. Die Manifestation relevanter zugehöriger klinischer Merkmale wird als moderat bzw. mittleren Grades bewertet.

1B.17.1.3 Gewünscht zu einem hohen Grad

Ein Pflegephänomen, das beurteilt wird als Gewünscht zu einem hoher Grad, ist ein in Bezug auf Wünschbarkeit beurteiltes Pflegephänomen mit den spezifischen Merkmalen: die Bestätigung, dass jemand oder etwas des Habens oder des Tuns wert ist. Dic Manifcstation relevanter zugehöriger klinischer Merkmale wird als substanziell bzw. hochgradig bewertet.

1B.17.1.4 Gewünscht zu einem sehr hohen Grad

Ein Pflegephänomen, das beurteilt wird als Gewünscht zu einem sehr hohen Grad, ist ein in Bezug auf Wünschbarkeit beurteiltes Pflegephänomen mit den spezifischen Merkmalen: die Bestätigung, dass jemand oder etwas des Habens oder des Tuns wert ist. Die Manifestation relevanter zugehöriger klinischer Merkmale wird als extrem bewertet.

1B.17.2 Nicht gewünscht

Ein Pflegephänomen, das beurteilt wird als Nicht gewünscht, ist ein in Bezug auf Wünschbarkeit beurteiltes Pflegephänomen mit den spezifischen Merkmalen: die Ablehnung, dass jemand oder etwas des Habens oder des Tuns wert ist.

1B.18 **Abweichung**

Ein Pflegephänomen, das beurteilt wird in Bezug auf Abweichung, ist ein Pflegephänomen mit den spezifischen Merkmalen: das Abweichen von etwas, das als normal oder als formaler Standard betrachtet wird.

1B.18.1 Abweichend

Ein Pflegephänomen, das beurteilt wird als Abweichend, ist ein in Bezug auf Abweichung beurteiltes Pflegephänomen mit den spezifischen Merkmalen: die Bestätigung, dass ein Pflegephänomen abweicht von etwas, das als normal oder als formaler Standard betrachtet wird.

1B.18.1.1 Abweichend zu einem geringeren Grad

Ein Pflegephänomen, das beurteilt wird als Abweichend zu einem geringeren Grad, ist ein in Bezug auf Abweichung beurteiltes Pflegephänomen mit den spezifischen Merkmalen: die Bestätigung, dass ein Pflegephänomen abweicht von etwas, das als normal oder als formaler Standard betrachtet wird. Die Manifestation von relevanten zugehörigen klinischen Merkmalen wird als mild bzw. geringgradig bewertet.

1B.18.1.2 Abweichend zu einem mittleren Grad

Ein Pflegephänomen, das beurteilt wird als Abweichend zu einem mittleren Grad, ist ein in Bezug auf Abweichung beurteiltes Pflegephänomen mit den spezifischen Merkmalen: die Bestätigung, dass ein Pflegephänomen abweicht von etwas, das als normal oder als formaler Standard betrachtet wird. Die Manifestation von relevanten zugehörigen klinischen Merkmalen wird als moderat bzw. mittleren Grades bewertet.

1B.18.1.3 Abweichend zu einem hohen Grad

Ein Pflegephänomen, das beurteilt wird als Abweichend zu einem hohen Grad, ist ein in Bezug auf Abweichung beurteiltes Pflegephänomen mit den spezifischen Merkmalen: die Bestätigung, dass ein Pflegephänomen abweicht von etwas, das als normal oder als formaler Standard betrachtet wird. Die Manifestation von relevanten zugehörigen klinischen Merkmalen wird als substanziell bzw. hochgradig bewertet.

1B.18.1.4 Abweichend zu einem sehr hohen Grad

Ein Pflegephänomen, das beurteilt wird als Abweichend zu einem sehr hohen Grad, ist ein in Bezug auf Abweichung beurteiltes Pflegephänomen mit den spezifischen Merkmalen: die Bestätigung, dass ein Pflegephänomen abweicht von etwas, das als normal oder als formaler Standard betrachtet wird. Die Manifestation von relevanten zugehörigen klinischen Merkmalen wird als extrem bewertet.

1B.18.2 Nicht abweichend

Ein Pflegephänomen, das beurteilt wird als Nicht abweichend, ist ein in Bezug auf Abweichung beurteiltes Pflegephänomen mit den spezifischen Merkmalen: die Ablehnung, dass ein Pflegephänomen abweicht von etwas, das als normal oder als formaler Standard betrachtet wird.

1B.19 **Fähigkeitsstörung**

Ein Pflegephänomen, das beurteilt wird in Bezug auf Fähigkeitsstörung, ist ein Pflegephänomen mit den spezifischen Merkmalen: Verlust oder Abwesenheit der wahrnehmbaren und messbaren physischen oder mentalen Fitness oder physischen oder mentalen Unfähigkeit.

1B.19.1 Gestörte Fähigkeit

Ein Pflegephänomen, das beurteilt wird als Gestörte Fähigkeit, ist ein in Bezug auf Fähigkeitsstörung beurteiltes Pflegephänomen mit den spezifischen Merkmalen: die Bestätigung, dass eine physische oder mentale Kapazität verloren, abwesend oder beeinträchtigt ist, oder jemand ist abgewichen von seiner physischen oder mentalen Fähigkeit.

1B.19.1.1 Gestörte Fähigkeit zu einem geringeren Grad

Ein Pflegephänomen, das beurteilt wird als Gestörte Fähigkeit zu einem geringeren Grad, ist ein in Bezug auf Fähigkeitsstörung beurteiltes Pflegephänomen mit den spezifischen Merkmalen: die Bestätigung, dass eine physische oder mentale Kapazität verloren, abwesend oder beeinträchtigt ist, oder jemand ist abgewichen von seiner physischen oder mentalen Fähigkeit. Die Manifestation von relevanten zugehörigen klinischen Merkmalen wird als mild bzw. geringgradig bewertet.

1B.19.1.2 Gestörte Fähigkeit zu einem mittleren Grad

Ein Pflegephänomen, das beurteilt wird als Gestörte Fähigkeit zu einem mittleren Grad, ist ein in Bezug auf Fähigkeitsstörung beurteiltes Pflegephänomen mit den spezifischen Merkmalen: die Bestätigung, dass eine physische oder mentale Kapazität verloren, abwesend oder beeinträchtigt ist, oder jemand ist abgewichen von seiner physischen oder mentalen Fähigkeit. Die Manifestation von relevanten zugehörigen klinischen Merkmalen wird als moderat bzw. mittleren Grades bewertet.

1B.19.1.3 Gestörte Fähigkeit zu einem hohen Grad

Ein Pflegephänomen, das beurteilt wird als Gestörte Fähigkeit zu einem hohen Grad, ist ein in Bezug auf Fähigkeitsstörung beurteiltes Pflegephänomen mit den spezifischen Merkmalen: die Bestätigung, dass eine physische oder mentale Kapazität verloren, abwesend oder beeinträchtigt ist, oder jemand ist abgewichen von seiner physischen oder mentalen Fähigkeit. Die Manifestation von relevanten zugehörigen klinischen Merkmalen wird als substanziell bzw. hochgradig bewertet.

1B.19.1.4 **Gestörte Fähigkeit zu einem sehr hohen Grad**

Ein Pflegephänomen, das beurteilt wird als Gestörte Fähigkeit zu einem sehr hohen Grad, ist ein in Bezug auf Fähigkeitsstörung beurteiltes Pflegephänomen mit den spezifischen Merkmalen: die Bestätigung, dass eine physische oder mentale Kapazität verloren, abwesend oder beeinträchtigt ist, oder jemand ist abgewichen von seiner physischen oder mentalen Fähigkeit. Die Manifestation von relevanten zugehörigen klinischen Merkmalen wird als extrem bewertet.

1B.19.2 **Nicht gestörte Fähigkeit**

Ein Pflegephänomen, das beurteilt wird als Nicht gestörte Fähigkeit, ist ein in Bezug auf Fähigkeitsstörung beurteiltes Pflegephänomen mit den spezifischen Merkmalen: die Ablehnung, dass eine physische oder mentale Kapazität verloren, abwesend oder beeinträchtigt ist, oder jemand abgewichen ist von seiner physischen oder mentalen Fähigkeit

1B.20 **■ Störung**

Ein Pflegephänomen, das beurteilt wird in Bezug auf eine Störung, ist ein Pflegephänomen mit den spezifischen Merkmalen: ein Teil des Körpers oder Verstandes versagt dabei, richtig zu arbeiten.

1B.20.1 **Gestört**

Ein Pflegephänomen, das beurteilt wird als Gestört, ist ein in Bezug auf eine Störung beurteiltes Pflegephänomen mit den spezifischen Merkmalen: die Bestätigung, dass ein Teil des Körpers oder Verstandes dabei versagt, richtig zu arbeiten.

1B.20.1.1 **Gestört zu einem geringeren Grad**

Ein Pflegephänomen, das beurteilt wird als Gestört zu einem geringeren Grad, ist ein in Bezug auf eine Störung beurteiltes Pflegephänomen mit den spezifischen Merkmalen: die Bestätigung, dass ein Teil des Körpers oder Verstandes dabei versagt, richtig zu arbeiten. Die Manifestation von relevanten zugehörigen klinischen Merkmalen wird als mild bzw. geringgradig bewertet.

1B.20.1.2 **Gestört zu einem mittleren Grad**

Ein Pflegephänomen, das beurteilt wird als Gestört zu einem mittleren Grad, ist ein in Bezug auf eine Störung beurteiltes Pflegephänomen mit den spezifischen Merkmalen: die Bestätigung, dass ein Teil des Körpers oder Verstandes dabei versagt, richtig zu arbeiten. Die Manifestation von relevanten zugehörigen klinischen Merkmalen wird als moderat bzw. mittleren Grades bewertet.

1B.20.1.3 **Gestört zu einem hohen Grad**

Ein Pflegephänomen, das beurteilt wird als Gestört zu einem hohen Grad, ist ein in Bezug auf eine Störung beurteiltes Pflegephänomen mit den spezifischen Merkmalen: die Bestätigung, dass ein Teil des Körpers oder Verstandes dabei versagt, richtig zu arbeiten. Die Manifestation von relevanten zugehörigen klinischen Merkmalen wird als substanziell bzw. hochgradig bewertet.

1B.20.1.4 Gestört zu einem sehr hohen Grad

Ein Pflegephänomen, das beurteilt wird als Gestört zu einem sehr hohen Grad, ist ein in Bezug auf eine Störung beurteiltes Pflegephänomen mit den spezifischen Merkmalen: die Bestätigung, dass ein Teil des Körpers oder Verstandes dabei versagt, richtig zu arbeiten. Die Manifestation von relevanten zugehörigen klinischen Merkmalen wird als extrem bewertet.

1B.20.2 Nicht gestört

Ein Pflegephänomen, das beurteilt wird als Nicht gestört, ist ein in Bezug auf eine Störung beurteiltes Pflegephänomen mit den spezifischen Merkmalen: die Ablehnung, dass ein Teil des Körpers oder Verstandes dabei versagt, richtig zu arbeiten.

1B.21 Desorganisation

Ein Pflegephänomen, das beurteilt wird in Bezug auf Desorganisation ist ein Pflegephänomen mit den spezifischen Merkmalen: etwas ist ohne ordentliche Struktur.

1B.21.1 Desorganisiert

Ein Pflegephänomen, das beurteilt wird als Desorganisiert, ist ein in Bezug auf Desorganisation beurteiltes Pflegephänomen mit den spezifischen Merkmalen: die Bestätigung, dass ein Pflegephänomen ohne ordentliche Struktur ist.

1B.21.1.1 Desorganisiert zu einem geringeren Grad

Ein Pflegephänomen, das beurteilt wird als Desorganisiert zu einem geringeren Grad, ist ein in Bezug auf Desorganisation beurteiltes Pflegephänomen mit den spezifischen Merkmalen: die Bestätigung, dass ein Pflegephänomen ohne ordentliche Struktur ist. Die Manifestation von relevanten zugehörigen klinischen Merkmalen wird als mild bzw. geringgradig bewertet.

1B.21.1.2 Desorganisiert zu einem mittlerem Grad

Ein Pflegephänomen, das beurteilt wird als Desorganisiert zu einem mittlerem Grad, ist ein in Bezug auf Desorganisation beurteiltes Pflegephänomen mit den spezifischen Merkmalen: die Bestätigung, dass ein Pflegephänomen ohne ordentliche Struktur ist. Die Manifestation von relevanten zugehörigen klinischen Merkmalen wird als moderat bzw. mittleren Grades bewertet.

1B.21.1.3 Desorganisiert zu einem hohen Grad

Ein Pflegephänomen, das beurteilt wird als Desorganisiert zu einem hohen Grad, ist ein in Bezug auf Desorganisation beurteiltes Pflegephänomen mit den spezifischen Merkmalen: die Bestätigung, dass ein Pflegephänomen ohne ordentliche Struktur ist. Die Manifestation von relevanten zugehörigen klinischen Merkmalen wird als substanziell bzw. hochgradig bewertet.

1B.21.1.4 **Desorganisiert zu einem sehr hohen Grad**

Ein Pflegephänomen, das beurteilt wird als Desorganisiert zu einem sehr hohen Grad, ist ein in Bezug auf Desorganisation beurteiltes Pflegephänomen mit den spezifischen Merkmalen: die Bestätigung, dass ein Pflegephänomen ohne ordentliche Struktur ist. Die Manifestation von relevanten zugehörigen klinischen Merkmalen wird als extrem bewertet.

1B.21.2 **Nicht desorganisiert**

Ein Pflegephänomen, das beurteilt wird als Nicht desorganisiert, ist ein in Bezug auf Desorganisation beurteiltes Pflegephänomen mit den spezifischen Merkmalen: die Ablehnung, dass ein Pflegephänomen ohne ordentliche Struktur ist.

1B.22 ■ **Unterbrechung**

Ein Pflegephänomen, das beurteilt wird in Bezug auf Unterbrechung, ist ein Pflegephänomen mit den spezifischen Merkmalen: Unterbrechung des Ablaufes oder der Kontinuität.

1B.22.1 **Unterbrochen**

Ein Pflegephänomen, das beurteilt wird als Unterbrochen, ist ein in Bezug auf Unterbrechung beurteiltes Pflegephänomen mit den spezifischen Merkmalen: die Bestätigung, dass der Ablauf oder die Kontinuität eines Pflegephänomens unterbrochen ist.

1B.22.1.1 **Unterbrochen zu einem geringeren Grad**

Ein Pflegephänomen, das beurteilt wird als Unterbrochen zu einem geringeren Grad, ist ein in Bezug auf Unterbrechung beurteiltes Pflegephänomen mit den spezifischen Merkmalen: die Bestätigung, dass der Ablauf oder die Kontinuität eines Pflegephänomens unterbrochen ist. Die Manifestation von relevanten zugehörigen klinischen Merkmalen wird als mild bzw. geringgradig bewertet.

1B.22.1.2 **Unterbrochen zu einem mittlerem Grad**

Ein Pflegephänomen, das beurteilt wird als Unterbrochen zu einem mittlerem Grad, ist ein in Bezug auf Unterbrechung beurteiltes Pflegephänomen mit den spezifischen Merkmalen: die Bestätigung, dass der Ablauf oder die Kontinuität eines Pflegephänomens unterbrochen ist. Die Manifestation von relevanten zugehörigen klinischen Merkmalen wird als moderat bzw. mittleren Grades bewertet.

1B.22.1.3 **Unterbrochen zu einem hohen Grad**

Ein Pflegephänomen, das beurteilt wird als Unterbrochen zu einem hohen Grad, ist ein in Bezug auf Unterbrechung beurteiltes Pflegephänomen mit den spezifischen Merkmalen: die Bestätigung, dass der Ablauf oder die Kontinuität eines Pflegephänomens unterbrochen ist. Die Manifestation von relevanten zugehörigen klinischen Merkmalen wird als substanziell bzw. hochgradig bewertet.

1B.22.1.4 **Unterbrochen zu einem sehr hohen Grad**

Ein Pflegephänomen, das beurteilt wird als Unterbrochen zu einem sehr hohen Grad, ist ein in Bezug auf Unterbrechung beurteiltes Pflegephänomen mit den spezifischen Merkmalen: die Bestätigung, dass Ablauf oder die Kontinuität eines Pflegephänomens unterbrochen ist. Die Manifestation von relevanten zugehörigen klinischen Merkmalen wird als extrem bewertet.

1B.22.2 **Nicht unterbrochen**

Ein Pflegephänomen, das beurteilt wird als Nicht unterbrochen, ist ein in Bezug auf Unterbrechung beurteiltes Pflegephänomen mit den spezifischen Merkmalen: die Ablehnung, dass der Ablauf oder die Kontinuität eines Pflegephänomens unterbrochen ist.

1B.23 ■ **Verzerrung**

Ein Pflegephänomen, das beurteilt wird in Bezug auf Verzerrung, ist ein Pflegephänomen mit den spezifischen Merkmalen: das Wechseln von Formen und Schemen in etwas, das gekrümmt, verschwommen oder falsch repräsentiert ist.

1B.23.1 **Verzerrt**

Ein Pflegephänomen, das beurteilt wird als Verzerrt, ist ein in Bezug auf Verzerrung beurteiltes Pflegephänomen mit den spezifischen Merkmalen: die Bestätigung, dass ein Pflegephänomen in Form oder Schema gewechselt ist in etwas, das gekrümmt, verschwommen oder falsch repräsentiert ist.

1B.23.1.1 **Verzerrt zu einem geringeren Grad**

Ein Pflegephänomen, das beurteilt wird als Verzerrt zu einem geringeren Grad, ist ein in Bezug auf Verzerrung beurteiltes Pflegephänomen mit den spezifischen Merkmalen: die Bestätigung, dass ein Pflegephänomen in Form oder Schema gewechselt ist in etwas, das gekrümmt, verschwommen oder falsch repräsentiert ist. Die Manifestation von relevanten zugehörigen klinischen Merkmalen wird als mild bzw. geringgradig bewertet.

1B.23.1.2 **Verzerrt zu einem mittlerem Grad**

Ein Pflegephänomen, das beurteilt wird als Verzerrt zu einem mittlerem Grad, ist ein in Bezug auf Verzerrung beurteiltes Pflegephänomen mit den spezifischen Merkmalen: die Bestätigung, dass ein Pflegephänomen in Form oder Schema gewechselt ist in etwas, das gekrümmt, verschwommen oder falsch repräsentiert ist. Die Manifestation von relevanten zugehörigen klinischen Merkmalen wird als moderat bzw. mittleren Grades bewertet.

1B.23.1.3 **Verzerrt zu einem hohen Grad**

Ein Pflegephänomen, das beurteilt wird als Verzerrt zu einem hohen Grad, ist ein in Bezug auf Verzerrung beurteiltes Pflegephänomen mit den spezifischen Merkmalen: die Bestätigung, dass ein Pflegephänomen in Form oder Schema gewechselt ist in etwas, das gekrümmt, verschwommen oder falsch repräsentiert ist. Die Manifestation von relevanten zugehörigen klinischen Merkmalen wird als substanziell bzw. hochgradig bewertet.

1B.23.1.4 **Verzerrt zu einem sehr hohen Grad**
Ein Pflegephänomen, das beurteilt wird als Verzerrt zu einem sehr hohen Grad, ist ein in Bezug auf Verzerrung beurteiltes Pflegephänomen mit den spezifischen Merkmalen: die Bestätigung, dass ein Pflegephänomen in Form oder Schema gewechselt ist in etwas, das gekrümmt, verschwommen, getrübt oder falsch repräsentiert ist. Die Manifestation von relevanten zugehörigen klinischen Merkmalen wird als extrem bewertet.

1B.23.2 **Nicht verzerrt**
Ein Pflegephänomen, das beurteilt wird als Nicht verzerrt, ist ein in Bezug auf Verzerrung beurteiltes Pflegephänomen mit den spezifischen Merkmalen: die Ablehnung, dass ein Pflegephänomen in Form oder Schema gewechselt ist in etwas, das gekrümmt, verschwommen oder falsch repräsentiert ist.

1B.24 ■ Störung des Arrangements

Ein Pflegephänomen, das beurteilt wird in Bezug auf Störung des Arrangements, ist ein Pflegephänomen mit den spezifischen Merkmalen: etwas ist abgebrochen, gebrochen, zerbrochen, durcheinandergebracht oder aus der Ordnung gebracht.

1B.24.1 **Gestört im Arrangement**
Ein Pflegephänomen, das beurteilt wird als Gestört im Arrangement, ist ein bezüglich Störung des Arrangements beurteiltes Pflegephänomen mit den spezifischen Merkmalen: die Bestätigung, dass ein Pflegephänomen abgebrochen, durcheinandergebracht oder aus der Ordnung gebracht ist.

1B.24.1.1 **Gestört im Arrangement zu einem geringeren Grad**
Ein Pflegephänomen, das beurteilt wird als Gestört im Arrangement zu einem geringeren Grad, ist ein bezüglich Störung des Arrangements beurteiltes Pflegephänomen mit den spezifischen Merkmalen: die Bestätigung, dass ein Pflegephänomen abgebrochen, durcheinandergebracht oder aus der Ordnung gebracht ist. Die Manifestation von relevanten zugehörigen klinischen Merkmalen wird als mild bzw. geringgradig bewertet.

1B.24.1.2 **Gestört im Arrangement zu mittlerem Grad**
Ein Pflegephänomen, das beurteilt wird als Gestört im Arrangement zu mittlerem Grad, ist ein bezüglich Störung des Arrangements beurteiltes Pflegephänomen mit den spezifischen Merkmalen: die Bestätigung, dass ein Pflegephänomen abgebrochen, durcheinandergebracht oder aus der Ordnung gebracht ist. Die Manifestation von relevanten zugehörigen klinischen Merkmalen wird als moderat bzw. mittleren Grades bewertet.

1B.24.1.3 **Gestört im Arrangement zu einem hohen Grad**

Ein Pflegephänomen, das beurteilt wird als Gestört im Arrangement zu einem hohen Grad, ist ein bezüglich Störung des Arrangements beurteiltes Pflegephänomen mit den spezifischen Merkmalen: die Bestätigung, dass ein Pflegephänomen abgebrochen, durcheinandergebracht oder aus der Ordnung gebracht ist. Die Manifestation von relevanten zugehörigen klinischen Merkmalen wird als substanziell bzw. hochgradig bewertet.

1B.24.1.4 **Gestört im Arrangement zu einem sehr hohen Grad**

Ein Pflegephänomen, das beurteilt wird als Gestört im Arrangement zu einem sehr hohen Grad, ist ein bezüglich Störung des Arrangements beurteiltes Pflegephänomen mit den spezifischen Merkmalen: die Bestätigung, dass ein Pflegephänomen abgebrochen, durcheinandergebracht oder aus der Ordnung gebracht ist. Die Manifestation von relevanten zugehörigen klinischen Merkmalen wird als extrem bewertet.

1B.24.2 **Nicht gestört im Arrangement**

Ein Pflegephänomen, das beurteilt wird als Nicht gestört im Arrangement, ist ein bezüglich Störung des Arrangements beurteiltes Pflegephänomen mit den spezifischen Merkmalen: die Ablehnung, dass ein Pflegephänomen abgebrochen, durcheinandergebracht oder aus der Ordnung gebracht ist.

1B.25 ■ Dysfunktion

Ein Pflegephänomen, das beurteilt wird in Bezug auf Dysfunktion, ist ein Pflegephänomen mit den spezifischen Merkmalen: etwas ist außerstande, normal oder vollständig zu funktionieren.

1B.25.1 **Dysfunktional**

Ein Pflegephänomen, das beurteilt wird als Dysfunktional, ist ein in Bezug auf Dysfunktion beurteiltes Pflegephänomen mit den spezifischen Merkmalen: die Bestätigung, dass ein Pflegephänomen außerstande ist, normal oder vollständig zu funktionieren.

1B.25.1.1 **Dysfunktional zu einem geringeren Grad**

Ein Pflegephänomen, das beurteilt wird als Dysfunktional zu einem geringeren Grad, ist ein in Bezug auf Dysfunktion beurteiltes Pflegephänomen mit den spezifischen Merkmalen: die Bestätigung, dass ein Pflegephänomen außerstande ist, normal oder vollständig zu funktionieren. Die Manifestation von relevanten zugehörigen klinischen Merkmalen wird als mild bzw. geringgradig bewertet.

1B.25.1.2 **Dysfunktional zu einem mittlerem Grad**

Ein Pflegephänomen, das beurteilt wird als Dysfunktional zu einem mittlerem Grad, ist ein in Bezug auf Dysfunktion beurteiltes Pflegephänomen mit den spezifischen Merkmalen: die Bestätigung, dass ein Pflegephänomen außerstande ist, normal oder vollständig zu funktionieren. Die Manifestation von relevanten zugehörigen klinischen Merkmalen wird als moderat bzw. mittleren Grades bewertet.

1B.25.1.3 **Dysfunktional zu einem hohen Grad**
Ein Pflegephänomen, das beurteilt wird als Dysfunktional zu einem hohen Grad, ist ein in Bezug auf Dysfunktion beurteiltes Pflegephänomen mit den spezifischen Merkmalen: die Bestätigung, dass ein Pflegephänomen außerstande ist, normal oder vollständig zu funktionieren. Die Manifestation von relevanten zugehörigen klinischen Merkmalen wird als substanziell bzw. hochgradig bewertet.

1B.25.1.4 **Dysfunktional zu einem sehr hohen Grad**
Ein Pflegephänomen, das beurteilt wird als Dysfunktional zu einem sehr hohen Grad, ist ein in Bezug auf Dysfunktion beurteiltes Pflegephänomen mit den spezifischen Merkmalen: die Bestätigung, dass ein Pflegephänomen außerstande ist, normal oder vollständig zu funktionieren. Die Manifestation von relevanten zugehörigen klinischen Merkmalen wird als extrem bewertet.

1B.25.2 **Nicht dysfunktional**
Ein Pflegephänomen, das beurteilt wird als Nicht dysfunktional, ist ein in Bezug auf Dysfunktion beurteiltes Pflegephänomen mit den spezifischen Merkmalen: die Ablehnung, dass ein Pflegephänomen außerstande ist, normal oder vollständig zu funktionieren.

1B.26 ■ Wirksamkeit
Ein Pflegephänomen, das beurteilt wird in Bezug auf Wirksamkeit, ist ein Pflegephänomen mit den spezifischen Merkmalen: kraftvoll und erfolgreich das gewünschte Ergebnis produzieren.

1B.26.1 **Wirksam**
Ein Pflegephänomen, das beurteilt wird als Wirksam, ist ein in Bezug auf Wirksamkeit beurteiltes Pflegephänomen mit den spezifischen Merkmalen: die Bestätigung, dass das gewünschte Ergebnis kraftvoll und erfolgreich produziert wird.

1B.26.1.1 **Wirksam zu einem geringeren Grad**
Ein Pflegephänomen, das beurteilt wird als Wirksam zu einem geringeren Grad, ist ein in Bezug auf Wirksamkeit beurteiltes Pflegephänomen mit den spezifischen Merkmalen: die Bestätigung, dass das gewünschte Ergebnis kraftvoll und erfolgreich produziert wird. Die Manifestation von relevanten zugehörigen klinischen Merkmalen wird als mild bzw. geringgradig bewertet.

1B.26.1.2 **Wirksam zu einem mittlerem Grad**
Ein Pflegephänomen, das beurteilt wird als Wirksam zu einem mittlerem Grad, ist ein in Bezug auf Wirksamkeit beurteiltes Pflegephänomen mit den spezifischen Merkmalen: die Bestätigung, dass das gewünschte Ergebnis kraftvoll und erfolgreich produziert wird. Die Manifestation von relevanten zugehörigen klinischen Merkmalen wird als moderat bzw. mittleren Grades bewertet.

1B.26.1.3 Wirksam zu einem hohen Grad

Ein Pflegephänomen, das beurteilt wird als Wirksam zu einem hohen Grad, ist ein in Bezug auf Wirksamkeit beurteiltes Pflegephänomen mit den spezifischen Merkmalen: die Bestätigung, dass das gewünschte Ergebnis kraftvoll und erfolgreich produziert wird. Die Manifestation von relevanten zugehörigen klinischen Merkmalen wird als substanziell bzw. hochgradig bewertet.

1B.26.1.4 Wirksam zu einem sehr hohen Grad

Ein Pflegephänomen, das beurteilt wird als Wirksam zu einem sehr hohen Grad, ist ein in Bezug auf Wirksamkeit beurteiltes Pflegephänomen mit den spezifischen Merkmalen: die Bestätigung, dass das gewünschte Ergebnis kraftvoll und erfolgreich produziert wird. Die Manifestation von relevanten zugehörigen klinischen Merkmalen wird als extrem bewertet.

1B.26.2 Nicht wirksam

Ein Pflegephänomen, das beurteilt wird als Nicht wirksam, ist ein in Bezug auf Wirksamkeit beurteiltes Pflegephänomen mit den spezifischen Merkmalen: die Ablehnung, dass das gewünschte Ergebnis kraftvoll und erfolgreich produziert wird.

1B.27 ■ Gefährdung

Ein Pflegephänomen, das beurteilt wird in Bezug auf Gefährdung, ist ein Pflegephänomen mit den spezifischen Merkmalen: etwas ist Gefahr oder Schaden ausgesetzt.

1B.27.1 Gefährdet

Ein Pflegephänomen, das beurteilt wird als Gefährdet, ist ein in Bezug auf Gefährdung beurteiltes Pflegephänomen mit den spezifischen Merkmalen: die Bestätigung, dass ein Pflegephänomen Gefahr oder Schaden ausgesetzt ist.

1B.27.1.1 Gefährdet zu einem geringeren Grad

Ein Pflegephänomen, das beurteilt wird als Gefährdet zu einem geringeren Grad, ist ein in Bezug auf Gefährdung beurteiltes Pflegephänomen mit den spezifischen Merkmalen: die Bestätigung, dass ein Pflegephänomen Gefahr oder Schaden ausgesetzt ist. Die Manifestation von relevanten zugehörigen klinischen Merkmalen wird als mild bzw. geringgradig bewertet.

1B.27.1.2 Gefährdet zu einem mittlerem Grad

Ein Pflegephänomen, das beurteilt wird als Gefährdet zu einem mittlerem Grad, ist ein in Bezug auf Gefährdung beurteiltes Pflegephänomen mit den spezifischen Merkmalen: die Bestätigung, dass ein Pflegephänomen Gefahr oder Schaden ausgesetzt ist. Die Manifestation von relevanten zugehörigen klinischen Merkmalen wird als moderat bzw. mittleren Grades bewertet.

1B.27.1.3 **Gefährdet zu einem hohen Grad**
Ein Pflegephänomen, das beurteilt wird als Gefährdet zu einem hohen Grad, ist ein in Bezug auf Gefährdung beurteiltes Pflegephänomen mit den spezifischen Merkmalen: die Bestätigung, dass ein Pflegephänomen Gefahr oder Schaden ausgesetzt ist. Die Manifestation von relevanten zugehörigen klinischen Merkmalen wird als substanziell bzw. hochgradig bewertet.

1B.27.1.4 **Gefährdet zu einem sehr hohen Grad**
Ein Pflegephänomen, das beurteilt wird als Gefährdet zu einem sehr hohen Grad, ist ein in Bezug auf Gefährdung beurteiltes Pflegephänomen mit den spezifischen Merkmalen: die Bestätigung, dass ein Pflegephänomen Gefahr oder Schaden ausgesetzt ist. Die Manifestation von relevanten zugehörigen klinischen Merkmalen wird als extrem bewertet.

1B.27.2 **Nicht gefährdet**
Ein Pflegephänomen, das beurteilt wird als Nicht gefährdet, ist ein in Bezug auf Gefährdung beurteiltes Pflegephänomen mit den spezifischen Merkmalen: die Ablehnung, dass ein Pflegephänomen Gefahr oder Schaden ausgesetzt ist.

1B.28 ■ Belastbarkeit
Ein Pflegephänomen, das beurteilt wird in Bezug auf Belastbarkeit, ist ein Pflegephänomen mit den spezifischen Merkmalen: Jemand oder etwas hält einer verlängerten Belastung stand oder toleriert sie.

1B.28.1 **Belastbar**
Ein Pflegephänomen, das beurteilt wird als Belastbar, ist ein in Bezug auf Belastbarkeit beurteiltes Pflegephänomen mit den spezifischen Merkmalen: die Bestätigung, dass jemand oder etwas einer verlängerten Belastung standhält oder sie toleriert.

1B.28.1.1 **Belastbar zu einem geringeren Grad**
Ein Pflegephänomen, das beurteilt wird als Belastbar zu einem geringen Grad, ist ein in Bezug auf Belastbarkeit beurteiltes Pflegephänomen mit den spezifischen Merkmalen: die Bestätigung, dass jemand oder etwas die verlängerte Belastung aushält. Die Manifestation von relevanten zugehörigen klinischen Merkmalen wird als mild bzw. geringgradig bewertet.

1B.28.1.2 **Belastbar zu einem mittlerem Grad**
Ein Pflegephänomen, das beurteilt wird als Belastbar zu einem mittleren Grad, ist ein in Bezug auf Belastbarkeit beurteiltes Pflegephänomen mit den spezifischen Merkmalen: die Bestätigung, dass jemand oder etwas die verlängerte Belastung aushält. Die Manifestation von relevanten zugehörigen klinischen Merkmalen wird als moderat bzw. mittleren Grades bewertet.

1B.28.1.3 **Belastbar zu einem hohen Grad**
Ein Pflegephänomen, das beurteilt wird als Belastbar zu einem hohen Grad, ist ein in Bezug auf Belastbarkeit beurteiltes Pflegephänomen mit den spezifischen Merkmalen: die Bestätigung, dass jemand oder etwas die verlängerte Belastung aushält. Die Manifestation von relevanten zugehörigen klinischen Merkmalen wird als substanziell bzw. hochgradig bewertet.

1B.28.1.4 **Belastbar zu einem sehr hohen Grad**
Ein Pflegephänomen, das beurteilt wird als Belastbar zu einem sehr hohen Grad, ist ein in Bezug auf Belastbarkeit beurteiltes Pflegephänomen mit den spezifischen Merkmalen: die Bestätigung, dass jemand oder etwas die verlängerte Belastung aushält. Die Manifestation von relevanten zugehörigen klinischen Merkmalen wird als extrem bewertet.

1B.28.2 **Nicht belastbar**
Ein Pflegephänomen, das beurteilt wird als Nicht belastbar, ist ein in Bezug auf Belastbarkeit beurteiltes Pflegephänomen mit den spezifischen Merkmalen: die Ablehnung, dass jemand oder etwas die verlängerte Belastung aushält oder sie toleriert.

1B.29 **■ Steigerung**
Ein Pflegephänomen, das beurteilt wird in Bezug auf Steigerung (i. O.: «enhancement») ist ein Pflegephänomen mit den spezifischen Merkmalen: eine Steigerung (i. O.: «increase») oder Intensivierung einer schon guten Qualität.

1B.29.1 **Gesteigert**
Ein Pflegephänomen, das beurteilt wird als Gesteigert, ist ein in Bezug auf Steigerung beurteiltes Pflegephänomen mit den spezifischen Merkmalen: die Bestätigung, dass ein Pflegephänomen von einer schon guten Qualität gesteigert oder intensiviert wird.

1B.29.1.1 **Gesteigert zu einem geringeren Grad**
Ein Pflegephänomen, das beurteilt wird als Gesteigert zu einem geringeren Grad, ist ein in Bezug auf Steigerung beurteiltes Pflegephänomen mit den spezifischen Merkmalen: die Bestätigung, dass ein Pflegephänomen von einer schon guten Qualität gesteigert oder intensiviert wird. Die Manifestation von relevanten zugehörigen klinischen Merkmalen wird als mild bzw. geringgradig bewertet.

1B.29.1.2 **Gesteigert zu einem mittlerem Grad**
Ein Pflegephänomen, das beurteilt wird als Gesteigert zu einem mittlerem Grad, ist ein in Bezug auf Steigerung beurteiltes Pflegephänomen mit den spezifischen Merkmalen: die Bestätigung, dass ein Pflegephänomen von einer schon guten Qualität gesteigert oder intensiviert wird. Die Manifestation von relevanten zugehörigen klinischen Merkmalen wird als moderat bzw. mittleren Grades bewertet.

1B.29.1.3 **Gesteigert zu einem hohen Grad**

Ein Pflegephänomen, das beurteilt wird als Gesteigert zu einem hohen Grad, ist ein in Bezug auf Steigerung beurteiltes Pflegephänomen mit den spezifischen Merkmalen: die Bestätigung, dass ein Pflegephänomen von einer schon guten Qualität gesteigert oder intensiviert wird. Die Manifestation von relevanten zugehörigen klinischen Merkmalen wird als substanziell bzw. hochgradig bewertet.

1B.29.1.4 **Gesteigert zu einem sehr hohen Grad**

Ein Pflegephänomen, das beurteilt wird als Gesteigert zu einem sehr hohen Grad, ist ein in Bezug auf Steigerung beurteiltes Pflegephänomen mit den spezifischen Merkmalen: die Bestätigung, dass ein Pflegephänomen von einer schon guten Qualität gesteigert oder intensiviert wird. Die Manifestation von relevanten zugehörigen klinischen Merkmalen wird als extrem bewertet.

1B.29.2 **Nicht gesteigert**

Ein Pflegephänomen, das beurteilt wird als Nicht gesteigert, ist ein in Bezug auf Steigerung beurteiltes Pflegephänomen mit den spezifischen Merkmalen: die Ablehnung, dass ein Pflegephänomen von einer schon guten Qualität gesteigert oder intensiviert wird.

1B.30 ■ **Übertreibung**

Ein Pflegephänomen, das beurteilt wird in Bezug auf Übertreibung, ist ein Pflegephänomen mit den spezifischen Merkmalen: der Betrag oder die Menge ist größer als notwendig, wünschenswert oder nützlich.

1B.30.1 **Übermäßig**

Ein Pflegephänomen, das beurteilt wird als Übermäßig, ist ein in Bezug auf Übertreibung beurteiltes Pflegephänomen mit den spezifischen Merkmalen: die Bestätigung, dass das Maß oder die Menge eines Pflegephänomens größer als notwendig, wünschenswert oder nützlich ist.

1B.30.1.1 **Übermäßig zu einem geringeren Grad**

Ein Pflegephänomen, das beurteilt wird als Übermäßig zu einem geringeren Grad, ist ein in Bezug auf Übertreibung beurteiltes Pflegephänomen mit den spezifischen Merkmalen: die Bestätigung, dass das Maß oder die Menge eines Pflegephänomens größer als notwendig, wünschenswert oder nützlich ist. Die Manifestation von relevanten zugehörigen klinischen Merkmalen wird als mild bzw. geringgradig bewertet.

1B.30.1.2 **Übermäßig zu einem mittlerem Grad**

Ein Pflegephänomen, das beurteilt wird als Übermäßig zu einem mittleren Grad, ist ein in Bezug auf Übertreibung beurteiltes Pflegephänomen mit den spezifischen Merkmalen: die Bestätigung, dass das Maß oder die Menge eines Pflegephänomens größer als notwendig, wünschenswert oder nützlich ist. Die Manifestation von relevanten zugehörigen klinischen Merkmalen wird als moderat bzw. mittleren Grades bewertet.

1B.30.1.3 Übermäßig zu einem hohen Grad

Ein Pflegephänomen, das beurteilt wird als Übermäßig zu einem hohen Grad, ist ein in Bezug auf Übertreibung beurteiltes Pflegephänomen mit den spezifischen Merkmalen: die Bestätigung, dass das Maß oder die Menge eines Pflegephänomens größer als notwendig, wünschenswert oder nützlich ist. Die Manifestation von relevanten zugehörigen klinischen Merkmalen wird als substanziell bzw. hochgradig bewertet.

1B.30.1.4 Übermäßig zu einem sehr hohen Grad

Ein Pflegephänomen, das beurteilt wird als Übermäßig zu einem sehr hohen Grad, ist ein in Bezug auf Übertreibung beurteiltes Pflegephänomen mit den spezifischen Merkmalen: die Bestätigung, dass das Maß oder die Menge eines Pflegephänomens größer als notwendig, wünschenswert oder nützlich ist. Die Manifestation von relevanten zugehörigen klinischen Merkmalen wird als extrem bewertet.

1B.30.2 Nicht übermäßig

Ein Pflegephänomen, das beurteilt wird als Nicht übermäßig, ist ein in Bezug auf Übertreibung beurteiltes Pflegephänomen mit den spezifischen Merkmalen: die Ablehnung, dass das Maß oder die Menge eines Pflegephänomens größer als notwendig, wünschenswert oder nützlich ist.

1B.31 ■ Heilung

Ein Pflegephänomen, das beurteilt wird in Bezug auf Heilung, ist ein Pflegephänomen mit den spezifischen Merkmalen: das Wachsen oder das wieder Gesunden.

1B.31.1 Geheilt

Ein Pflegephänomen, das beurteilt wird als Geheilt, ist ein in Bezug auf Heilung beurteiltes Pflegephänomen mit den spezifischen Merkmalen: die Bestätigung, dass etwas gewachsen ist oder wieder gesund wurde.

1B.31.1.1 Geheilt zu einem geringeren Grad

Ein Pflegephänomen, das beurteilt wird als Geheilt zu einem geringeren Grad, ist ein in Bezug auf Heilung beurteiltes Pflegephänomen mit den spezifischen Merkmalen: die Bestätigung, dass ein Pflegephänomen gewachsen oder wieder gesund geworden ist. Die Manifestation von relevanten zugehörigen klinischen Merkmalen wird als mild bzw. geringgradig bewertet.

1B.31.1.2 Geheilt zu einem mittlerem Grad

Ein Pflegephänomen, das beurteilt wird als Geheilt zu einem mittlerem Grad, ist ein in Bezug auf Heilung beurteiltes Pflegephänomen mit den spezifischen Merkmalen: die Bestätigung, dass ein Pflegephänomen gewachsen oder wieder gesund geworden ist. Die Manifestation von relevanten zugehörigen klinischen Merkmalen wird als moderat bzw. mittleren Grades bewertet.

1B.31.1.3 Geheilt zu einem hohen Grad

Ein Pflegephänomen, das beurteilt wird als Geheilt zu einem hohen Grad, ist ein in Bezug auf Heilung beurteiltes Pflegephänomen mit den spezifischen Merkmalen: die Bestätigung, dass ein Pflegephänomen gewachsen oder wieder gesund geworden ist. Die Manifestation von relevanten zugehörigen klinischen Merkmalen wird als substanziell bzw. hochgradig bewertet.

1B.31.1.4 Geheilt zu einem sehr hohen Grad

Ein Pflegephänomen, das beurteilt wird als Geheilt zu einem sehr hohen Grad, ist ein in Bezug auf Heilung beurteiltes Pflegephänomen mit den spezifischen Merkmalen: die Bestätigung, dass ein Pflegephänomen gewachsen oder wieder gesund geworden ist. Die Manifestation von relevanten zugehörigen klinischen Merkmalen wird als extrem bewertet.

1B.31.2 Nicht geheilt

Ein Pflegephänomen, das beurteilt wird als Nicht geheilt, ist ein in Bezug auf Heilung beurteiltes Pflegephänomen mit den spezifischen Merkmalen: die Ablehnung, dass ein Pflegephänomen gewachsen ist oder wieder gesund wurde.

1B.32 ■ **Höhe**

Ein Pflegephänomen, das beurteilt wird in Bezug auf Höhe, ist ein Pflegephänomen mit den spezifischen Merkmalen: etwas ist über dem Durchschnitt oder mehr als normal bezüglich Betrag, Absicht oder Intensität.

1B.32.1 Hoch

Ein Pflegephänomen, das beurteilt wird als Hoch, ist ein in Bezug auf Höhe beurteiltes Pflegephänomen mit den spezifischen Merkmalen: die Bestätigung, dass ein Pflegephänomen gemessen wurde über dem Durchschnitt oder mehr als normal bezüglich Betrag, Absicht oder Intensität.

1B.32.1.1 Hoch zu einem geringeren Grad

Ein Pflegephänomen, das beurteilt wird als Hoch zu einem geringeren Grad, ist ein in Bezug auf Höhe beurteiltes Pflegephänomen mit den spezifischen Merkmalen: die Bestätigung, dass ein Pflegephänomen gemessen ist über dem Durchschnitt oder mehr als normal bezüglich Betrag, Absicht oder Intensität. Die Manifestation von relevanten zugehörigen klinischen Merkmalen wird als mild bzw. geringgradig bewertet.

1B.32.1.2 Hoch zu einem mittlerem Grad

Ein Pflegephänomen, das beurteilt wird als Hoch zu einem mittlerem Grad, ist ein in Bezug auf Höhe beurteiltes Pflegephänomen mit den spezifischen Merkmalen: die Bestätigung, dass ein Pflegephänomen gemessen ist über dem Durchschnitt oder mehr als normal bezüglich Betrag, Absicht oder Intensität. Die Manifestation von relevanten zugehörigen klinischen Merkmalen wird als moderat bzw. mittleren Grades bewertet.

1B.32.1.3 Hoch zu einem hohen Grad

Ein Pflegephänomen, das beurteilt wird als Hoch zu einem hohen Grad, ist ein in Bezug auf Höhe beurteiltes Pflegephänomen mit den spezifischen Merkmalen: die Bestätigung, dass ein Pflegephänomen gemessen wird als über dem Durchschnitt oder mehr als normal bezüglich Betrag, Absicht oder Intensität. Die Manifestation von relevanten zugehörigen klinischen Merkmalen wird als substanziell bzw. hochgradig bewertet.

1B.32.1.4 Hoch zu einem sehr hohen Grad

Ein Pflegephänomen, das beurteilt wird als Hoch zu einem sehr hohen Grad, ist ein in Bezug auf Höhe beurteiltes Pflegephänomen mit den spezifischen Merkmalen: die Bestätigung, dass ein Pflegephänomen gemessen ist über dem Durchschnitt oder mehr als normal bezüglich Betrag, Absicht oder Intensität. Die Manifestation von relevanten zugehörigen klinischen Merkmalen wird als extrem bewertet.

1B.32.2 Nicht hoch

Ein Pflegephänomen, das beurteilt wird als Nicht hoch, ist ein in Bezug auf Höhe beurteiltes Pflegephänomen mit den spezifischen Merkmalen: die Ablehnung, dass ein Pflegephänomen gemessen wird als über dem Durchschnitt oder mehr als normal bezüglich Betrag, Absicht oder Intensität.

1B.33 **■ Beeinträchtigung**

Ein Pflegephänomen, das beurteilt wird in Bezug auf Beeinträchtigung, ist ein Pflegephänomen mit den spezifischen Merkmalen: etwas ist geschwächt oder geschädigt.

1B.33.1 Beeinträchtigt

Ein Pflegephänomen, das beurteilt wird als Beeinträchtigt, ist ein in Bezug auf Beeinträchtigung beurteiltes Pflegephänomen mit den spezifischen Merkmalen: die Bestätigung, dass ein Pflegephänomen geschwächt oder geschädigt ist.

1B.33.1.1 Beeinträchtigt zu einem geringeren Grad

Ein Pflegephänomen, das beurteilt wird als Beeinträchtigt zu einem geringeren Grad, ist ein in Bezug auf Beeinträchtigung beurteiltes Pflegephänomen mit den spezifischen Merkmalen: die Bestätigung, dass ein Pflegephänomen geschwächt oder geschädigt ist. Die Manifestation von relevanten zugehörigen klinischen Merkmalen wird als mild bzw. geringgradig bewertet.

1B.33.1.2 **Beeinträchtigt zu mittlerem Grad**
Ein Pflegephänomen, das beurteilt wird als Beeinträchtigt zu einem mittlerem Grad, ist ein in Bezug auf Beeinträchtigung beurteiltes Pflegephänomen mit den spezifischen Merkmalen: die Bestätigung, dass ein Pflegephänomen geschwächt oder geschädigt ist. Die Manifestation von relevanten zugehörigen klinischen Merkmalen wird als moderat bzw. mittleren Grades bewertet.

1B.33.1.3 **Beeinträchtigt zu einem hohen Grad**
Ein Pflegephänomen, das beurteilt wird als Beeinträchtigt zu einem hohen Grad, ist ein in Bezug auf Beeinträchtigung beurteiltes Pflegephänomen mit den spezifischen Merkmalen: die Bestätigung, dass ein Pflegephänomen geschwächt oder geschädigt ist. Die Manifestation von relevanten zugehörigen klinischen Merkmalen wird als substanziell bzw. hochgradig bewertet.

1B.33.1.4 **Beeinträchtigt zu einem sehr hohen Grad**
Ein Pflegephänomen, das beurteilt wird als Beeinträchtigt zu einem sehr hohen Grad, ist ein in Bezug auf Beeinträchtigung beurteiltes Pflegephänomen mit den spezifischen Merkmalen: die Bestätigung, dass ein Pflegephänomen geschwächt oder geschädigt ist. Die Manifestation von relevanten zugehörigen klinischen Merkmalen wird als extrem bewertet.

1B.33.2 **Nicht beeinträchtigt**
Ein Pflegephänomen, das beurteilt wird als Nicht beeinträchtigt, ist ein in Bezug auf Beeinträchtigung beurteiltes Pflegephänomen mit den spezifischen Merkmalen: die Ablehnung, dass ein Pflegephänomen verschlechtert, geschwächt oder geschädigt ist.

1B.34 ■ **Verbesserung**
Ein Pflegephänomen, das beurteilt wird in Bezug auf Verbesserung (i.O.: «improvement»), ist ein Pflegephänomen mit den spezifischen Merkmalen: etwas ist besser geworden oder geändert durch Wertzuwachs.

1B.34.1 **Verbessert**
Ein Pflegephänomen, das beurteilt wird als Verbessert, ist ein in Bezug auf Verbesserung beurteiltes Pflegephänomen mit den spezifischen Merkmalen: die Bestätigung, dass ein Pflegephänomen besser oder durch Wertzuwachs geändert wurde.

1B.34.1.1 **Verbessert zu einem geringeren Grad**
Ein Pflegephänomen, das beurteilt wird als Verbessert zu einem geringeren Grad, ist ein in Bezug auf Verbesserung beurteiltes Pflegephänomen mit den spezifischen Merkmalen: die Bestätigung, dass ein Pflegephänomen besser oder durch Wertzuwachs geändert wurde. Die Manifestation von relevanten zugehörigen klinischen Merkmalen wird als mild bzw. geringgradig bewertet.

1B.34.1.2 **Verbessert zu einem mittlerem Grad**

Ein Pflegephänomen, das beurteilt wird als Verbessert zu einem mittlerem Grad, ist ein in Bezug auf Verbesserung beurteiltes Pflegephänomen mit den spezifischen Merkmalen: die Bestätigung, dass ein Pflegephänomen besser oder durch Wertzuwachs geändert wurde. Die Manifestation von relevanten zugehörigen klinischen Merkmalen wird als moderat bzw. mittleren Grades bewertet.

1B.34.1.3 **Verbessert zu einem hohen Grad**

Ein Pflegephänomen, das beurteilt wird als Verbessert zu einem hohen Grad, ist ein in Bezug auf Verbesserung beurteiltes Pflegephänomen mit den spezifischen Merkmalen: die Bestätigung, dass ein Pflegephänomen besser oder durch Wertzuwachs geändert wurde. Die Manifestation von relevanten zugehörigen klinischen Merkmalen wird als substanziell bzw. hochgradig bewertet.

1B.34.1.4 **Verbessert zu einem sehr hohen Grad**

Ein Pflegephänomen, das beurteilt wird als Verbessert zu einem sehr hohen Grad, ist ein in Bezug auf Verbesserung beurteiltes Pflegephänomen mit den spezifischen Merkmalen: die Bestätigung, dass ein Pflegephänomen besser oder durch Wertzuwachs geändert wurde. Die Manifestation von relevanten zugehörigen klinischen Merkmalen wird als extrem bewertet.

1B.34.2 **Nicht verbessert**

Ein Pflegephänomen, das beurteilt wird als Nicht verbessert, ist ein in Bezug auf Verbesserung beurteiltes Pflegephänomen mit den spezifischen Merkmalen: die Ablehnung, dass ein Pflegephänomen besser oder durch Wertzuwachs geändert wurde.

1B.35 ■ Zunahme

Ein Pflegephänomen, das beurteilt wird in Bezug auf Zunahme, ist ein Pflegephänomen mit den spezifischen Merkmalen: etwas wächst, vergrößert sich oder expandiert in der Größe.

1B.35.1 **Zugenommen**

Ein Pflegephänomen, das beurteilt wird als Zugenommen, ist ein in Bezug auf Zunahme beurteiltes Pflegephänomen mit den spezifischen Merkmalen: die Bestätigung, dass ein Pflegephänomen gewachsen, vergrößert oder in der Größe expandiert ist.

1B.35.1.1 **Zugenommen zu einem geringeren Grad**

Ein Pflegephänomen, das beurteilt wird als Zugenommen zu einem geringeren Grad, ist ein in Bezug auf Zunahme beurteiltes Pflegephänomen mit den spezifischen Merkmalen: die Bestätigung, dass ein Pflegephänomen gewachsen, ausgedehnt oder in der Größe expandiert ist. Die Manifestation von relevanten zugehörigen klinischen Merkmalen wird als mild bzw. geringgradig bewertet.

1B.35.1.2 **Zugenommen zu einem mittleren Grad**
Ein Pflegephänomen, das beurteilt wird als Zugenommen zu einem mittleren Grad, ist ein in Bezug auf Zunahme beurteiltes Pflegephänomen mit den spezifischen Merkmalen: die Bestätigung, dass ein Pflegephänomen gewachsen, ausgedehnt oder in der Größe expandiert ist. Die Manifestation von relevanten zugehörigen klinischen Merkmalen wird als moderat bzw. mittleren Grades bewertet.

1B.35.1.3 **Zugenommen zu einem hohen Grad**
Ein Pflegephänomen, das beurteilt wird als Zugenommen zu einem hohen Grad, ist ein in Bezug auf Zunahme beurteiltes Pflegephänomen mit den spezifischen Merkmalen: die Bestätigung, dass ein Pflegephänomen gewachsen, ausgedehnt oder in der Größe expandiert ist. Die Manifestation von relevanten zugehörigen klinischen Merkmalen wird als substanziell bzw. hochgradig bewertet.

1B.35.1.4 **Zugenommen zu einem sehr hohen Grad**
Ein Pflegephänomen, das beurteilt wird als Zugenommen zu einem sehr hohen Grad, ist ein in Bezug auf Zunahme beurteiltes Pflegephänomen mit den spezifischen Merkmalen: die Bestätigung, dass ein Pflegephänomen gewachsen, ausgedehnt oder in der Größe expandiert ist. Die Manifestation von relevanten zugehörigen klinischen Merkmalen wird als extrem bewertet.

1B.35.2 **Nicht zugenommen**
Ein Pflegephänomen, das beurteilt wird als Nicht zugenommen, ist ein in Bezug auf Zunahme beurteiltes Pflegephänomen mit den spezifischen Merkmalen: die Ablehnung, dass ein Pflegephänomen gewachsen, ausgedehnt oder in der Größe expandiert ist.

1B.36 ■ **Ineffektivität**
Ein Pflegephänomen, das beurteilt wird in Bezug auf Ineffektivität, ist ein Pflegephänomen mit den spezifischen Merkmalen: etwas ist geschwächt und erfolglos dabei, das gewünschte Ergebnis herbeizuführen.

1B.36.1 **Ineffektiv**
Ein Pflegephänomen, das beurteilt wird als Ineffektiv, ist ein in Bezug auf Ineffektivität beurteiltes Pflegephänomen mit den spezifischen Merkmalen: die Bestätigung, dass das gewünschte Ergebnis nicht kraftvoll und erfolgreich erreicht wurde.

1B.36.1.1 **Ineffektiv zu einem geringeren Grad**
Ein Pflegephänomen, das beurteilt wird als Ineffektiv zu einem geringeren Grad, ist ein in Bezug auf Ineffektivität beurteiltes Pflegephänomen mit den spezifischen Merkmalen: die Bestätigung, dass das gewünschte Ergebnis nicht kraftvoll und erfolgreich erreicht wurde. Die Manifestation von relevanten zugehörigen klinischen Merkmalen wird als mild bzw. geringgradig bewertet.

1B.36.1.2 Ineffektiv zu einem mittleren Grad

Ein Pflegephänomen, das beurteilt wird als Ineffektiv zu einem mittleren Grad, ist ein in Bezug auf Ineffektivität beurteiltes Pflegephänomen mit den spezifischen Merkmalen: die Bestätigung, dass das gewünschte Ergebnis nicht kraftvoll und erfolgreich erreicht wurde. Die Manifestation von relevanten zugehörigen klinischen Merkmalen wird als moderat bzw. mittleren Grades bewertet.

1B.36.1.3 Ineffektiv zu einem hohen Grad

Ein Pflegephänomen, das beurteilt wird als Ineffektiv zu einem hohen Grad, ist ein in Bezug auf Ineffektivität beurteiltes Pflegephänomen mit den spezifischen Merkmalen: die Bestätigung, dass das gewünschte Ergebnis nicht kraftvoll und erfolgreich erreicht wurde. Die Manifestation von relevanten zugehörigen klinischen Merkmalen wird als substanziell bzw. hochgradig bewertet.

1B.36.1.4 Ineffektiv zu einem sehr hohen Grad

Ein Pflegephänomen, das beurteilt wird als Ineffektiv zu einem sehr hohen Grad, ist ein in Bezug auf Ineffektivität beurteiltes Pflegephänomen mit den spezifischen Merkmalen: die Bestätigung, dass das gewünschte Ergebnis nicht kraftvoll und erfolgreich erreicht wurde. Die Manifestation von relevanten zugehörigen klinischen Merkmalen wird als extrem bewertet.

1B.36.2 Nicht ineffektiv

Ein Pflegephänomen, das beurteilt wird als Nicht ineffektiv, ist ein in Bezug auf Ineffektivität beurteiltes Pflegephänomen mit den spezifischen Merkmalen: die Ablehnung dass das gewünschte Resultat nicht kraftvoll und erfolgreich erreicht wurde.

1B.37 ■ **Insuffizienz**

Ein Pflegephänomen, das beurteilt wird in Bezug auf Insuffizienz, ist ein Pflegephänomen mit den spezifischen Merkmalen: nicht genug von irgend etwas.

1B.37.1 Insuffizient

Ein Pflegephänomen, das beurteilt wird als Insuffizient, ist ein in Bezug auf Insuffizienz beurteiltes Pflegephänomen mit den spezifischen Merkmalen: die Bestätigung, dass das Pflegephänomen nicht genug vorhanden ist.

1B.37.1.1 Insuffizient zu einem geringeren Grad

Ein Pflegephänomen, das beurteilt wird als Insuffizient zu einem geringeren Grad, ist ein in Bezug auf Insuffizienz beurteiltes Pflegephänomen mit den spezifischen Merkmalen: die Bestätigung, dass das Pflegephänomen nicht genug vorhanden ist. Die Manifestation von relevanten zugehörigen klinischen Merkmalen wird als mild bzw. geringgradig bewertet.

1B.37.1.2 **Insuffizient zu einem mittlerem Grad**
Ein Pflegephänomen, das beurteilt wird als Insuffizient zu einem mittleren Grad, ist ein in Bezug auf Insuffizienz beurteiltes Pflegephänomen mit den spezifischen Merkmalen: die Bestätigung, dass das Pflegephänomen nicht genug vorhanden ist. Die Manifestation von relevanten zugehörigen klinischen Merkmalen wird als moderat bzw. mittleren Grades bewertet.

1B.37.1.3 **Insuffizient zu einem hohen Grad**
Ein Pflegephänomen, das beurteilt wird als Insuffizient zu einem hohen Grad, ist ein in Bezug auf Insuffizienz beurteiltes Pflegephänomen mit den spezifischen Merkmalen: die Bestätigung, dass das Pflegephänomen nicht genug vorhanden ist. Die Manifestation von relevanten zugehörigen klinischen Merkmalen wird als substanziell bzw. hochgradig bewertet.

1B.37.1.4 **Insuffizient zu einem sehr hohen Grad**
Ein Pflegephänomen, das beurteilt wird als Insuffizient zu einem sehr hohen Grad, ist ein in Bezug auf Insuffizienz beurteiltes Pflegephänomen mit den spezifischen Merkmalen: die Bestätigung, dass das Pflegephänomen nicht genug vorhanden ist. Die Manifestation von relevanten zugehörigen klinischen Merkmalen wird als substanziell bzw. hochgradig bewertet.

1B.37.2 **Nicht insuffizient**
Ein Pflegephänomen, das beurteilt wird als Nicht insuffizient, ist ein in Bezug auf Insuffizienz beurteiltes Pflegephänomen mit den spezifischen Merkmalen: die Ablehnung, dass es nicht genug von einem Pflegephänomen gibt.

1B.38 **■ Begrenzung**
Ein Pflegephänomen, das beurteilt wird in Bezug auf Begrenzung, ist ein Pflegephänomen mit den spezifischen Merkmalen: etwas ist auf einen gewissen Punkt oder eine gewisse Ebene begrenzt.

1B.38.1 **Begrenzt**
Ein Pflegephänomen, das beurteilt wird als Begrenzt, ist ein in Bezug auf Begrenzung beurteiltes Pflegephänomen mit den spezifischen Merkmalen: die Bestätigung, dass ein Pflegephänomen auf einen gewissen Punkt oder eine gewisse Ebene beschränkt ist.

1B.38.1.1 **Begrenzt zu einem geringeren Grad**
Ein Pflegephänomen, das beurteilt wird als Begrenzt zu einem geringeren Grad, ist ein in Bezug auf Begrenzung beurteiltes Pflegephänomen mit den spezifischen Merkmalen: die Bestätigung, dass ein Pflegephänomen auf einen gewissen Punkt oder eine gewisse Ebene beschränkt ist. Die Manifestation von relevanten zugehörigen klinischen Merkmalen wird als mild bzw. geringgradig bewertet.

1B.38.1.2 Begrenzt zu einem mittleren Grad

Ein Pflegephänomen, das beurteilt wird als Begrenzt zu einem mittleren Grad, ist ein in Bezug auf Begrenzung beurteiltes Pflegephänomen mit den spezifischen Merkmalen: die Bestätigung, dass ein Pflegephänomen auf einen gewissen Punkt oder eine gewisse Ebene beschränkt ist. Die Manifestation von relevanten zugehörigen klinischen Merkmalen wird als moderat bzw. mittleren Grades bewertet.

1B.38.1.3 Begrenzt zu einem hohen Grad

Ein Pflegephänomen, das beurteilt wird als Begrenzt zu einem hohen Grad, ist ein in Bezug auf Begrenzung beurteiltes Pflegephänomen mit den spezifischen Merkmalen: die Bestätigung, dass ein Pflegephänomen auf einen gewissen Punkt oder eine gewisse Ebene beschränkt ist. Die Manifestation von relevanten zugehörigen klinischen Merkmalen wird als substanziell bzw. hochgradig bewertet.

1B.38.1.4 Begrenzt zu einem sehr hohen Grad

Ein Pflegephänomen, das beurteilt wird als Begrenzt zu einem sehr hohen Grad, ist ein in Bezug auf Begrenzung beurteiltes Pflegephänomen mit den spezifischen Merkmalen: die Bestätigung, dass ein Pflegephänomen auf einen gewissen Punkt oder eine gewisse Ebene beschränkt ist. Die Manifestation von relevanten zugehörigen klinischen Merkmalen wird als extrem bewertet.

1B.38.2 Nicht begrenzt

Ein Pflegephänomen, das beurteilt wird als Nicht begrenzt, ist ein in Bezug auf Begrenzung beurteiltes Pflegephänomen mit den spezifischen Merkmalen: die Ablehnung, dass ein Pflegephänomen auf einen gewissen Punkt oder eine Ebene beschränkt ist.

1B.39 ■ **Niedrig**

Ein Pflegephänomen, das beurteilt wird in Bezug auf Niedrig, ist ein Pflegephänomen mit den spezifischen Merkmalen: etwas ist verringert unterhalb des Durchschnitts, des normalen Betrags oder der Intensität.

1B.39.1 Niedrig

Ein Pflegephänomen, das beurteilt wird als Niedrig, ist ein in Bezug auf Niedrig beurteiltes Pflegephänomen mit den spezifischen Merkmalen: die Bestätigung, dass ein Pflegephänomen unterhalb des Durchschnitts, des normalen Betrags oder Intensität ist.

1B.39.1.1 Niedrig zu einem geringeren Grad

Ein Pflegephänomen, das beurteilt wird als Niedrig zu einem geringeren Grad, ist ein in Bezug auf Niedrig beurteiltes Pflegephänomen mit den spezifischen Merkmalen: die Bestätigung, dass ein Pflegephänomen unterhalb des Durchschnitts, des normalen Betrags oder der Intensität ist. Die Manifestation von relevanten zugehörigen klinischen Merkmalen wird als mild bzw. geringgradig bewertet.

1B.39.1.2 **Niedrig zu einem mittlerem Grad**

Ein Pflegephänomen, das beurteilt wird als Niedrig zu einem mittlerem Grad, ist ein in Bezug auf Niedrig beurteiltes Pflegephänomen mit den spezifischen Merkmalen: die Bestätigung, dass ein Pflegephänomen unterhalb des Durchschnitts, des normalen Betrags oder der Intensität ist. Die Manifestation von relevanten zugehörigen klinischen Merkmalen wird als moderat bzw. mittleren Grades bewertet.

1B.39.1.3 **Niedrig zu einem hohen Grad**

Ein Pflegephänomen, das beurteilt wird als Niedrig zu einem hohen Grad, ist ein in Bezug auf Niedrig beurteiltes Pflegephänomen mit den spezifischen Merkmalen: die Bestätigung, dass ein Pflegephänomen unterhalb des Durchschnitts, des normalen Betrags oder der Intensität ist. Die Manifestation von relevanten zugehörigen klinischen Merkmalen wird als substanziell bzw. hochgradig bewertet.

1B.39.1.4 **Niedrig zu einem sehr hohen Grad**

Ein Pflegephänomen, das beurteilt wird als Niedrig zu einem sehr hohen Grad, ist ein in Bezug auf Niedrig beurteiltes Pflegephänomen mit den spezifischen Merkmalen: die Bestätigung, dass ein Pflegephänomen unterhalb des Durchschnitts, des normalen Betrags oder der Intensität ist. Die Manifestation von relevanten zugehörigen klinischen Merkmalen wird als extrem bewertet.

1B.39.2 **Nicht niedrig**

Ein Pflegephänomen, das beurteilt wird als Nicht niedrig, ist ein in Bezug auf Niedrig beurteiltes Pflegephänomen mit den spezifischen Merkmalen: die Ablehnung, dass ein Pflegephänomen unterhalb des Durchschnitts, des normalen Betrags oder der Intensität ist.

1B.40 ■ **Betreuung**

Ein Pflegephänomen, das beurteilt wird in Bezug auf Betreuung, ist ein Pflegephänomen mit den spezifischen Merkmalen: Fortsetzung oder Erhaltung von etwas.

1B.40.1 **Betreut**

Ein Pflegephänomen, das beurteilt wird als Betreut, ist ein in Bezug auf Betreuung beurteiltes Pflegephänomen mit den spezifischen Merkmalen: die Bestätigung, dass ein Pflegephänomen fortgesetzt oder erhalten wird.

1B.40.1.1 **Betreut zu einem geringeren Grad**

Ein Pflegephänomen, das beurteilt wird als Betreut zu einem geringeren Grad, ist ein in Bezug auf Betreuung beurteiltes Pflegephänomen mit den spezifischen Merkmalen: die Bestätigung, dass ein Pflegephänomen fortgesetzt oder erhalten wird. Die Manifestation von relevanten zugehörigen klinischen Merkmalen wird als mild bzw. geringgradig bewertet.

1B.40.1.2 **Betreut zu einem mittleren Grad**

Ein Pflegephänomen, das beurteilt wird als Betreut zu einem geringeren Grad, ist ein in Bezug auf Betreuung beurteiltes Pflegephänomen mit den spezifischen Merkmalen: die Bestätigung, dass ein Pflegephänomen fortgesetzt oder erhalten wird. Die Manifestation von relevanten zugehörigen klinischen Merkmalen wird als moderat beziehungsweise mittleren Grades bewertet.

1B.40.1.3 **Betreut zu einem hohen Grad**

Ein Pflegephänomen, das beurteilt wird als Betreut zu einem hohen Grad, ist ein in Bezug auf Betreuung beurteiltes Pflegephänomen mit den spezifischen Merkmalen: die Bestätigung, dass ein Pflegephänomen fortgesetzt oder erhalten wird. Die Manifestation von relevanten zugehörigen klinischen Merkmalen wird als substanziell bzw. hochgradig bewertet.

1B.40.1.4 **Betreut zu einem sehr hohen Grad**

Ein Pflegephänomen, das beurteilt wird als Betreut zu einem sehr hohen Grad, ist ein in Bezug auf Betreuung beurteiltes Pflegephänomen mit den spezifischen Merkmalen: die Bestätigung, dass ein Pflegephänomen fortgesetzt oder erhalten wird. Die Manifestation von relevanten zugehörigen klinischen Merkmalen wird als extrem bewertet.

1B.40.2 **Nicht betreut**

Ein Pflegephänomen, das beurteilt wird als Nicht betreut, ist ein in Bezug auf Betreuung beurteiltes Pflegephänomen mit den spezifischen Merkmalen: die Ablehnung, dass ein Pflegephänomen fortgesetzt oder erhalten wird.

1B.41 ■ Vernachlässigung

Ein Pflegephänomen, das beurteilt wird in Bezug auf Vernachlässigung, ist ein Pflegephänomen mit den spezifischen Merkmalen: etwas hat zu wenig Aufmerksamkeit erhalten.

1B.41.1 **Vernachlässigt**

Ein Pflegephänomen, das beurteilt wird als Vernachlässigt, ist ein in Bezug auf Vernachlässigung beurteiltes Pflegephänomen mit den spezifischen Merkmalen: die Bestätigung, dass ein Pflegephänomen zu wenig Aufmerksamkeit erhalten hat.

1B.41.1.1 **Vernachlässigt zu einem geringeren Grad**

Ein Pflegephänomen, das beurteilt wird als Vernachlässigt zu einem geringeren Grad, ist ein in Bezug auf Vernachlässigung beurteiltes Pflegephänomen mit den spezifischen Merkmalen: die Bestätigung, dass ein Pflegephänomen zu wenig Aufmerksamkeit erhalten hat. Die Manifestation von relevanten zugehörigen klinischen Merkmalen wird als mild bzw. geringgradig bewertet.

1B.41.1.2 **Vernachlässigt zu einem mittleren Grad**

Ein Pflegephänomen, das beurteilt wird als Vernachlässigt zu einem mittlerem Grad, ist ein in Bezug auf Vernachlässigung beurteiltes Pflegephänomen mit den spezifischen Merkmalen: die Bestätigung, dass ein Pflegephänomen zu wenig Aufmerksamkeit erhalten hat. Die Manifestation von relevanten zugehörigen klinischen Merkmalen wird als moderat bzw. mittleren Grades bewertet.

1B.41.1.3 **Vernachlässigt zu einem hohen Grad**

Ein Pflegephänomen, das beurteilt wird als Vernachlässigt zu einem hohen Grad, ist ein in Bezug auf Vernachlässigung beurteiltes Pflegephänomen mit den spezifischen Merkmalen: die Bestätigung, dass ein Pflegephänomen zu wenig Aufmerksamkeit erhalten hat. Die Manifestation von relevanten zugehörigen klinischen Merkmalen wird als substanziell bzw. hochgradig bewertet.

1B.41.1.4 **Vernachlässigt zu einem sehr hohen Grad**

Ein Pflegephänomen, das beurteilt wird als Vernachlässigt zu einem hohen Grad, ist ein in Bezug auf Vernachlässigung beurteiltes Pflegephänomen mit den spezifischen Merkmalen: die Bestätigung, dass ein Pflegephänomen zu wenig Aufmerksamkeit erhalten hat. Die Manifestation von relevanten zugehörigen klinischen Merkmalen wird als extrem bewertet.

1B.41.2 **Nicht vernachlässigt**

Ein Pflegephänomen, das beurteilt wird als Nicht vernachlässigt, ist ein in Bezug auf Vernachlässigung beurteiltes Pflegephänomen mit den spezifischen Merkmalen: die Ablehnung, dass ein Pflegephänomen zu wenig Aufmerksamkeit erhalten hat.

1B.42 **■ Hemmung**

Ein Pflegephänomen, das beurteilt wird in Bezug auf Hemmung, ist ein Pflegephänomen mit den spezifischen Merkmalen: ein Hindernis oder eine Blockierung von etwas.

1B.42.1 **Gehemmt**

Ein Pflegephänomen, das beurteilt wird als Gehemmt, ist ein in Bezug auf Hemmung beurteiltes Pflegephänomen mit den spezifischen Merkmalen: die Bestätigung, dass ein Hindernis oder eine Blockierung präsent sind.

1B.42.1.1 **Gehemmt zu einem geringeren Grad**

Ein Pflegephänomen, das beurteilt wird als Gehemmt zu einem geringeren Grad, ist ein in Bezug auf Hemmung beurteiltes Pflegephänomen mit den spezifischen Merkmalen: die Bestätigung, dass ein Hindernis oder eine Blockierung von etwas präsent ist. Die Manifestation von relevanten zugehörigen klinischen Merkmalen wird als mild bzw. geringgradig bewertet.

1B.42.1.2 **Gehemmt zu einem mittleren Grad**
Ein Pflegephänomen, das beurteilt wird als Gehemmt zu einem mittleren Grad, ist ein in Bezug auf Hemmung beurteiltes Pflegephänomen mit den spezifischen Merkmalen: die Bestätigung, dass ein Hindernis oder eine Blockierung von etwas präsent ist. Die Manifestation von relevanten zugehörigen klinischen Merkmalen wird als moderat bzw. mittleren Grades bewertet.

1B.42.1.3 **Gehemmt zu einem hohen Grad**
Ein Pflegephänomen, das beurteilt wird als Gehemmt zu einem hohen Grad, ist ein in Bezug auf Hemmung beurteiltes Pflegephänomen mit den spezifischen Merkmalen: die Bestätigung, dass ein Hindernis oder eine Blockierung von etwas präsent ist. Die Manifestation von relevanten zugehörigen klinischen Merkmalen wird als substanziell bzw. hochgradig bewertet.

1B.42.1.4 **Gehemmt zu einem sehr hohen Grad**
Ein Pflegephänomen, das beurteilt wird als Gehemmt zu einem sehr hohen Grad, ist ein in Bezug auf Hemmung beurteiltes Pflegephänomen mit den spezifischen Merkmalen: die Bestätigung, dass ein Hindernis oder eine Blockierung von etwas präsent ist. Die Manifestation von relevanten zugehörigen klinischen Merkmalen wird als extrem bewertet.

1B.42.2 **Nicht gehemmt**
Ein Pflegephänomen, das beurteilt wird als Nicht gehemmt, ist ein in Bezug auf Hemmung beurteiltes Pflegephänomen mit den spezifischen Merkmalen: die Ablehnung, dass Schwierigkeiten bei etwas auftreten.

1B.43 ■ Wahrnehmung
Ein Pflegephänomen, das beurteilt wird in Bezug auf Wahrnehmung, ist ein Pflegephänomen mit den spezifischen Merkmalen: etwas wird vom Patienten oder Kunden bemerkt.

1B.43.1 **Wahrgenommen**
Ein Pflegephänomen, das beurteilt wird als Wahrgenommen, ist ein in Bezug auf Wahrnehmung beurteiltes Pflegephänomen mit den spezifischen Merkmalen: die Bestätigung, dass ein Pflegephänomen vom Patienten oder Kunden bemerkt wird.

1B.43.1.1 **Wahrgenommen zu einem geringeren Grad**
Ein Pflegephänomen, das beurteilt wird als Wahrgenommen zu einem geringeren Grad, ist ein in Bezug auf Wahrnehmung beurteiltes Pflegephänomen mit den spezifischen Merkmalen: die Bestätigung, dass ein Pflegephänomen vom Patienten oder Kunden bemerkt wird. Die Manifestation von relevanten zugehörigen klinischen Merkmalen wird als mild bzw. geringgradig bewertet.

1B.43.1.2 **Wahrgenommen zu einem mittleren Grad**
Ein Pflegephänomen, das beurteilt wird als Wahrgenommen zu einem mittleren Grad, ist ein in Bezug auf Wahrnehmung beurteiltes Pflegephänomen mit den spezifischen Merkmalen: die Bestätigung, dass ein Pflegephänomen vom Patienten oder Kunden bemerkt wird. Die Manifestation von relevanten zugehörigen klinischen Merkmalen wird als moderat bzw. mittleren Grades bewertet.

1B.43.1.3 **Wahrgenommen zu einem hohen Grad**
Ein Pflegephänomen, das beurteilt wird als Wahrgenommen zu einem hohen Grad, ist ein in Bezug auf Wahrnehmung beurteiltes Pflegephänomen mit den spezifischen Merkmalen: die Bestätigung, dass ein Pflegephänomen vom Patienten oder Kunden bemerkt wird. Die Manifestation von relevanten zugehörigen klinischen Merkmalen wird als substanziell bzw. hochgradig bewertet.

1B.43.1.4 **Wahrgenommen zu einem sehr hohen Grad**
Ein Pflegephänomen, das beurteilt wird als Wahrgenommen zu einem sehr hohen Grad, ist ein in Bezug auf Wahrnehmung beurteiltes Pflegephänomen mit den spezifischen Merkmalen: die Bestätigung, dass ein Pflegephänomen vom Patienten oder Kunden bemerkt wird. Die Manifestation von relevanten zugehörigen klinischen Merkmalen wird als extrem bewertet.

1B.43.2 **Nicht wahrgenommen**
Ein Pflegephänomen, das beurteilt wird als Nicht wahrgenommen, ist ein in Bezug auf Wahrnehmung beurteiltes Pflegephänomen mit den spezifischen Merkmalen: die Ablehnung, dass ein Pflegephänomen vom Patienten oder Kunden bemerkt wird.

1B.44 ■ Verschmutzung
Ein Pflegephänomen, das beurteilt wird in Bezug auf Verschmutzung, ist ein Pflegephänomen mit den spezifischen Merkmalen: etwas, das schlecht oder schmutzig ist.

1B.44.1 **Verschmutzt**
Ein Pflegephänomen, das beurteilt wird Verschmutzt, ist ein in Bezug auf Verschmutzung beurteiltes Pflegephänomen mit den spezifischen Merkmalen: die Bestätigung, dass etwas übel oder schmutzig ist.

1B.44.1.1 **Verschmutzt zu einem geringeren Grad**
Ein Pflegephänomen, das beurteilt wird als Verschmutzt zu einem geringeren Grad, ist ein in Bezug auf Verschmutzung beurteiltes Pflegephänomen mit den spezifischen Merkmalen: die Bestätigung, dass ein Pflegephänomen schlecht oder schmutzig ist. Die Manifestation von relevanten zugehörigen klinischen Merkmalen wird als mild bzw. geringgradig bewertet.

1B.44.1.2 **Verschmutzt zu einem mittleren Grad**
Ein Pflegephänomen, das beurteilt wird als Verschmutzt zu einem mittleren Grad, ist ein in Bezug auf Verschmutzung beurteiltes Pflegephänomen mit den spezifischen Merkmalen: die Bestätigung, dass ein Pflegephänomen schlecht oder schmutzig ist. Die Manifestation von relevanten zugehörigen klinischen Merkmalen wird als moderat bzw. mittleren Grades bewertet.

1B.44.1.3 **Verschmutzt zu einem hohen Grad**
Ein Pflegephänomen, das beurteilt wird als Verschmutzt zu einem hohen Grad, ist ein in Bezug auf Verschmutzung beurteiltes Pflegephänomen mit den spezifischen Merkmalen: die Bestätigung, dass ein Pflegephänomen schlecht oder schmutzig ist. Die Manifestation von relevanten zugehörigen klinischen Merkmalen wird als substanziell bzw. hochgradig bewertet.

1B.44.1.4 **Verschmutzt zu einem sehr hohen Grad**
Ein Pflegephänomen, das beurteilt wird als Verschmutzt zu einem sehr hohen Grad, ist ein in Bezug auf Verschmutzung beurteiltes Pflegephänomen mit den spezifischen Merkmalen: die Bestätigung, dass ein Pflegephänomen schlecht oder schmutzig ist. Die Manifestation von relevanten zugehörigen klinischen Merkmalen wird als extrem bewertet.

1B.44.2 **Nicht verschmutzt**
Ein Pflegephänomen, das beurteilt wird als Nicht verschmutzt, ist ein in Bezug auf Verschmutzung beurteiltes Pflegephänomen mit den spezifischen Merkmalen: die Ablehnung, dass ein Pflegephänomen übel oder schmutzig ist.

1B.45 ■ Erholung
Ein Pflegephänomen, das beurteilt wird in Bezug auf Erholung, ist ein Pflegephänomen mit den spezifischen Merkmalen: der Besitz, das Vermögen, die Verwendung oder die Steuerung von etwas ist wiedergewonnen.

1B.45.1 **Erholt**
Ein Pflegephänomen, das beurteilt wird als Erholt, ist ein in Bezug auf Erholung beurteiltes Pflegephänomen mit den spezifischen Merkmalen: die Bestätigung, dass der Besitz, das Vermögen, die Verwendung oder die Steuerung eines Pflegephänomens wiedergewonnen ist.

1B.45.1.1 **Erholt zu einem geringeren Grad**
Ein Pflegephänomen, das beurteilt wird als Erholt zu einem geringeren Grad, ist ein in Bezug auf Erholung beurteiltes Pflegephänomen mit den spezifischen Merkmalen: die Bestätigung, dass der Besitz, das Vermögen, die Verwendung oder die Steuerung von etwas wiedergewonnen wurde. Die Manifestation von relevanten zugehörigen klinischen Merkmalen wird als mild bzw. geringgradig bewertet.

1B.45.1.2 **Erholt zu einem mittleren Grad**
Ein Pflegephänomen, das beurteilt wird als Erholt zu einem mittleren Grad, ist ein in Bezug auf Erholung beurteiltes Pflegephänomen mit den spezifischen Merkmalen: die Bestätigung, dass der Besitz, das Vermögen, die Verwendung oder die Steuerung von etwas wiedergewonnen wurde. Die Manifestation von relevanten zugehörigen klinischen Merkmalen wird als moderat bzw. mittleren Grades bewertet.

1B.45.1.3 **Erholt zu einem hohen Grad**
Ein Pflegephänomen, das beurteilt wird als Erholt zu einem hohen Grad, ist ein in Bezug auf Erholung beurteiltes Pflegephänomen mit den spezifischen Merkmalen: die Bestätigung, dass der Besitz, das Vermögen, die Verwendung oder die Steuerung von etwas wiedergewonnen wurde. Die Manifestation von relevanten zugehörigen klinischen Merkmalen wird als substanziell bzw. hochgradig bewertet.

1B.45.1.4 **Erholt zu einem sehr hohen Grad**
Ein Pflegephänomen, das beurteilt wird als Erholt zu einem sehr hohen Grad, ist ein in Bezug auf Erholung beurteiltes Pflegephänomen mit den spezifischen Merkmalen: die Bestätigung, dass der Besitz, das Vermögen, die Verwendung oder die Steuerung von etwas wiedergewonnen wurde. Die Manifestation von relevanten zugehörigen klinischen Merkmalen wird als extrem bewertet.

1B.45.2 **Nicht erholt**
Ein Pflegephänomen, das beurteilt wird als Nicht erholt, ist ein in Bezug auf Erholung beurteiltes Pflegephänomen mit den spezifischen Merkmalen: die Ablehnung, dass der Besitz, das Vermögen, die Verwendung oder die Steuerung von etwas wiedergewonnen ist.

1B.46 ■ Ressource
Ein Pflegephänomen, das beurteilt wird in Bezug auf Ressource, ist ein Pflegephänomen mit den spezifischen Merkmalen: Mittel des Trostes oder der Hilfe; etwas, das man jemandem zuwendet, wenn jemand in Schwierigkeiten ist.

1B.46.1 **Ressource**
Ein Pflegephänomen, das beurteilt wird als Ressource, ist ein in Bezug auf Ressource beurteiltes Pflegephänomen mit den spezifischen Merkmalen: ein Pflegephänomen ist Mittel des Trostes oder der Hilfe; etwas, das man jemandem zuwendet, wenn jemand in Schwierigkeiten ist.

1B.46.1.1 **Ressource zu einem geringeren Grad**
Ein Pflegephänomen, das beurteilt wird als Ressource, zu einem geringeren Grad, ist ein in Bezug auf Ressource beurteiltes Pflegephänomen mit den spezifischen Merkmalen: die Bestätigung, dass ein Pflegephänomen Mittel des Trostes oder der Hilfe ist; etwas, das man jemandem zuwendet, wenn jemand in Schwierigkeiten ist. Die Manifestation von relevanten zugehörigen klinischen Merkmalen wird als mild bzw. geringgradig bewertet.

1B.46.1.2 Ressource zu einem mittleren Grad

Ein Pflegephänomen, das beurteilt wird als Ressource zu einem mittleren Grad, ist ein in Bezug auf Ressource beurteiltes Pflegephänomen mit den spezifischen Merkmalen: die Bestätigung, dass ein Pflegephänomen Mittel des Trostes oder der Hilfe ist; etwas, das man jemandem zuwendet, wenn jemand in Schwierigkeiten ist. Die Manifestation von relevanten zugehörigen klinischen Merkmalen wird als moderat bzw. mittleren Grades bewertet.

1B.46.1.3 Ressource zu einem hohen Grad

Ein Pflegephänomen, das beurteilt wird als Ressource zu einem hohen Grad, ist ein in Bezug auf Ressource beurteiltes Pflegephänomen mit den spezifischen Merkmalen: die Bestätigung, dass ein Pflegephänomen Mittel des Trostes oder der Hilfe ist; etwas, das man jemandem zuwendet, wenn jemand in Schwierigkeiten ist. Die Manifestation von relevanten zugehörigen klinischen Merkmalen wird als substanziell beziehungsweise hochgradig bewertet.

1B.46.1.4 Ressource zu einem sehr hohen Grad

Ein Pflegephänomen, das beurteilt wird als Ressource zu einem sehr hohen Grad, ist ein in Bezug auf Ressource beurteiltes Pflegephänomen mit den spezifischen Merkmalen: die Bestätigung, dass ein Pflegephänomen Mittel des Trostes oder der Hilfe ist; etwas, das man jemandem zuwendet, wenn jemand in Schwierigkeiten ist. Die Manifestation von relevanten zugehörigen klinischen Merkmalen wird als extrem bewertet.

1B.46.2 Keine Ressource

Ein Pflegephänomen, das beurteilt wird als Keine Ressource, ist ein in Bezug auf Ressource beurteiltes Pflegephänomen mit den spezifischen Merkmalen: die Ablehnung, dass ein Pflegephänomen Mittel von Trost oder Hilfe ist; etwas, das man jemandem zuwendet, wenn jemand in Schwierigkeiten ist.

1B.47 ■ **Sicherheit**

Ein Pflegephänomen, das beurteilt wird in Bezug auf Sicherheit, ist ein Pflegephänomen mit den spezifischen Merkmalen: etwas, das Sicherheit, Freiheit von Angst oder Gefahr schafft.

1B.47.1 Gesichert

Ein Pflegephänomen, das beurteilt wird als Gesichert, ist ein in Bezug auf Sicherheit beurteiltes Pflegephänomen mit den spezifischen Merkmalen: die Bestätigung, dass ein Pflegephänomen Sicherheit, Freiheit von Angst oder Gefahr schafft.

1B.47.1.1 Gesichert zu einem geringeren Grad

Ein Pflegephänomen, das beurteilt wird als Gesichert zu einem geringeren Grad, ist ein in Bezug auf Sicherheit beurteiltes Pflegephänomen mit den spezifischen Merkmalen: die Bestätigung, dass ein Pflegephänomen Sicherheit, Freiheit von Angst oder Gefahr schafft.

Die Manifestation von relevanten zugehörigen klinischen Merkmalen wird als mild bzw. geringgradig bewertet.

1B.47.1.2 **Gesichert zu einem mittleren Grad**

Ein Pflegephänomen, das beurteilt wird als Gesichert zu einem mittleren Grad, ist ein in Bezug auf Sicherheit beurteiltes Pflegephänomen mit den spezifischen Merkmalen: die Bestätigung, dass ein Pflegephänomen Sicherheit, Freiheit von Angst oder Gefahr schafft. Die Manifestation von relevanten zugehörigen klinischen Merkmalen wird als moderat bzw. mittleren Grades bewertet.

1B.47.1.3 **Gesichert zu einem hohen Grad**

Ein Pflegephänomen, das beurteilt wird als Gesichert zu einem hohen Grad, ist ein in Bezug auf Sicherheit beurteiltes Pflegephänomen mit den spezifischen Merkmalen: die Bestätigung, dass ein Pflegephänomen Sicherheit, Freiheit von Angst oder Gefahr schafft. Die Manifestation von relevanten zugehörigen klinischen Merkmalen wird als substanziell bzw. hochgradig bewertet.

1B.47.1.4 **Gesichert zu einem sehr hohen Grad**

Ein Pflegephänomen, das beurteilt wird als Gesichert zu einem sehr hohen Grad, ist ein in Bezug auf Sicherheit beurteiltes Pflegephänomen mit den spezifischen Merkmalen: die Bestätigung, dass ein Pflegephänomen Sicherheit, Freiheit von Angst oder Gefahr schafft. Die Manifestation von relevanten zugehörigen klinischen Merkmalen wird als extrem bewertet.

1B.47.2 **Nicht gesichert**

Ein Pflegephänomen, das beurteilt wird als Nicht gesichert, ist ein in Bezug auf Sicherheit beurteiltes Pflegephänomen mit den spezifischen Merkmalen: die Ablehnung, dass ein Pflegephänomen Sicherheit, Freiheit von Angst oder Gefahr schafft.

1B.48 ■ **Ausprägung**

Ein Pflegephänomen, das beurteilt wird in Bezug auf Ausprägung, ist ein Pflegephänomen mit den spezifischen Merkmalen: etwas ist stärker, fester oder unterstützender geworden.

1B.48.1 **Ausgeprägt**

Ein Pflegephänomen, das beurteilt wird als Ausgeprägt, ist ein in Bezug auf Ausprägung beurteiltes Pflegephänomen mit den spezifischen Merkmalen: ein Pflegephänomen ist stärker, fester oder unterstützender geworden.

1B.48.1.1 **Ausgeprägt zu einem geringeren Grad**

Ein Pflegephänomen, das beurteilt wird als Ausgeprägt zu einem geringeren Grad, ist ein in Bezug auf Ausprägung beurteiltes Pflegephänomen mit den spezifischen Merkmalen: die Bestätigung, dass ein Pflegephänomen stärker, fester oder unterstützender geworden ist.

Die Manifestation von relevanten zugehörigen klinischen Merkmalen wird als mild bzw. geringgradig bewertet.

1B.48.1.2 Ausgeprägt zu einem mittleren Grad

Ein Pflegephänomen, das beurteilt wird als Ausgeprägt zu einem mittleren Grad, ist ein in Bezug auf Ausprägung beurteiltes Pflegephänomen mit den spezifischen Merkmalen: die Bestätigung, dass ein Pflegephänomen stärker, fester oder unterstützender geworden ist. Die Manifestation von relevanten zugehörigen klinischen Merkmalen wird als moderat bzw. mittleren Grades bewertet.

1B.48.1.3 Ausgeprägt zu einem hohen Grad

Ein Pflegephänomen, das beurteilt wird als Ausgeprägt zu einem hohen Grad, ist ein in Bezug auf Ausprägung beurteiltes Pflegephänomen mit den spezifischen Merkmalen: die Bestätigung, dass ein Pflegephänomen stärker, fester oder unterstützender geworden ist. Die Manifestation von relevanten zugehörigen klinischen Merkmalen wird als substanziell bzw. hochgradig bewertet.

1B.48.1.4 Ausgeprägt zu einem sehr hohen Grad

Ein Pflegephänomen, das beurteilt wird als Ausgeprägt zu einem sehr hohen Grad, ist ein in Bezug auf Ausprägung beurteiltes Pflegephänomen mit den spezifischen Merkmalen: die Bestätigung, dass ein Pflegephänomen stärker, fester oder unterstützender geworden ist. Die Manifestation von relevanten zugehörigen klinischen Merkmalen wird als extrem bewertet.

1B.48.2 Nicht ausgeprägt

Ein Pflegephänomen, das beurteilt wird als Nicht ausgeprägt, ist ein in Bezug auf Ausprägung beurteiltes Pflegephänomen mit den spezifischen Merkmalen: die Ablehnung, dass ein Pflegephänomen stärker, fester oder unterstützender geworden ist.

1B.49 ■ **Instabilität**

Ein Pflegephänomen, das beurteilt wird in Bezug auf Instabilität, ist ein Pflegephänomen mit den spezifischen Merkmalen: etwas ist unvorhersehbar.

1B.49.1 Instabil

Ein Pflegephänomen, das beurteilt wird als Instabil, ist ein in Bezug auf Instabilität beurteiltes Pflegephänomen mit den spezifischen Merkmalen: die Bestätigung, dass ein Pflegephänomen unvorhersehbar ist.

1B.49.1.1 Instabil zu einem geringeren Grad

Ein Pflegephänomen, das beurteilt wird als Instabil zu einem geringeren Grad, ist ein in Bezug auf Instabilität beurteiltes Pflegephänomen mit den spezifischen Merkmalen: die Bestätigung, dass ein Pflegephänomen unvorhersehbar ist. Die Manifestation von relevanten zugehörigen klinischen Merkmalen wird als mild bzw. geringgradig bewertet.

1B.49.1.2 **Instabil zu einem mittleren Grad**

Ein Pflegephänomen, das beurteilt wird als Instabil zu einem mittleren Grad, ist ein in Bezug auf Instabilität beurteiltes Pflegephänomen mit den spezifischen Merkmalen: die Bestätigung, dass ein Pflegephänomen unvorhersehbar ist. Die Manifestation von relevanten zugehörigen klinischen Merkmalen wird als moderat bzw. mittleren Grades bewertet.

1B.49.1.3 **Instabil zu einem hohen Grad**

Ein Pflegephänomen, das beurteilt wird als Instabil zu einem hohen Grad, ist ein in Bezug auf Instabilität beurteiltes Pflegephänomen mit den spezifischen Merkmalen: die Bestätigung, dass ein Pflegephänomen unvorhersehbar ist. Die Manifestation von relevanten zugehörigen klinischen Merkmalen wird als substanziell bzw. hochgradig bewertet.

1B.49.1.4 **Instabil zu einem sehr hohen Grad**

Ein Pflegephänomen, das beurteilt wird als Instabil zu einem sehr hohen Grad, ist ein in Bezug auf Instabilität beurteiltes Pflegephänomen mit den spezifischen Merkmalen: die Bestätigung, dass ein Pflegephänomen unvorhersehbar ist. Die Manifestation von relevanten zugehörigen klinischen Merkmalen wird als extrem bewertet.

1B.49.2 **Nicht instabil**

Ein Pflegephänomen, das beurteilt wird als Nicht instabil, ist ein in Bezug auf Instabilität beurteiltes Pflegephänomen mit den spezifischen Merkmalen die Ablehnung, dass ein Pflegephänomen unvorhersehbar ist.

Klassifikation der Pflegephänomene

Achse C

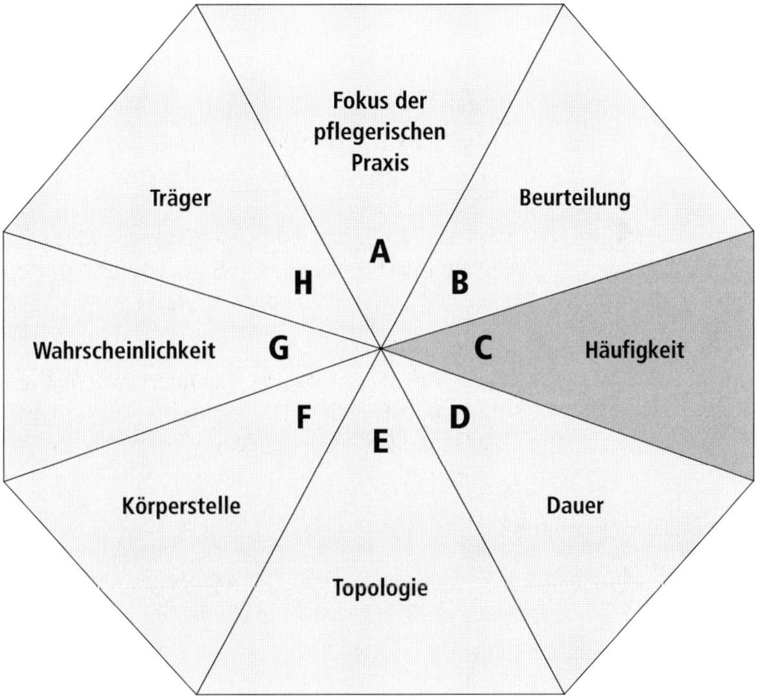

Abbildung II-9: Klassifikation der Pflegephänomene, Achse C

Häufigkeit: die Anzahl des Auftretens oder der Wiederholungen eines Pflegephänomens während eines Zeitintervalls. Beispiele sind: unterbrochen, häufig.

ICNP-Klassifikation der Pflegephänomene

Achse C: Häufigkeit

Liste der Bezeichnungen

Definitionen

Teilungsprinzip

Häufigkeit ist für die Zwecke der ICNP definiert als die Anzahl des Auftretens oder der Wiederholungen eines Pflegephänomens während eines Zeitintervalls

1 **Pflegephänomen**

Pflegephänomen ist eine Art eines Faktors, der den Gesundheitszustand beeinflusst, mit den spezifischen Merkmalen: ein für die pflegerische Praxis relevanter Aspekt der Gesundheit.

1C.1 **Kontinuierlich**

Ein kontinuierliches Pflegephänomen ist eine Art von Pflegephänomen mit den spezifischen Merkmalen: das Pflegephänomen tritt auf ohne Halt oder Pausen bei Intervallen.

1C.2 **Unterbrochen**

Ein unterbrochenes Pflegephänomen ist eine Art von Pflegephänomen mit den spezifischen Merkmalen: das Pflegephänomen stoppt oder pausiert in Intervallen.

1C.2.1 Sehr oft

Ein Pflegephänomen, welches sehr oft auftritt, ist ein Unterbrochenes Pflegephänomen mit den spezifischen Merkmalen: die Rate der Wiederholungen ist sehr hoch während eines Zeitintervalls: größer 9.

1C.2.2 Oft

Ein Pflegephänomen, welches oft auftritt, ist ein Unterbrochenes Pflegephänomen mit den spezifischen Merkmalen: die Rate der Wiederholungen ist hoch während eines Zeitintervalls: 7 bis 9

1C.2.3 Manchmal

Ein Pflegephänomen, welches manchmal auftritt, ist ein Unterbrochenes Pflegephänomen mit den spezifischen Merkmalen: die Rate der Wiederholungen während eines Zeitintervalls ist: 4 bis 6.

1C.2.4 Selten

Ein Pflegephänomen, welches selten auftritt, ist ein Unterbrochenes Pflegephänomen mit den spezifischen Merkmalen: die Rate der Wiederholungen ist gering während eines Zeitintervalls: 3 bis 5.

1C.2.5 Sehr selten

Ein Pflegephänomen, welches sehr selten auftritt, ist ein Unterbrochenes Pflegephänomen mit den spezifischen Merkmalen: die Rate der Wiederholungen ist sehr gering während eines Zeitintervalls: 1 bis 2.

1C.2.6 Niemals

Ein Pflegephänomen, welches niemals auftritt, ist ein Unterbrochenes Pflegephänomen mit den spezifischen Merkmalen: die Rate der Wiederholungen während eines Zeitintervalls ist 0.

Klassifikation der Pflegephänomene

Achse D

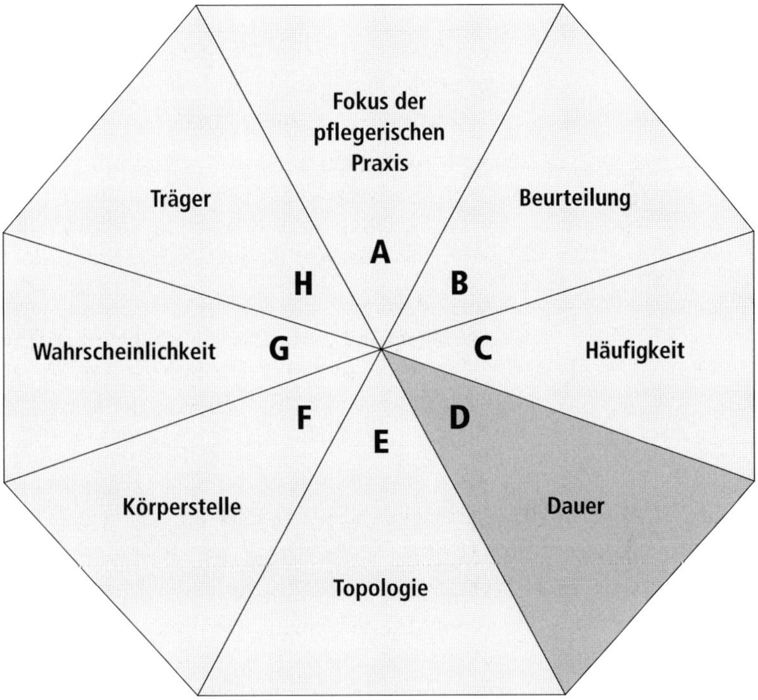

Abbildung II-10: Klassifikation der Pflegephänomene, Achse D

Dauer: die Länge eines Zeitintervalls, während dessen ein Pflegephänomen auftritt. Beispiele sind: akut, chronisch.

ICNP-Klassifikation der Pflegephänomene

Achse D: Dauer

Liste der Bezeichnungen

Definitionen

Teilungsprinzip

Dauer ist für die Zwecke der ICNP definiert als die Länge eines Zeitintervalls, während dessen ein Pflegephänomen auftritt.

1 ■ **Pflegephänomen**

Pflegephänomen ist eine Art eines Faktors, der den Gesundheitszustand beeinflusst, mit den spezifischen Merkmalen: ein für die pflegerische Praxis relevanter Aspekt der Gesundheit.

1D.1 ■ **Akut**

Ein akutes Pflegephänomen ist eine Art von Pflegephänomen mit den folgenden spezifischen Merkmalen: Auftreten in einem kurzen Zeitintervall, abruptes oder plötzliches Eintreten.

1D.2 ■ **Chronisch**

Ein chronisches Pflegephänomen ist eine Art von Pflegephänomen mit den folgenden spezifischen Merkmalen: Auftreten über ein langes Zeitintervall, lang anhaltend.

Klassifikation der Pflegephänomene

Achse E

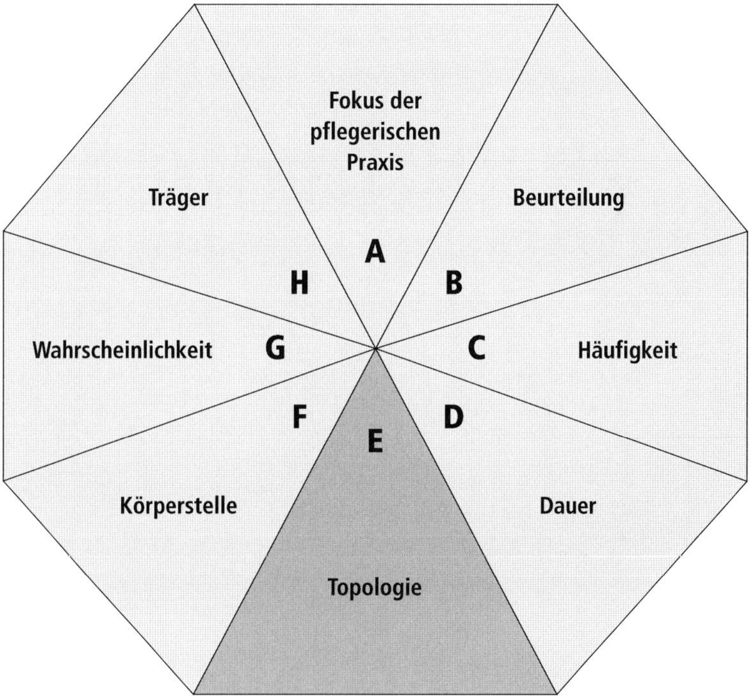

Abbildung II-11: Klassifikation der Pflegephänomene, Achse E

Topologie: die anatomische Region in Bezug auf einen mittleren Punkt oder die Ausdehnung eines Pflegephänomens. Beispiele sind: rechts, links, seitlich, teilweise, total.

ICNP-Klassifikation der Pflegephänomene

Achse E: Topologie

Liste der Bezeichnungen

1	■ **Pflegephänomen**
1E	■ **Topologie**
1E.1	■ Waagerecht
1E.1.1	Oben
1E.1.1.1	Oben rechts
1E.1.1.2	Oben links
1E.1.2	Unten
1E.1.2.1	Unten rechts
1E.1.2.2	Unten links
1E.2	■ Senkrecht
1E.2.1	Rechts (Rechte Seite)
1E.2.2	Links (Linke Seite)
1E.3	■ Seitliche Lage
1E.3.1	Einseitig
1E.3.2	Zweiseitig
1E.4	■ Gesamtheit
1E.4.1	Gesamt
1E.4.1.1	Alle
1E.4.1.2	Beide
1E.4.2	Teilweise
1E.5	■ Mittlere Lage
1E.5.1	Zentral
1E.5.2	Peripher
1E.6	■ Ganz/Teil
1E.6.1	Ganz
1E.6.2	Teil
1E.7	■ Innen/Außen
1E.7.1	Innen
1E.7.2	Aussen
1E.8	■ Rückseite/Vorderseite
1E.8.1	Hinten
1E.8.2	Vorne

Teilungsprinzip

Topologie ist für die Zwecke der ICNP definiert als die anatomische Region in Bezug auf einen mittleren Punkt oder die Ausdehnung eines Pflegephänomens.

Klassifikation der Pflegephänomene

Achse F

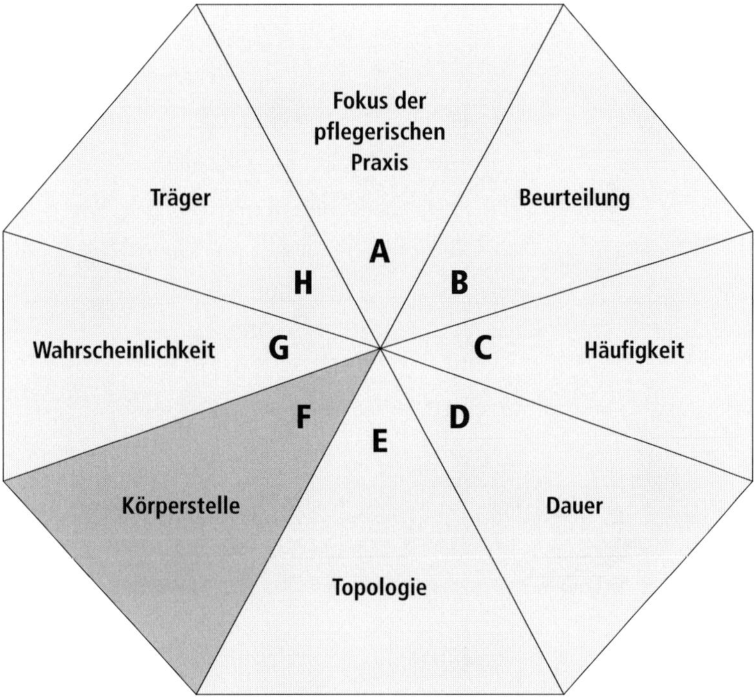

Abbildung II-12: Klassifikation der Pflegephänomene, Achse F

Körperstelle: die anatomische Position oder Lokalisation eines Pflegephänomens. Beispiele sind: Auge, Finger.

ICNP-Klassifikation der Pflegephänomene

Achse F: Körperstelle

Liste der Bezeichnungen

1 ■ **Pflegephänomen**

1F ■ **Körperstelle**

Die nachfolgende Liste der Begriffe zu Körperstelle ist gleichzeitig referenziert zur Systematischen Nomenklatur der Medizin (SNOMED®, Internationale Klassifikation der Topografie). Die jedem Begriff nachgestellte Kodierung ist der SNOMED®, Internationale Klassifikation entnommen. Die Liste Körperstelle ist exemplarisch für die Art der Begriffe, die in dieser Achse zu berücksichtigen sind. Sie ist nicht vollständig und umfassend. Es wird eine weitere Evaluierung zur Berücksichtigung aller möglichen Begriffsbereiche und ihrer alphabetischen Ordnung im Englischen benötigt. Die alphabetische Auflistung der Begriffe wird sich in den Übersetzungen ändern. Es wird daher empfohlen, die Kodierung der Begriffe beizubehalten, auch wenn sich dabei die alphabetische Reihenfolge verändern könnte.
[Anmerkung der Übersetzer: In der englischen Originalausgabe sind die Begriffe nach dem englischen Alphabet sortiert und in dieser Reihenfolge kodiert. Diese Sortierreihenfolge macht aber bei der Darstellung der Übersetzung dieser Achse 1F keinen Sinn. Beispielsweise besitzt der Buchstabe «C» den Kode 1F.3 während der Buchstabe «D» ganz ausgelassen ist und der Buchstabe «E» dann mit 1F.4 kodiert ist. Die Buchstaben Q, X, Y und Z fehlen ebenfalls. Hier ist sicher ein wichtiges Arbeitsfeld für die nächste Version. Der Vollständigkeit halber werden aber die Kodes mit angegeben.]

1F.1 A ■ A

1F.1.1 Abdomen (T–D4000)

1F.1.9 Achselhöhle (T–D8100)

1F.1.5 After (T–59900)

1F.1.2 Amputationsstumpf (M-14850)

1F.1.3 Analer Schließmuskel (T–14330)

1F.1.6 Areola (T–04210)

1F.1.7 Arm (T–41000)

1F.1.8	Arterie (T–41000)
1F.1.8.1	Arterie: Lungenarterie (T–44000)
1F.4.4	Auge (T–AA000)
1F.4.5	Augenlid (T–AA810)
1F.2 B	■ B
1F.2.2	Bart
1F.15.1	Becken (T–D6000)
1F.11.2	Bein (T–D9400)
1F.3.8	Bindehaut (T–AA860)
1F.2.8	Bronchien (T–26800)
1F.2.7	Brust (T–T04000)
1F.2.7.1	Brust: weibliche Brust (T–04010)
1F.3.4	Brustkorb (T–D3000)
1F.18.3	Brustkorb (T–D3000)
1F.3.5	Brustwand (T–D3050)
1F.13.5	Brustwarze (T–04100)
1F.3 C	■ C
	■ D
1F.2.5	Darm (T–50500)
1F.4 E	■ E
1F.14.1	Eierstock (T–87000)
1F.4.2	Ellenbogen (T–D8300)
1F.5 F	■ F
1F.7.5	Ferse (T–D9600)
1F.5.3	Finger (T–D8800)
1F.5.2	Fötus (T–E5200)
1F.6 G	■ G
1F.6.1	Gastrointestinaler Trakt (T–50100)
1F.19.7	Gebärmutter (T–83000)
1F.2.6	Gehirn (T–A0100)
1F.9.2	Gelenk (T–15000)
1F.6.2	Genitalsystem (T–70250)
1F.6.2.1	Genitalsystem: Weibliches Genitalsystem (T–80000)
1F.6.2.2	Genitalsystem: Männliches Genitalsystem (T–90000)
1F.2.9	Gesäß (T–D2600)
1F.19.1	Geschwür
1F.5.1	Gesicht (T–D1200)
1F.18.4	Gewebe (T–D0050)
1F.18.4.1	Gewebe: Subkutanes Gewebe (T–03000)
1F.18.4.2	Gewebe: Körpergewebe (T–D0050)

1F.18.4.3	Gewebe: Weichteile
1F.18.4.4	Gewebe: Fettgewebe (T–1A010)
1F.11.3	Glied (T–D2800)
1F.4.3	Gliedmaßen (T–D2800)
1F.7 H	■ H
1F.7.1	Haar (T–01400)
1F.7.1.1	Haar der Kopfhaut (T–01535)
1F.7.1.2	Haar des Gesichtes (T–01540)
1F.7.1.3	Haar des Rumpfes (T–01570)
1F.7.1.4	Haar der Achselhöhle (T–01560)
1F.7.1.5	Haar des Schambeins (T–01592)
1F.13.2	Hals (T–D1600)
1F.7.2	Hand (T–D8700)
1F.21.1	Handgelenk (T–D8600)
1F.17.5	Haut (T–01000)
1F.19.4	Harnblase: (T–74000)
1F.19.5	Harnblasen-Schließmuskel (T–74420)
1F.19.3	Harnröhre (T–75000)
1F.8.1	Hautoberfläche (T–00000)
1F.7.4	Herz (T–32000)
1F.3.1	Herz-Kreislauf-System (T–30000)
1F.18.1	Hoden (T–94000)
1F.17.2	Hodensack (T–98000)
1F.3.9	Hornhaut des Auges (T–AA200)
1F.7.6	Hüfte (T–D2500)
F1F.8 I	■ I
1F.9 J	■ J
1F.10 K	■ K
1F.3.2	Kapillare (T–40050)
1F.11.1	Kehlkopf (T–24100)
1F.9.1	Kiefer (T–D1213)
1F.3.6	Kinn (T–D1210)
1F.3.7	Klitoris (T–81400)
1F.10.1	Knie (T–D9200)
1F.1.4	Knöchel (T–D9500)
1F.7.3	Kopf (T–D1100)
1F.2.3	Körper als Ganzes (T–D0010)
1F.2.4	Körpergewebe (T–D0050)
1F.3.3	Körperhöhle
1F.3.3.1	Körperhöhle: Nasenhöhle (T–21300)
1F.3.3.2	Körperhöhle: Mundhöhle (T–51004)
1F.3.3.3	Körperhöhle: Schädelhöhle (T–D1400)

1F.3.3.4	Körperhöhle: Rachenhöhle (T–24105)
1F.17.1	Kreuzbein (T–11AD0)
1F.11 L	■ L
1F.11.4	Lippe (T–52000)
1F.18.8	Luftröhre (T–25000)
1F.11.5	Lunge (T–28000)
	■
1F.12 M	■ M
1F.17.7	Magen (T–57000)
1F.16.1	Mastdarm (T–59600)
1F.12.1	Mund (T–51000)
1F.12.4	Muskel (T–13001)
1F.12.5	Muskel-Skelett-System (T–10000)
1F.13 N	■ N
1F.19.2	Nabel (T–D4220)
1F.13.1	Nagel (T–01600)
1F.13.1.1	Nagel: Fingernagel (T–01614)
1F.13.1.2	Nagel: Zehennagel (T–01620)
1F.13.6	Nase (T–21000)
1F.13.3	Nerv (T–A9001)
1F.13.4	Nervensystem (T–A0000)
1F.14 O	■ O
1F.18.2	Oberschenkel (T–D9100)
1F.4.1	Ohr (T–AB000)
1F.15 P	■ P
1F.15.2	Penis (T–91000)
1F.15.3	Perineum (T–D2700)
1F.15.4	Pleura (T–91000)
1F.15.5	Prostata (T–92000)
	■ Q
1F.16 R	■ R
1F.16.2	Rippe (T–11300)
1F.2.1	Rücken (T–D2100)
1F.18.9	Rumpf (T–D2000)
1F.17 S	■ S
1F.17.6	Schädel (T–11100)
1F.20.1	Scheide (T–82000)
1F.12.3	Schleimhaut (T–00400)
1F.12.3.1	Schleimhaut: Lippenschleimhaut (T–52010)
1F.12.3.2	Schleimhaut: Zungenschleimhaut (T–53010)

1F.12.3.3	Schleimhaut: Mundschleimhaut (T–51300)
1F.12.3.4	Schleimhaut: Trachealschleimhaut (T–25010)
1F.12.3.5	Schleimhaut: Vaginalschleimhaut (T–82010)
1F.17.3	Skelett-Knochen (T–11000)
1F.17.4	Skelettsystem (T–11000)
1F.8.2	Spinnwebenhaut (T–A1221)
1F.17.8	Stoma (M–18800)
1F.17.8.1	Stoma: Kolostoma
1F.17.8.2	Stoma: Ileostoma
1F.17.8.3	Stoma: Tracheostoma
1F.17.8.4	Stoma: Urostoma
1F.17.9	Stumpf (M–14850)
1F.18 T	■ T
1F.19 U	■ U
1F.1.7.1	Unterarm (T–D8580)
1F.19.6	Urogenitales System (T–70200)
1F.20 V	■ V
1F.20.2	Vene (T–48000)
1F.20.3	Vulva (T–81000)
1F.21 W	■ W
1F.21.2	Wunde
	■ X
	■ Y
	■ Z
1F.18.6	Zahn (T–54010)
1F.18.5	Zehe (T–D9800)

Teilungsprinzip

Körperstelle ist für die Zwecke der ICNP definiert als anatomische Position oder Lokalisation eines Pflegephänomens

Klassifikation der Pflegephänomene

Achse G

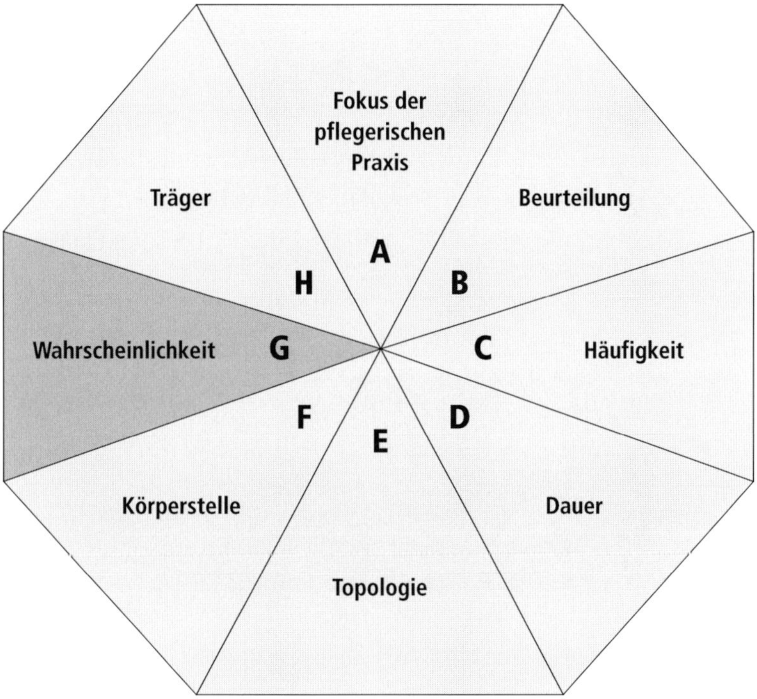

Abbildung II-13: Klassifikation der Pflegephänomene, Achse G

Wahrscheinlichkeit: die Möglichkeit des Auftretens eines Pflegephänomens. Beispiele sind: Risiko (für), Chance (für).

ICNP-Klassifikation der Pflegephänomene

Achse G: Wahrscheinlichkeit

Liste der Bezeichnungen

Definitionen

Teilungsprinzip

Wahrscheinlichkeit ist für die Zwecke der ICNP definiert als die Möglichkeit des Auftretens eines Pflegephänomens.

1 **■ Pflegephänomen**

Pflegephänomen ist eine Art eines Faktors, der den Gesundheitszustand beeinflusst, mit den spezifischen Merkmalen: ein für die pflegerische Praxis relevanter Aspekt der Gesundheit.

1G.1 **■ Risiko für**

Ein Pflegephänomen, für das ein Risiko vorhanden ist, ist ein Pflegephänomen mit den spezifischen Merkmalen: das Auftreten eines unerwünschten Pflegephänomens wird mit einer bestimmten Wahrscheinlichkeit geschätzt.

1G.1.1 Sehr hohes Risiko für

Ein Pflegephänomen, für das ein sehr hohes Risiko vorhanden ist, ist ein Pflegephänomen, für das ein Risiko vorhanden ist mit den spezifischen Merkmalen: das Auftreten eines unerwünschten Pflegephänomens wird geschätzt mit einer Wahrscheinlichkeit von 80 bis 100 Prozent.

1G.1.2 Hohes Risiko für

Ein Pflegephänomen, für das ein hohes Risiko vorhanden ist, ist ein Pflegephänomen, für das ein Risiko vorhanden ist mit den spezifischen Merkmalen: das Auftreten eines unerwünschten Pflegephänomens wird geschätzt mit einer Wahrscheinlichkeit von 60 bis 80 Prozent.

1G.1.3 Mittleres Risiko für

Ein Pflegephänomen, für das ein hohes Risiko vorhanden ist, ist ein Pflegephänomen, für das ein Risiko vorhanden ist mit den spezifischen Merkmalen: das Auftreten eines unerwünschten Pflegephänomens wird geschätzt mit einer Wahrscheinlichkeit 40 bis 60 Prozent.

1G.1.4 Niedriges Risiko für

Ein Pflegephänomen, für das ein hohes Risiko vorhanden ist, ist ein Pflegephänomen, für das ein Risiko vorhanden ist mit den spezifischen Merkmalen: das Auftreten eines unerwünschten Pflegephänomens wird geschätzt mit einer Wahrscheinlichkeit 20 bis 40 Prozent.

1G.1.5 Sehr geringes Risiko für

Ein Pflegephänomen, für das ein hohes Risiko vorhanden ist, ist ein Pflegephänomen, für das ein Risiko vorhanden ist mit den spezifischen Merkmalen: das Auftreten eines unerwünschten Pflegephänomens wird geschätzt mit einer Wahrscheinlichkeit 0 bis 20 Prozent.

1G.2 ■ **Chance für**

Ein Pflegephänomen, für das eine Chance besteht, ist ein Pflegephänomen mit den spezifischen Merkmalen: das Auftreten eines erwünschten Pflegephänomens wird mit einer bestimmten Wahrscheinlichkeit geschätzt.

1G.2.1 **Sehr große Chance für**

Ein Pflegephänomen, für das eine sehr große Chance vorhanden ist, ist ein Pflegephänomen mit den spezifischen Merkmalen: das Auftreten eines erwünschten Pflegephänomens wird geschätzt mit einer Wahrscheinlichkeit von 80 bis 100 Prozent.

1G.2.2 **Große Chance für**

Ein Pflegephänomen, für das eine große Chance vorhanden ist, ist ein Pflegephänomen mit den spezifischen Merkmalen: das Auftreten eines erwünschten Pflegephänomens wird geschätzt mit einer Wahrscheinlichkeit von 60 bis 80 Prozent.

1G.2.3 **Mittlere Chance für**

Ein Pflegephänomen, für das eine mittlere Chance vorhanden ist, ist ein Pflegephänomen mit den spezifischen Merkmalen: das Auftreten eines erwünschten Pflegephänomens wird geschätzt mit einer Wahrscheinlichkeit von 40 bis 60 Prozent.

1G.2.4 **Niedrige Chance für**

Ein Pflegephänomen, für das eine niedrige Chance vorhanden ist, ist ein Pflegephänomen mit den spezifischen Merkmalen: das Auftreten eines erwünschten Pflegephänomens wird geschätzt mit einer Wahrscheinlichkeit von 20 bis 40 Prozent.

1G.2.5 **Sehr niedrige Chance für**

Ein Pflegephänomen, für das eine sehr niedrige Chance vorhanden ist, ist ein Pflegephänomen mit den spezifischen Merkmalen: das Auftreten eines erwünschten Pflegephänomens wird geschätzt mit einer Wahrscheinlichkeit von 0 bis 20 Prozent.

Klassifikation der Pflegephänomene

Achse H

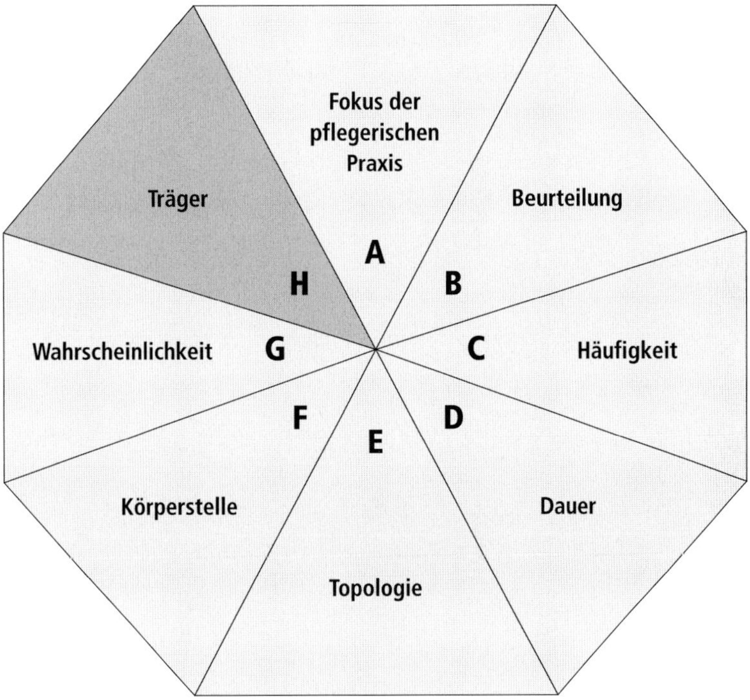

Abbildung II-14: Klassifikation der Pflegephänomene, Achse H

Träger: die Entität, die das Pflegephänomen haben kann. Beispiele sind: Individuum, Familie, Gemeinschaft/Gesellschaft.

ICNP-Klassifikation der Pflegephänomene

Achse H: Träger

Liste der Bezeichnungen

Definitionen

Teilungsprinzip

Träger ist für die Zwecke von ICNP definiert als die Entität, die das Pflegephänomen haben kann.

1 **Pflegephänomen**

Pflegephänomen ist eine Art eines Faktors, der den Gesundheitszustand beeinflusst, mit den spezifischen Merkmalen: ein für die pflegerische Praxis relevanter Aspekt der Gesundheit.

1H.1 **Person**

Ein Pflegephänomen mit Träger: Person ist eine Art von Pflegephänomen mit den spezifischen Merkmalen: ein Mensch hat das Pflegephänomen.

1H.2 **Gruppe**

Ein Pflegephänomen mit Träger: Gruppe ist eine Art von Pflegephänomen mit den spezifischen Merkmalen: eine Menge von Menschen hat das Pflegephänomen.

1H.2.1 Familie

Ein Pflegephänomen mit Träger: Familie ist eine Art von Pflegephänomen von einer Gruppe mit den spezifischen Merkmalen: eine Menge von Menschen, die miteinander durch Blut, Verwandtschaft, emotionale oder legale Beziehungen in Wechselbeziehung stehen – einschließlich Bezugspersonen –, hat das Pflegephänomen.

1H.2.1.1 Familie (distributiv)

Ein Pflegephänomen mit Träger: Familie (distributiv) ist eine Art von Pflegephänomen von einer Gruppe mit den spezifischen Merkmalen: eine Menge von Menschen, die als Individuen betrachtet werden und miteinander durch Blut, Verwandtschaft, emotionale oder legale Beziehungen verbunden sind – einschließlich Bezugspersonen –, hat das Pflegephänomen.

1H.2.1.2 Familie (kollektiv)

Ein Pflegephänomen mit Träger: Familie (kollektiv) ist eine Art von Pflegephänomen von einer Gruppe mit den spezifischen Merkmalen: eine Menge von Menschen, die als soziale Einheit oder kollektives Ganzes betrachtet werden und miteinander durch Blut, Verwandtschaft, emotionale oder legale Beziehungen verbunden sind – einschließlich Bezugspersonen –, hat das Pflegephänomen. Die soziale Einheit, die durch die Familie als ein Ganzes gebildet wird, wird zusätzlich zu den Individuen und ihren Beziehungen betrachtet, die Teile der Gruppe bilden.

1H.2.2 **Gemeinschaft/Gesellschaft**

Ein Pflegephänomen mit Träger: Gemeinschaft/Gesellschaft (i. O.: «community») ist eine Art von Pflegephänomen von einer Gruppe mit den spezifischen Merkmalen: eine Menge von Menschen, die als Personen miteinander verbunden sind durch gemeinsame Geographie, gemeinsame Bedingungen oder gemeinsame Interessen, hat das Pflegephänomen.

1H.2.2.1 **Gemeinschaft/Gesellschaft (distributiv)**

Ein Pflegephänomen mit Träger: Gemeinschaft/Gesellschaft (distributiv) ist eine Art von Pflegephänomen von einer Gemeinschaft/Gesellschaft mit den spezifischen Merkmalen: eine Menge von Menschen, die als Individuen betrachtet werden und als Personen miteinander verbunden sind durch gemeinsame Geographie, gemeinsame Bedingungen oder gemeinsame Interessen, hat das Pflegephänomen.

1H.2.2.2 **Gemeinschaft/Gesellschaft (kollektiv)**

Ein Pflegephänomen mit Träger: Gemeinschaft/Gesellschaft (kollektiv) ist eine Art von Pflegephänomen von einer Gemeinschaft/Gesellschaft mit den spezifischen Merkmalen: eine Menge von Menschen, die als soziale Einheit oder kollektives Ganzes betrachtet werden und als Personen miteinander verbunden sind durch gemeinsame Geographie, gemeinsame Bedingungen oder gemeinsame Interessen, hat das Pflegephänomen. Die soziale Einheit, die durch die Gesellschaft als ein Ganzes gebildet wird, wird zusätzlich zu den Individuen und ihren Beziehungen betrachtet, die Teile der Gruppe bilden.

Klassifikation der Pflegehandlungen

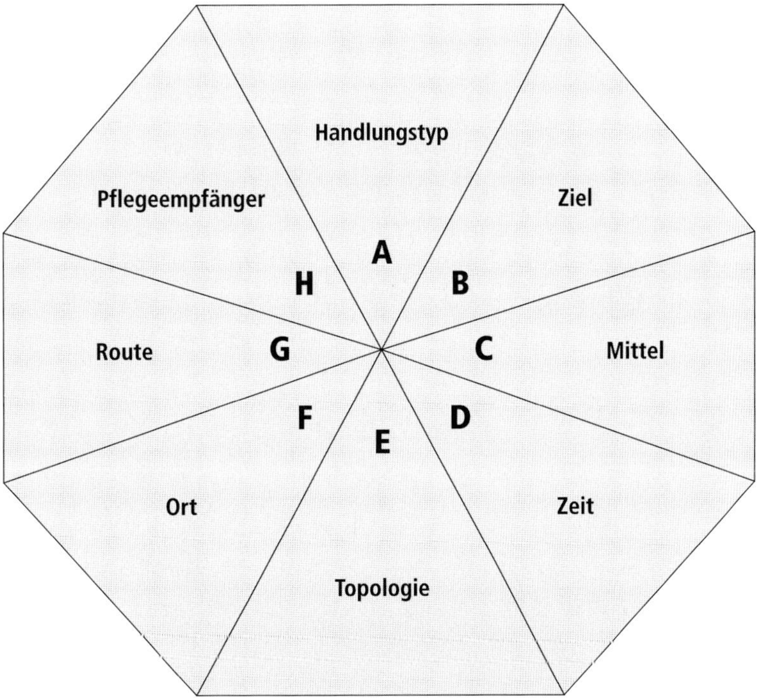

Abbildung II-15: Achsen der Klassifikation der Pflegehandlungen

Achse A

Handlungstyp: die Tätigkeit, die bei einer Pflegehandlung ausgeführt wird. Beispiele sind: lehren, einführen, überwachen.

Achse B

Ziel: die Entität, die durch eine Pflegehandlung beeinflusst wird oder die den Inhalt einer Pflegehandlung ausmacht. Beispiele sind: Schmerz, Kleinkind, Hauspflege.

Achse C

Mittel: die Entität, die bei der Durchführung einer Pflegehandlung verwendet wird. Mittel beinhaltet beides: Instrumente, definiert als Werkzeuge, die bei der Durchführung von Pflegehandlungen verwendet werden, und Dienste, die als eine spezifische Arbeit oder ein Plan bei der Durchführung einer Pflegehandlung definiert sind. Beispiele sind: Bandagen, Techniken zum Blasentraining, Entlassungsvorbereitung.

Achse D	**Zeit:** die zeitliche Orientierung einer Pflegehandlung. Zeit beinhaltet beides: Zeitpunkte (Ereignisse), definiert als bestimmte Augenblicke in der Zeit, und Zeitspannen (Episoden), definiert als die Dauer zwischen zwei Ereignissen. Beispiele sind: während der Entlassung, intraoperativ, pränatal.
Achse E	**Topologie:** die anatomische Region in Bezug auf einen mittleren Punkt oder die Ausdehnung eines anatomischen Bereichs, die in eine Pflegehandlung einbezogen sind. Beispiele sind: links, total.
Achse F	**Ort:** die anatomische und räumliche Orientierung einer Pflegehandlung. Ort beinhaltet beides: die Körperstelle, definiert als anatomische Position oder Ort einer Pflegehandlung, als auch die Stelle, definiert als der räumliche Ort, an dem die Pflegehandlung auftritt. Beispiele sind: Kopf, Arm, zu Hause, Arbeitsplatz.
Achse G	**Route:** der Weg, über/durch den eine Pflegehandlung ausgeführt wird. Beispiele sind: oral, subkutan.
Achse H	**Pflegeempfänger:** die Entität, zu deren Vorteil eine Pflegehandlung ausgeführt wird. Beispiele sind: Individuum, Gruppe.

Klassifikation der Pflegehandlungen

Achse A

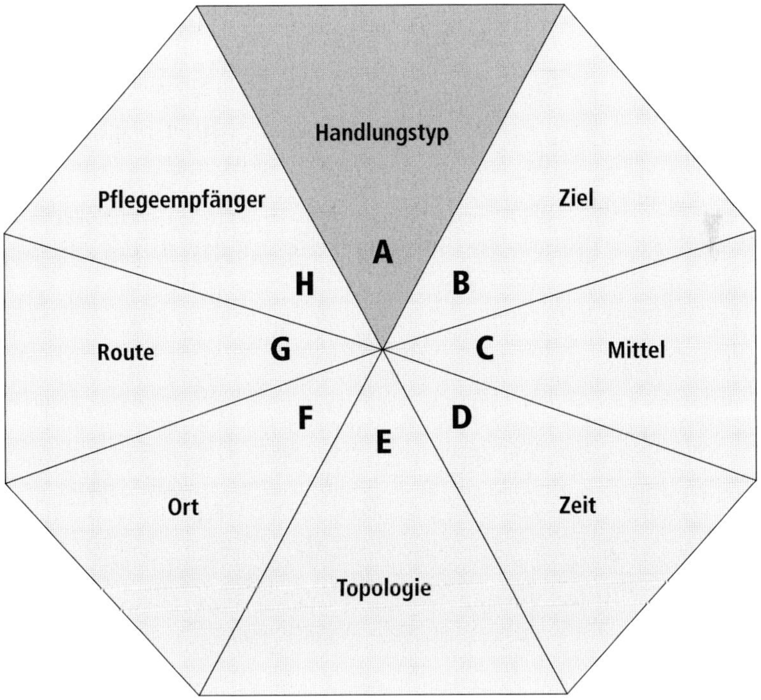

Abbildung II-16: Klassifikation der Pflegehandlungen, Achse A

Handlungstyp: die Tätigkeit, die bei einer Pflegehandlung ausgeführt wird. Beispiele sind: lehren, einführen, überwachen.

ICNP-Klassifikation der Pflegehandlungen

Achse A: Handlungstyp

Liste der Bezeichnungen

Definitionen

Teilungsprinzip

Handlungstyp ist für die Zwecke der ICNP definiert als die Tätigkeit, die bei einer Pflegehandlung ausgeführt wird.

2 **Pflegehandlungen**
Pflegehandlung ist eine Art von Handlung mit den spezifischen Merkmalen: Verhalten von Pflegenden in der Praxis.

2A **Handlungstyp**

2A.1 **Beobachten**
Beobachten ist eine Art von Handlungstyp mit den spezifischen Merkmalen: jemanden oder etwas beachten/erkennen und sorgfältig anschauen/betrachten.

2A.1.1 Identifizieren
Identifizieren ist eine Art von Beobachten mit den spezifischen Merkmalen: von jemandem oder etwas die Identität systematisch ergründen.

2A.1.1.1 Aufspüren/Nachspüren
Aufspüren/Nachspüren ist eine Art von Identifizieren mit den spezifischen Merkmalen: Spuren oder Zeichen von jemandem oder etwas durch Nachforschung/Untersuchung beobachten, entdecken oder finden.

2A.1.1.2 Systematisches Darstellen
Systematisches Darstellen ist eine Art von Identifizieren mit den spezifischen Merkmalen: das Gesundheitsverhalten und die Bedürfnisse einer Population (Bevölkerung) systematisch identifizieren.

2A.1.2 Bestimmen
Bestimmen ist eine Art von Beobachten mit den spezifischen Merkmalen: etwas genau ergründen oder das Vorhandensein von etwas genau feststellen.

2A.1.2.1 Untersuchen
Untersuchen ist eine Art von Bestimmen mit den spezifischen Merkmalen: etwas oder jemanden erkunden sowie etwas oder jemanden gründlich und analytisch betrachten, um das Vorhandensein von etwas genau zu festzustellen.

2A.1.2.1.1 Abhören
Abhören ist eine Art von Untersuchen mit den spezifischen Merkmalen: auf Geräusche innerhalb des Körpers hören.

2A.1.2.1.2 Abtasten
Abtasten ist eine Art von Untersuchen mit den spezifischen Merkmalen: manuelles Untersuchen von Körperpartien/Körperteilen.

2A.1.2.1.3 **Perkutieren**
Perkutieren ist eine Art von Untersuchen mit den spezifischen Merkmalen: Untersuchen von Körperpartien durch behutsames Abklopfen mit den Fingern oder mit Instrumenten.

2A.1.2.1.4 **Screening**
Screening ist eine Art von Untersuchen mit den spezifischen Merkmalen: das Unterscheiden zwischen jenen, die an einer Krankheit oder einem anderem Phänomen leiden, und jenen, die das nicht tun.

2A.1.2.2 **Testen**
Testen ist eine Art von Bestimmen mit den spezifischen Merkmalen: jemanden oder etwas erproben oder in einen Versuch/eine Studie einbeziehen.

2A.1.2.3 **Analysieren**
Analysieren ist eine Art von Bestimmen mit den spezifischen Merkmalen: das Aufschlüsseln von Informationen über etwas.

2A.1.2.4 **Überprüfen**
Überprüfen ist eine Art von Bestimmen mit den spezifischen Merkmalen: das Feststellen der Genauigkeit, Qualität oder des Zustandes von etwas.

2A.1.2.5 **Verifizieren**
Verifizieren ist eine Art von Bestimmen mit den spezifischen Merkmalen: das Feststellen der Wahrhaftigkeit (Wahrheit) oder Richtigkeit von etwas.

2A.1.2.6 **Messen**
Messen ist eine Art von Bestimmen mit den spezifischen Merkmalen: das Feststellen von Zahlenwerten zu den Eigenschaften von jemandem oder etwas.

2A.1.2.6.1 **Wiegen**
Wiegen ist eine Art von Messen mit den spezifischen Merkmalen: das Gewicht von jemandem oder etwas feststellen und in Zahlen ausdrücken.

2A.1.2.7 **Berechnen**
Berechnen ist eine Art von Bestimmen mit den spezifischen Merkmalen: durch Abschätzen oder durch mathematische Verfahren etwas ermitteln.

2A.1.3 **Überwachen**
Überwachen ist eine Art von Beobachten mit den spezifischen Merkmalen: jemanden oder etwas auf wiederholte oder regelmäßige Ereignisse genau überprüfen.

2A.1.3.1 **Überblick verschaffen**

Überblick verschaffen ist eine Art von Überwachen mit den spezifischen Merkmalen: das wiederholte und regelmäßige Untersuchen von jemandem oder etwas über einen Zeitraum.

2A.1.3.2 **Inspizieren**

Inspizieren ist eine Art von Überwachen mit den spezifischen Merkmalen: das gründliche Betrachten in einer systematischen Art von jemandem oder etwas.

2A.1.3.3 **Verlauf beobachten**

Verlauf beobachten ist eine Art von Überwachen mit den spezifischen Merkmalen: das Überblicken des Fortschritts von jemandem oder von etwas.

2A.1.4 **Beurteilen**

Beurteilen ist eine Art von Beobachten mit den spezifischen Merkmalen: das Bewerten (Einschätzen) der Größe, Qualität oder Bedeutung von etwas.

2A.1.4.1 **Interpretieren**

Interpretieren ist eine Art von Beurteilen mit den spezifischen Merkmalen: etwas aus eigener Sicht verstehen oder erklären.

2A.2 ■ Leiten

Leiten ist eine Art von Handlungstyp mit den spezifischen Merkmalen: das Verantwortlichsein und das Erstellen einer Ordnung für jemanden oder etwas.

2A.2.1 **Organisieren**

Organisieren ist eine Art von Leiten mit den spezifischen Merkmalen: etwas eine ordnende Struktur geben, zum Beispiel etwas in eine Reihenfolge bringen.

2A.2.1.1 **Koordinieren**

Koordinieren ist eine Art von Organisieren mit den spezifischen Merkmalen: etwas in eine zutreffende Beziehung zueinander setzen.

2A.2.1.1.1 **Planen**

Planen ist eine Art von Koordinieren mit den spezifischen Merkmalen: etwas im Voraus berücksichtigen, ordnen und arrangieren.

2A.2.1.1.1.1 **Priorisieren**

Priorisieren ist eine Art von Planen mit den spezifischen Merkmalen: etwas in vorrangigen Begriffen in einer Rangfolge ordnen.

2A.2.1.1.1.1.1 **Dringlichkeiten festlegen**

Dringlichkeiten festlegen ist eine Art von Priorisieren mit den spezifischen Merkmalen: das Zuweisen von Graden der Dringlichkeit, um über die Reihenfolge der Behandlungen von Wunden, Krankheiten usw. zu entscheiden.

2A.2.1.1.1.2	**Terminieren** Terminieren ist eine Art von Planen mit den spezifischen Merkmalen: das Anfertigen einer Übersicht/Aufstellung zum Ablauf, z. B. Zeitplan.
2A.2.1.1.2	**Arrangieren** Arrangieren ist eine Art von Koordinieren mit den spezifischen Merkmalen: etwas in eine benötigte Reihenfolge, Anordnung, Ordnung bringen.
2A.2.1.1.3	**Anfordern** Anfordern ist eine Art von Koordinieren mit den spezifischen Merkmalen: von jemandem die Ausführung von etwas zu verlangen oder etwas bestellen.
2A.2.1.1.4	**Überweisen** Überweisen ist eine Art von Koordinieren mit den spezifischen Merkmalen: das Weiterleiten/Weiterschicken oder Verweisen einer Person an jemanden oder etwas.
2A.2.1.2	**Steuern** Steuern ist eine Art von Organisieren mit den spezifischen Merkmalen: das Regulieren oder das Aufrechterhalten einer Funktion, einer Handlung oder eines Reflexes.
2A.2.1.2.1	**Regulieren** Regulieren ist eine Art von Steuern mit den spezifischen Merkmalen: etwas einstellen, um das gewünschte, beabsichtigte Ergebnis zu erhalten/zu bekommen.
2A.2.1.2.1.1	**Verändern** Verändern ist eine Art von Regulieren mit den spezifischen Merkmalen: das Vornehmen von Veränderungen in/an etwas oder das Andersmachen von etwas.
2A.2.1.2.1.1.1	**Initiieren** Initiieren ist eine Art von Verändern mit den spezifischen Merkmalen: das Beginnen, etwas zu verändern oder das Beginnen, etwas anders zu machen.
2A.2.1.2.1.1.2	**Steigern** Steigern ist eine Art von Verändern mit den spezifischen Merkmalen: etwas einstellen, um das gewünschte Ergebnis zu bekommen: mehr (quantitativ).
2A.2.1.2.1.1.3	**Vermindern** Vermindern ist eine Art von Verändern mit den spezifischen Merkmalen: etwas einstellen, um das gewünschte Ergebnis zu bekommen: weniger (quantitativ).

2A.2.1.2.1.1.4	**Unterbrechen** Unterbrechen ist eine Art von Verändern mit den spezifischen Merkmalen: einen Vorgang – evtl. vorläufig – stoppen, um etwas zu tun oder etwas anders zu machen.
2A.2.1.2.1.1.4.1	**Entwöhnen** Entwöhnen ist eine Art von Unterbrechen mit den spezifischen Merkmalen: bei jemandem bewirken, dass dieser nicht von etwas abhängig ist.
2A.2.1.2.1.1.4.2	**Unterdrücken** Unterdrücken ist eine Art von Unterbrechen mit den spezifischen Merkmalen: das Setzen eines Endes der Aktivität oder der Existenz von etwas.
2A.2.1.2.1.2	**Aufrechterhalten** Aufrechterhalten ist eine Art von Regulieren mit den spezifischen Merkmalen: das Aufrechterhalten von etwas, das Absichern/Bewahren von etwas oder das Fortführen von etwas.
2A.2.1.2.1.2.1	**Stabilisieren** Stabilisieren ist eine Art von Aufrechterhalten mit den spezifischen Merkmalen: etwas so gestalten, dass es sich wahrscheinlich nicht ändert.
2A.2.1.2.1.2.2	**Optimieren** Optimieren ist eine Art von Aufrechterhalten mit den spezifischen Merkmalen: das Erreichen des besten Ergebnisses.
2A.2.1.2.2	**Zurückhalten** Zurückhalten ist eine Art von Steuern mit den spezifischen Merkmalen: jemanden oder etwas in Grenzen halten.
2A.2.1.2.2.1	**Beschränken** Beschränken ist eine Art von Zurückhalten mit den spezifischen Merkmalen: jemanden oder etwas innerhalb von physischen Grenzen halten.
2A.2.1.2.2.1.1	**Räumlich Beschränken** Räumlich Beschränken ist eine Art von Beschränken mit den spezifischen Merkmalen: jemanden oder etwas innerhalb geografischer Grenzen halten.
2A.2.1.2.2.1.2	**Immobilisieren** Immobilisieren ist eine Art von Beschränken mit den spezifischen Merkmalen: jemanden oder etwas in der Bewegung einschränken.
2A.2.1.2.2.2	**Isolieren** Isolieren ist eine Art von Zurückhalten mit den spezifischen Merkmalen: Beibehalten von Barrieren, jemanden von anderen trennen.

2A.2.1.2.2.3 **Einschränken**
Einschränken ist eine Art von Zurückhalten mit den spezifischen Merkmalen: das Durchsetzen der Maßstäbe eines gewünschten und akzeptablen Patientenverhaltens.

2A.2.1.2.3 **Erlauben**
Erlauben ist eine Art von Steuern mit den spezifischen Merkmalen: das Bevollmächtigen/Autorisieren oder eine Möglichkeit geben.

2A.2.2 **Verteilen**
Verteilen ist eine Art von Leiten mit den spezifischen Merkmalen: etwas verbreiten, streuen

2A.2.2.1 **Verabreichen**
Verabreichen ist eine Art von Verteilen mit den spezifischen Merkmalen: das Liefern/Versorgen, oder das Anwenden eines (Heil-) Mittels.

2A.2.2.2 **Anwenden**
Anwenden ist eine Art von Verteilen mit den spezifischen Merkmalen: etwas praktisch benutzen/anwenden.

2A.2.2.3 **Geben**
Geben ist eine Art von Verteilen mit den spezifischen Merkmalen: etwas transferieren.

2A.2.2.4 **Versorgen**
Versorgen ist eine Art von Verteilen mit den spezifischen Merkmalen: etwas für jemanden bereitstellen/liefern.

2A.2.2.5 **Anbieten**
Anbieten ist eine Art von Verteilen mit den spezifischen Merkmalen: das Geben einer Gelegenheit.

2A.2.3 **Sammeln**
Sammeln ist eine Art von Leiten mit den spezifischen Merkmalen: etwas zusammenbringen, zusammenführen und vereinigen/zusammenstellen.

2A.3 **■ Ausführen**
Ausführen ist eine Art von Handlungstyp mit den spezifischen Merkmalen: das Durchführen einer (pflege-)technischen Aufgabe.

2A.3.1 **Säubern**
Säubern ist eine Art von Ausführen mit den spezifischen Merkmalen: das Entfernen von Schmutz oder ansteckenden Krankheitserregern/Substanzen.

2A.3.1.1 **Waschen**
Waschen ist eine Art von Säubern mit den spezifischen Merkmalen: etwas säubern mit Wasser oder anderen Flüssigkeiten und einem Reinigungsmittel.

2A.3.1.1.1 **Spülen**
Spülen ist eine Art von Waschen mit den spezifischen Merkmalen: leichtes Waschen mit sauberem Wasser oder anderen Flüssigkeiten, um unerwünschte Substanzen zu entfernen.

2A.3.1.1.2 **Ausspülen**
Ausspülen ist eine Art von Waschen mit den spezifischen Merkmalen: etwas mit einem (evtl.) konstanten Fluss von Flüssigkeit auswaschen.

2A.3.1.1.3 **Spülen mit Druck**
Spülen mit Druck ist eine Art von Waschen mit den spezifischen Merkmalen: das Säubern oder das Waschen mit einem unter Druck stehenden Schwall von Wasser.

2A.3.1.2 **Reinigen**
Reinigen ist eine Art von Säubern mit den spezifischen Merkmalen: das gründliche Säubern, etwas gründlich rein machen.

2A.3.1.2.1 **Desinfizieren**
Desinfizieren ist eine Art von Reinigen mit den spezifischen Merkmalen: etwas von krankheitserregenden Mikroorganismen (Keimen) freimachen.

2A.3.1.2.2 **Sterilisieren**
Sterilisieren ist eine Art von Reinigen mit den spezifischen Merkmalen: etwas frei von Mikroorganismen machen.

2A.3.1.3 **Scheuern**
Scheuern ist eine Art von Säubern mit den spezifischen Merkmalen: stark Abreiben/Schrubben, besonders mit einer harten Bürste.

2A.3.1.4 **Einseifen**
Einseifen ist eine Art von Säubern mit den spezifischen Merkmalen: etwas mit Wasser und Reinigungssubstanz reinigen und Mikroorganismen entfernen.

2A.3.1.5 **Saugen**
Saugen ist eine Art von Säubern mit den spezifischen Merkmalen: das Entfernen von Luft oder Flüssigkeit aus einem Behälter oder Hohlraum, um ein Teilvakuum zu produzieren, um somit etwas zu entfernen.

2A.3.1.5.1 **Absaugen**
Absaugen ist eine Art von Saugen mit den spezifischen Merkmalen: das Ansaugen oder das Anziehen einer Substanz über ein Teilvakuum.

2A.3.1.5.1.1 **Manuelles Absaugen**
Manuelles Absaugen ist eine Art von Absaugen mit den spezifischen Merkmalen: manuelles Saugen.

2A.3.1.5.1.2 **Mechanisches Absaugen**
Mechanisches Absaugen ist eine Art von Absaugen mit den spezifischen Merkmalen: mechanisches Saugen.

2A.3.1.6 **Ableiten**
Ableiten ist eine Art von Säubern mit den spezifischen Merkmalen: etwas veranlassen, abzulaufen oder abzufließen.

2A.3.2 **Äußere Erscheinung pflegen**
Äußere Erscheinung pflegen ist eine Art von Ausführen mit den spezifischen Merkmalen: das Bürsten, das Reinigen der Haare und Nägel und andere Formen der Überprüfung und Pflege der äußeren Erscheinung.

2A.3.2.1 **Bürsten**
Bürsten ist eine Art von Äußere Erscheinung pflegen mit den spezifischen Merkmalen: die Haare oder Haut mit einer Bürste frisieren beziehungsweise bearbeiten oder das Reinigen der Zähne mit einer (Zahn-) Bürste.

2A.3.2.2 **Kämmen**
Kämmen ist eine Art von Äußere Erscheinung pflegen mit den spezifischen Merkmalen: das Frisieren der Haare mit einem Kamm.

2A.3.3 **Baden**
Baden ist eine Art von Ausführen mit den spezifischen Merkmalen: Wasser auf etwas anwenden, etwas in Wasser einweichen, etwas in Wasser hineinbringen.

2A.3.3.1 **Einweichen**
Einweichen ist eine Art von Baden mit den spezifischen Merkmalen: etwas veranlassen, soviel Flüssigkeit wie möglich zu absorbieren.

2A.3.4 **Bedecken**
Bedecken ist eine Art von Ausführen mit den spezifischen Merkmalen: etwas über oder vor dem Körper platzieren.

2A.3.4.1 **Kleiden**
Kleiden ist eine Art von Bedecken mit den spezifischen Merkmalen: jemandem Kleidung und Bedeckungen bereitstellen.

2A.3.4.2 **An- und Ausziehen**
An- und Ausziehen ist eine Art von Bedecken mit den spezifischen Merkmalen: das Anziehen oder das Entfernen der Kleidung von jemandem.

2A.3.4.3 **Zudecken/Bedecken**
Zudecken/Bedecken ist eine Art von Bedecken mit den spezifischen Merkmalen: das Auflegen von Kleidungsstücken oder Material.

2A.3.5 **Nahrung reichen**
Nahrung reichen ist eine Art von Ausführen mit den spezifischen Merkmalen: jemandem Nahrung geben.

2A.3.6 **Lagern**
Lagern ist eine Art von Ausführen mit den spezifischen Merkmalen: jemanden oder etwas in eine gewisse/bestimmte Position bringen.

2A.3.6.1 **Heben**
Heben ist eine Art von Lagern mit den spezifischen Merkmalen: das Hochheben oder das Anheben des ganzen Körpers oder von Körperpartien/Teilen des Körpers.

2A.3.6.2 **Senken**
Senken ist eine Art von Lagern mit den spezifischen Merkmalen: das Herablassen oder das Herunterbringen des ganzen Körpers oder von Körperpartien/Teilen des Körpers.

2A.3.6.3 **Drehen**
Drehen ist eine Art von Lagern mit den spezifischen Merkmalen: das Veranlassen, dass die Position verändert wird, so dass eine andere Richtung eingenommen wird.

2A.3.6.4 **Umsetzen**
Umsetzen ist eine Art von Lagern mit den spezifischen Merkmalen: jemanden oder etwas von einem Ort zum anderen bewegen.

2A.3.7 **Handhaben**
Handhaben ist eine Art von Ausführen mit den spezifischen Merkmalen: das manuelle Bewegen einer Körperpartie/eines Körperteils.

2A.3.7.1 **Massieren**
Massieren ist eine Art von Handhaben mit den spezifischen Merkmalen: das Drücken und das Reiben des Körpers oder von Körperpartien/Teilen des Körpers.

2A.3.7.2 **Einreiben**
Einreiben ist eine Art von Handhaben mit den spezifischen Merkmalen: das Bewegen der Hände oder von anderen Objekten mit bestimmtem Druck über der Oberfläche des Körpers.

2A.3.7.3 **Milch abpumpen**
Milch abpumpen ist eine Art von Handhaben mit den spezifischen Merkmalen: das Anwenden des manuellen Drucks und das Reiben der Brust mit den Händen, um Milch aus der Brust abzuleiten.

2A.3.7.4 **Zusammendrücken**
Zusammendrücken ist eine Art von Handhaben mit den spezifischen Merkmalen: etwas zusammendrängen, komprimieren.

2A.3.8 **Mobilisieren**
Mobilisieren ist eine Art von Ausführen mit den spezifischen Merkmalen: etwas beweglich machen, Beweglichkeit wiedergeben.

2A.3.9 **Stimulieren**
Stimulieren ist eine Art von Ausführen mit den spezifischen Merkmalen: etwas anregen oder reizen.

2A.3.9.1 **Defibrillieren**
Defibrillieren ist eine Art von Stimulieren mit den spezifischen Merkmalen: dem Herz durch die Anwendung eines Defibrillators im Falle von lebensbedrohlichen Herzrhythmusstörungen einen elektrischen Schock durch die Brustwand versetzen.

2A.3.10 **Schneiden**
Schneiden ist eine Art von Ausführen mit den spezifischen Merkmalen: etwas verkürzen, trennen oder entfernen.

2A.3.10.1 **Rasieren**
Rasieren ist eine Art von Schneiden mit den spezifischen Merkmalen: das Schneiden der Haare oder des Bartes.

2A.3.10.2 **Einschneiden**
Einschneiden ist eine Art von Schneiden mit den spezifischen Merkmalen: das Setzen eines Einschnitts in etwas.

2A.3.11 **Nähen**
Nähen ist eine Art von Ausführen mit den spezifischen Merkmalen: Zunähen einer Wunde.

2A.3.12 **Klammern**
Klammern ist eine Art von Ausführen mit den spezifischen Merkmalen: etwas mit Hilfsmitteln/Klammern aneinanderfügen, zusammenfügen oder komprimieren, z. B. Gewebe oder ein Gefäß.

2A.3.13 **Belüften**
Belüften ist eine Art von Ausführen mit den spezifischen Merkmalen: Bewirken, dass sich Luft frei bewegt.

2A.3.14 **Vorbereiten**
Vorbereiten ist eine Art von Ausführen mit den spezifischen Merkmalen: jemanden oder etwas fertig bekommen oder bereit machen.

2A.3.15 **Einfüllen**
Einfüllen ist eine Art von Ausführen mit den spezifischen Merkmalen: etwas mit einer Substanz füllen.

2A.3.15.1 **Überfüllen**
Überfüllen ist eine Art von Einfüllen mit den spezifischen Merkmalen: etwas mit einer Substanz über das Normalmaß hinaus befüllen.

2A.3.16 **Einbringen**
Einbringen ist eine Art von Ausführen mit den spezifischen Merkmalen: etwas in den Körper oder einen Körperteil eingeben, einführen, einpassen oder einlegen, platzieren.

2A.3.16.1 **Injizieren**
Injizieren ist eine Art von Einbringen mit den spezifischen Merkmalen: das Einführen oder Einstechen einer Nadel in ein Körperteil, um eine Substanz zu verabreichen.

2A.3.16.2 **Punktieren**
Punktieren ist eine Art von Einbringen mit den spezifischen Merkmalen: das Einführen oder Einstechen einer Nadel in ein Blutgefäß oder in eine Körperhöhle, um Substanzen herauszuziehen oder zu entfernen.

2A.3.16.3 **Katheterisieren**
Katheterisieren ist eine Art von Einbringen mit den spezifischen Merkmalen: das Platzieren, das Einführen oder Einlegen eines Katheters in ein Körperteil, um Flüssigkeiten einzugeben oder zu entfernen.

2A.3.16.4 **Intubieren**
Intubieren ist eine Art von Einbringen mit den spezifischen Merkmalen: das Platzieren, das Einführen oder Einlegen eines Tubus in die Trachea zur Beatmung.

2A.3.16.5 **Instillieren**
Instillieren ist eine Art von Einbringen mit den spezifischen Merkmalen: tropfenweise eine Flüssigkeit allmählich in etwas eingeben.

2A.3.17 **Installieren**
Installieren ist eine Art von Ausführen mit den spezifischen Merkmalen: das Aufstellen oder Befestigen eines Gerätes in gebrauchsfähiger Position.

2A.3.17.1 **Einrichten**
Einrichten ist eine Art von Installieren mit den spezifischen Merkmalen: etwas in Position zum Gebrauch platzieren, aufstellen.

2A.3.17.2 **Anlegen**
Anlegen ist eine Art von Installieren mit den spezifischen Merkmalen: das Aufstellen, das Platzieren, Anpassen von Geräten, Ausrüstung usw. in Position zum Gebrauch.

2A.3.18 **Entfernen**
Entfernen ist eine Art von Ausführen mit den spezifischen Merkmalen: das Wegnehmen von etwas oder das Abstellen von etwas.

2A.3.18.1 **Probe abnehmen**
Probe abnehmen ist eine Art von Entfernen mit den spezifischen Merkmalen: das Extrahieren (Abziehen) von Flüssigkeiten oder anderen Körpersubstanzen.

2A.3.18.2 **Beseitigen**
Beseitigen ist eine Art von Entfernen mit den spezifischen Merkmalen: etwas loswerden.

2A.3.19 **Wechseln**
Wechseln ist eine Art von Ausführen mit den spezifischen Merkmalen: das Ersetzen eines Gegenstandes durch einen anderen.

2A.4 **■ Sorgen**
Sorgen ist eine Art von Handlungstyp mit den spezifischen Merkmalen: betroffen sein über, sich sorgen um, achtgeben auf jemanden oder etwas.

2A.4.1 **Beistehen**
Beistehen ist eine Art von Sorgen mit den spezifischen Merkmalen: das Erledigen eines Teils der Arbeit von jemandem oder jemandem bei den natürlichen Funktionen helfen.

2A.4.1.1 **Erleichtern**
Erleichtern ist eine Art von Beistehen mit den spezifischen Merkmalen: etwas für jemanden leichter machen.

2A.4.1.2 **Unterstützen**
Unterstützen ist eine Art von Beistehen mit den spezifischen Merkmalen: jemandem oder etwas soziale oder psychologische Hilfe geben, um Erfolg zu haben, jemanden oder etwas davon abhalten, zu versagen.

2A.4.1.2.1 **Ermutigen**
Ermutigen ist eine Art von Unterstützen mit den spezifischen Merkmalen: jemandem Vertrauen oder Hoffnung geben.

2A.4.1.2.2 **Bestärken**
Bestärken ist eine Art von Unterstützen mit den spezifischen Merkmalen: etwas oder jemanden stärken.

2A.4.1.2.3 **Empfehlen**
Empfehlen ist eine Art von Unterstützen mit den spezifischen Merkmalen: mittels Argumenten eine Fürsprache für jemanden oder etwas durchführen.

2A.4.1.3 **Fördern**
Fördern ist eine Art von Beistehen mit den spezifischen Merkmalen: das Helfen, etwas für jemanden zu beginnen oder voranzubringen.

2A.4.1.3.1 **Veranlassen**
Veranlassen ist eine Art von Fördern mit den spezifischen Merkmalen: Helfen, etwas zu bewirken.

2A.4.1.3.2 **Motivieren**

Motivieren ist eine Art von Fördern mit den spezifischen Merkmalen: Bewirken, dass jemand in einer bestimmten Weise handelt, oder das Interesse von jemandem an einer Aktivität zu stimulieren.

2A.4.1.3.3 **Verbessern**

Verbessern ist eine Art von Fördern mit den spezifischen Merkmalen: etwas, das schon von guter Qualität ist, besser darstellen, intensivieren oder verbessern.

2A.4.1.3.4 **Befähigen**

Befähigen ist eine Art von Fördern mit den spezifischen Merkmalen: Personen ermöglichen, Wahlmöglichkeiten zu treffen, so dass diese ihr Potenzial, ihre Gesundheit zu beeinflussen, erkennen können.

2A.4.2 **Behandeln**

Behandeln ist eine Art von Sorgen mit den spezifischen Merkmalen: das Betreuen durch Verringern, Beenden, Beseitigen oder Wiederherstellen von etwas.

2A.4.2.1 **Lindern**

Lindern ist eine Art von Behandeln mit den spezifischen Merkmalen: etwas leichter zu ertragen machen.

2A.4.2.2 **Entlasten**

Entlasten ist eine Art von Behandeln mit den spezifischen Merkmalen: etwas verringern, beenden oder entfernen.

2A.4.2.3 **Wiederherstellen**

Wiederherstellen ist eine Art von Behandeln mit den spezifischen Merkmalen: jemanden oder etwas wieder gut, ganz oder normal machen.

2A.4.2.3.1 **Wiederbeleben**

Wiederbeleben ist eine Art von Wiederherstellen mit den spezifischen Merkmalen: jemanden oder etwas dazu bringen, das Leben wieder zu erlangen.

2A.4.2.3.2 **Rehabilitieren**

Rehabilitieren ist eine Art von Wiederherstellen mit den spezifischen Merkmalen: das Wiederherstellen von wirksamen Funktionen oder des normalen Lebens durch Trainieren, besonders nach Krankheit.

2A.4.3 **Vorsorgen**

Vorsorgen ist eine Art von Sorgen mit den spezifischen Merkmalen: einen Vorgang, etwas «Sich-ereignendes» stoppen oder behindern.

2A.4.3.1 **Schützen**

Schützen ist eine Art von Vorsorgen mit den spezifischen Merkmalen: jemanden oder etwas vor etwas sichern oder Vorsichtsmaßnahmen gegen etwas unternehmen.

2A.4.3.2 **Vermeiden**
Vermeiden ist eine Art von Vorsorgen mit den spezifischen Merkmalen: das Fernhalten oder Entfernen von etwas.

2A.4.4 **Beziehung aufbauen**
Beziehung aufbauen ist eine Art von Sorgen mit den spezifischen Merkmalen: sich selbst in Beziehung zu jemandem bringen.

2A.4.4.1 **Kommunizieren**
Kommunizieren ist eine Art von Beziehung aufbauen mit den spezifischen Merkmalen: Verständigung herbeiführen durch verbales und nonverbales Übermitteln von Nachrichten von jemandem zu jemandem.

2A.4.4.1.1 **Zuhören**
Zuhören ist eine Art von Kommunizieren mit den spezifischen Merkmalen: aufmerksam jemandem beim Sprechen zuhören.

2A.4.4.1.2 **Kommunikationsebene etablieren**
Kommunikationsebene etablieren ist eine Art von Kommunizieren mit den spezifischen Merkmalen: das Schaffen einer nützlichen und harmonischen Kommunikation mit jemandem.

2A.4.4.2 **Präsent sein**
Präsent sein ist eine Art von Beziehung aufbauen mit den spezifischen Merkmalen: in Zeiten verfügbar/erreichbar sein, wenn man gebraucht wird.

2A.4.4.3 **Zusammenarbeiten**
Zusammenarbeiten ist eine Art von Beziehung aufbauen mit den spezifischen Merkmalen: das gemeinsame Arbeiten mit jemandem.

2A.4.4.4 **Vereinbaren**
Vereinbaren ist eine Art von Beziehung aufbauen mit den spezifischen Merkmalen: eine Absprache/Vereinbarung mit jemandem treffen.

2A.4.4.4.1 **Verhandeln**
Verhandeln ist eine Art von Vereinbaren mit den spezifischen Merkmalen: das Konferieren mit jemandem, um einen Kompromiss oder eine Absprache/Vereinbarung zu erreichen.

2A.4.4.4.1.1 **Kulturspezifisch vermitteln**
Kulturspezifisch vermitteln ist eine Art von Verhandeln mit den spezifischen Merkmalen: das Überbrücken und das Verbinden des üblichen Gesundheitssystems mit Patienten und Familien einer anderen Kultur.

2A.4.4.5 **Loben**
Loben ist eine Art von Beziehung aufbauen mit den spezifischen Merkmalen: das Ausdrücken von Anerkennung oder der Bewunderung von jemandem oder etwas.

2A.4.4.6 **Trösten**
Trösten ist eine Art von Beziehung aufbauen mit den spezifischen Merkmalen: jemanden trösten in Zeiten des Bedarfs.

2A.4.4.7 **Berühren**
Berühren ist eine Art von Beziehung aufbauen mit den spezifischen Merkmalen: die eigenen Hände für den Zweck des taktilen Kontaktes nutzen.

2A.4.4.7.1 **Hände halten**
Hände halten ist eine Art von Berühren mit den spezifischen Merkmalen: einander bei den Händen ergreifen als ein Zeichen von Zuneigung oder für die Unterstützung oder Orientierung.

2A.4.4.7.2 **Umarmen**
Umarmen ist eine Art von Berühren mit den spezifischen Merkmalen: jemanden fest in seine Arme schließen.

2A.5 ■ Informieren
Informieren ist eine Art von Handlungstyp mit den spezifischen Merkmalen: jemandem etwas mitteilen.

2A.5.1 **Unterrichten**
Unterrichten ist eine Art von Informieren mit den spezifischen Merkmalen: jemandem systematische Informationen geben über gesundheitsrelevante Themen.

2A.5.1.1 **Einweisen**
Einweisen ist eine Art von Unterrichten mit den spezifischen Merkmalen: jemandem darüber systematische Information geben, wie man etwas tun kann.

2A.5.1.1.1 **Trainieren**
Trainieren ist eine Art von Einweisen mit den spezifischen Merkmalen: das Entwickeln von Fertigkeiten von jemandem oder von Funktionen von etwas.

2A.5.1.1.1.1 **Autogenes Training**
Autogenes Training ist eine Art von Trainieren mit den spezifischen Merkmalen: Unterrichten in Bezug auf Selbstsuggestion um Entspannung herbeizuführen.

2A.5.1.2 **Ausbilden**
Ausbilden ist eine Art von Unterrichten mit den spezifischen Merkmalen: jemandem Kenntnis von etwas geben.

2A.5.2 **Anleiten**
Anleiten ist eine Art von Informieren mit den spezifischen Merkmalen: jemanden zu einer Entscheidung über gesundheitsbezogene Themen anleiten.

2A.5.2.1 **Vorausschauendes Anleiten**
Vorausschauendes Anleiten ist eine Art von Anleiten mit den spezifischen Merkmalen: Personen im Voraus zu gesundheitsbezogenen Themen anleiten.

2A.5.2.2 **Anregen**
Anregen ist eine Art von Anleiten mit den spezifischen Merkmalen: Vorschlagen, dass dem Verlauf der Handlung, die vorgeschlagen wird, gefolgt werden sollte.

2A.5.2.3 **Beraten**
Beraten ist eine Art von Anleiten mit den spezifischen Merkmalen: jemandem ermöglichen, durch Dialog zu seiner eigenen Entscheidung zu kommen.

2A.5.3 **Beschreiben**
Beschreiben ist eine Art von Informieren mit den spezifischen Merkmalen: Feststellen von Merkmalen, Erscheinungsbildern usw. von jemandem oder etwas in gesprochener oder geschriebener Form.

2A.5.3.1 **Aufzeichnen**
Aufzeichnen ist eine Art von Beschreiben mit den spezifischen Merkmalen: Festhalten eines Teils einer Aussage oder Information, die Rechenschaft von etwas geben, das passiert ist oder gesagt wurde.

2A.5.3.2 **Dokumentieren**
Dokumentieren ist eine Art von Beschreiben mit den spezifischen Merkmalen: das Zusammenführen, das Klassifizieren und das Verbreiten von Information und gesammeltem Material.

2A.5.4 **Befragen**
Befragen ist eine Art von Informieren mit den spezifischen Merkmalen: Informationen sammeln durch Stellen von Fragen und Aufnehmen der Antworten.

2A.5.5 **Erklären**
Erklären ist eine Art von Informieren mit den spezifischen Merkmalen: jemandem etwas einfach darlegen oder verständlich machen.

Klassifikation der Pflegehandlungen

Achse B

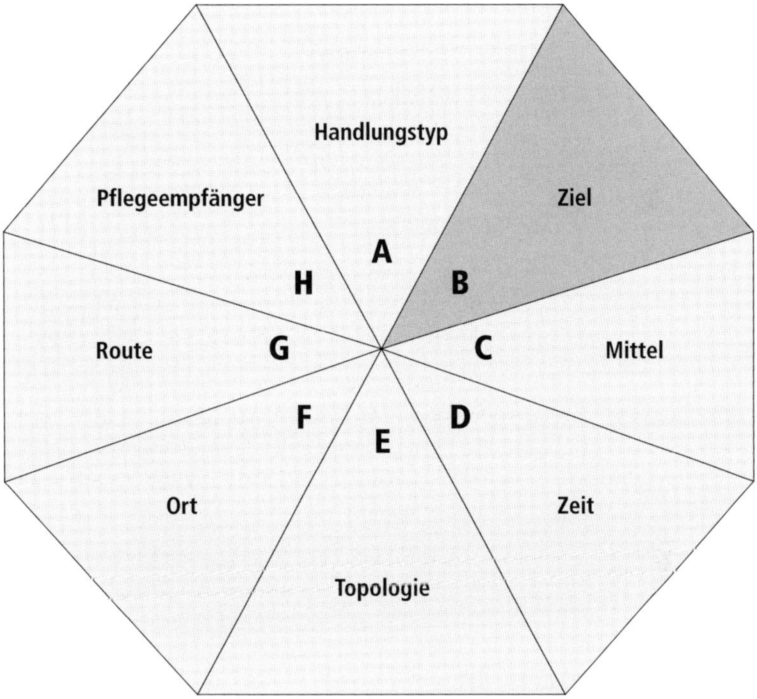

Abbildung II-17: Klassifikation der Pflegehandlungen, Achse B

Ziel: die Entität, die durch eine Pflegehandlung beeinflusst wird oder die den Inhalt einer Pflegehandlung ausmacht. Beispiele sind: Schmerz, Kleinkind, Hauspflege.

ICNP-Klassifikation der Pflegehandlungen

Achse B: Ziel

Liste der Bezeichnungen

2	■ **Pflegehandlung**
2B	■ **Ziel**
2B.1	■ **Phänomen (Fokus der pflegerischen Praxis)**
2B.2	■ **Anderes Ziel**
2B.2.1	■ **Dinge**
2B.2.1.1	■ Natürliche Dinge
2B.2.1.1.1	Organisch
2B.2.1.1.1.1	Tier
2B.2.1.1.1.1.1	Mensch
2B.2.1.1.1.1.1.1	Person
2B.2.1.1.1.1.1.1.1	Ungeborenes Kind
2B.2.1.1.1.1.1.1.2	Neugeborenes
2B.2.1.1.1.1.1.1.3	Säugling
2B.2.1.1.1.1.1.1.4	Kleinkind
2B.2.1.1.1.1.1.1.5	Vorschulkind
2B.2.1.1.1.1.1.1.6	Schulkind
2B.2.1.1.1.1.1.1.7	Jugendlicher
2B.2.1.1.1.1.1.1.8	Erwachsener
2B.2.1.1.1.1.1.1.9	Alte
2B.2.1.1.1.1.1.1.10	Betreuender
2B.2.1.1.1.1.1.1.11	Geschwister
2B.2.1.1.1.1.1.1.12	Schwester
2B.2.1.1.1.1.1.1.13	Bruder
2B.2.1.1.1.1.1.1.14	Eltern
2B.2.1.1.1.1.1.1.15	Mutter
2B.2.1.1.1.1.1.1.16	Vater
2B.2.1.1.1.1.1.1.17	Stiefmutter
2B.2.1.1.1.1.1.1.18	Stiefvater
2B.2.1.1.1.1.1.1.19	Großmutter
2B.2.1.1.1.1.1.1.20	Großvater
2B.2.1.1.1.1.1.1.21	Fürsorgegebender
2B.2.1.1.1.1.1.1.22	Patient
2B.2.1.1.1.1.1.1.23	Kunde

2B.2.1.1.1.1.1.1.24	Gatte
2B.2.1.1.1.1.1.1.25	Paar
2B.2.1.1.1.1.1.1.26	Pflegefamilie
2B.2.1.1.1.1.1.1.27	Familienverband
2B.2.1.1.1.1.1.2	Körper
2B.2.1.1.1.1.1.2.1	Körperteil

Die nachfolgende Liste der Begriffe zu Körperteil ist gleichzeitig referenziert zur Systematischen Nomenklatur der Medizin (SNOMED®, Internationale Klassifikation der Topografie). Die jedem Begriff nachgestellte Kodierung ist der SNOMED®, Internationale Klassifikation entnommen. Die Liste zu Körperteil ist exemplarisch für die Art der Begriffe, die in dieser Achse zu berücksichtigen sind. Sie ist nicht vollständig und umfassend. Es wird eine weitere Evaluierung zur Berücksichtigung aller möglichen Begriffsbereiche und ihrer alphabetischen Ordnung im Englischen benötigt. Die alphabetische Auflistung der Begriffe wird sich in den Übersetzungen ändern. Es wird daher empfohlen, die Kodierung der Begriffe beizubehalten, auch wenn sich dabei die alphabetische Reihenfolge verändern könnte.

[Anmerkung der Übersetzer: In der englischen Originalausgabe sind die Begriffe nach dem englischen Alphabet sortiert und in dieser Reihenfolge kodiert. Diese Sortierreihenfolge macht aber bei der Darstellung der Übersetzung dieser Achse 2B keinen Sinn. Beispielsweise besitzt der Buchstabe «C» den Kode 2B.2.1.1.1.1.1.2.1.3 während der Buchstabe «D» ganz ausgelassen ist und der Buchstabe «E» dann mit 2B.2.1.1.1.1.1.2.1.4 kodiert ist. Die Buchstaben Q, X, Y und Z fehlen ebenfalls. Hier ist sicher ein wichtiges Arbeitsfeld für die nächste Version. Der Vollständigkeit halber werden aber die Kodes mit angegeben.]

A

2B.2.1.1.1.1.1.2.1.1 A
2B.2.1.1.1.1.1.2.1.1.1 Abdomen (T–D4000)
2B.2.1.1.1.1.1.2.1.1.9 Achselhöhle (T–D8100)
2B.2.1.1.1.1.1.2.1.1.5 After (T–59900)
2B.2.1.1.1.1.1.2.1.1.2 Amputationsstumpf (M-14850).
2B.2.1.1.1.1.1.2.1.1.3 Analer Schließmuskel (T–14330)
2B.2.1.1.1.1.1.2.1.1.6 Areola (T–04210)
2B.2.1.1.1.1.1.2.1.1.7 Arm (T–41000)
2B.2.1.1.1.1.1.2.1.1.8 Arterie (T–41000)
2B.2.1.1.1.1.1.2.1.1.8.1 Arterie: Lungenarterie (T–44000)
2B.2.1.1.1.1.1.2.1.4.4 Auge (T–AA000)
2B.2.1.1.1.1.1.2.1.4.5 Augenlid (T–AA810)

B

2B.2.1.1.1.1.1.2.1.2 B
2B.2.1.1.1.1.1.2.1.2.2 Bart
2B.2.1.1.1.1.1.2.1.15.1 Becken (T–D6000)
2B.2.1.1.1.1.1.2.1.11.2 Bein (T–D9400)
2B.2.1.1.1.1.1.2.1.3.8 Bindehaut (T–AA860)
2B.2.1.1.1.1.1.2.1.2.8 Bronchien (T–26800)
2B.2.1.1.1.1.1.2.1.2.7 Brust (T–T04000)
2B.2.1.1.1.1.1.2.1.2.7.1 Brust: weibliche Brust (T–04010)

2B.2.1.1.1.1.1.2.1.3.4	Brustkorb (T–D3000)
2B.2.1.1.1.1.1.2.1.18.3	Brustkorb (T–D3000)
2B.2.1.1.1.1.1.2.1.3.5	Brustwand (T–D3050)
2B.2.1.1.1.1.1.2.1.13.5	Brustwarze (T–04100)
	C
2B.2.1.1.1.1.1.2.1.3	C
	D
2B.2.1.1.1.1.1.2.1.2.6	Darm (T–50500)
	E
2B.2.1.1.1.1.1.2.1.4	E
2B.2.1.1.1.1.1.2.1.14.1	Eierstock (T–87000)
2B.2.1.1.1.1.1.2.1.4.2	Ellenbogen (T–D8300)
	F
2B.2.1.1.1.1.1.2.1.5	F
2B.2.1.1.1.1.1.2.1.7.5	Ferse (T–D9600)
2B.2.1.1.1.1.1.2.1.5.3	Finger (T–D8800)
2B.2.1.1.1.1.1.2.1.5.2	Fötus (T–E5200)
	G
2B.2.1.1.1.1.1.2.1.6	G
2B.2.1.1.1.1.1.2.1.6.1	Gastrointestinaler Trakt (T–50100)
2B.2.1.1.1.1.1.2.1.19.7	Gebärmutter (T–83000)
2B.2.1.1.1.1.1.2.1.2.7	Gehirn (T–A0100)
2B.2.1.1.1.1.1.2.1.9.2	Gelenk (T–15000)
2B.2.1.1.1.1.1.2.1.6.2	Genitalsystem (T–70250)
2B.2.1.1.1.1.1.2.1.6.2.1	Genitalsystem: Weibliches Genitalsystem (T–80000)
2B.2.1.1.1.1.1.2.1.6.2.2	Genitalsystem: Männliches Genitalsystem (T–90000)
2B.2.1.1.1.1.1.2.1.2.10	Gesäß (T–D2600)
2B.2.1.1.1.1.1.2.1.19.1	Geschwür
2B.2.1.1.1.1.1.2.1.5.1	Gesicht (T–D1200)
2B.2.1.1.1.1.1.2.1.18.4	Gewebe (T–D0050)
2B.2.1.1.1.1.1.2.1.18.4.1	Gewebe: Subkutanes Gewebe (T–03000)
2B.2.1.1.1.1.1.2.1.18.4.2	Gewebe: Körpergewebe (T–D0050)
2B.2.1.1.1.1.1.2.1.18.4.3	Gewebe: Weichteile
2B.2.1.1.1.1.1.2.1.18.4.4	Gewebe: Fettgewebe (T–1A010)
2B.2.1.1.1.1.1.2.1.11.3	Glied (T–D2800)
2B.2.1.1.1.1.1.2.1.4.3	Gliedmaßen (T–D2800)
	H
2B.2.1.1.1.1.1.2.1.7	H
2B.2.1.1.1.1.1.2.1.7.1	Haar (T–01400)
2B.2.1.1.1.1.1.2.1.7.1.1	Haar der Kopfhaut (T–01535)
2B.2.1.1.1.1.1.2.1.7.1.2	Haar des Gesichtes (T–01540)

2B.2.1.1.1.1.1.2.1.7.1.3	Haar des Rumpfes (T–01570)
2B.2.1.1.1.1.1.2.1.7.1.4	Haar der Achselhöhle (T–01560)
2B.2.1.1.1.1.1.2.1.7.1.5	Haar des Schambeins (T–01592)
2B.2.1.1.1.1.1.2.1.13.2	Hals (T–D1600)
2B.2.1.1.1.1.1.2.1.7.2	Hand (T–D8700)
2B.2.1.1.1.1.1.2.1.21.1	Handgelenk (T–D8600)
2B.2.1.1.1.1.1.2.1.17.5	Haut (T–01000)
2B.2.1.1.1.1.1.2.1.19.4	Harnblase (T–74000)
2B.2.1.1.1.1.1.2.1.19.5	Harnblasen-Schließmuskel (T–74420)
2B.2.1.1.1.1.1.2.1.19.3	Harnröhre (T–75000)
2B.2.1.1.1.1.1.2.1.8.1	Hautoberfläche (T–00000)
2B.2.1.1.1.1.1.2.1.7.4	Herz (T–32000)
2B.2.1.1.1.1.1.2.1.3.1	Herz-Kreislauf-System (T–30000)
2B.2.1.1.1.1.1.2.1.18.1	Hoden (T–94000)
2B.2.1.1.1.1.1.2.1.17.2	Hodensack (T–98000)
2B.2.1.1.1.1.1.2.1.3.9	Hornhaut des Auges (T–AA200)
2B.2.1.1.1.1.1.2.1.7.6	Hüfte (T–D2500)
	I
F2B.2.1.1.1.1.1.2.1.8	I
	J
2B.2.1.1.1.1.1.2.1.9	J
	K
2B.2.1.1.1.1.1.2.1.10	K
2B.2.1.1.1.1.1.2.1.3.2	Kapillare (T–40050)
2B.2.1.1.1.1.1.2.1.11.1	Kehlkopf (T–24100)
2B.2.1.1.1.1.1.2.1.9.1	Kiefer (T–D1213)
2B.2.1.1.1.1.1.2.1.3.6	Kinn (T–D1210)
2B.2.1.1.1.1.1.2.1.3.7	Klitoris (T–81400)
2B.2.1.1.1.1.1.2.1.10.1	Knie (T–D9200)
2B.2.1.1.1.1.1.2.1.1.4	Knöchel (T–D9500)
2B.2.1.1.1.1.1.2.1.7.3	Kopf (T–D1100)
2B.2.1.1.1.1.1.2.1.2.3	Körper als Ganzes (T–D0010)
2B.2.1.1.1.1.1.2.1.2.5	Körpergewebe (T–D0050)
2B.2.1.1.1.1.1.2.1.3.3	Körperhöhle
2B.2.1.1.1.1.1.2.1.3.3.1	Körperhöhle: Nasenhöhle (T–21300)
2B.2.1.1.1.1.1.2.1.3.3.2	Körperhöhle: Mundhöhle (T–51004).
2B.2.1.1.1.1.1.2.1.3.3.3	Körperhöhle: Schädelhöhle (T–D1400)
2B.2.1.1.1.1.1.2.1.3.3.4	Körperhöhle: Rachenhöhle (T–24105)
2B.2.1.1.1.1.1.2.1.17.1	Kreuzbein (T–11AD0)
	L
2B.2.1.1.1.1.1.2.1.11	L
2B.2.1.1.1.1.1.2.1.11.4	Lippe (T–52000)
2B.2.1.1.1.1.1.2.1.18.8	Luftröhre (T–25000)

2B.2.1.1.1.1.1.2.1.11.5	Lunge (T–28000)
	M
2B.2.1.1.1.1.1.2.1.12	M
2B.2.1.1.1.1.1.2.1.17.7	Magen (T–57000)
2B.2.1.1.1.1.1.2.1.16.1	Mastdarm (T–59600)
2B.2.1.1.1.1.1.2.1.12.1	Mund (T–51000)
2B.2.1.1.1.1.1.2.1.12.2	Mundwinkel (T–51002)
2B.2.1.1.1.1.1.2.1.12.4	Muskel (T–13001)
2B.2.1.1.1.1.1.2.1.12.5	Muskel-Skelett-System (T–10000)
	N
2B.2.1.1.1.1.1.2.1.13	N
2B.2.1.1.1.1.1.2.1.19.2	Nabel (T–D4220)
2B.2.1.1.1.1.1.2.1.13.1	Nagel (T–01600)
2B.2.1.1.1.1.1.2.1.13.1.1	Nagel: Fingernagel (T–01614)
2B.2.1.1.1.1.1.2.1.13.1.2	Nagel: Zehennagel (T–01620)
2B.2.1.1.1.1.1.2.1.13.6	Nase (T–21000)
2B.2.1.1.1.1.1.2.1.13.3	Nerv (T–A9001)
2B.2.1.1.1.1.1.2.1.13.4	Nervensystem (T–A0000)
	O
2B.2.1.1.1.1.1.2.1.14	O
2B.2.1.1.1.1.1.2.1.18.2	Oberschenkel (T–D9100)
2B.2.1.1.1.1.1.2.1.4.1	Ohr (T–AB000)
	P
2B.2.1.1.1.1.1.2.1.15	P
2B.2.1.1.1.1.1.2.1.15.2	Penis (T–91000)
2B.2.1.1.1.1.1.2.1.15.3	Perineum (T–D2700)
2B.2.1.1.1.1.1.2.1.15.4	Pleura (T–91000)
2B.2.1.1.1.1.1.2.1.15.5	Prostata (T–92000)
	Q
	R
2B.2.1.1.1.1.1.2.1.16	R
2B.2.1.1.1.1.1.2.1.16.2	Rippe (T–11300)
2B.2.1.1.1.1.1.2.1.2.1	Rücken (T–D2100)
2B.2.1.1.1.1.1.2.1.18.9	Rumpf (T–D2000)
	S
2B.2.1.1.1.1.1.2.1.17	S
2B.2.1.1.1.1.1.2.1.17.6	Schädel (T–11100)
2B.2.1.1.1.1.1.2.1.20.1	Scheide (T–82000)
2B.2.1.1.1.1.1.2.1.12.3	Schleimhaut (T–00400)
2B.2.1.1.1.1.1.2.1.12.3.1	Schleimhaut: Lippenschleimhaut (T–52010)

2B.2.1.1.1.1.1.2.1.12.3.2	Schleimhaut: Zungenschleimhaut (T–53010)
2B.2.1.1.1.1.1.2.1.12.3.3	Schleimhaut: Mundschleimhaut (T–51300)
2B.2.1.1.1.1.1.2.1.12.3.4	Schleimhaut: Trachealschleimhaut (T–25010)
2B.2.1.1.1.1.1.2.1.12.3.5	Schleimhaut: Vaginalschleimhaut (T–82010)
2B.2.1.1.1.1.1.2.1.17.3	Skelett-Knochen (T–11000)
2B.2.1.1.1.1.1.2.1.17.4	Skelettsystem (T–11000)
2B.2.1.1.1.1.1.2.1.8.2	Spinnwebenhaut (T–A1221)
2B.2.1.1.1.1.1.2.1.17.8	Stoma (M–18800)
2B.2.1.1.1.1.1.2.1.17.8.1	Stoma: Kolostoma
2B.2.1.1.1.1.1.2.1.17.8.2	Stoma: Ileostoma
2B.2.1.1.1.1.1.2.1.17.8.3	Stoma: Tracheostoma
2B.2.1.1.1.1.1.2.1.17.8.4	Stoma: Urostoma
2B.2.1.1.1.1.1.2.1.17.9	Stumpf (M–14850)
	T
2B.2.1.1.1.1.1.2.1.18	T
	U
2B.2.1.1.1.1.1.2.1.19	U
2B.2.1.1.1.1.1.2.1.1.7.1	Unterarm (T–D8580)
2B.2.1.1.1.1.1.2.1.19.6	Urogenitales System (T–70200)
	V
2B.2.1.1.1.1.1.2.1.20	V
2B.2.1.1.1.1.1.2.1.20.2	Vene (T–48000)
2B.2.1.1.1.1.1.2.1.20.3	Vulva (T–81000)
	W
2B.2.1.1.1.1.1.2.1.21	W
2B.2.1.1.1.1.1.2.1.21.2	Wunde
	X
	Y
	Z
2B.2.1.1.1.1.1.2.1.18.6	Zahn (T–54010)
2B.2.1.1.1.1.1.2.1.18.5	Zehe (T–D9800)
2B.2.1.1.1.1.1.2.2	Kein Körperteil
2B.2.1.1.1.1.1.2.2.1	Fötus
2B.2.1.1.1.1.1.2.2.2	Menstruation
2B.2.1.1.1.1.1.2.2.3	Urin
2B.2.1.1.1.1.1.2.2.4	Stuhl
2B.2.1.1.1.1.1.2.2.5	Auswurf
2B.2.1.1.1.1.1.2.2.6	Schweiß
2B.2.1.1.1.1.1.2.2.7	Sputum

2B.2.1.1.1.1.1.2.2.8	Sekretion
2B.2.1.1.1.1.1.2.2.9	Ohrenschmalz
2B.2.1.1.1.1.1.2.2.10	Mageninhalt
2B.2.1.1.1.1.1.2.2.11	Blut
2B.2.1.1.1.1.1.2.2.12	Gewebe
2B.2.1.1.1.1.1.2.2.13	Transplantat
2B.2.1.1.1.1.1.2.2.14	Toter Körper
2B.2.1.1.1.1.2	Nicht menschlich
2B.2.1.1.1.2	Pflanzen
2B.2.1.1.2	Mineralien
2B.2.1.2	■ **Artefakt**
2B.2.1.2.1	■ **Wickel und Auflagen**
2B.2.1.2.1.1	Kühl-Packung
2B.2.1.2.1.2	Kalter Umschlag
2B.2.1.2.1.3	Eisbeutel
2B.2.1.2.1.4	Heiße Packung
2B.2.1.2.1.5	Warmer Umschlag
2B.2.1.2.2	■ **Bandage**
2B.2.1.2.2.1	Verband
2B.2.1.2.2.2	Mullverband
2B.2.1.2.2.3	Tampon
2B.2.1.2.2.4	Leinentuch
2B.2.1.2.2.5	Elastischer Strumpf
2B.2.1.2.2.6	Gipsverband
2B.2.1.2.3	■ **Tuben, Drainagen, Sonden**
2B.2.1.2.3.1	Thoraxdrainage
2B.2.1.2.3.2	Magensonde
2B.2.1.2.3.3	Dünndarmsonde
2B.2.1.2.3.4	Lumbalkatheter
2B.2.1.2.3.5	Trachealtubus
2B.2.1.2.3.6	Ventrikelsonde
2B.2.1.2.3.7	Drainage-Sonde
2B.2.1.2.4	■ **Katheter**
2B.2.1.2.4.1	Zentralkatheter
2B.2.1.2.4.2	Venenkatheter
2B.2.1.2.4.3	Intraspinalkatheter
2B.2.1.2.4.4	Peritonealkatheter
2B.2.1.2.4.5	Sauerstoffsonde
2B.2.1.2.4.6	Darmrohr
2B.2.1.2.4.7	Blasenkatheter
2B.2.1.2.5	■ **Utensil**
2B.2.1.2.5.1	Bettpfanne
2B.2.1.2.5.2	Toilettenstuhl
2B.2.1.2.5.3	Urinflasche
2B.2.1.2.5.4	Nachttopf

2B.2.1.2.6	**Abfallbeutel**
2B.2.1.2.6.1	Kolostomiebeutel
2B.2.1.2.6.2	Kolostomie-Hautschutzplatte
2B.2.1.2.6.3	Drainagenbeutel
2B.2.1.2.6.4	Tropfbeutel
2B.2.1.2.6.5	Ileostomie-Ausstreifbeutel
2B.2.1.2.6.6	Uringlas
2B.2.1.2.6.7	Urinbeutel
2B.2.1.2.6.8	Urostomiebasisplatte
2B.2.1.2.6.9	Windel
2B.2.1.2.6.10	Damenbinde
2B.2.1.2.7	**Ausrüstung**
2B.2.1.2.7.1	Bürste
2B.2.1.2.7.2	Zahnbürste
2B.2.1.2.7.3	Kamm
2B.2.1.2.7.4	Zahnprothese
2B.2.1.2.7.5	Zahnspange
2B.2.1.2.7.6	Löffel
2B.2.1.2.7.7	Gabel
2B.2.1.2.7.8	Messer
2B.2.1.2.7.9	Trinkflasche
2B.2.1.2.7.10	Brille
2B.2.1.2.7.11	Kontaktlinse
2B.2.1.2.7.12	Glasauge
2B.2.1.2.7.13	Perücke
2B.2.1.2.7.14	Hörgerät
2B.2.1.2.7.15	Prothese
2B.2.1.2.7.16	Orthopädischer Schuh
2B.2.1.2.7.17	Schiene
2B.2.1.2.7.18	Lange Beinschiene
2B.2.1.2.7.19	Kurze Beinschiene
2B.2.1.2.7.20	Stock
2B.2.1.2.7.21	Fixateur
2B.2.1.2.7.22	Chirurgisches Instrument
2B.2.1.2.7.23	Nahtmaterial
2B.2.1.2.7.24	Nadel
2B.2.1.2.7.25	Venenverweilkanüle
2B.2.1.2.7.26	Spritze
2B.2.1.2.7.27	Pipette
2B.2.1.2.7.28	Schere
2B.2.1.2.7.29	Klemme
2B.2.1.2.7.30	Nabelklemme
2B.2.1.2.7.31	Spray
2B.2.1.2.7.32	Zerstäuber
2B.2.1.2.7.33	Tablettenschachtel
2B.2.1.2.7.34	Sauerstoffmaske

2B.2.1.2.8	**Bettausstattung**
2B.2.1.2.8.1	Bettlaken
2B.2.1.2.8.2	Decke
2B.2.1.2.8.3	Heizdecke
2B.2.1.2.8.4	Leibwäsche
2B.2.1.2.8.5	Überwurf
2B.2.1.2.8.6	Spannlaken
2B.2.1.2.8.7	Federbett
2B.2.1.2.8.8	Federbettbezug
2B.2.1.2.8.9	Bleischürze
2B.2.1.2.8.10	Nicht brennbares Bettzeug
2B.2.1.2.8.11	Matratze
2B.2.1.2.8.12	Wassermatratze
2B.2.1.2.8.13	Wärmematratze
2B.2.1.2.8.14	Kissen
2B.2.1.2.8.15	Kissenbezug
2B.2.1.2.8.16	Steppdecke
2B.2.1.2.8.17	Bettschuhe
2B.2.1.2.8.18	Nässeschutzfolie
2B.2.1.2.8.19	Bettwäsche
2B.2.1.2.8.20	Luftring
2B.2.1.2.8.21	(Sicherungs-) Gurte
2B.2.1.2.8.22	Bettgitter
2B.2.1.2.8.23	Handleiste
2B.2.1.2.9	**Pflegemittel**
2B.2.1.2.9.1	Creme
2B.2.1.2.9.2	Öl
2B.2.1.2.9.3	Einreibemittel
2B.2.1.2.10	**Säuberungsmittel**
2B.2.1.2.10.1	Seife
2B.2.1.2.10.2	Schaum
2B.2.1.2.10.3	Wasser
2B.2.1.2.10.4	Make-up
2B.2.1.2.10.5	Nagellack
2B.2.1.2.11	**Geräte**
2B.2.1.2.11.1	Extension
2B.2.1.2.11.2	Absauggerät
2B.2.1.2.11.3	Lüfter
2B.2.1.2.11.4	Heizlampe
2B.2.1.2.11.5	Befeuchter
2B.2.1.2.11.6	Dampfinhalator
2B.2.1.2.11.7	Sauerstoffzelt
2B.2.1.2.11.8	Inkubator
2B.2.1.2.11.9	Beatmungsgerät
2B.2.1.2.11.10	Herz-Lungenmaschine
2B.2.1.2.11.11	Herzmonitor
2B.2.1.2.11.12	Überwachungsmonitor

2B.2.1.2.11.13	Herzschrittmacher
2B.2.1.2.11.14	Elektrische Milchpumpe
2B.2.1.2.11.15	Neurostimulator
2B.2.1.2.11.16	Rollstuhl
2B.2.1.2.11.17	Ergometer
2B.2.1.2.11.18	Bettfahrrad
2B.2.1.2.11.19	Lift
2B.2.1.2.11.20	Rufsystem
2B.2.1.2.11.21	Alarmsystem
2B.2.1.2.12	■ **Informationsmaterial**
2B.2.1.2.12.1	Lehrmaterial
2B.2.1.2.12.2	Lernmaterial
2B.2.1.2.12.3	Fragebogen
2B.2.1.2.12.4	Telefon
2B.2.1.2.12.5	Fernseher
2B.2.1.2.12.6	Computer
2B.2.1.2.12.7	Material für die Erholung
2B.2.1.2.12.8	Lesestoff
2B.2.1.2.12.9	Spielzeug
2B.2.1.2.13	■ **Nahrungsmittel**
2B.2.1.2.13.1	Flüssigkeit
2B.2.1.2.13.2	Essen
2B.2.1.2.13.3	Mahlzeit
2B.2.1.2.13.4	Diät
2B.2.1.2.13.5	Essen auf Rädern
2B.2.1.2.14	■ **Heilmittel**
2B.2.1.2.14.1	Medikamente
2B.2.1.2.14.2	Insulin
2B.2.1.2.14.3	Schmerzmittel
2B.2.1.2.14.4	Anästhetika
2B.2.1.2.14.5	Antibiotikum
2B.2.1.2.14.6	Vitamin B12
2B.2.1.2.14.7	Lösung
2B.2.1.2.14.8	Dialyse-Lösung
2B.2.1.2.14.9	Injektionslösung
2B.2.1.2.14.10	Infusionlösung
2B.2.1.2.14.11	Blut
2B.2.1.2.14.12	Blutprodukt
2B.2.1.2.14.13	Inhalationsmittel
2B.2.1.2.14.14	Impfstoff
2B.2.1.2.14.15	Sensibilisator

2B.2.2	■ **Zustand**
2B.2.2.1	■ **Zustand des Patienten**
2B.2.2.1.1	■ **Zeichen**
2B.2.2.1.1.1	Vitalzeichen
2B.2.2.1.1.2	Puls

2B.2.2.1.1.3	Atemfrequenz
2B.2.2.1.1.4	Atemrhythmus
2B.2.2.1.1.5	Blutdruck
2B.2.2.1.1.6	Hirndruck
2B.2.2.1.1.7	Herzfrequenz
2B.2.2.1.1.8	Herzleistung
2B.2.2.1.1.9	Herzrhythmus
2B.2.2.1.1.10	Temperatur
2B.2.2.1.2	■ **Flüssigkeit und Elektrolyte**
2B.2.2.1.2.1	Stoffwechselazidose
2B.2.2.1.2.2	Stoffwechselalkalose
2B.2.2.1.2.3	Atmungsazidose
2B.2.2.1.2.4	Atmungsalkalose
2B.2.2.1.2.5	Kalziumüberschuss
2B.2.2.1.2.6	Kaliumüberschuss
2B.2.2.1.2.7	Magnesiumüberschuss
2B.2.2.1.2.8	Natriumüberschuss
2B.2.2.1.2.9	Phosphatüberschuss
2B.2.2.1.2.10	Kalziummangel
2B.2.2.1.2.11	Magnesiummangel
2B.2.2.1.2.12	Natriummangel
2B.2.2.1.2.13	Phosphatmangel
2B.2.2.1.2.14	Kaliummangel
2B.2.2.1.2.15	Glukosemangel
2B.2.2.1.2.16	Glukoseüberschuss
2B.2.2.1.3	■ **Reaktionsverhalten**
2B.2.2.1.3.1	Anästhesiereaktion
2B.2.2.1.3.2	Medikamentenreaktion
2B.2.2.1.3.3	Sauerstoffreaktion
2B.2.2.1.3.4	Reaktion auf parenterale Ernährung
2B.2.2.1.3.5	Reaktion auf Blut
2B.2.2.1.3.6	Reaktion auf Blutprodukt
2B.2.2.1.3.6.1	Behandlung eines Folgezustandes
2B.2.2.1.4	■ **Allergie**
2B.2.2.1.4.1	Nahrungsmittelallergie
2B.2.2.1.4.2	Medikamentenallergie
2B.2.2.1.4.3	Insektenbissallergie
2B.2.2.1.4.4	Schlangenbissallergie
2B.2.2.1.5	■ **Krankheit**
2B.2.2.1.5.1	Infektion
2B.2.2.1.5.2	Entzündung
2B.2.2.1.5.3	Mentale Störung
2B.2.2.1.5.4	Delirium
2B.2.2.1.5.5	Katarakt
2B.2.2.1.5.6	Diabetes

2B.2.2.1.6	■ Komplikation
2B.2.2.1.7	■ Verletzung
2B.2.2.1.8	■ Schädigung
2B.2.2.1.9	■ Fähigkeitsstörung
2B.2.2.1.10	■ Beeinträchtigung
2B.2.2.1.11	■ Reflex
2B.2.2.1.11.1	Pupillenreflex
2B.2.2.1.11.2	Saugreflex
2B..2.1.12	■ Maß
2B.2.2.1.12.1	Körpergröße
2B.2.2.1.12.2	Körpergewicht
2B.2.2.1.12.3	Körperlänge
2B.2.2.1.12.4	Körperhöhe
2B.2.2.1.12.5	Körperprozent Fett
2B.2.2.2	■ **Gesundheitsversorgungsstruktur**
2B.2.3	■ **Aktivität**
2B.2.3.1	■ **Patientenaktivität**
2B.2.3.1.1	■ Gewohnheit
2B.2.3.1.1.1	Gesundheitsgewohnheit
2B.2.3.1.1.2	Essgewohnheit
2B.2.3.1.1.3	Gewohnheit bei der Nahrungsaufnahme
2B.2.3.1.1.4	Gewohnheit bei der Aufnahme von Flüssigkeiten
2B.2.3.1.1.5	Schlafgewohnheit
2B.2.3.1.1.6	Ruhegewohnheit
2B.2.3.1.1.7	Ausscheidungsgewohnheit
2B.2.3.1.1.8	Gewohnheit beim Urinieren
2B.2.3.1.1.9	Gewohnheit beim Stuhlgang
2B.2.3.1.1.10	Gewohnheit bei der Mobilität
2B.2.3.1.1.11	Sportliche Gewohnheit
2B.2.3.1.1.12	Sexuelle Gewohnheit
2B.2.3.1.1.13	Stillgewohnheit
2B.2.3.1.2	■ Verhaltensmuster
2B.2.3.1.2.1	Soziale Bindungen
2B.2.3.1.2.2	Durchsetzungskraft
2B.2.3.2	■ **Gesundheitsdienste**
2B.2.3.2.1	■ Inanspruchnahme des Gesundheitsdienstes
2B.2.3.2.1.1	Termin
2B.2.3.2.1.2	Hausbesuch
2B.2.3.2.2	■ Untersuchung
2B.2.3.2.3	■ Behandlungen
2B.2.3.2.3.1	Hämodialyse
2B.2.3.2.3.2	Peritonealdialyse
2B.2.3.2.3.3	Operation
2B.2.3.2.3.4	Amputation

2B.2.3.2.3.5	Kaiserschnitt
2B.2.3.2.3.6	Stomaversorgung
2B.2.3.2.3.7	Luftröhrenschnitt
2B.2.3.2.4	■ **Vorbeugen**
2B.2.3.2.4.1	Vorbeugung von Gewalttätigkeit
2B.2.3.2.4.2	Vorbeugung von Ansteckung
2B.2.3.2.4.3	Vorbeugung von Stürzen
2B.2.3.2.4.4	Vorbeugung von Alkoholismus
2B.2.3.2.4.5	Vorbeugung von sozialer Isolation
2B.2.3.2.4.6	Sicherheitsmaßnahmen
2B.2.3.2.5	■ **Therapie**
2B.2.3.2.5.1	Sauerstofftherapie
2B.2.3.2.5.2	Chemotherapie
2B.2.3.2.5.3	Bluttherapie
2B.2.3.2.5.4	Strahlentherapie
2B.2.3.2.5.5	Intravenöse Therapie
2B.2.3.2.5.6	Arzneimitteltherapie
2B.2.3.2.5.7	Ernährungstherapie
2B.2.3.2.5.8	Aktivitätstherapie
2B.2.3.2.5.9	Atemtherapie
2B.2.3.2.5.10	Einfache Entspannungstherapie
2B.2.3.2.5.11	Therapie mit Tieren
2B.2.3.2.5.12	Kunsttherapie
2B.2.3.2.5.13	Lesetherapie
2B.2.3.2.5.14	Musiktherapie
2B.2.3.2.5.15	Spieltherapie
2B.2.3.2.5.16	Familientherapie
2B.2.3.2.5.17	Gruppentherapie
2B.2.3.2.5.18	Therapie zur Realitätsorientierung
2B.2.3.2.5.19	Krisentherapie
2B.2.3.2.5.20	Milieutherapie
2B.2.3.2.5.21	Erinnerungstherapie
2B.2.3.2.5.22	Therapie mit Hilfsmitteln
2B.2.3.2.5.23	Flüssigkeitstherapie
2B.2.3.2.5.24	Inhalationstherapie
2B.2.3.2.5.25	Infusionstherapie
2B.2.3.2.5.26	Therapie mit Humor
2B.2.3.2.5.27	Hypnose
2B.2.3.2.5.28	Meditation
2B.2.3.2.6	■ **Techniken**
2B.2.3.2.6.1	Atemtechnik
2B.2.3.2.6.2	Lagerungstechnik
2B.2.3.2.6.3	Transfertechnik
2B.2.3.2.6.4	Bobath-Lagerung
2B.2.3.2.6.5	Trendelenburg-Lagerung
2B.2.3.2.6.6	NATO-Lagerung
2B.2.3.2.6.7	Technik für Muskel- und Gelenkübungen

2B.2.3.2.6.8	Injektionstechnik
2B.2.3.2.6.9	Inhalationstechnik
2B.2.3.2.6.10	Darmtrainingstechnik
2B.2.3.2.6.11	Blasentrainingstechnik
2B.2.3.2.6.12	Technik zum Inkontinenztraining
2B.2.3.2.6.13	Feed-Back Technik
2B.2.3.2.6.13.1	Bio-Feed-Back Technik
2B.2.3.2.6.14	Beruhigungstechnik
2B.2.3.2.6.15	Sprachtrainingstechnik
2B.2.3.2.6.16	Gedächtnistrainingstechnik
2B.2.3.2.6.17	Interaktionstechnik
2B.2.3.2.6.18	Unterhaltungs- und Ablenkungstechnik
2B.2.3.2.6.19	Entspannungstechnik
2B.2.3.2.6.20	Bewegungstechnik
2B.2.3.2.6.21	Schlucktechnik
2B.2.3.2.6.22	Esstechnik
2B.2.3.2.6.23	Zwangsernährung
2B.2.3.2.6.24	Angeleitete Bildersprache
2B.2.3.2.7	■ **Beruf**
2B.2.3.2.7.1	Pflegedienst
2B.2.3.2.7.2	Medizinischer Dienst
2B.2.3.2.7.3	Physiotherapie
2B.2.3.2.7.4	Dienst für Sozialarbeit
2B.2.3.2.7.5	Häuslicher Versorgungsdienst
2B.2.3.2.7.6	Rechtsbeistand
2B.2.3.2.7.7	Religiöser Beistand
2B.2.3.2.7.8	Bestattungsdienst
2B.2.3.2.7.9	Ernährungsdienst
2B.2.3.2.7.10	Beschäftigungstherapie
2B.2.3.2.8	■ **Notfall**
2B.2.3.2.8.1	Sicherheitsmaßnahmen
2B.2.3.2.8.2	Erste Hilfe

Teilungsprinzip

Ziel ist für die Zwecke der ICNP definiert als die Entität, die durch eine Pflegehandlung beeinflusst wird oder die den Inhalt einer Pflegehandlung ausmacht

Klassifikation der Pflegehandlungen

Achse C

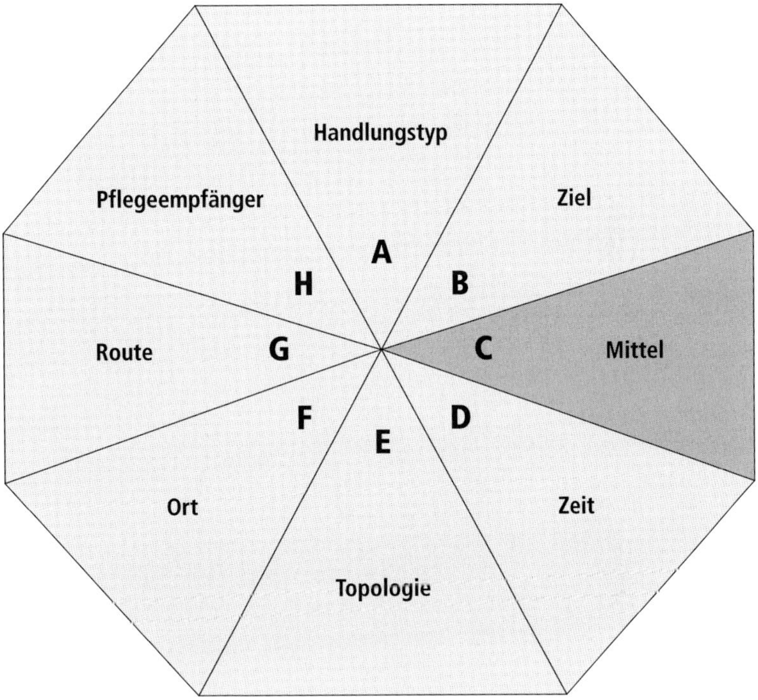

Abbildung II-18: Klassifikation der Pflegehandlungen, Achse C

Mittel: die Entität, die bei der Durchführung einer Pflegehandlung verwendet wird. Mittel beinhaltet beides: *Instrumente*, definiert als Werkzeuge, die bei der Durchführung von Pflegehandlungen verwendet werden, und *Dienste*, die als eine spezifische Arbeit oder ein Plan bei der Durchführung einer Pflegehandlung definiert sind. Beispiele sind: Bandagen, Techniken zum Blasentraining, Entlassungsvorbereitung.

ICNP-Klassifikation der Pflegehandlungen

Achse C: Mittel

Liste der Bezeichnungen

2	■ **Pflegehandlung**
2C	■ Mittel
2C.1	■ **Instrument**
2C.1.1	■ Wickel und Auflagen
2C.1.1.1	Kühlpackung
2C.1.1.2	Kalter Umschlag
2C.1.1.3	Eisbeutel
2C.1.1.4	Heiße Packung
2C.1.1.5	Warmer Umschlag
2C.1.2	■ Bandage
2C.1.2.1	Verband
2C.1.2.2	Mullverband
2C.1.2.3	Tampon
2C.1.2.4	Leinentuch
2C.1.2.5	Elastischer Strumpf
2C.1.2.6	Gipsverband
2C.1.3	■ Tuben, Drainagen, Sonden
2C.1.3.1	Thoraxdrainage
2C.1.3.2	Magensonde
2C.1.3.3	Dünndarmsonde
2C.1.3.4	Lumbalkatheter
2C.1.3.5	Trachealtubus
2C.1.3.6	Ventrikelshunt
2C.1.3.7	Drainage-Sonde
2C.1.4	■ Katheter
2C.1.4.1	Zentralkatheter
2C.1.4.2	Venenkatheter
2C.1.4.3	Intraspinalkatheter
2C.1.4.4	Peritonealkatheter
2C.1.4.5	Sauerstoffsonde
2C.1.4.6	Darmrohr
2C.1.4.7	Blasenkatheter

2C.1.5	■ **Utensil**
2C.1.5.1	Bettpfanne
2C.1.5.2	Toilettenstuhl
2C.1.5.3	Urinflasche
2C.1.5.4	Nachttopf
2C.1.6	■ **Abfallbeutel**
2C.1.6.1	Kolostomiebeutel
2C.1.6.2	Kolostomie-Hautschutzplatte
2C.1.6.3	Drainagenbeutel
2C.1.6.4	Tropfbeutel
2C.1.6.5	Ileostomie-Ausstreifbeutel
2C.1.6.6	Urinal
2C.1.6.7	Urinbeutel
2C.1.6.8	Urostomiebasisplatte
2C.1.6.9	Windel
2C.1.6.10	Damenbinde
2C.1.7	■ **Ausrüstung**
2C.1.7.1	Bürste
2C.1.7.2	Zahnbürste
2C.1.7.3	Kamm
2C.1.7.4	Zahnprothese
2C.1.7.5	Zahnspange
2C.1.7.6	Löffel
2C.1.7.7	Gabel
2C.1.7.8	Messer
2C.1.7.9	Trinkflasche
2C.1.7.10	Brille
2C.1.7.11	Kontaktlinse
2C.1.7.12	Glasauge
2C.1.7.13	Perücke
2C.1.7.14	Hörgerät
2C.1.7.15	Prothese
2C.1.7.16	Orthopädischer Schuh
2C.1.7.17	Schiene
2C.1.7.18	Lange Beinschiene
2C.1.7.19	Kurze Beinschiene
2C.1.7.20	Stock
2C.1.7.21	Fixateur
2C.1.7.22	Chirurgisches Instrument
2C.1.7.23	Nahtmaterial
2C.1.7.24	Nadel
2C.1.7.25	Venenverweilkanüle
2C.1.7.26	Spritze
2C.1.7.27	Pipette
2C.1.7.28	Schere
2C.1.7.29	Klemme
2C.1.7.30	Nabelklemme

2C.1.7.31	Spray
2C.1.7.32	Zerstäuber
2C.1.7.33	Tablettenschachtel
2C.1.7.34	Sauerstoffmaske
2C.1.8	■ **Bettausstattung**
2C.1.8.1	Bettlaken
2C.1.8.2	Decke
2C.1.8.3	Heizdecke
2C.1.8.4	Leibwäsche
2C.1.8.5	Überwurf
2C.1.8.6	Spannlaken
2C.1.8.7	Federbett
2C.1.8.8	Federbettbezug
2C.1.8.9	Bleischürze
2C.1.8.10	Nicht brennbares Bettzeug
2C.1.8.11	Matratze
2C.1.8.12	Wassermatratze
2C.1.8.13	Wärmematratze
2C.1.8.14	Kissen
2C.1.8.15	Kissenbezug
2C.1.8.16	Steppdecke
2C.1.8.17	Bettschuhe
2C.1.8.18	Nässeschutzfolie
2C.1.8.19	Bettwäsche
2C.1.8.20	Luftring
2C.1.8.21	(Sicherungs-) Gurte
2C.1.8.22	Bettgitter
2C.1.8.23	Handleiste
2C.1.9	■ **Pflegemittel**
2C.1.9.1	Creme
2C.1.9.2	Öl
2C.1.9.3	Einreibemittel
2C.1.10	■ **Säuberungsmittel**
2C.1.10.1	Seife
2C.1.10.2	Schaum
2C.1.10.3	Wasser
2C.1.10.4	Make-up
2C.1.10.5	Nagellack
2C.1.11	■ **Geräte**
2C.1.11.1	Extension
2C.1.11.2	Absauggerät
2C.1.11.3	Lüfter
2C.1.11.4	Heizlampe
2C.1.11.5	Befeuchter
2C.1.11.6	Dampfinhalator
2C.1.11.7	Sauerstoffzelt
2C.1.11.8	Inkubator

2C.1.11.9	Beatmungsgerät
2C.1.11.10	Herz-Lungenmaschine
2C.1.11.11	Herzmonitor
2C.1.11.12	Überwachungsmonitor
2C.1.11.13	Herzschrittmacher
2C.1.11.14	Elektrische Milchpumpe
2C.1.11.15	Neurostimulator
2C.1.11.16	Rollstuhl
2C.1.11.17	Ergometer
2C.1.11.18	Bettfahrrad
2C.1.11.19	Lift
2C.1.11.20	Rufsystem
2C.1.11.21	Alarmsystem
2C.1.12	■ **Informationsmaterial**
2C.1.12.	Lehrmaterial
2C.1.12.2	Lernmaterial
2C.1.12.3	Fragebogen
2C.1.12.4	Telefon
2C.1.12.5	Fernseher
2C.1.12.6	Computer
2C.1.12.7	Material für die Erhohlung
2C.1.12.8	Lesestoff
2C.1.12.9	Spielzeug
2C.1.13	■ **Nahrungsmittel**
2C.1.13.1	Flüssigkeit
2C.1.13.2	Essen
2C.1.13.3	Mahlzeit
2C.1.13.4	Diät
2C.1.13.5	Essen auf Rädern
2C.1.14	■ **Heilmittel**
2C.1.14.1	Medikamente
2C.1.14.2	Insulin
2C.1.14.3	Schmerzmittel
2C.1.14.4	Anästhetika
2C.1.14.5	Antibiotikum
2C.1.14.6	Vitamin B12
2C.1.14.7	Lösung
2C.1.14.8	Dialyse-Lösung
2C.1.14.9	Injektionslösung
2C.1.14.10	Infusionslösung
2C.1.14.11	Blut
2C.1.14.12	Blutprodukt
2C.1.14.13	Inhalationsmittel
2C.1.14.14	Impfstoff
2C.1.14.15	Sensibilisator

2C.2	■ **Personelle Ressourcen**
2C.2.1	■ **Inanspruchnahme des Gesundheitsdienstes**
2C.2.1.1	Termin
2C.2.1.2	Hausbesuch
2C.2.2	■ **Untersuchung**
2C.2.3	■ **Behandlungen**
2C.2.3.1	Hämodialyse
2C.2.3.2	Peritonealdialyse
2C.2.3.3	Operation
2C.2.3.4	Amputation
2C.2.3.5	Kaiserschnitt
2C.2.3.6	Stomaanlage
2C.2.3.7	Luftröhrenschnitt
2C.2.4	■ **Vorbeugung**
2C.2.4.1	Vorbeugung von Gewalttätigkeit
2C.2.4.2	Vorbeugung von Ansteckung
2C.2.4.3	Vorbeugung von Stürzen
2C.2.4.4	Vorbeugung von Alkoholismus
2C.2.4.5	Vorbeugung von sozialer Isolation
2C.2.4.6	Sicherheitsmaßnahmen
2C.2.5	■ **Therapie**
2C.2.5.1	Sauerstofftherapie
2C.2.5.2	Chemotherapie
2C.2.5.3	Bluttherapie
2C.2.5.4	Strahlentherapie
2C.2.5.5	Intravenöse Therapie
2C.2.5.6	Arzneimitteltherapie
2C.2.5.7	Ernährungstherapie
2C.2.5.8	Aktivitätstherapie
2C.2.5.9	Atemtherapie
2C.2.5.10	Einfache Entspannungstherapie
2C.2.5.11	Therapie mit Tieren
2C.2.5.12	Kunsttherapie
2C.2.5.13	Lesetherapie
2C.2.5.14	Musiktherapie
2C.2.5.15	Spieltherapie
2C.2.5.16	Familientherapie
2C.2.5.17	Gruppentherapie
2C.2.5.18	Therapie zur Realitätsorientierung
2C.2.5.19	Krisentherapie
2C.2.5.20	Milieutherapie
2C.2.5.21	Erinnerungstherapie
2C.2.5.22	Therapie mit Hilfsmitteln
2C.2.5.23	Flüssigkeitstherapie
2C.2.5.24	Inhalationstherapie
2C.2.5.25	Infusionstherapie
2C.2.5.26	Therapie mit Humor

2C.2.5.27	Hypnose
2C.2.5.28	Meditation
2C.2.6	■ **Techniken**
2C.2.6.1	Atemtechnik
2C.2.6.2	Lagerungstechnik
2C.2.6.3	Transfertechnik
2C.2.6.4	Bobath-Lagerung
2C.2.6.5	Trendelenburg-Lagerung
2C.2.6.6	NATO-Lagerung
2C.2.6.7	Technik für Muskel- und Gelenkübungen
2C.2.6.8	Injektionstechnik
2C.2.6.9	Inhalationstechnik
2C.2.6.10	Darmtrainingstechnik
2C.2.6.11	Blasentrainingstechnik
2C.2.6.12	Technik zum Inkontinenztraining
2C.2.6.13	Feed-Back Technik
2C.2.6.13.1	Bio-Feed-Back Technik
2C.2.6.14	Beruhigungstechnik
2C.2.6.15	Sprachtrainingstechnik
2C.2.6.16	Gedächtnistrainingstechnik
2C.2.6.17	Interaktionstechnik
2C.2.6.18	Unterhaltungs- und Ablenkungstechnik
2C.2.6.19	Entspannungstechnik
2C.2.6.20	Bewegungstechnik
2C.2.6.21	Schlucktechnik
2C.2.6.22	Esstechnik
2C.2.6.23	Zwangsernährung
2C.2.6.24	Angeleitete Bildersprache
2C.2.7	■ **Beruf**
2C.2.7.1	Pflegedienst
2C.2.7.2	Medizinischer Dienst
2C.2.7.3	Physiotherapie
2C.2.7.4	Dienst für Sozialarbeit
2C.2.7.5	Häuslicher Versorgungsdienst
2C.2.7.6	Rechtsbeistand
2C.2.7.7	Religiöser Beistand
2C.2.7.8	Bestattungsdienst
2C.2.7.9	Ernährungsberatung
2C.2.7.10	Beschäftigungstherapie
2C.2.8	■ **Notfall**
2C.2.8.1	Sicherheitsmaßnahmen
2C.2.8.2	Erste Hilfe
2C.2.9	■ **Herangehensweise**
2C.2.9.1	Prozedur
2C.2.9.2	Protokoll
2C.2.9.3	Leitlinie

Teilungsprinzip

Mittel ist für die Zwecke der ICNP definiert als eine Einheit, die bei der Durchführung einer Pflegehandlung verwendet wird. Mittel beinhaltet beides: Instrumente, definiert als Werkzeuge, die bei der Durchführung von Pflegehandlungen verwendet werden, und Dienste, die als eine spezifische Arbeit oder ein Plan bei der Durchführung einer Pflegehandlung definiert sind

Klassifikation der Pflegehandlungen

Achse D

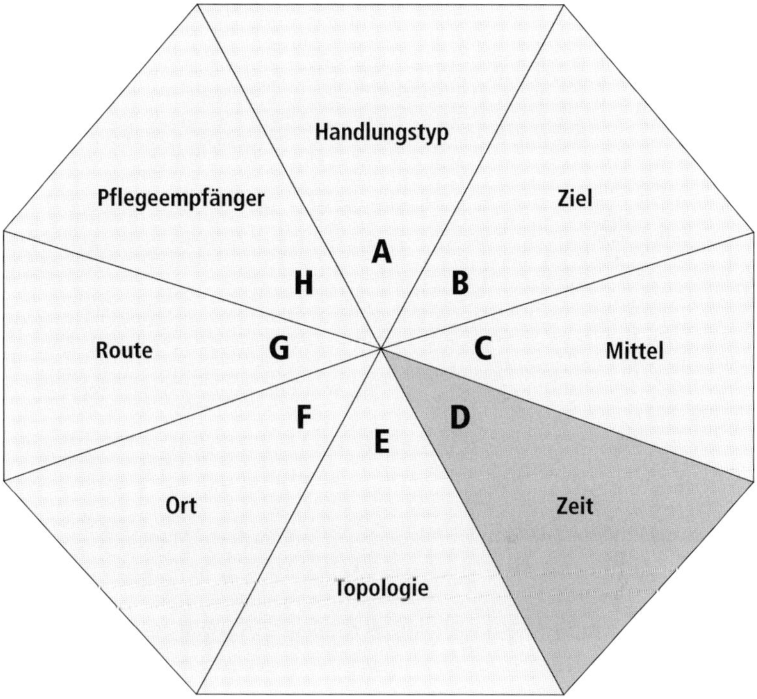

Abbildung II-19: Klassifikation der Pflegehandlungen, Achse D

Zeit: die zeitliche Orientierung einer Pflegehandlung. Zeit beinhaltet beides: *Zeitpunkte* (Ereignisse), definiert als bestimmte Augenblicke in der Zeit, und *Zeitspannen* (Episoden), definiert als die Dauer zwischen zwei Ereignissen. Beispiele sind: während der Entlassung, intraoperativ, pränatal.

ICNP-Klassifikation der Pflegehandlungen

Achse D: Zeit

Liste der Bezeichnungen

2	■ **Pflegehandlungen**
2D	■ **Zeit**
2D.1	■ Bei
2D.1.1	Bei der Aufnahme
2D.1.2	Bei der Entlassung
2D.2	■ Vor
2D.2.1	Vor der Geburt (auf das Kind bezogen)
2D.2.2	Vor der Geburt (auf die Mutter bezogen)
2D.2.3	Vor der Operation
2D.2.4	Vor der Aufnahme
2D.2.5	Vor der Entlassung
2D.2.6	Vor der Behandlung
2D.3	■ Während
2D.3.1	Während der Geburt (auf das Kind bezogen)
2D.3.2	Während der Geburt (auf die Mutter bezogen)
2D.3.3	Während der Operation
2D.3.7	Während der Visite
2D.3.8	Während des Krankenhausaufenthaltes
2D.4	■ Nach
2D.4.1	Nach der Geburt (auf das Kind bezogen)
2D.4.2	Nach der Geburt (auf die Mutter bezogen)
2D.4.3	Nach der Operation
2D.4.4	Nach der Aufnahme
2D.4.5	Nach der Entlassung

Teilungsprinzip

Zeit ist für die Zwecke der ICNP definiert als die zeitliche Orientierung einer Pflegehandlung. Zeit beinhaltet beides: Zeitpunkte (Ereignisse), definiert als bestimmte Augenblicke in der Zeit, und Zeitspannen (Episoden), definiert als die Dauer zwischen zwei Ereignissen.

Klassifikation der Pflegehandlungen

Achse E

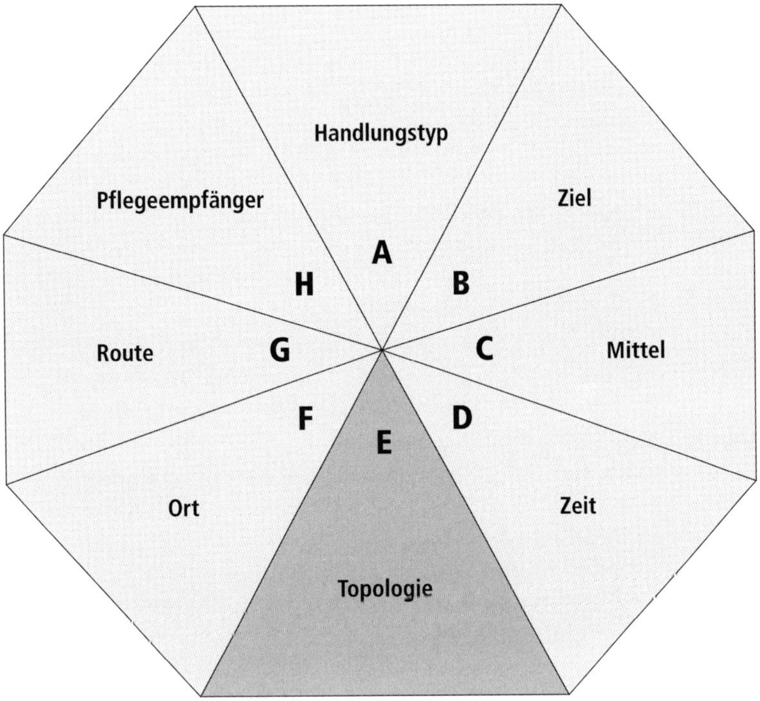

Abbildung II-20: Klassifikation der Pflegehandlungen, Achse E

Topologie: die anatomische Region in Bezug auf einen mittleren Punkt oder die Ausdehnung eines anatomischen Bereichs, die in eine Pflegehandlung einbezogen sind. Beispiele sind: links, total.

ICNP-Klassifikation der Pflegehandlungen

Achse E: Topologie

Liste der Bezeichnungen

2	■ **Pflegehandlung**
2E	■ **Topologie**
2E.1	■ **Waagerecht**
2E.1.1	Oben
2E.1.1.1	Oben rechts
2E.1.1.2	Oben links
2E.1.2	Unten
2E.1.2.1	Unten rechts
2E.1.2.2	Unten links
2E.2	■ **Senkrecht**
2E.2.1	Rechts (Rechte Seite)
2E.2.2	Links (Linke Seite)
2E.3	■ **Seitliche Lage**
2E.3.1	Einseitig
2E.3.2	Zweiseitig
2E.4	■ **Gesamtheit**
2E.4.1	Gesamt
2E.4.1.1.	Beide
2E.4.1.2.	Alle
2E.4.2	Teilweise
2E.5	■ **Mittlere Lage**
2E.5.1	Zentral
2E.5.2	Peripher
2E.6	■ **Ganz/Teil**
2E.6.1	Ganz
2E.6.2	Teil
2E.7	■ **Innen/Außen**
2E.7.1	Innen
2E.7.2	Außen
2E.8	■ **Rückseite/Vorderseite**
2E.8.1	Hinten
2E.8.2	Vorne

Teilungsprinzip

Topologie ist für die Zwecke der ICNP definiert als die anatomische Region in Bezug auf einen mittleren Punkt oder die Ausdehnung eines anatomischen Bereichs, die in eine Pflegehandlung einbezogen ist

Klassifikation der Pflegehandlungen

Achse F

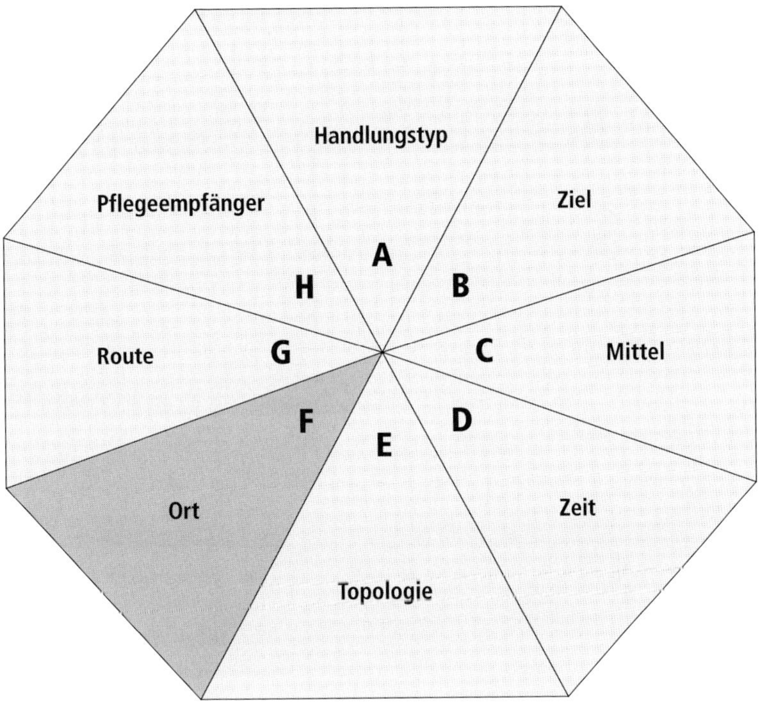

Abbildung II-21: Klassifikation der Pflegehandlungen, Achse F

Ort: die anatomische und räumliche Orientierung einer Pflegehandlung. Ort beinhaltet beides: die *Körperstelle*, definiert als anatomische Position oder Ort einer Pflegehandlung, als auch die *Stelle*, definiert als der räumliche Ort, an dem die Pflegehandlung auftritt. Beispiele sind: Kopf, Arm, zu Hause, Arbeitsplatz.

ICNP-Klassifikation der Pflegehandlungen

Achse F: Ort

Liste der Bezeichnungen

2 **Pflegehandlung**
2F Ort

Die nachfolgende Liste der Begriffe zu Körperteil ist gleichzeitig referenziert zur Systematischen Nomenklatur der Medizin (SNOMED®, Internationale Klassifikation der Topografie) Die jedem Begriff nachgestellte Kodierung ist der SNOMED®, Internationale Klassifikation entnommen. Die Liste Körperseite ist exemplarisch für die Art der Begriffe, die in dieser Achse zu berücksichtigen sind. Sie ist nicht vollständig und umfassend. Es wird eine weitere Evaluierung zur Berücksichtigung aller möglichen Begriffsbereiche und ihrer alphabetischen Ordnung im Englischen benötigt. Die alphabetische Auflistung der Begriffe wird sich in den Übersetzungen ändern. Es wird daher empfohlen, die Kodierung der Begriffe beizubehalten, auch wenn sich dabei die alphabetische Reihenfolge verändern könnte.

[Anmerkung der Übersetzer: In der englischen Originalausgabe sind die Begriffe nach dem englischen Alphabet sortiert und in dieser Reihenfolge kodiert. Diese Sortierreihenfolge macht aber bei der Darstellung der Übersetzung dieser Achse 2F keinen Sinn. Beispielsweise besitzt der Buchstabe «C» den Kode 2F.1.3 während der Buchstabe «D» ganz ausgelassen ist und der Buchstabe «E» dann mit 2F.1.4 kodiert ist. Die Buchstaben Q, X, Y und Z fehlen ebenfalls. Hier ist sicher ein wichtiges Arbeitsfeld für die nächste Version. Der Vollständigkeit halber werden aber die Kodes mit angegeben.]

A

2F.1.1 A
2F.1.1.1 Abdomen (T–D4000)
2F.1.1.9 Achselhöhle (T–D8100)
2F.1.1.5 After (T–59900)
2F.1.1.2 Amputationsstumpf (M-14850).
2F.1.1.3 Analer Schließmuskel (T–14330)

2F.1.1.6	Areola (T–04210)
2F.1.1.7	Arm (T–41000)
2F.1.1.8	Arterie (T–41000)
2F.1.1.8.1	Arterie: Lungenarterie (T–44000)
2F.1.4.4	Auge (T–AA000)
2F.1.4.5	Augenlid (T–AA810)
	B
2F.1.2	B
2F.1.2.2	Bart
2F.1.15.1	Becken (T–D6000)
2F.1.11.2	Bein (T–D9400)
2F.1.3.8	Bindehaut (T–AA860)
2F.1.2.8	Bronchien (T–26800)
2F.1.2.7	Brust (T–T04000)
2F.1.2.7.1	Brust: weibliche Brust (T–04010)
2F.1.3.4	Brustkorb (T–D3000)
2F.1.18.3	Brustkorb (T–D3000)
2F.1.3.5	Brustwand (T–D3050)
2F.1.13.5	Brustwarze (T–04100)
	C
2F.1.3	C
	D
2F.1.2.5	Darm (T–50500)
	E
2F.1.4	E
2F.1.14.1	Eierstock (T–87000)
2F.1.4.2	Ellenbogen (T–D8300)
	F
2F.1.5	F
2F.1.7.5	Ferse (T–D9600)
2F.1.5.3	Finger (T–D8800)
2F.1.5.2	Fötus (T–E5200)
	G
2F.1.6	G
2F.1.6.1	Gastrointestinaler Trakt (T–50100)
2F.1.19.7	Gebärmutter (T–83000)
2F.1.2.6	Gehirn (T–A0100)
2F.1.9.2	Gelenk (T–15000)
2F.1.6.2	Genitalsystem (T–70250)
2F.1.6.2.1	Genitalsystem: Weibliches Genitalsystem (T–80000)
2F.1.6.2.2	Genitalsystem: Männliches Genitalsystem (T–90000)

2F.1.2.9	Gesäß (T–D2600)
2F.1.19.1	Geschwür
2F.1.5.1	Gesicht (T–D1200)
2F.1.18.4	Gewebe (T–D0050)
2F.1.18.4.1	Gewebe: Subkutanes Gewebe (T–03000)
2F.1.18.4.2	Gewebe: Körpergewebe (T–D0050)
2F.1.18.4.3	Gewebe: Weichteile
2F.1.18.4.4.	Gewebe: Fettgewebe (T–1A010)
2F.1.11.3	Glied (T–D2800)
2F.1.4.3	Gliedmaßen (T–D2800)
	H
2F.1.7	**H**
2F.1.7.1	Haar (T–01400)
2F.1.7.1.1	Haar der Kopfhaut (T–01535)
2F.1.7.1.2	Haar des Gesichtes (T–01540)
2F.1.7.1.3	Haar des Rumpfes (T–01570)
2F.1.7.1.4	Haar der Achselhöhle (T–01560)
2F.1.7.1.5	Haar des Schambeins (T–01592)
2F.1.13.2	Hals (T–D1600)
2F.1.7.2	Hand (T–D8700)
2F.1.21.1	Handgelenk (T–D8600)
2F.1.17.5	Haut (T–01000)
2F.1.19.4	Harnblase: (T–74000)
2F.1.19.5	Harnblasen-Schließmuskel (T–74420)
2F.1.19.3	Harnröhre (T–75000)
2F.1.8.1	Hautoberfläche (T–00000)
2F.1.7.4	Herz (T–32000)
2F.1.3.1	Herz-Kreislauf-System (T–30000)
2F.1.18.1	Hoden (T–94000)
2F.1.17.2	Hodensack (T–98000)
2F.1.3.9	Hornhaut des Auges (T–AA200)
2F.1.7.6	Hüfte (T–D2500)
	I
F2F.1.8	**I**
	J
2F.1.9	**J**
	K
2F.1.10	**K**
2F.1.3.2	Kapillare (T–40050)
2F.1.11.1	Kehlkopf (T–24100)
2F.1.9.1	Kiefer (T–D1213)
2F.1.3.6	Kinn (T–D1210)
2F.1.3.7	Klitoris (T–81400)

2F.1.10.1	Knie (T–D9200)
2F.1.1.4	Knöchel (T–D9500)
2F.1.7.3	Kopf (T–D1100)
2F.1.2.3	Körper als Ganzes (T–D0010)
2F.1.2.4	Körpergewebe (T–D0050)
2F.1.3.3	Körperhöhle
2F.1.3.3.1	Körperhöhle: Nasenhöhle (T–21300)
2F.1.3.3.2	Körperhöhle: Mundhöhle (T–51004).
2F.1.3.3.3	Körperhöhle: Schädelhöhle (T–D1400)
2F.1.3.3.4	Körperhöhle: Rachenhöhle (T–24105)
2F.1.17.1	Kreuzbein (T–11AD0)
	L
2F.1.11	L
2F.1.11.4	Lippe (T–52000)
2F.1.18.8	Luftröhre (T–25000)
2F.1.11.5	Lunge (T–28000)
	M
2F.1.12	M
2F.1.17.7	Magen (T–57000)
2F.1.16.1	Mastdarm (T–59600)
2F.1.12.1	Mund (T–51000)
2F.1.12.4	Muskel (T–13001)
2F.1.12.5	Muskel-Skelett-System (T–10000)
	N
2F.1.13	N
2F.1.19.2	Nabel (T–D4220)
2F.1.13.1	Nagel (T–01600)
2F.1.13.1.1	Nagel: Fingernagel (T–01614)
2F.1.13.1.2	Nagel: Zehennagel (T–01620)
2F.1.13.6	Nase (T–21000)
2F.1.13.3	Nerv (T–A9001)
2F.1.13.4	Nervensystem (T–A0000)
	O
2F.1.14	O
2F.1.18.2	Oberschenkel (T–D9100)
2F.1.4.1	Ohr (T–AB000)
	P
2F.1.15	P
2F.1.15.2	Penis (T–91000)
2F.1.15.3	Perineum (T–D2700)
2F.1.15.4	Pleura (T–91000)
2F.1.15.5	Prostata (T–92000)

Q

R

2F.1.16	R
2F.1.16.2	Rippe (T–11300)
2F.1.2.1	Rücken (T–D2100)
2F.1.18.9	Rumpf (T–D2000)

S

2F.1.17	S
2F.1.17.6	Schädel (T–11100)
2F.1.20.1	Scheide (T–82000)
2F.1.12.3	Schleimhaut (T–00400)
2F.1.12.3.1	Schleimhaut: Lippenschleimhaut (T–52010)
2F.1.12.3.2	Schleimhaut: Zungenschleimhaut (T–53010)
2F.1.12.3.3	Schleimhaut: Mundschleimhaut (T–51300)
2F.1.12.3.4	Schleimhaut: Trachealschleimhaut (T–25010)
2F.1.12.3.5	Schleimhaut: Vaginalschleimhaut (T–82010)
2F.1.17.3	Skelett-Knochen (T–11000)
2F.1.17.4	Skelettsystem (T–11000)
2F.1.8.2	Spinnwebenhaut (T–A1221)
2F.1.17.8	Stoma (M–18800)
2F.1.17.8.1	Stoma: Kolostoma
2F.1.17.8.2	Stoma: Ileostoma
2F.1.17.8.3	Stoma: Tracheostoma
2F.1.17.8.4	Stoma: Urostoma
2F.1.17.9	Stumpf (M–14850)

T

2F.1.18	T

U

2F.1.19	U
2F.1.1.7.1	Unterarm (T–D8580)
2F.1.19.6	Urogenitales System (T–70200)

V

2F.1.20	V
2F.1.20.2	Vene (T–48000)
2F.1.20.3	Vulva (T–81000)

W

2F.1.21	W
2F.1.21.2	Wunde

X

Y

Z

2F.1.18.6	Zahn (T–54010)
2F.1.18.5	Zehe (T–D9800)
2F.2	Ort
2F.2.1	Diagnostische Abteilung
2F.2.1.1	Röntgenabteilung
2F.2.2	Krankenhausstation
2F.2.2.1	Intensivstation
2F.2.2.2	Notfallabteilung
2F.2.2.3	Genesungsstation
2F.2.3	Behandlungsabteilung
2F.2.3.1	Operationssaal
2F.2.4	Ambulante Abteilung/Tagesklinik
2F.2.5	Ambulanz
2F.2.6	Unfallort
2F.2.7	Gesundheitszentrum
2F.2.7.1	Tagesbetreuungszentrum
2F.2.8	Pflegezentrum
2F.2.9	Physiotherapie
2F.2.10	Klinik für Geburtshilfe
2F.2.11	Hausarzt
2F.2.12	Zahnklinik
2F.2.13	Wohnsitz
2F.2.13.1	Pflegeheim
2F.2.13.2	Geschütztes Wohnen
2F.2.14	Tagesinstitution
2F.2.14.1	Tageszentrum für Kinder
2F.2.14.1.1	Kindertagesstätte
2F.2.14.2	Tageszentrum für Erwachsene
2F.2.14.3	Tageszentrum für Ältere
2F.2.15	Schule
2F.2.15.1	Kindergarten
2F.2.15.2	Gymnasium
2F.2.16	Universität
2F.2.17	Arbeitsstelle
2F.2.17.1	Geschützte Arbeitsstelle
2F.2.18	Nachbarschaft

Teilungsprinzip

Ort ist für den Zweck der ICNP definiert als die anatomische und räumliche Orientierung einer Pflegehandlung. Ort beinhaltet beides: die Körperstelle, definiert als anatomische Position oder Ort einer Pflegehandlung, als auch die Stelle, definiert als der räumliche Ort, an dem die Pflegehandlung auftritt.

Klassifikation der Pflegehandlungen

Achse G

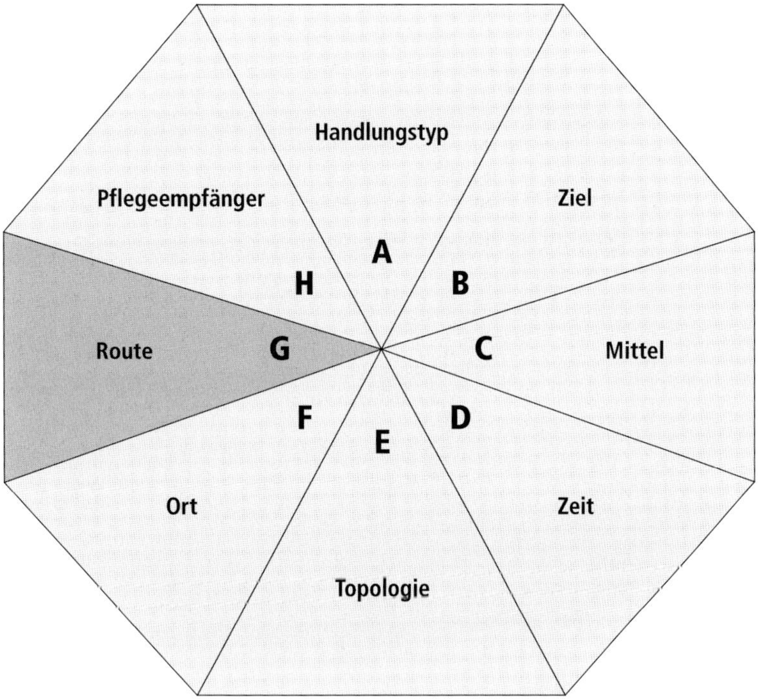

Abbildung II-22: Klassifikation der Pflegehandlungen, Achse G

Route: der Weg, über/durch den eine Pflegehandlung ausgeführt wird. Beispiele sind: oral, subkutan.

ICNP-Klassifikation der Pflegehandlungen

Achse G: Route

Liste der Bezeichnungen

2	■ **Pflegehandlung**
2G	■ Route
2 G.1	Epidural
2 G.2	Intrathekal
2 G.3	Perineural
2 G.4	Ocular
2 G.5	Intraocular
2 G.6	Retrobulbär
2 G.7	Subkutan
2 G.8	Nasal (N)
2 G.9	Aurikulär
2 G.10	Endosinuseal
2 G.11	Oral (O)
2 G.12	Sublingual (SL)
2 G.13	Dental
2 G.14	Gingival
2 G.15	Intrakardial
2 G.16	Intrakoronar
2 G.17	Luftweg (Inhal)
2 G.18	Tracheostoma
2 G.19	Gastrointestinal
2 G.20	Parenteral (P)
2 G.21	Rektal (R)
2 G.22	Kolostoma
2 G.23	Ileostoma
2 G.24	Intraperitoneal
2 G.25	Urethral
2 G.26	Urostoma
2 G.27	Intravesikal
2 G.28	Vaginal (V)
2 G.29	Intrauterin
2 G.30	Endozervikal
2 G.31	Intraamniotisch

2 G.32	Intrazervikal
2 G.33	Extraamniotisch
2 G.34	Intramuskulär
2 G.35	Intraartikulär
2 G.36	Periartikulär
2 G.37	Intrabukkal
2 G.38	Intraduktal
2 G.39	Intrasternal
2 G.40	Intravenös
2 G.41	Intraarteriell
2 G.42	Intraluminal
2 G.43	Intrakutan
2 G.44	Subkutan
2 G.45	Kutan
2 G.46	Transkutan (TD)
2 G.47	Intrakavitär
2 G.48	Intralesional

Der Kode in Klammern bezieht sich auf den ATC Index 1999, WHO Medikamentenstatistik-Methodologie.

Teilungsprinzip

Route ist für die Zwecke der ICNP definiert als der Weg, über oder durch den eine Pflegehandlung ausgeführt wird.

Klassifikation der Pflegehandlungen

Achse H

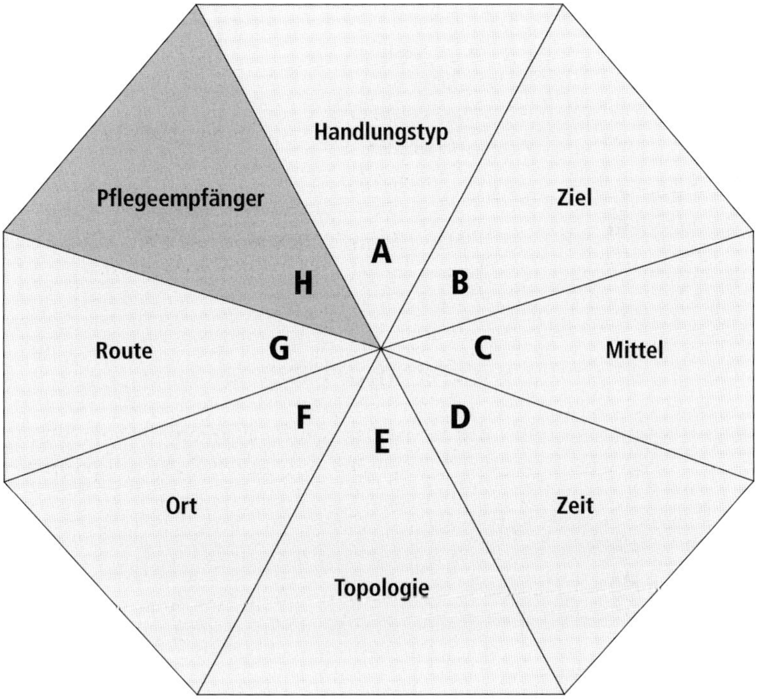

Abbildung II-23: Klassifikation der Pflegehandlungen, Achse H

Pflegeempfänger: die Entität, zu deren Vorteil eine Pflegehandlung ausgeführt wird. Beispiele sind: Individuum, Gruppe.

ICNP-Klassifikation der Pflegehandlungen

Achse H: Pflegeempfänger

Liste der Bezeichnungen

Definitionen

Teilungsprinzip

Pflegeempfänger ist für die Zwecke der ICNP definiert als die Entität, zu deren Vorteil eine Pflegehandlung ausgeführt wird.

2 **Pflegehandlung**
Pflegehandlung ist eine Art von Handlung mit den folgenden spezifischen Merkmalen: Verhalten von Pflegenden in der Praxis

2H Pflegeempfänger

2H.1 Person
Pflegehandlungen mit Pflegeempfänger: Person ist eine Art von Pflegehandlung mit den spezifischen Merkmalen: die Pflegehandlung ist zum Vorteil/Nutzen eines einzelnen Menschen (Individuum).

2H.2 Gruppe
Pflegehandlung mit Pflegeempfänger: Gruppe ist eine Art von Pflegehandlung mit den spezifischen Merkmalen: die Pflegehandlung ist zum Vorteil/Nutzen einer Menge von Menschen.

2H.2.1 Familie
Pflegehandlung mit Pflegeempfänger: Familie ist eine Art von Pflegehandlung mit einer Gruppe als Pflegeempfänger mit den spezifischen Merkmalen: Die Pflegehandlung ist zum Vorteil/Nutzen einer Menge von Menschen, die miteinander durch Blut, Verwandtschaft, emotionale oder legale Beziehungen in Wechselbeziehung stehen, einschließlich der Bezugspersonen.

2H.2.1.1 Familie (distributiv)
Pflegehandlung mit Pflegeempfänger: Familie (distributiv) ist eine Art von Pflegehandlung mit Pflegeempfänger: Familie mit den spezifischen Merkmalen: Die Pflegehandlung ist zum Vorteil/Nutzen einer Menge von Menschen, die als Individuen betrachtet werden und miteinander durch Blut, Verwandtschaft, emotionale oder legale Beziehungen verbunden sind, einschließlich der Bezugspersonen.

2H.2.1.2 Familie (kollektiv)
Pflegehandlung mit Pflegeempfänger: Familie (kollektiv) ist eine Art von Pflegehandlung mit Pflegeempfänger: Familie mit den spezifischen Merkmalen: Die Pflegehandlung ist zum Vorteil/Nutzen einer Menge von Menschen, die als eine soziale Einheit oder kollektives Ganzes betrachtet werden, und die aus Mitgliedern zusammengesetzt ist, die verbunden sind durch Blut, Verwandtschaft, emotionale oder legale Beziehungen einschließlich der Bezugspersonen. Die soziale Einheit, die durch die Familie als ein Ganzes gebildet wird, wird zusätzlich zu den Individuen und ihren Beziehungen von Blut, Ver-

wandtschaft, emotionaler oder rechtlicher Beziehungen, einschließlich der Bezugspersonen, betrachtet, die Teile der Gruppe bilden.

2H.2.2 **Gemeinschaft/Gesellschaft**
Pflegehandlung mit Pflegeempfänger: Gemeinschaft/Gesellschaft ist eine Art von Pflegehandlung mit Pflegeempfänger: Gruppe mit den spezifischen Merkmalen: Die Pflegehandlung ist zum Vorteil/Nutzen einer Menge von Menschen, die miteinander durch gemeinsame Geografie, gemeinsame Bedingungen oder gemeinsame Interessen in Wechselbeziehung stehen.

2H.2.2.1 **Gemeinschaft/Gesellschaft (distributiv)**
Pflegehandlung mit Pflegeempfänger: Gemeinschaft/Gesellschaft (distributiv) ist eine Art von Pflegehandlung mit Pflegeempfänger: Gemeinschaft/Gesellschaft mit den spezifischen Merkmalen: Die Pflegehandlung ist zum Vorteil/Nutzen einer Menge von Menschen welche als Individuen betrachtet werden und durch gemeinsame Geografie, gemeinsame Bedingungen oder ein gemeinsames Interesse verbunden sind.

2H.2.2.2 **Gemeinschaft/Gesellschaft (kollektiv)**
Pflegehandlung mit Pflegeempfänger: Gemeinschaft/Gesellschaft (kollektiv) ist eine Art von Pflegehandlung mit Pflegeempfänger: Gemeinschaft/Gesellschaft mit den spezifischen Merkmalen: Die Pflegehandlung ist zum Vorteil/Nutzen einer Menge von Menschen, die als eine soziale Einheit oder kollektives Ganzes betrachtet werden, und die aus Mitgliedern zusammengesetzt ist, die verbunden sind durch eine gemeinsame Geografie, gemeinsame Bedingungen oder ein gemeinsames Interesse. Die soziale Einheit, die durch die Gemeinde gebildet wird, wird zusätzlich zu den Individuen und ihren Beziehungen von gemeinsamer Geografie, gemeinsamen Bedingungen oder gemeinsamen Interessen betrachtet, die Teile der Gruppe bilden.

Anhang zu Teil II

ICNP-Klassifikation der Pflegephänomene

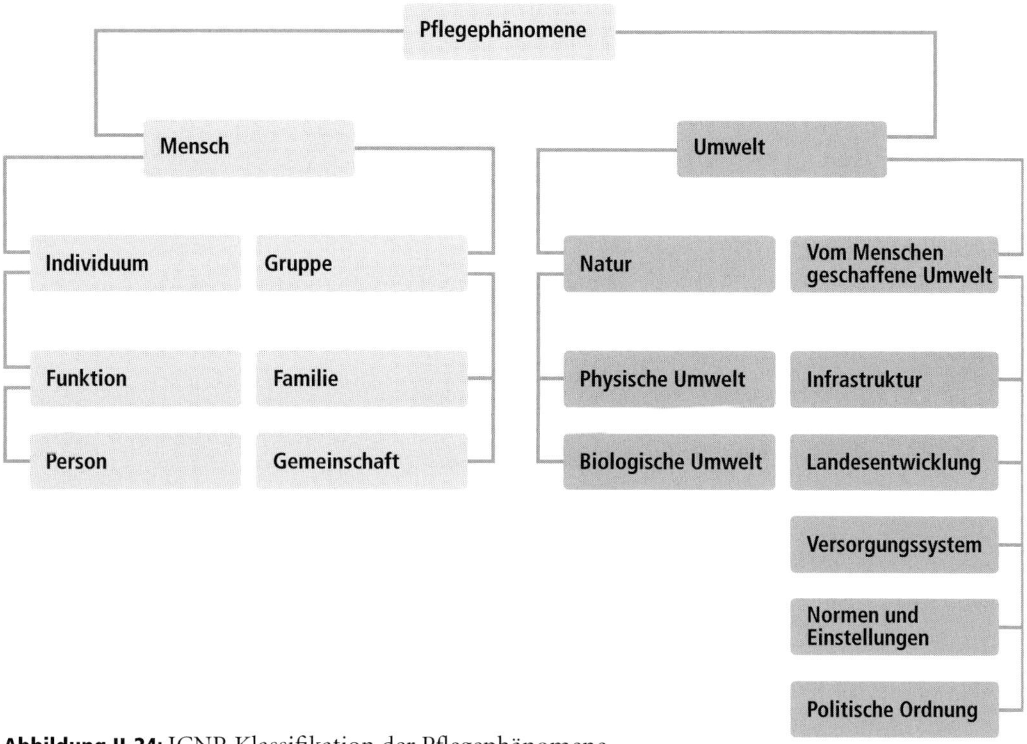

Abbildung II-24: ICNP-Klassifikation der Pflegephänomene

ICNP-Klassifikation der Pflegephänomene

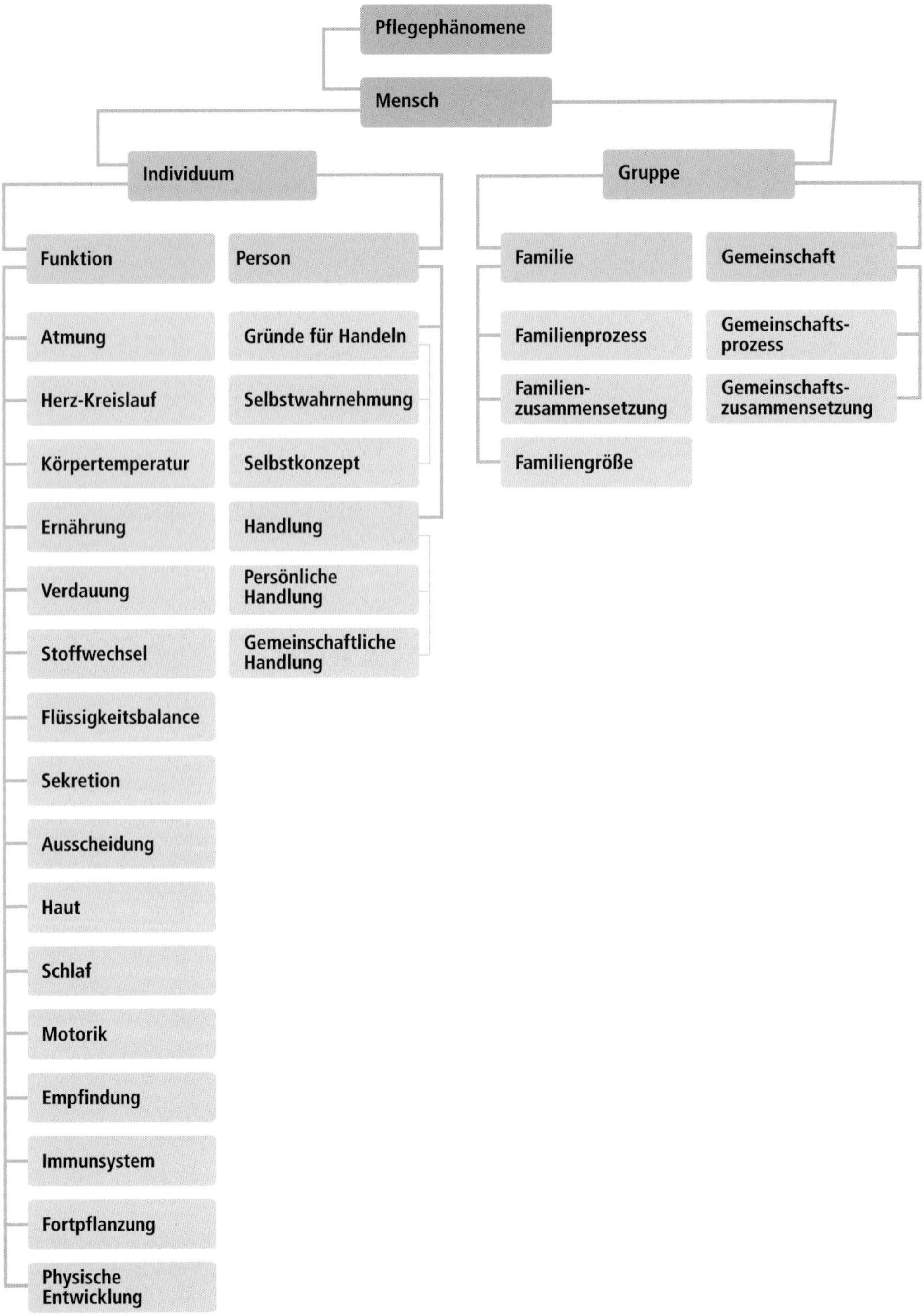

Abbildung II-25: ICNP-Klassifikation der Pflegephänomene: Mensch

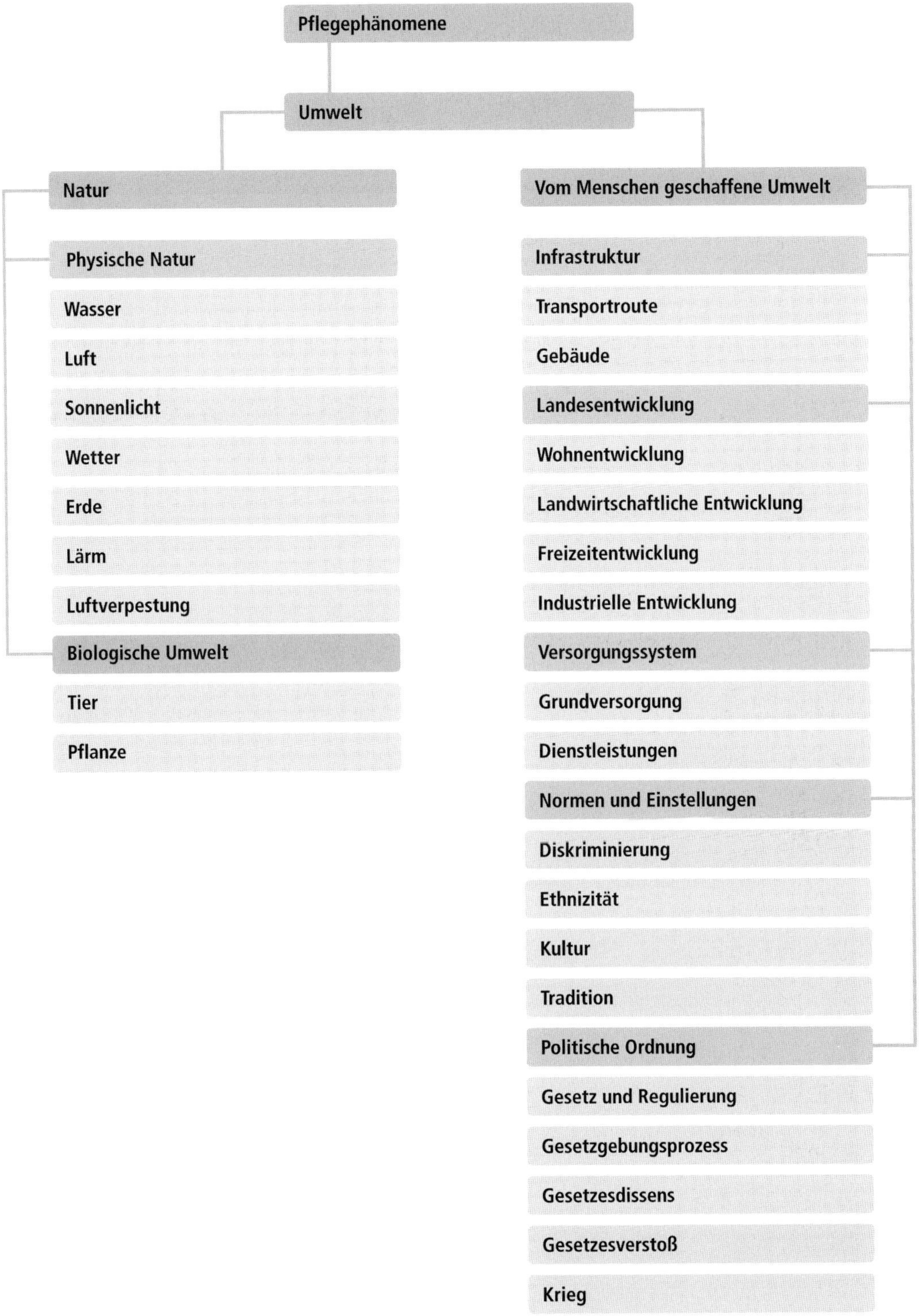

Abbildung II-26: ICNP-Klassifikation der Pflegephänomene: Umwelt

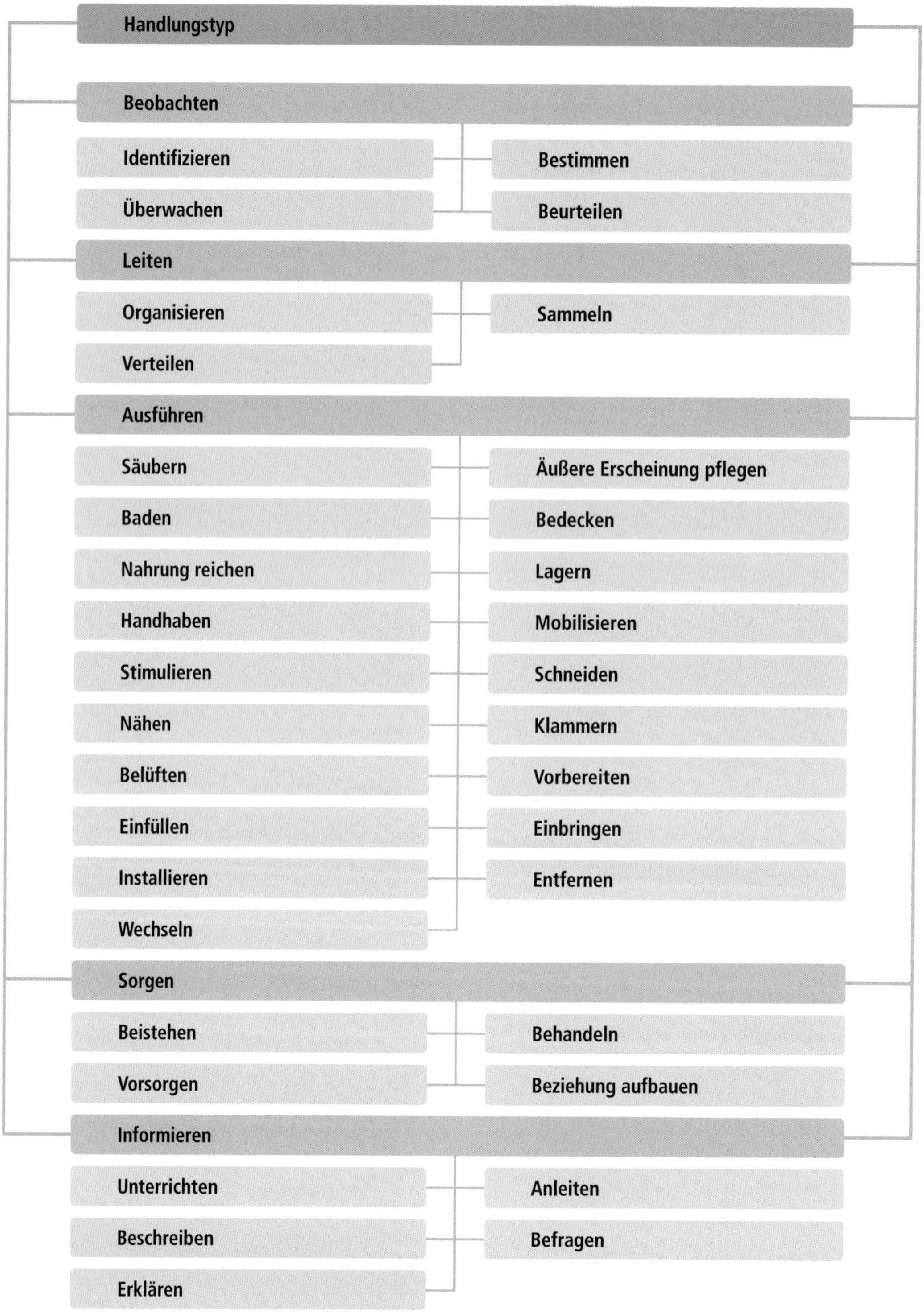

Abbildung II-27: ICNP-Klassifikation der Pflegehandlungen

Anhang

Weiterführende Literatur

Alvarez, M.; Figueroa, M.; Munoz, L. A.; Moya, C. (2000): Proyecto de Clasificación Internacional de la Práctica de Enfermería. Enfermería, 10, S. 24–29.

Arntz, R.; Picht, H. (1991): Einführung in die Terminologiearbeit. Reihe: Studien zu Sprache und Technik, Bd. 2. Hildesheim, Zürich, New York.

Anonymous (2000): ICN renews commitment to creating a universal language for nurses. Nursing Update (South Africa), 24(4), S. 10.

Anonymous (1998): What is the international classification for nursing practice? Nursing News, 22(4), S. 41.

Casey, A.; Hoy, D. (1997): Language for research and practice. Journal of Interprofessional Care, 11(1), S. 35–42.

Clark, J.; Lang, N. (1992): Nursing's next advance: An international classification for nursing practice. International Nursing Review, 39(4), S. 109–112.

Clark, J.(1996): How nurses can participate in the development of an ICNP. International Nursing Review, 43(6), S. 171–174.

Clark, J.; Lang, N. (1997): The International Classification for Nursing Practice (ICNP): Nursing outcomes. International Nursing Review, 44 (4), S. 121–124.

Clark, J. (1997): The International Classification for Nursing Practice: A progress report in: Nursing informatics: The impact of nursing knowledge on health care informatics. Proceedings of NI'97, Sixth Triennial International Congress of IMIA-NI, Nursing Informatics of International Medical Informatics Association. In: Gerdin U. (Ed.). IOS Press, Amsterdam, S. 62–68.

Clark, J. (1998): The International Classification for Nursing Practice Project. Online Journal of Issues in Nursing. What's in a Name. http://www.nursingworld.org/ojin/tpc7/tpc7_3.htm, 1998 Sep 30.

Clark, J. (1999): A language for nursing. Nursing Standard, 13(31), S. 42–47.

Coenen, A.; Wake, M. (1996): Developing a database for an International Classification for Nursing Practice (ICNP). International Nursing Review, 43(6), S. 183–187.

Coenen, A.; Marin, H. F.; Park, H.; Bakken, S. (2001): Representing nursing concepts for computer-based systems: International perspectives. Journal of American Medical Informatics Association, 8(3), S. 202–211.

Colegio de Enfermeras AC (1998): La classificacíon internacional de la practíca de enfermería (CIPE) en Mexico. Enfermeras, 14, S. 25–26.

Coler, M. S. (2001): Building an intercultural nursing terminology bank for the phenomenon, Violence, of the International Classification of Nursing Practice®: A methodological perspective. International Nursing Review, 48(2), S. 93–101.

Coler, M. S et al. (2000): Social violence: A case for classification as a subphenomenon of community in the ICNP®. International Nursing Review, 47(1), S. 8–18.

Conrick, M.; O'Connell, B. (1998): The International Classification for Nursing Practice – ICNP. Informatics in Healthcare Australia, 7(4), S. 148–153.

Cooney, C. F. (1996): An International Classification for Nursing Practice: Terms used by community-based mental health nurses to describe their practice (An ICN Project). Unpublished bachelor's dissertation. Massey University, Palmerston North, New Zealand, 1996.

Crawford, P.; Brown, B. (1999): A language for nursing: Furthering the debate. Nursing Standard, 14 (12), S. 36–37.

Cruz, I. C. F.; Yoshica, M. R.; Barbosa, M. A.; Narchi, N. Z.; Bezerra, A. L. Q.; Imanichi, R. M. (1994): Classification for nursing practice in Brazil. International Nursing Review, 41(2), S. 45–46.

Cruz, D. M.; Gutiereez, B. A.; Lopez, A.L. (2000): Congruence of terms between lists of problems and the ICNP® Alpha Version. International Nursing Review, 47(2), S. 89–96.

Darmann, I. (1998): Anforderungen an die Definition pflegerischer Begriffe aus pflegewissenschaftlicher Sicht. Pflege, 11(1), S. 11–14.

Dilling, H. (1993): Zur Geschichte nosologischer Klassifikationen in der Psychiatrie. In: Schneider, W.; Freyberger, H. J.; Muhs, A.; Schüßler, G.: Diagnostik und Klassifikation nach ICD-10 Kap. V. Göttingen, S. 15–21.

Etzel, B. S. (1998): Tagungsband Fachtagung: Die Internationale Klassifikation pflegerischer Praxis (ICNP) als Instrument für die Pflege. Eigenverlag KTB Freiburg.

Etzel, B. S. (2000): Pflegediagnosen und die Internationale Klassifikation Pflegerischer Praxis (ICNP-Beta-Version). Kohlhammer/Pflegewissenschaft.

Elfrink, V.; Bakken, S.; Coenen, A.; McNeil, B.; Bickford, C. (2001): Standardized Nursing Vocabularies: A Foundation for Quality Care. Seminars in Oncology Nursing, 17(1), S. 18–23.

Friesacher, H. (1998): Pflegediagnosen und International Classification for Nursing Practice (ICNP). Mabuse, 112, S. 33–37.

Friesacher, H. (1999): Bedeutung und Möglichkeit von Diagnostik und Klassifikation in einer praktischen Wissenschaft: In: Kollak, Ingrid; Georg, Margret (Hrsg.): Pflegediagnosen: Was leisten sie – was leisten sie nicht? Frankfurt, S. 27–37.

Gordon, M. (1998): Nursing Nomenclature and Classification System Development. Online Journal of Issues in Nursing. http://www.nursingworld.org/ojin/tpc7/tpc7_3.htm, 1998 Sep 30.

Goossen, W.; Epping, P.; Abraham, I. (1996): Classification Systems in Nursing: Formalizing Nursing Knowledge and Implications for Nursing Information Systems. In: Methods of Information in Medicine, 35 (1), S. 59–71.

Hardiker, N. R.; Rector, A. L. (1998): Modeling nursing terminology using the GRAIL representation language. Journal of the American Medical Informatics Association, 5 (1), S. 120–128.

Harris, M. R.; Graves, J. R.; Solbrig, H. R.; Elkin, P. L.; Chute, C. G. (2000): Embedded Structures and Representation of Nursing Knowledge. Journal of the American Medical Informatics Association, 7(6), S. 539–549.

Henry, S. B.; Elfrink, V.; McNeil, B.; Warren, J. (1998): The ICNP's relevance in the US. International Nursing Review, 45(5), S. 151–157.

Henry, S. B.; Mead, C. N. (1997): Nursing classification systems: Necessary but not sufficient for representing «what nurses do» for inclusion in computer-based patient record systems. Journal of the American Medical Informatics Association, 4(3), S. 222–232.

Henry; S. B.; Warren, J. J.; Lange, L.; Button, P. (1998): A review of major nursing vocabularies and the extent to which they have the characteristics required for implementation in computer-based systems: Focus on implementation of nursing vocabularies in systems. Journal of the American Medical Informatics Association, 5 (4), S. 321–328.

International Council of Nurses (1993): Nursing's next advance: Development of an International Classification for Nursing Practice: A working paper. International Council of Nurses, Geneva.

International Council of Nurses (1993): Kellogg grants funds for International Classification for Nursing Practice Project. International Nursing Review, 40(6), S. 159–160.

International Council of Nurses (1996): Introducing ICN's International Classification for Nursing Practice (ICNP): a unifying framework. International Nursing Review, 43 (6), S. 169–170.

International Council of Nurses (1996): The International Classification for Nursing Practice (ICNP®): A Unifying Framework. The AlphaVersion. International Council of Nurses, Geneva.

International Council of Nurses (1999): International Classification for Nursing Practice – Beta Version. Geneva: International Council of Nurses.

König, P. (2000): Geschichte und Entwicklung von Klassifikationssystemen in der Pflege. In: Pflegediagnosen und die ICNP. Kohlhammer-Verlag, Stuttgart.

Lang, N. M.; Murphy, M. (1996): International activities and perspectives on an International Classification for Nursing Practice (ICNP). In: Lang, N. M. (Ed.): Nursing Data Systems: The Emerging Framework. American Nurses Association, Washington DC.

Lang, N. M. (1999): Forces and futures in credentialing: The International Classification for Nursing Practice. In: Cary, A. H.; Wharton, C. (eds): Quality Assurance Through Credentialing. Volume 1: Global Perspectives. American Nurses Credentialing Center, Washington DC.

Lima da Nóbrega, N. M.; Rivero de Gutierrez, M.G. (2000): Semantic equivalence of the Nursing Phenomena Classification of ICNP ®. International Nursing Review, 47(1), S.19–27.

Loewen, E. M. (1999): The use of the International Classification of Nursing Practice for capturing community-based nursing practice. Unpublished master's thesis, University of Manitoba, Winnipeg, Manitoba, Canada.

McCormick, K. A.; Lang, N.; Zielstorff, R.; Milholland, K.; Saba, V.; Jacox, A. (1994): Toward standard classification schemes for nursing language: recommendations of the American Nurses Association Steering Committee on Databases to support clinical nursing practice. Journal of the American Medical Informatics Association, 1(6), S. 421–427.

Moen, A.; Henry, S. B.; Warren, J. J. (1999): Representing nursing judgements in the electronic health record. Journal of Advanced Nursing, 30 (4), S. 990–997.

Mortensen, R. A. (Ed.) (1996): The International Classification for Nursing Practice: With TELENURSE Introduction. Danish Institute of Health and Nursing Research, Copenhagen, Denmark..

Mortensen, R. A. (Ed.) (1997): ICNP in Europe: TELENURSE. IOS Press, Amsterdam.
Mortensen, R. A. (Ed.) (1999): Studies in health technology and informatics 61: ICNP and telematic applications for nurses in Europe. The Telenurse experience. IOS Press, Amsterdam.
Mortensen, R. A.; Nielsen, G.H. (1994): Nursing Terminology as a Means of Identifying Nursing Diagnoses: Basic Levels Diagnostic Categories in Nursing. Vard I Norden, 4, S. 5–13.
Nielsen, G. H.; Mortensen, R. A. (1996): The architecture for an International Classification for Nursing Practice (ICNP). International Nursing Review, 43(6), S. 175–182.
Nielsen, G. H.; Mortensen, R. A. (1997): The architecture of ICNP®: A time of outcomes – Part 1. International Nursing Review, 44(6), S. 182–188, 176.
Nielsen, G. H.; Mortensen, R. A. (1998): The architecture of ICNP®: A time of outcomes– Part 2. International Nursing Review, 45(1), S. 27–31.
Nielsen, G. H. (1995): Diagnostic Labels in Nursing and Their Semantics. In: Mortensen, R. A (Ed.): Proceedings of the First European Conference on Nursing Diagnoses. Creating a European Platform. DIHNR. Copenhagen, S. 70–94.
Ntoane, C.; Zwane, M.; Ramalepe, M.; Marumo, L. (1994): What prevents nurses receiving direct re-imbursement for their services? International Classification for Nursing Practice (ICNP). Nursing RSA Verpleging, 9(5), S. 30–33.
O'Connell, B.; Rapley, P.; Tibbett, P. (1999): Does the nursing diagnosis form the basis for patient care? Collegian: Journal of the Royal College of Nursing, 6 (3), S. 29–34, 39.
Ruland, C. M. (2001): Evaluating the Beta version of the International Classification for Nursing Practice® for domain completeness, applicability of its axial structure and utility in clinical practice: a Norwegian project. International Nursing, 48(1), S. 9–16.
Rossi, M. A. (1997): ICNP: Towards second and third generation terminology systems. In: Mortensen, R. A. (Ed.): ICNP in Europe: TELENURSE. IOS Press, Amsterdam.
Uys, E.; Geyer, N. (1999): ICNP: The International Classification for Nursing Practice. Nursing Update (South Africa), 23(7), S. 20–21.
Wake, M. M.; Coenen, A. (1998): Nursing diagnosis in the International Classification for Nursing Practice (ICNP). Nursing Diagnosis: The Journal of Nursing Language and Classification, 9(3), S. 111–118.
Wake, M. M.; Murphy, M.; Affara, F. A.; Lang, N. M.; Clark, J.; Mortensen, R. A. (1993): Toward an international classification for nursing practice: A literature review and survey. International Nursing Review, 40 (3), S. 77–80.
Wake, M. M. (1998): International Classification for Nursing Practice. In: Fitzpatrick, J. J. (Ed.): Encyclopaedia of Nursing Research. Springer, New York.
Warren, J.J.; Coenen, A. (1998): International Classification for Nursing Practice (ICNP): Most-frequently asked questions. Journal of the American Medical Informatics Association, 5(4) , S. 335–336.

ICN-Expertenbewerbung

Der ICN lädt zur aktiven Mitarbeit an der Fortentwicklung und Verbesserung der ICNP®-Beta-2-Version ein. Auf der Homepage des ICN (http://www.icn.ch) finden Sie die jeweils aktuellen Anmeldeformulare und Adressen. Bitte beachten Sie, dass die offizielle Sprache des ICN das Englische ist und alle Anfragen, Berichte und Ergebnisse in Englisch einzureichen sind.

OPPORTUNITY TO PARTICIPATE

ARE YOU INTERESTED IN REVIEWING THE INCP® BETA 2 VERSION?

ICN is inviting nurses to volunteer as ICNP® Nursing Practice Expert reviewers to assist ICN in reviewing ICNP® terms and definitions.

Criteria for reviewer:

- Defined area of clinical expertise
- Minimum of 3 years nursing experience
- Evidence of formal and continued education in specialty area
- Working knowledge of the ICNP®

Interested reviewers please submit this form to:

Amy Coenen, ICNP® Programme Director
Marquette University, College of Nursing
P.O. Box 1881
Milwaukee, WI 53201 USA
FAX: 001 414 288 1597
For electronic form: amy.coenen@marquette.edu

NURSING PRACTICE EXPERT REVIEWER FOR ICNP®
CONSENT TO SERVE FORM

PLEASE TYPE OF PRINT LEGIBLY

Reviewer

Name: ______________________________
LAST NAME / FIRST NAME

Address: ______________________________
STREET NUMBER AND NAME

____
CITY STATE

____
COUNTRY CODE

Telephone: ______________________________

Fax: ______________________________

E-Mail: ______________________________

Professional nursing education and credentials:

____

____

Clinical area of expertise:

____

____

Describe your experience and education predaration specific to clinical area of expertise:

____

____

Describe current clinical practice:

____

____

AutorInnenverzeichnis

Elske Ammenwerth, Dipl.-Informatikerin Med., Dr. sc. hum., Assistenz-Professorin und Forschungsgruppenleiterin, Innsbruck, Österreich

Ronald Ax, Altenpfleger, Pflegewirt, Hamburg

Ulrich Bamert, Geschäftsführer LEP AG, St. Gallen, Schweiz

Sabine Bartholomeyczik, Prof. Dr. rer pol., Lehrstuhl für Epidemiologie – Pflegewissenschaft, Witten/Herdecke

Frank Dörre, Dr. rer. nat., Koordinator, Tumorzentrum Dresden

Birgit Etzel, Pflegedirektorin, Klinik für Tumorbiologie,Freiburg

Guntram Fehr, Pflegeexperte, Pfäfers, Schweiz

Christian Heering, RN, Pflegewissenschaftler, Cert. Ed. N., CNE, MScN (c), Herznach, Schweiz

Matthias Hinz, Dipl.-Ing., Fachinformatiker Medizin, Wissenschaftlicher Mitarbeiter, Dresden

Sirikit Ho, Medizinische Informatikerin, Heidelberg

Monika Hoffberger, Projektbegleiterin «Unternehmensinformationssystem» (MEDOCS) Steiermärkische Krankenanstaltengesellschaft, Graz, Österreich

Peter König, Krankenpfleger, Pflegedienstleiter, Dipl. Pflegewirt (FH), Klinik für Tumorbiologie, Freiburg

Angelika Krause, Hannover

Eva Kürzl, Präsidentin des Österreichischen Gesundheits- und Krankenpflegeverbandes (ÖGKV) Wien, Österreich

Heiner Laux, Prokurist/Vertriebsleiter, Berlin

Gunnar Haase Nielsen, Associate Professor, Research Manager, Kopenhagen, Dänemark

Peter Tackenberg, Krankenpfleger, BSc, MSc, Pflegewissenschaftler, Witten

Margit Wolf, EDV in der Pflege, Klinik für Tumorbiologie, Freiburg

Hilde Zimmermann, Hannover

Sachwortverzeichnis

Die Seitenzahlen zu den Begriffen der ICNP-Klassifizierung sind **fett** gedruckt.